文化百科系列

家庭医疗保健

现代家庭必备的百科型医疗保健手册

宋 涛◎主编

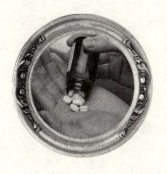

辽海出版社

图书在版编目（CIP）数据

家庭医疗保健/宋涛主编．—沈阳：辽海出版社，2008.10
（文化百科丛书）
ISBN 978 - 7 - 5451 - 0247 - 5

Ⅰ．①家… Ⅱ．①宋… Ⅲ．①家庭保健 - 基本知识
Ⅳ．①R161

中国版本图书馆 CIP 数据核字（2008）第 156626 号

家庭医疗保健

责任编辑：段扬华
责任校对：顾　季
装帧设计：扬　华
出 版 者：辽海出版社
地　　址：沈阳市和平区十一纬路 25 号
邮政编码：110003
电　　话：024 - 23284473
E - mail：dyh550912@163.com
印 刷 者：北京海德伟业印务有限公司印刷
发 行 者：辽海出版社
幅面尺寸：185mm × 270mm
印　张：38
字　数：760 千字
出版时间：2009 年 3 月第 1 版
印刷时间：2014 年 8 月第 2 次印刷
定　价：98.00 元

前 言
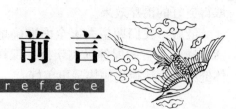

　　随着现代社会物质文化生活水平的不断提高，人们对健康的追求目标也越来越高。社会的飞速变化，生活节奏的不断加快，使人们应接不暇，承受的压力越来越大，有的已经严重影响到了人们的身体健康。家庭医疗与自我保健已日益受到人们的重视。善待自己，提高生命质量，拥有高水准的健康身体是人们幸福生活的共同需求。

　　由于我国医疗资源十分有限，上医院看病常常需要办理各种繁杂的手续，付出高昂的医疗费用，看病就医成了让老百姓头疼的事儿。其实，自我治病防病，维护和促进身体的健康，这是完全可行的。我们只需要掌握医学基本常识、基本的护理技能和急救技能，这样就能在家中自助治疗一些疾病。同时，减少心理上对医生的依赖，增强了对于获取健康的主动性，从而在日常生活中更主动、更积极地进行保健，使得疾病的预防、治疗和康复变得更有效、更快速。于是，根据现实生活的迫切需要，我们精心编写了这本《家庭医疗保健》。让每位朋友能在日常生活中成为自己最好的家庭医生，有力地捍卫自己和家人的健康。

　　《家庭医疗保健》一书内容包括：健康常识篇、常见病防治篇、家庭急救篇、家庭用药篇、养生保健篇。它汲取国际最新医学研究成果，以先进新颖的结构体例、丰富准确的实用资料、简便易行的查询方法，为每一个关注健康的现代家庭成员提供最为有效的健康咨询与医疗帮助。

　　全书对多种常见疾病的病症、诊断、治疗保健处方及护理与预防进行了全面介绍，具有广泛的知识性、实用性。语言简洁，通俗易懂，一看就明白，使用方便，能现查现用，切实可靠，是广大家庭的日常必备书。

　　本书旨在打造一部内容最新最全、权威科学、简明易懂的家庭健康医疗保健实用大百科。治疗小病，预防疾病，日常保健的各种问题和疑惑，你都可以求助于它：为你建议健康的生活方式，监测身体的各项指标，判断身体发出的各种警讯，选取花销小但简便有效的自助自疗妙方……帮助读者在日常家庭生活中维护并促进自身和家人的身体健康。

　　需要说明的是，书中所录方法未必适合所有人，在采用时应尊重个体生理和病理的差异性，尤其对患有危重疾病的中老年朋友，一定要及时就医，以期取得更好的治疗效果。

最后，我们期望大家全面准确地了解有关健康的知识，期望大家在家庭生活中通过日常的保健远离疾病、保持健康的生活状态，期望每个家庭的成员身体健康，生活得更愉快、更美好。

目 录
Contents

健康常识篇

常见病防治篇

家庭急救篇

家庭医疗保健

目录

八

家庭用药篇

养生保健篇

健康常识篇

第一章
头颈部的健康常识

柔柔发丝中的故事

头发在中医里是一味药，叫血余。血余就是血剩余的东西，血足了以后长出来的东西叫头发。民间有个止血的妙方，用的就是头发，当头被碰破时，把伤口周边的头发剪下来，用火点着，烧成炭糊涂在伤口上，就可以达到止血的目的。

头发伴随着人的生长而生长，但头发是人体中唯一不腐烂的东西，不易被降解，比人的寿命还长，所以出土的古墓常少见尸骨，而多有头发。也正因如此，古人常拿头发代指年龄，通过发型的改变来标示一个成熟阶段的到来。

古时发型所代表的含义

发型	年龄	含义
垂髫	童年	古时童子未冠，头发下垂，因而以"垂髫"代指童年
束发	青少年	一般指 15 岁左右，这时应该学会各种技艺
及笄	女子 15 岁	表示已到出嫁的年龄
弱冠	男子 20 岁	古代男子 20 岁行冠礼，表示已经成年
黄发	长寿老人	古时候人们说老人活到一定岁数时头发会由白变黄

《礼记·内则》里说"女子十有五年而笄"。古人认为女子 15 岁时就会来月经，来月经的这一天要行及笄之礼，把头发盘上去，这就标志着此人已成人，具有生育能力了，外人一看就知道这家的女孩已经成熟，这样的话就可以到她家来提亲。而男子成熟之时要行冠礼，古人认为男子在 20 岁的时候就长大成人了，要开始约束自己、负起责任了，这一年男子要把头发梳上去，并插一根簪子，然后再戴上一顶帽子，这从古代的"夫"字可见端倪。

过去有种刑罚，叫"髡首"，就是剃去头发，这在古代算是很重的惩罚。《孝经》里说："身体发肤，受之父母，不敢毁伤，孝至始也。""孝为百德之首，百善之先。"在古人心目中，头发是父母所赐，是不可以随便剪的，给犯人剃头发就是在告诉他，你是个不孝不忠的无道之人。

在戏文或传奇里，我们常见痴情女人，以头发作为定情信物赠给心上人。发在，如人在，身不能相伴，头发代替自己，陪伴、温暖着心上人。要是痴情女遇到了负心汉，到爱熄情灭，便会再次剪发，甚至剃成光头遁入空门，这在古代叫看破红尘。现代很多失恋或失意的年轻男女也会剪发，因为这样做可以调整心情，使自己忘记或开始一段新的感情历程。我们知道在头部，发型的改变是最引人注目的，所以在郁闷之时，你不妨去理发店理个发，这样心情就会好很多。

以前农村的小孩子常留的一个发型是壶盖型。为什么家长要给孩子留这样的发型呢？北方有个习俗，就是在门上吊个帘子，这样一来可以挡风遮雨、避蚊虫，二来可以防止暑湿燥热之气直接进入房间，三可以防止"小鬼"入侵。小孩的这个发型正好在囟门这个地方，囟门在古人眼里就是灵魂来回出入的地方，是不能被其他东西破坏的，而小孩子的囟门还没有长坚固，没有完全闭合，很容易遭到破坏，所以要用头发把这个地方给遮挡起来，以防暑湿寒气、妖魔鬼怪乘虚而入。

自古至今，头发一直与中医密切相连，与民俗息息相关，止血疗伤也好，留发避邪言志也罢，总之，体现了人们对头发的重视和关注。作为现代人，我们更要好好关爱自己的头发，因为它还是观察疾病的窗口。

是什么决定了你头发的好与坏

我们经常看到有些人头发乌黑发亮，发质特别好，有些人的头发却干枯甚至脱落，他们使用的护发产品可能并没有什么区别，那么是什么决定了一个人的头发好还是不好呢？

传统医学认为，"肾藏精，其华在发，肾气衰，发脱落，发早白"，也就是说头发的盛衰与肾气是否充盈有很大关系。随着人从童年、少年、青年、壮年到老年的演变，肾气的盛衰不断发生变化，头发也在随之变化，所以说"肾者……其华在发"。

为什么说肾气的充盈决定着头发的好坏呢？这主要从3个方面来讲：第一，"发为血之余"，肾藏精，精生血，肾精充足则气血充足，进而可以滋养头发；第二，肾精化生元气，元气是人之根本，可以激发和促进头发的生长；第三，头发的好坏与督脉有关，督脉起于胞中，其分支从脊柱里面分出，属肾。由于督脉循于脊里，入络于脑，上过头顶，下属于肾，在肾、脊髓、脑髓、头发之间形成了一条通路。所以，当肾中精气旺盛、髓海充盛时，则随督脉之经气上行而荣养头发，于是头发就生长得浓密而有光泽，反之则稀少、枯萎、暗淡无光。所以，在中医看来，要想滋养头发，补肾为第一要义。

另外，我们上文提到"发为血之余"，也就是说，头发的好坏受气血的影响。中医理论中有"肝主藏血"，所以头发的好坏跟肝也有关系。肝藏血，所以血液的正常运营以及贮藏、调节，与肝密切相关。肝功能正常，人体血液才能正常运营、贮藏、调节，全身各脏器及毛发才能得到血液的滋养。当肝功能出现异常时，就会导致气血运行不畅，毛发营养供应受阻。

所以，觉得自己头发不好的人不要总是在外部下工夫，用非常好的洗护用品，而应从内部找原因，要想到是不是自己的肝或者肾出了问题。特别是脱发的患者，大多数是肝肾两虚，致使精不化血，血不养发，发无生长之源，毛根空虚而脱落，表现在外部就是脱发；突发的精神刺激或长期的精神压力也会造成气血肝肾亏虚而致早秃、脱发、斑秃等。因此，要想拥有健康的头发，首先要保证自己的肝肾健康。中医治病都讲究治本，"本"治好了，"标"自然也就好了。养护头发也是同样的道理，要从养护肝肾做起。

辨清发质，是护理头发的第一步

头发的分类标准是由头发的天然状态决定的，即身体产生的皮脂量决定发质的不同。护理头发的第一步便是要了解自己的头发属于哪一种类型，认清发质，然后选择合适的洗发、护发方法，这样才能达到事半功倍的效果。

油性发质

油性发质显得油腻，头发需要经常清洁，有时甚至发型有扁塌的感觉。油性长发的发尾却会因为油脂不够而显得干枯。此类发质者容易头痒。发细者更容易出现油性发质的可能，因为每一根细发的圆周较小，单位面积上的毛囊就较多，皮脂腺同样较多，故分泌皮脂也多。

干性发质

如果你的头发无光泽、干燥，特别在浸湿的情况下难以梳理，发梢处经常发生开叉现象，那么你的发质就属于干性。只有5%的人生来就是干燥型头发，大多数干性发质的人多是由于生理的、病理的或人为的因素，使得头发失去必需的油脂。

绝大多数人的干发是由于过多的日晒和干燥的风的吹拂引起的。不少人发生干发现象后，错误地减少洗发次数，期望自然分泌的头油集结起来以滋润头发，结果产生大量头垢，直至堵塞毛囊中的皮脂腺，致使头发更为干燥。

中性发质

中性发质不油腻、不干燥、有光泽，油脂分泌正常，头皮屑很少。这是比较健康，也比较容易打理的一类发质。但日常生活中真正属于中性发质的人不多，大多数人是偏干性或者偏油性的发质。

不同发质的头发，护理方式也有所区别，最基本的就是要选择适合的洗发水。一般的洗发水都会在外包装上标明适合的发质类型，购买时要多加注意。

从头发辨别疾病

现在的年轻人喜欢把头发弄得奇形怪状、五颜六色，认为这样很时尚。如果你有一个学中医的朋友，那么她（他）肯定会劝你不要这么做，原因就是从头发我们可以知道身体的健康状况，一旦破坏了头发原有的颜色、形状，就相当于关闭了观察疾病的窗口。

头发变白

人老了以后，身体的各项机能都不如以前了，体内也没有多少元气可以消耗了，气血不足，头发也逐渐变白，这属于正常的生理现象。但现在很多人，不到40岁头发已经白了不少，这预示着健康出现了问题，应引起重视。

前额的头发开始变白，说明胃气衰老，因为胃气走前额，所以这时颜面也会出现憔悴之相，比如长抬头纹和鱼尾纹。两鬓的头发开始变白，是胆气衰老的症状。在中医看来，胆经从人的外眼角开始，一直沿着人的头部两侧，然后顺着人体的侧面下来，一直走到脚的小趾、四趾，所以，胆气不足的时候，人两鬓的头发就慢慢地变白。这类人还有个特征就是爱挠头（挠的地方一般也是在两鬓，是胆经经过的地方）。膀胱经是一条可以走到脑部的经脉，而后脑勺的头发变白就是因为膀胱气衰老了。

当然，头发变白与心情和生活状态也有一定的关系。一个人如果把每根头发都梳得一丝不苟，那心情一定是愉快、悠闲的；倘使头发如乱草，像鸟窝一样，则很可能是生活窘迫、困顿，或心思迷茫、愁郁。

"白发三千丈，缘愁似个长"，愁生白发，人所共知。伍子胥过昭关，一夜尽白发，这与愁、忧伤、悲愤等不良心绪有关。所以，希望自己拥有乌黑秀发的年轻人，一定要调控好情绪。

脱发

很多人都有掉头发的经历，尤其是早上起来梳头时，常发现头发脱落。头发有一个生长与衰老的周期，生理性的落发其实每天都在发生。但是，有一些掉发是由病态性因素所导致。以年轻人来说，比较常见的是秃顶，也就是俗称的"鬼剃头"。中医认为这主要有3种原因：一是血热伤阴，阴血不能上至巅顶濡养毛根，就会出现发虚脱落；二是脾胃湿热，脾虚运化无力，致使湿热上蒸巅顶，侵蚀发根，发根渐被腐蚀，头发便会脱落；三是食用了过多的甜食，甘的东西是涣散的，经常吃甜食会影响肾的收敛功能，收敛气机减弱，就会造成头发脱落。

此外，秃顶与压力、情绪也密切相关，一个人如果思虑过多、心中苦闷，就会出现大把大把掉头发的现象。

头发的生长速度

肝主生发，肝主藏血，头发的生长速度与肝气相关。如果你的头发长得比较快，说明你的肝气充足，这类人一般显得很聪明，反应很敏捷，而且还是能够运筹帷幄的人。反之，头发长得非常慢，则说明肝气不足，常见的症状还有手脚冰凉、脸色苍白等。

头皮屑

中医认为头皮屑是阴盛阳虚导致的，当肾精敛不住虚火，虚火上炎，总在上面飘着，时间一长，头皮上的精血就会慢慢变少，头皮得不到滋润，头皮屑也就产生了。我们知道用食醋洗头可以有效去除头皮屑，这其实是利用了醋的收敛作用。酸是主收敛的，可以使虚火下降，敛阴护阳。所以，如果你正被头皮屑的问题困扰，那么不妨试试用醋洗头。另外，还要注意的是，在洗头发时，要把洗发水倒在手中搓起泡再搽在头发上，而不要将洗发水直接倒在头上，因为未起泡沫的洗发水会对头皮造成刺激，形成头皮屑或加剧头皮屑。

头发的浓密、颜色

发为肾之华，是肾的外在表现，而肾又主黑色，所以头发黑不黑与肾的好坏密切相关。另外，头发的滋润和浓密也与肾有关。肾主收敛，一个人肾气的收敛能力比较好的话，头发就又黑又浓，反之，肾虚的话，气机不能很好地收敛，就容易掉发。

保养头发六步走

头发是观察身体健康状况的重要途径，所以我们要好好保养它，以便让它发挥应有的作用。那么，具体该怎么保养呢？

经常按摩头皮

提到头发的保养，很多人会想到洗发膏、护发素等，其实有个简单，而且能从"根"上护发的方法——按摩头皮。

头皮上有很多经络、穴位和神经末梢，按摩头皮还能刺激头皮，使头皮上的毛细血管扩张、血液循环加快，使毛囊所需的营养物质增加，有利于头发的生长，并能防止头发变白、脱落。此外，按摩头皮能够通经活络，刺激末梢神经，增强脑的功能，提高工作效率。

很多人把按摩想象得很复杂，其实按摩很简单，可以在每日的早、晚，用双手手指按摩头皮，从额骨攒竹穴位开始按摩，经神庭穴位、前顶穴位到后脑的脑户穴位，用手指各按摩数十次，直至皮肤感到微微发热、发麻为止。

千万不要像搓衣服一样洗头发

日常生活中，很多人洗头发时像洗衣服一样反复搓洗，殊不知这样很容易使头发打结、摩擦而受损，甚至在拉扯中扯断发丝。

正确的洗发步骤是，洗发前先用宽齿梳将头发梳开、理顺，用温水从头皮往下冲洗头发，待头发湿透，将洗发水挤在手心中，揉出泡沫后均匀抹在头发上，然后用十指指肚轻柔地按摩头皮几分钟，再用手指轻轻捋发丝，不要将头发盘起来或搓成一团，保持发丝垂顺。

洗头发时最好水洗

干洗头发是理发店流行的洗头方式，即直接将洗发产品挤在头发上，然后喷少许水揉出泡沫，按摩十几分钟后冲洗掉。很多人觉得这既是一种享受，又能将头发洗得更干净。其实，这种想法和做法是大错特错的。干燥的头发有极强的吸水性，直接使用洗发剂会使其表面活性剂渗入发质，而这一活性剂只经过一两次简单的冲洗是不可能去除干净的，它们残留在头发中，反而会破坏头发角蛋白，使头发失去光泽。

另外，中医认为洗头发的时候做按摩很容易使寒气入侵。理发师在头发上倒上洗发水，就开始搓揉头发，再按摩头部、颈部。按摩使头部的皮肤松弛、毛孔张开，并加速血液循环，而此时头上全是冰凉的化学洗发水，按摩的直接后果就是吸收化学洗发水的时间大大延长，张开的毛孔也使头皮吸收化学洗发水的能力大大增强，同时寒气、湿气也通过大开的毛孔和快速的血液循环进入头部。由此可见，洗头发还是水洗的好，同时在洗头时不要做按摩。

"发常梳"，但一定要有个限度

唐代著名医学家孙思邈的"养生十三法"里有个"发常梳"。经常梳头是一项利于生发、护发的保健运动，但是凡事都应有度，梳头也是如此，应该有个合理的限度。调查研究证明，如果连续梳刷 50 次，甚至 100 次以上，很容易会因梳头过度，增加头发负担，使头发受损，不但不能达到按摩效果，反而更加刺激皮脂腺，使发根过于油腻，发尾易于干枯、断裂。而适度合理的"发常梳"是：将手掌互搓 36 下，令掌心发热，然后由前额开始扫上去，经后脑扫到颈部。早晚各做 10 次。

睡觉时要把头发散开

人工作了一天，晚上要睡觉休息，头发也一样，扎了一整天，晚上一定要散开来。尤其在春天，由于是生发的季节，不管是晚上还是白天，都不要把头发扎成马尾辫，而要让它散开，这样才能让它生发起来。

等头发干了再去睡觉

很多人洗完头发没等头发干就去睡觉，殊不知，经常这样会引起头痛。因为大量的水分滞留于头皮表面，遇冷空气极易凝固。残留水凝固于头部，就会导致气滞血淤，经络阻闭，郁疾成患，特别是冬天寒湿交加，更易成病。所以，洗完头后一定不要马上睡觉，要等到头发干了再睡。

护发素一定要在发梢重点"施肥"

洗发后使用护发素会让头发变得柔顺，所以很多女性在使用护发素时毫不吝啬，厚厚地涂满头，特别是在发根处重点"施肥"，可是久而久之，头发却出现油腻、头屑多等"消化不良"症状。其实头发不比植物，更何况植物的根吸收过多营养也会发育不良，在发根使用过量的护发素只会阻塞毛孔，给头发造成负担，发梢才是最易受损、需加强保护的部位，使用护发素时，应先涂抹在发梢处，然后逐渐向上均匀涂抹。

藏在生活中的护发方法

很多人认为头发的日常护理很简单，无非是几天洗一次头发，长头发的人每天可能还要梳理几遍，短头发的男性可能平时根本就不梳头，早晨起来用手抓两下就出门了。其实，日常的头发护理对于头发的健康是很重要的，而且即使是看似简单的洗发也有很多讲究，如果操作不当，就有可能对头发造成损伤。

洗发

正确的洗发应该包括洗头和洗发两部分。洗头是在发根头皮处通过手指进行抓挠，使头皮上的皮脂、头屑、污垢脱落浮出，随着洗发水冲干净。洗发是在洗头的基础上，通过洗发水的泡沫，将浮在头发上的灰尘、污垢及头皮处脱落下来的头屑一起冲洗掉。

正确的洗发方式应该包括以下几个步骤：

（1）洗发前先用梳子梳理头发，这样可以把头皮上的脏东西和鳞屑弄松，以方便下一步的清洗。也可以按摩头皮，这样，在洗发时发丝就不易纠结。

（2）把头发弄湿，注意要使得底层的头发和上层的头发一样湿透为止。

（3）将洗发水倒入手掌，加水稀释，揉搓至起泡。不要直接把洗发水倒在头发上，这样会过度刺激头皮，促使头皮屑产生。

（4）用指腹把洗发水均匀揉进头发里，用指腹以小圆圈的圆弧轻轻按摩，直到形成一层厚厚的泡沫。这样可以促进血液循环，使皮脂腺正常分泌皮脂，滋润发丝。要记住，不要用尖利的指甲抠头皮。

（5）冲洗头发，直到彻底冲洗干净为止。水温不要太高，三四十摄氏度的温水最适宜。

（6）将护发素从发梢抹至发根，轻轻按摩一会儿，再彻底冲掉。护发素的微酸性可以使头发的表皮层再度合起来，发丝才不会因鱼鳞状的表皮层打开而受损。

完成以上6步，你的洗发才算是大功告成，既清洁又养护，更不会对秀发造成不必要的损害。

干发

有些人经常在早上洗发，然后顶着湿漉漉的头发就出门。这其实是很不好的做法，洗完头发，应该及时干发。

干发也有讲究，先要用吸水性较强的干毛巾将头发包裹起来，用手挤压一下，让毛巾把头发的水分吸得半干。千万不要用力搓干，也不能用毛巾拼命抖动头发。因为湿发很脆弱，过度揉搓很容易使头发断裂或打结。

待头发不再滴水后，用宽齿梳将头发全部向前梳拢（男士的短发就可以省掉这一步了），再用吹风机，从发根吹至发梢。吹风机口离头发不要太近，否则头发很容易过度干燥甚至烧焦。最好用冷风吹。吹至半干还带点湿润的时候就停止吹发，然后等待头发自然干透，这才是正确的干发方式。

梳理发丝

这一条同样针对长头发的女性朋友。如果能用正确的方法梳理自己的发丝，对头发的健康也是很有好处的。

要梳理秀发，自然离不开必备的工具——梳子。一把好梳子要遵循下列标准：

（1）梳具设计要坚固耐热，柔软有弹性，不扎手。

（2）梳齿尖端要浑圆，不要过于尖锐。

（3）不会产生静电。

（4）梳齿排列均匀、整齐，间隔宽窄合适，不疏不密。

（5）有一个坚固耐用的梳柄。

准备好了舒适耐用的梳子，现在就来学习怎样正确梳理头发吧！

（1）先用梳子梳开散乱的发根，遇到打结的地方，可以用梳子轻贴头皮，慢慢旋转着梳拢，用力一定要均匀，这样，打结的地方才更容易梳开。

（2）由头发的中段梳向发尾，梳一会儿再从发根轻轻刺激头皮，慢慢梳向发梢。梳发时用力要轻柔，切忌用力拉扯。

（3）从左、右耳的上部分别向各自相反的方向进行梳理，梳完之后让头发向头的四周披散开来再梳理一次就好了。

洗发、干发、梳理发丝，这是我们每天都要做的工作，也是最基础的头发护理。只有从这些最简单的事情做起，长期坚持下来，才能拥有健康的头发。

找出头发骤落的"元凶"

人们在梳头时每天脱落 30～100 根头发都属正常现象，人的头发一般只有85%在正常生长，其余的头发不断脱落，以便让新发不断地生长出来。但如果没有任何外在的影响而每天的脱发超过 100 根，就该考虑是否为某种疾病的预兆。

头发骤落暗示以下 4 种疾病。

（1）激素分泌失衡：如果头发大把大把地脱落，或头上已出现秃块，则很可能是由激素分泌发生严重障碍引起的。此疾病有时发生在年轻女性身上，若不及时治疗，就有可能引起子宫癌、不育症、乳腺癌等症。40 岁以上中老年妇女，如出现不明原因的脱发，可能是由激素分泌失衡所致。

（2）内分泌失调：50 岁以上女性大量脱发，常见的原因是其体内雌性激素和雄性激素分泌失调。与此同时，会伴有脚部和面部汗毛增多、月经失调和身体增肥等现象。

（3）甲状腺功能亢进或甲状腺分泌不足：这两种倾向均会引起脱发。如甲状腺功能亢进，就会造成心跳加速、失眠、夜间盗汗等现象，这些对头发都有不良影响，严重时会造成大量脱发。而甲状腺分泌不足，就会出现发丝粗糙、干枯与体重骤减、皮肤干燥等现象。

（4）缺铁性贫血：缺铁性贫血会让人面色苍白、心跳加快、疲倦不堪、食欲不振、也可造成大量脱发。

此外，过量的X射线的照射会导致脱发；患有神经性皮炎、脂溢性皮炎可导致脱发；受强烈刺激，会引起精神性脱发；产后营养不良或伤寒等发烧性疾病会造成大量脱发；脑充血、丹毒、梅毒等疾病会造成头发异常脱落；远离自然界泥土的人也容易出现脱发现象。

治疗早秃的独家秘方

男性脱发主要发生于额部、发前缘，尤其额部两侧发际向后退，因而前额变高，尤以两鬓角明显，向上向后延伸。随着病情逐渐加重，头顶部一片光秃，仅枕部及两侧颞部仍保留剩余的发缘。脱发处头皮光滑，可见纤细的毳毛，无自觉症状或仅有微痒。

女性脱发少见，程度也轻。一般是弥漫性头发脱落，以头顶部位明显。逐渐脱落，但不脱光，两鬓角也很少脱发。头发柔细并失去光泽。患处头皮变薄，可有灼热感，发痒或按痛，以后很难再完全长出新发。

早年秃顶是指在老年之前，于青壮年时期头发过早地逐渐脱落。常从前发缘向后脱落，或头顶部头发稀薄直至除发缘外整个头皮头发全部脱落。脱发常呈进行性，有家族倾向，多见于男性。

过早脱发原因未明，但病人常有较明确的家族史，遗传因素和血液中有较高水平的雄激素是两个重要因素。血液中有足量的雄激素是早秃发生发展的重要因素。有下列证据：男性在青春期前不发生早秃，但用睾酮长期治疗者可发生早秃；早秃随年龄增加而加重；早秃者的胡须、阴毛和腋毛不脱落；发现初期受累的毛囊有 $5-\alpha-$二氢睾酮积聚，它可能抑制毛囊代谢。但进一步原因尚不清楚。

本病常伴皮脂溢出，但已证实其与早秃无因果关系。另外，局部因素比如帽子戴得太紧、晚上戴压发帽、洗头水过凉或过热等都是造成早秃的主要因素。

生发乌发的刮痧调治法

一头乌黑亮丽的秀发人人都爱，但是随着生活节奏的加快，工作的压力越来越大，头发也受到了侵害。乌黑的头发不再亮丽，买高价的护发品也起不到明显的效果，大家不妨试试传统中医乌发疗法——刮痧。小小动作，让你拥有无比的美丽。

刮拭方法如下：

用刮痧板梳沿着经络的方向梳理头部中间的督脉，还有两侧的膀胱经、胆经。刮痧板梳对经络的刺激，可促进气血的循环，使局部的毛囊得到气血的滋润，从而使头发变黑、变密。

用面刮法刮拭肺腧、脾腧、肾腧、血海、足三里等，刮拭的力度由轻到重。局部刮痧可促进血液循环，提升气血，给头部足够的营养，令头发乌黑亮丽。

揭开颈部疼痛的秘密

有时候我们会有这样的感觉：看书或写字时间长了，颈部就会感觉很疼痛，一般人以为这是颈部劳累的缘故，但是如果是长时间颈部疼痛的话，则很可能是疾病的预兆。

颈部软组织损伤：明显的外伤史，伤后颈部疼痛，有负重感，伤处有压痛，疼痛可循颈后到枕部，或放射到一侧或两侧的肩部和肩胛部。损伤较重时颈部疼痛也较甚，或呈现僵直状态，各种活动功能受

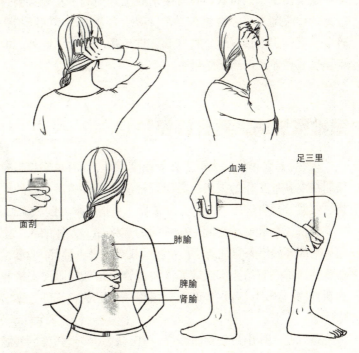

刮痧可令头发乌黑亮丽

限，甚至出现头重、头痛、雾视、耳鸣等交感神经症状。也可出现一侧或两侧上肢麻木、无力、不灵活、持物易脱落等症状。

落枕：酸困不适，多为一侧，双侧者不见。重者头常向患侧斜，颈部不能自由旋转、回顾，颈部活动时，疼痛加剧。

颈椎综合征：是由于颈椎的退行性变而刺激或压迫周围的血管、神经等，引起肩、臂瘫痪等多种症状，但以肩、臂痛占大多数，所以称颈肩综合征。

项韧带钙化：患者项韧带钙化时，一般主诉为颈椎病的常见症状，并无特殊症状，甚至部分病人没有明显的症状。

为什么颈部喜欢长皱纹

人的颈部是一个很重要的部位，自古有"咽喉要道"之称，颈部就是"咽喉要道"的通路。这里我们不讲颈部的重要性，而是从美容保健的角度，谈谈颈部皱纹的问题。

不管你承认与否，颈部都是最容易产生皱纹的部位，很多女性朋友往往都把注意力放在脸面问题上，不知不觉中，颈部的皱纹就悄悄泄露了自己的真实年龄。那么，这是为什么呢？

原因其实很简单，首先是我们对颈部护理的长期忽视，不注意颈部的防晒、保湿，致使颈部皮肤丧失水嫩平滑。其次，颈部的皮肤十分细薄而且脆弱，其皮脂腺和汗腺

的分布数量只有面部的1/3，皮脂分泌较少，锁水能力自然比面部要差许多，容易干燥，使皱纹悄然滋生。再次，日常生活和工作中的不良姿势会过多地压迫颈部，诸如爱枕过高的枕头睡觉；经常伏案工作，很少有意识地不间断抬头活动活动颈部；用脖子夹着电话听筒煲电话粥等，这些都会催生颈部皱纹。此外，电脑辐射、秋冬季节的天气干燥也容易导致颈部干燥起皱。

颈椎很脆弱，要好好保护它

现在，患颈椎病的人群正在大幅度增加，而且越来越趋向年轻化，长时间低头看书、长期在电脑前工作的人最容易得颈椎病。颈椎病最典型的症状就是脖子后面的肌肉发硬、发僵，颈肩疼痛，而且头晕恶心、手指麻木、腿软无力。

颈部是脑和躯干之间一个灵活的连接部，人体的3个主要器官都会经过颈部：脊髓从脑部开始沿着脊柱通过；气管运载空气进入肺部；食管从口腔运载食物到达胃部。在颈的内部还有给头部供应血液的血管；颈部的肌肉支持并且能使头转动，帮助我们吞咽食物。颈部还有重要的内分泌腺——甲状腺，可分泌出甲状腺素，调节人体的新陈代谢。

颈部是人体中最重要的部位，中医认为，经过颈椎的经脉一共有6条，它们分别是：督脉、膀胱经、三焦经、小肠经、大肠经和胆经。

颈部的7块颈椎只是由肌肉和韧带提供支持，是人体最脆弱的部分之一。颈椎如此脆弱，那么，我们该怎样防治颈椎病呢？有一个简单有效的方法，就是常做伸颈活动，以改善颈部肌肉韧带的供血，使血液循环加快，肌肉韧带更加强壮，从而增加骨密度，预防骨质疏松，减少颈椎病的发生。

"咽喉要道"的日常保健

咽喉是人体饮食与呼吸的通路，食物通过咽从食道进入胃肠为机体提供营养，空气通过喉从气管进入肺为机体提供氧气。咽喉也是人体的语言发声器官，我们在形容某个地方非常重要、属于所属地区要害之处时经常会用到一个词"咽喉要道"，从这些都可以看出咽喉在人体中的重要意义。因此，咽喉的日常保健也有重要意义。

一方面，日常饮食的刺激、外界气候的变化都会影响咽喉的功能，甚至造成病理性的伤害。所以，我们的日常饮食应以清淡为主，少吃辛辣食品、戒烟酒，以避免对咽喉造成刺激。而且，对气候的变化要敏感，根据天气变化适当增减衣物，及时调节室内的温度和湿度，减轻外界环境变化对咽喉的伤害。

另一方面，要注意咽喉的清洁。每天早晚刷牙后，用淡盐水漱口，以清洗咽喉，持续进行3～5次，有利于保持口腔及咽喉部清洁，预防咽喉疾病。

此外，经常进行适量运动以增强体质，也是咽喉养生保健的重要举措。

学会保持颈部光洁莹润

要想保持颈部的光洁莹润，最简单也最有效的办法就是从日常护理做起。

（1）清洁。每天洁面的同时也清洁颈部。

（2）给颈部涂抹护肤用品。护肤产品通常都含有让颈部皮肤紧致、滋润和抗老化的成分，每天早晚坚持使用，可延缓颈部皱纹的出现。

（3）注意颈部防晒。紫外线不仅是促使面部皮肤衰老的罪魁祸首，也是造成颈部皮肤老化的元凶，因此颈部的防晒工作也是重点。

（4）定期做专业颈部护理。有条件的话，可以到专业美容院做一整套完善的颈部护理，这样有利于改善颈部皮肤松弛、缺水和轮廓感下降的情况。

（5）坚持做颈部按摩。颈部按摩不仅能够缓解疲劳，还能促进血液循环，加快皮肤的新陈代谢，令颈部皮肤紧致，提升颈部轮廓，减少皱纹的产生。不过由于颈部皮肤的肤质薄、弹性差，按摩时动作一定要轻柔，否则会催生颈部皱纹。

颈部按摩的手法如下：

（1）将颈霜或按摩霜均匀涂抹在颈部，双手由上而下交替提拉颈部。

（2）用食指、中指对颈部自上而下做螺旋式按摩。

（3）用双手的食指和中指，置于腮骨下的淋巴位置，按压约一分钟，做排毒按摩。

颈部护理还有一些小窍门。

（1）做完面膜时，可将用过的面膜敷于颈部，以提升颈部皮肤的含水量。

（2）可用冷敷缓解颈部疲劳。

（3）不要用太热的水接触颈部皮肤，以防皮肤老化和出现颈纹。

（4）避免将香水直接喷在颈部皮肤上，以防酒精挥发时带走皮肤中的水分。

（5）枕头的高度要在 8 厘米左右，以减少睡觉时的颈部压力。

刮痧可以抹平颈部皱纹

"要想知道女人的年龄，只需看她有多少条颈纹！"而大部分女性把保养比例的90% 放在了面部，却不知颈部已成为最危险的"泄密者"。用刮痧法对某些穴位进行刺激可有效抚平颈纹。

祛除颈纹的刮拭方法如下：

用按揉法点按风池、翳风、扶突、天牖，每穴点 30 次。此方法可以清肝泻胆，清除机体代谢产物，利于颈部邪气清除。

用三角形水牛角刮痧板的弧形边，在皱纹较多的阿是穴部位周围，从上向下刮拭。力度不可太大，并可采用摩、游、托、拍、提等多种手法，刮拭约 5～10 遍，可以直达病所，有利于皱纹的消除。

用长方形水牛角刮痧板刮拭血海、足三里、三阴交。

拔罐治疗咽喉炎疗效显著

咽炎虽不是大病、重病，但因其发病率高，患病人数多，容易被轻视等原因，往往会影响身体健康和人们正常的工作、生活。咽炎分为急性咽炎和慢性咽炎。急性咽喉炎的主要症状是起病急，初起时咽部干燥、灼热；继而疼痛，吞咽唾液时咽痛往往比进食时更为明显；可伴发热、头痛、食欲不振和四肢酸痛；侵及喉部，可伴声嘶和咳嗽；慢性咽喉炎的主要症状是咽部不适，干、痒、胀，分泌物多而灼痛，易干呕，有异物感，咯之不出，吞之不下。以上症状尤其会在说话稍多、食用刺激性食物后、疲劳或天气变化时加重。治疗咽喉炎可采用拔罐疗法。

刺络拔罐法（慢性咽炎）

取穴：大椎、肺腧、阴谷、下巨虚、照海。

治疗方法：先用三棱针点刺，然后拔罐15～20分钟，以每穴吸出少许血液为佳。

疗程：隔日治疗1次，10次为1个疗程。

单纯拔罐法

取穴：大椎、肺腧、肾腧、曲池、足三里。

治疗方法：用单纯拔罐法，留罐15～20分钟。咽喉红肿充血，配尺泽、少商、商阳，用三棱针点刺放血1～3滴。

疗程：每日或隔日1次，10次为1个疗程。

针刺拔罐（急性咽炎）

取穴：风池、液门、鱼际。严重者，配肺腧、手三里、少商；感冒者，配风府、外关、大椎。

治疗方法：先以毫针用泻法针刺，然后拔罐10～15分钟。其中手三里、少商点刺出血，不拔罐。

疗程：隔日1次，5次为1个疗程。

第二章
面部的健康常识

眼睛常见的 4 个问题

眼部常见的问题主要有以下几种。

眼袋

眼袋的形成有多种原因，比如晚上喝水过多、熬夜等，一旦消除这些因素，眼袋也就不见了。但是有些人准时睡觉，从不熬夜，夜间也没有喝太多的水，但早上起床时，仍然会出现大眼袋，这是为什么呢？

中医认为，下眼皮正是小肠经的循行路线，它跟三焦、小肠、肾都有关。这里出了问题多是阳气不足，化不开水，水液代谢不掉，这属于寒邪造成的疾病。

眼前发黑

眼前发黑大多是一种正常的生理反应，是由于一个人体位突然改变引起低血压所致。当人蹲着时，腰和腿都是屈曲的，血液不能上下畅通。如果此时猛地站起来，血液便快速往下流去，造成上身局部缺血。脑子和眼睛对氧气和养料的要求特别严格，来不得半点松懈，短暂的供应不足，也会使它们的工作发生故障，因而会有眼前发黑、天旋地转的感觉。如果身体本来就虚弱，情况就会更严重些。不过，出现这种情况也不要惊慌，不必去医院。头部供血不足，心脏会马上加紧工作，把血液输送上去，用不了多久，人体就能恢复正常了。当然，站起时，动作不要太猛，尽可能缓慢一些，让血液不要下流得过猛，心脏供血就能跟上，也就不会出现这种现象了。

目眩

目眩是指视物昏花迷乱。比如蹲后起立，忽觉眼前一片乌黑，或黑花黑点闪烁，或如飞蝇散乱，俗称"眼花"。中医认为心主神明，神散了看东西就会老花。一般来说，如果偶尔在站起来时有昏眩感，则问题不大，只需多按按中渚穴便能见效。中渚穴在手背的第四掌骨上方，离小拇指和无名指指根约 2 厘米处。用另一只手的大拇指和食指分别上下用力揉按此穴，先吸一口气，然后慢慢呼出，约按压 5 ~ 7 秒。做完之后，再换另一只手，按同样程序做一遍。每只手做 5 次。

对持久性目眩，常伴有头晕、恶心、呕吐、耳鸣和出汗等一系列症状，则不容忽视，因为这很可能是脑血管疾病发作的征兆。

眼皮跳、眼皮耷拉

不少人都有过眼皮跳的经历，民间常有"左眼跳财，右眼跳灾"的说法。其实，眼皮跳和用眼过度或劳累、精神过度紧张有关，比如用电脑时间过长、在强光或弱光下用眼太久、考试前精神压力过大等。在中医看来，有时候眼皮跳是脾的问题。我们常见一些老年人会出现眼皮耷拉下来的情况，眼皮为脾所主，眼皮跳、眼皮耷拉说明脾主肌肉的功能出现问题了。

保护眼睛的小窍门

眼睛不仅使我们能识别万物，欣赏秀美景色，还能表达人的思想感情，更重要的是，眼睛是人健康的标志，所以我们要好好保护眼睛。下面介绍一些眼睛保养法：

（1）转眼。经常转眼睛有提高视神经的灵活性、增强视力和减少眼疾的功效。先左右，后上下，各转十多次眼珠。需要注意的是，转动眼珠，宜不急不躁地进行。

（2）用冷水洗眼。眼睛干涩时，有人喜欢用热水来蒸眼洗眼，觉得这样很舒服，其实这种做法是不对的。用热水洗眼睛，虽然暂时能感到滑润，但过一段时间就会感到发涩。眼睛用冷水洗是最好的，虽然刚开始时眼睛发涩、不舒服，但过一段时间就会感觉很舒服。

（3）按摩"后眼"。晚上走路的时候，我们总感觉到身后有人跟着，之所以出现这种感觉和"后眼"有关。在后脑勺正对眼睛的地方，有两个椭圆的凹陷，这就是"后眼"。在眼睛干涩、疲劳时按摩"后眼"，症状会很快得到改善。

（4）食疗护眼。视疲劳者要注意饮食和营养的平衡，平时多吃些粗粮、杂粮、红绿蔬菜、薯类、豆类、水果等含有维生素、蛋白质和纤维素的食物。

此外，木瓜味甘性温，将木瓜加薄荷浸在热水中制成茶，晾凉后经常涂敷在眼下皮肤上，不仅可缓解眼睛疲劳，还有减轻眼袋的作用。无花果和黄瓜也可用来消除眼袋，即睡前在眼下部皮肤上贴无花果或黄瓜片，15 ~ 20分钟揭掉。生姜皮味辛性凉，食之可以消水肿、调和脾胃。

七彩颜色是养护眼睛的好方法

眼睛是我们最重要的视觉器官，我们看东西都要靠一双眼睛。大自然的各种色彩使人产生各种感觉，并可陶冶人的情操。不同的颜色会使人产生不同的情绪，为了自己的身心健康，我们应该多看那些让人感觉舒服的颜色。

心理学家研究表明：在一般情况下，红色表示快乐、热情，它使人情绪热烈、饱满，激发爱的情感；黄色表示快乐、明亮，使人兴高采烈，充满喜悦之情；绿色表示和平，使人的心里有安定、恬静、温和之感；蓝色给人以安静、凉爽、舒适之感，使人心胸开阔；灰色使人感到郁闷、空虚；黑色使人感到庄严、沮丧和悲哀；白色使人有素雅、纯洁、轻快之感。总之，各种颜色都会给人的情绪带来一定的影响，使人的心理活动发生变化。

国外曾发生过这样一件事：有一座黑色的桥梁，每年都有一些人在那儿自杀。后来把桥涂成天蓝色，自杀的人明显减少了。人们继而又把桥涂成粉红色，就没有人在这里自杀了。从心理学观点分析，黑色显得阴沉，会加重人的痛苦和绝望的心情，把人向死亡推进一步；而天蓝色和粉红色使人感到愉快、开朗、充满希望，使人从绝望中挣扎出来，重新鼓起生活的勇气。

颜色不仅会影响人的情绪，还会对人的健康产生作用。在临床实践中，高血压病人戴上烟色眼镜可使血压下降；病人住在涂有白色、淡蓝色、淡绿色、淡黄色墙壁的房间里，心情就会很安定、舒适，有助于恢复健康。

所以说，不同的颜色给人心理上的感觉是不同的，对人的健康也会产生不同的影响。我们应该多给眼睛看一些健康的颜色，少接触那些会让人沮丧、绝望、烦闷的颜色，这样不仅有利于眼睛的健康，也有益于我们的身心健康。

常见的眼睛疾病及日常保健

常见的眼睛疾病

人的身体是很奇妙的，仔细观察和聆听我们的身体，可以得到很多信息。比如通过一双眼睛我们就可以知道自己身体的健康状况。一些问题看似出现在眼睛上，其实是人体内的器官出了问题。

眼球

单侧眼球突出，多由局部炎症或眶内有占位性病变所致，有时是因为颅内病变；双侧眼球突出，常见于甲状腺功能亢进；双侧眼球下陷，常见于严重脱水或者老年人因眶内脂肪萎缩所致双眼眼球后退；单侧眼球下陷可见于 Honer 综合征和眶尖骨折等。眼球有血丝，对太阳光线敏感，血压高，可能是结膜炎引起的（过敏或感染）；眼球泛红，可能由于肉类食用过多而使肝脏负担太重；眼睛肿胀、充血，可能由肾结石引起，也可能是因为水果和糖食用过多。

角膜

角膜边缘及周围出现灰白色混浊环，多见于老年人，是类脂质沉着的结果。患者无自觉症状，不妨碍视力。角膜边缘若出现黄色或棕褐色的色素环，环的外缘清晰、内缘较模糊，多见于肝豆状核变性，是铜代谢障碍的结果。

结膜

结膜苍白，常由贫血导致；结膜发黄，常见于急性或慢性肝病引起的黄疸；结膜充血发红，常见于结膜炎、角膜炎；结膜上布满颗粒与滤泡，常见于沙眼；结膜上若有多少不等散在的出血点，常见于亚急性感染性心内膜炎；若有大片的结膜下出血，常见于高血压、动脉硬化。

巩膜

正常巩膜呈瓷白色，巩膜黄染多见于黄疸。但注意即使眼睛发黄确实属于黄疸，也不能确认就是肝炎。因为除了肝炎之外，大叶性肺炎、败血症、肝癌、胆囊及胆管发炎、胆石症引起胆管堵塞或溶血性贫血等许多疾患都可能出现黄疸症状。

黑眼圈

黑眼圈常因睡眠不足、过度疲劳或房事过度引起。祖国医学认为黑眼圈是肾亏所致：肾精亏少则两眼缺少精气的滋润，肾之黑色就浮越于上，因此双目无神、眼圈发黑。如能节制性生活，情况就能有所改善。

眼皮皮肤病

眼皮皮肤病有病毒性感染、细菌性感染与过敏性3种。常见的病毒性感染有眼皮带状疱疹、热性疱疹、眼皮牛痘；细菌性感染有脓疱病、丹毒、眼皮蜂窝织炎；过敏性眼皮皮肤病常见于药物过敏、眼药水过敏，化妆品、染料、油漆接触、昆虫叮咬、食物过敏等。

眼皮浮肿

全身皮肤中最薄的地方就是眼皮，其皮下组织也最疏松，因此很容易发生体液积聚。

眼皮浮肿可分为生理性和病理性两种：生理性眼皮浮肿多发生于健康人，原因是晚上睡眠时枕头过低而影响面部血液返流，夜间睡眠不足或睡眠时间过长。病理性眼皮浮肿又分为炎症性和非炎症性两种。前者常伴有红、热、痛等症状，常见于麦粒肿、丹毒、虫蜇伤、急性泪囊炎、眶骨膜炎等；后者由局部和全身原因引起，如过敏性疾病，急、慢性肾炎，妇女月经期，心脏病，甲状腺功能低下，贫血以及特发性神经血管性眼皮水肿。

眼皮结膜苍白

多由贫血所致。医生们常通过眼皮结膜颜色来初步判断患者是否为贫血。

眼皮下垂

眼皮下垂包括先天性和后天性两类。一生下来就上睑下垂为先天性上睑下垂，以单眼发病居多，长大后可进行手术矫正；后天性眼睑下垂往往由疾病所致，如精神抑郁症、重症肌无力、一些脑血管病变及维生素 B_1 缺乏症等。

眼皮上出现赘生物

赘生物有良性与恶性之分。

（1）良性肿瘤。常见于黑痣、黄色瘤、眼皮血管瘤、表皮样和皮样囊肿、眼皮乳头状瘤等，其中眼皮乳头状瘤部分会发生恶变。

（2）恶性肿瘤。如眼皮恶性黑色素瘤、眼皮基底细胞癌、鳞状细胞癌、睑板腺癌等。值得一提的是，睑板腺癌多见于老年人，老人如发现硬质的霰粒肿，应提高警惕。

眼皮无法闭拢

眼皮无法紧闭，是面神经麻痹的特征之一，又称"兔眼"。如果是儿童在入睡后上下眼皮不能完全闭合或闭不紧，则是脾胃虚弱的表现，应注意饮食调养，少食生冷、不易消化的食物。双侧眼皮闭合障碍常见于甲状腺功能亢进症。

眼睛的日常保健

上述这些症状都能说明一些常见疾病，虽然有的不只是眼睛上的问题，但我们平时也要注意保养眼睛，多注意以下几个方面：

少吸烟

吸烟会令眼睛内的血管出现动脉粥样硬化及形成血栓，进而对晶状体和视网膜造成组织上和功能上的改变。吸烟也会促进游离基的产生，同时降低血液、玻璃体和眼球组织的抗氧化物的能力。因此，吸烟人士受游离基和氧化作用的损害机会较大，眼睛有可能永久受损，增加永久失明的可能。

少吃甜食

甜食在消化、吸收和代谢过程中会产生大量的酸性物质，与人体内的钙中和，可造成血钙减少，导致眼球壁的弹性降低，眼轴伸长。过量摄入甜食还容易引起眼内房水的渗透压改变，使晶状体突出，影像模糊，从而导致近视眼的发生。所以，特别是青少年，不要偏食高糖食物。

用眼卫生

保护眼睛，用眼卫生是关键。长期使用电脑的人，眼睛与屏幕的距离应保持在50厘米以上，最好采用光下视20度的视角。电脑不应放置在窗户的对面或背面；环境照明要柔和，避免反光。在饮食上要多吃些富含维生素A的食物，如豆制品、鱼、牛奶、核桃、青菜、大白菜、西红柿、空心菜及新鲜水果等。另外，最好工作1小时就休息一下，缓解眼睛的疲劳状态。

日常保护

（1）经常以热水、热毛巾或蒸汽等熏浴双眼，以促进眼部的血液循环，防止眼睛患病。

（2）适当运转眼球，锻炼眼球的活力，以达到舒筋活络、改善视力的目的。

（3）经常用手按摩双眼，不仅可保持眼部的青春活力，而且可预防视力下降。

（4）不要用沾上油污、灰尘等脏物的毛巾去擦眼睛，不要和别人共用毛巾，尤其是不能用有眼病的人的毛巾。在强光下，最好戴墨镜、茶镜等护目镜。

（5）一旦得了眼病，除注意休息外，还要及时治疗，以免病情加重。如发现眼睛屈光不正，就要通过验光，选戴合适的眼镜。

扫除夜盲，让眼睛在黑暗里找到光明

夜盲症俗称"鸡盲眼"，有后天性与先天性两类，后天的多因维生素 A 缺乏或营养吸收失调引起。由维生素 A 缺乏引起者，白天视力良好，只是在夜间或光线不足的地方视力甚弱，并感眼睛干涩、流泪等。多因久病虚羸，或脾胃虚弱，导致肝虚血损。多见于小儿，伴有腹大，面黄肌瘦，头发稀疏，舌质淡、苔腻，脉细无力。

先天性者多由遗传所致。以视网膜色素变性最为典型，有夜盲、视力狭窄、眼底色素沉着三大主征。患者早期即有夜盲症状，但中心视力可正常。最初视野出现环形暗点，以后随着病情的缓慢发展，视野呈向心性缩小，夜盲症状逐渐加剧，直至日间行路亦感困难。后期视野成为管状，甚至陷于失明。

出现眼眵，谨防慢性结膜炎

健康的眼睛是不会出现眼眵的。当出现眼眵时，说明分泌它的结膜出现了病变，因此眼眵与眼的疾病息息相关。出现眼眵主要由结膜炎症引起，随着感染病菌的不同及病情的轻重不一，眼眵的量有时多，有时少。

慢性结膜炎：一般该病引起的症状较轻，仅为清晨眼角上有少量的眼眵。

急性结膜炎：这种疾病引起的症状较重，眼眵多到可将上、下眼睑的睫毛粘在一起，连睁眼都感到困难。

如果眼眵是稀薄如水的分泌物，多见于病毒性结膜炎；黏液性分泌物可见于过敏性结膜炎；而大量脓性分泌物往往是急性结膜炎的典型表现。

拔罐治疗近视

近视眼是指眼在不使用调节时，平行光线通过眼的屈光系统屈折后，焦点落在视网膜之前的一种屈光状态。所以近视眼不能看清远方的目标。若将目标逐渐向眼移近、发出的光线对眼呈一定程度散开，形成焦点就向后移，当目标物移近至眼前的某一点。此点离眼的位置愈近，近视眼的程度愈深。

闪罐法（假性近视）

取穴：足三里、光明、三阴交、肝腧、肾腧。

治疗方法：取光明穴用闪罐法，反复吸拔 10 余次；取足三里、三阴交 2 穴用坐罐法，留罐 10 分钟左右；取肝腧、肾腧 2 穴用走罐法，至局部出现暗紫色淤斑为止。

疗程：隔 1 天 1 次。

综合罐法（近视）

取穴：神门、合谷、外关、光明、足三里、三阴交、关元、心腧、肝腧、肾腧。

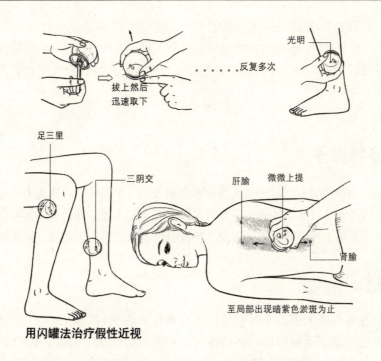

用闪罐法治疗假性近视

每日或隔日 1 次，10 次为 1 个疗程。或一组穴罐后加用艾灸。

治疗方法：取光明、三阴交两穴用闪罐法，反复吸拔 10 余次；取神门、合谷、外关、足三里、关元 5 穴用坐罐法，留罐 10 分钟左右；取心腧、肝腧、肾腧 3 穴用走罐法，至局部出现暗紫色淤斑为止。

疗程：隔 1 日 1 次，10 次为 1 个疗程。

人之初生谓之首——趣说"鼻"

西汉扬雄在《方言》中说："鼻，始也。兽之初生谓之鼻，人之初生谓之首。梁益之间，谓鼻为初，或谓之祖。"在古人看来，人的五官当中，最先生成的是鼻子，所以中国人称祖先或者创始人为"鼻祖"。

"鼻"字是后来演化过来的，最初被写作"自"。东汉许慎在《说文》中说："自，鼻也，象鼻形。"也就是说，"自"是一个象形字，其本义就是指鼻子。人们在说到自己的时候，手指指向的地方常常就是自己的鼻子。

另外，当我们讥笑别人，或对一些事情不以为然、不屑一顾的时候，往往会用到一个词，"嗤之以鼻"。为什么要用鼻子来吭气呢？鼻子是五官中最先生成的，《灵枢·脉度》中说"肺气通于鼻"，鼻为气道，为肺之门户。当我们对某人、某事情有意见的时候，心情肯定是不爽的，会憋着一口闷气，这气就是肺中之气，因此有"气炸肺"一说。但是闷气不能老憋在心里，需要排泄出来，而鼻子就成了排泄管道。

面相学中说大鼻子的人有福气、财运好，很多人觉得这是迷信，但在中医看来这是有一定道理的。中医认为鼻子的外形由胃经所主，鼻孔为肺经所主，"肝藏魂，肺藏魄，心藏神，肾藏精，脾藏志"，一个人的鼻子大，肺气就足，就会非常有魄力，同时胃口好，吃得也多。在相书里，鼻子被称为粮库。一个人要是有魄力，得到的俸禄自然不会少，而古代的俸禄就是粮食，吃得多了自然对天下的粮草占据面积也就大了，所以会有发财之相。

如何保养鼻子

我们前面已经说过，鼻子是人体中非常重要的一个器官，它作为人体与空气打交道的第一关口，外与自然界相通，内与很多重要器官相连接，既是人体新陈代谢的重要器官之一，又是防止致病微生物、灰尘及各种脏物侵入的第一道防线。由此可见，鼻子的保健不容忽视。

给鼻子"洗澡"

人们在外界环境中，不可避免地要与被各种废气污染的空气打交道，这些污染物会在鼻腔内留下大量污垢，逐渐损害鼻腔黏膜的健康。因此，我们要经常给鼻子"洗澡"。在此特别推荐冷水浴鼻，尤其是在早晨洗脸时，用冷水多洗几次鼻子，可改善鼻黏膜的血液循环，增强鼻子对天气变化的适应能力，预防感冒及各种呼吸道疾病。

鼻外按摩

用左手或右手的拇指与食指夹住鼻根两侧并用力向下拉，由上至下连拉 12 次。这样拉动鼻部，可促进鼻黏膜的血液循环，有利于正常分泌鼻黏液。

按摩印堂穴

用拇指、食指和中指的指腹点按印堂穴（在两眉中间），也可用两手中指一左一右交替按摩印堂穴。此法可增强鼻黏膜上皮细胞的增生能力，并能刺激嗅觉细胞，使嗅觉灵敏，还能预防感冒和呼吸道疾病。

鼻内按摩

将拇指和食指分别伸入左右鼻腔内，夹住鼻中隔软骨，轻轻向下拉若干次。此法既可增加鼻黏膜的抗病能力，预防感冒和鼻炎，又能使鼻腔湿润，保持黏膜正常。在冬、春季，还能有效减轻冷空气对肺部的刺激，减少咳嗽之类疾病的发生，增强耐寒能力。拉动鼻中隔软骨，亦有利于防治萎缩性鼻炎。

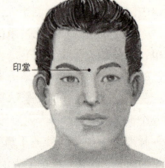

印堂

印堂穴

按摩"迎香"穴

以左右手的中指或食指点按迎香穴（在鼻翼旁的鼻唇沟凹陷处）若干次。因为在迎香穴处有面部动、静脉及眶下动、静脉的分支，是面部神经和眼眶下神经的吻合处。按摩此穴既有助于改善局部血液循环，防治鼻病，还能防治面部神经麻痹症。

现在我们大部分人还是没有认识到鼻子的重要性，更是疏于鼻子的日常保健。那么，从现在开始，就多多关注自己的鼻子吧，每天花几分钟的时间来爱护它，我们的身体就能更健康。

上诊于鼻——鼻子可报疾病

中医里有"上诊于鼻，下验于腹"的说法，可见在中医面诊中，鼻子具有很大的价值，有"面王"之称。鼻子位于面部正中，根部主心肺，周围候六腑，下部应生殖。所以，鼻子及四周的皮肤色泽最能反映五脏六腑的疾病。

鼻子在预报脾胃疾病方面尤其准确。

鼻子异常所暗示的病症

鼻子异常	症状
鼻梁高处外侧长有痣或者痦子	说明胆先天不足。因为鼻梁是胆的发射区，如果这些部位出现了红血丝，或者年轻人长了青春痘，再加上早上起来嘴里发苦的话，多半就是胆囊有轻微的炎症
鼻子的色泽十分鲜明	说明脾胃阳虚，失于运化，津液凝滞。患者的脾胃消化功能不好，水汽滞留在胸膈，导致四肢关节疼痛
鼻头发青，通常伴有腹痛	肝属木，脾属土，肝气疏泻太过，横逆冲犯脾胃，影响了脾胃的消化功能，需要服用一些泻肝胆和补脾胃的药
鼻尖微微发黑	说明身体里有水汽，是"肾水反侮脾土"的表现。本来应该是土克水，结果（肾）水反过来压制住了（脾）土，水汽肆虐，以致肾的脏色出现在脸上

流鼻血和鼻炎是怎么回事

鼻子部位的疾病，常见的有流鼻血和鼻炎两种。

流鼻血

脾统血，流鼻血是脾不统血，气血上逆导致的。鼻子出现病症，一般来说，与肺和肝等部位出现异常也有着很大的关系。当气血上升，特别是肺气较热时，就会流鼻血。肺气过热时，人的眼底也会带血或出血。

上火和流鼻血的原因是一样的，都是气血上逆导致的结果，但上火不是导致鼻子出血的原因。

流鼻血时，一般人都习惯于将头向后仰，鼻孔朝上，认为这样做可以有效止血，其实是错误的，如此做只是眼不见血外流，但实际上血还是继续在流——在向内流。正确的方法是：头部应该保持正常直立或稍向前倾的姿势，使已流出的血液向鼻孔外排出，以免留在鼻腔内干扰呼吸的气流。

与此同时，应用凉毛巾敷在额头或鼻部，降低头部和鼻子的温度，以减轻出血症状。

鼻炎

鼻炎是鼻病中最常见的，如果是流清鼻涕，易喷嚏、鼻塞，是膀胱经和肾经的问题，治疗上要从祛风寒、清脾湿、补益肺肾入手；如果流浓鼻涕，吃饭无味，则是胃经和胆经的问题，治疗时应清肝火、化痰浊、通肠利胆。

打喷嚏是人体的自我保护

喷嚏，相信每个人都打过，它的发生是不受人为控制的，是一种呼吸道排斥异己的行为，也是一种人体自我防御和保护行为。

当我们感冒的时候，通常会通过打喷嚏来排出体内的一部分细菌和病毒，随着感冒症状的好转，打喷嚏的现象也会逐渐消失。当我们受到风寒侵袭的时候，人体就会通过打喷嚏的方式使身体内的器官产生热量来赶走体表的微寒。当我们情绪不良的时候，也可以通过打喷嚏的方式使心情舒畅、情绪稳定。另外，鼻道如果受到花粉、霉菌等微小颗粒物质的刺激，人们也会通过打喷嚏的方式经由鼻道排出过敏物。

我们现在已经知道，打喷嚏其实是人体自身的一种保护反应，偶尔打喷嚏还有益于人体健康，可以将体内的一部分病菌释放出来，所以不要一味地忍。但很多人认为在公共场所打喷嚏不太礼貌，因此通常会把喷嚏憋回去，实在忍不住时，就又捂嘴又捏鼻子，以免飞沫四溅。殊不知，这样不仅会把喷嚏中的细菌吞回体内，给健康埋下隐患，还容易使咽部的细菌由咽鼓管进入中耳鼓室，从而引发急性中耳炎。而且人在打喷嚏时，上呼吸道会产生强大的压力，口、鼻都被捂住，不能得到缓解的压力会通过咽鼓管作用于耳道鼓膜，严重时可造成鼓膜穿孔。

因此，为了身体健康，我们一定要痛痛快快地把喷嚏打出来。但是打喷嚏时不能太强烈，否则会使血压突然反弹性增高，甚至使颅内压增高，引起脑血管破裂，进而导致颅内出血；胸腔内的压力也会从高压突然转成低压，易诱发心脏病或脑栓塞；强烈地打喷嚏会剧烈震动身体，有时可能引起腰肌损伤或关节错位；慢性肺气肿、肺大泡患者打喷嚏时，可能会出现肺泡和肺内血管破裂，导致气胸或血气胸。

攻克酒糟鼻，多注意细菌及毛囊虫感染

鼻头发红又称酒糟鼻，是一种常见的皮肤病，热天鼻子会发红冒油，冬天鼻子会脱皮疼痛。

酒糟鼻一般长在鼻尖和鼻翼处。在早期，鼻部仅油腻光亮，有些潮红，表现为红鼻头，还不引起注意；但长期下去，鼻部汗毛孔增粗，还经常出现红色丘疹和脓疱；严重时，鼻尖部增厚、变大，皮肤可以变为橘子皮样，表面凹凸不平，丑陋不堪。

酒糟鼻是螨虫感染的结果。一般是由于平时不够注意保护皮肤，接触感染引起的。例如到浴池洗澡或到理发店理发，如果公用毛巾消毒不严，就可引起螨虫传染。虽然螨虫感染率很高，但由于感染上的螨虫数量多少不等，所以并不都出现临床症状和皮肤损害。因此，搞好公共卫生和个人卫生，对预防酒糟鼻有很重要的作用。

如果患上了酒糟鼻，首先要保持情绪稳定，不可焦虑和烦恼，以免引起血管功能失调，加重病情。其次，热天外出应戴好凉帽，防止强烈日光直接照射鼻部，以免引起充血，加重皮肤炎症。寒冬外出最好戴好口罩，注意鼻部保暖。洗脸时，应当选用碱性小的香皂，以减少对皮肤的刺激。平日要少吃含脂肪多的食物，还要少吃或不吃辛辣的食物以及鱼、虾等。一般不要饮酒，因酒可使面部充血，加重鼻部皮肤的炎症；宜多吃新鲜蔬菜，并要保持大便通畅。另外，在晚上洗脸后，还可在患部涂上一些杀灭螨虫的药物。

如何应对鼻出血

鼻出血是很常见的现象，多发于中青年，主要症状是一个或两个鼻孔出血，出血多半在一个小时内就停止。

鼻出血大多数由感冒、鼻部或头部损伤、气压改变、高血压、挖鼻孔、用力擤鼻或打喷嚏、鼻窦炎等引起。有些血液病也会引起鼻出血。

平时不要挖鼻孔或不要把异物塞进鼻孔。若出现出血现象，立刻端坐在椅子上，头稍微向前，用力捏住鼻子的柔软部分最少15分钟。吐出或吞下流入鼻子后方的血液，张嘴呼吸。15分钟之后放开鼻孔，静坐。如果再次出血，可再按照前面的方法做一次。出血停止后，静坐或躺卧一会儿。至少在3小时内不要擤鼻子。

如果实施上述方法后仍未止住鼻出血，或者失血太多，以致面色苍白或头晕眼花时，需尽快就医，医生会实行局部麻醉使鼻子麻木，然后塞进纱布或放入一个可以膨胀的气球；量血压，看患者是否患有高血压，如有需要，给予治疗；用电灼器烧灼易于出血的血管等。

鼻窦炎的刮痧疗法

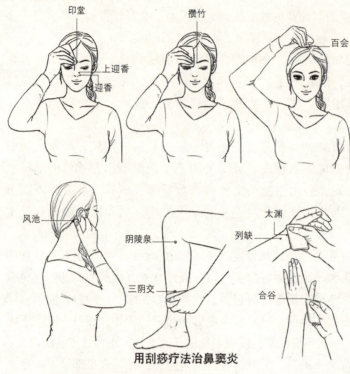

用刮痧疗法治鼻窦炎

鼻窦炎是鼻窦黏膜的非特异性炎症，为一种鼻科常见多发病。所谓鼻窦是鼻腔周围面颅骨的含气空腔，左右共有4对，分别称额窦、上颌窦、筛窦和蝶窦。因其解剖特点各窦可单独发病，也可形成多鼻窦炎或全鼻窦炎。刮痧是一种用来治疗鼻窦炎的不错方法。

刮拭方法如下：

用平面按揉法按揉面部印堂、上迎香、迎香穴，用平面刮法刮拭攒竹。并用单角刮法刮拭头顶部百会穴和头颈部双侧风池。

用面刮法刮拭下肢自阴陵泉刮至三阴交。

用面刮刮拭上肢列缺至太渊穴，用平面按揉法按揉手背合谷穴。

鼻炎的拔罐疗法

鼻炎，指的是鼻腔黏膜和黏膜下组织的炎症。鼻炎的表现多种多样。从鼻腔黏膜的病理学改变来说，有慢性单纯性鼻炎、慢性肥厚性鼻炎、干酪性鼻炎、萎缩性鼻炎等；从发病的急缓及病程的长短来说，可分为急性鼻炎和慢性鼻炎。此外，有一些鼻炎，虽发病缓慢，病程持续较长，但有特定的致病原因，因而便有特定的名称，如变态反应性鼻炎（亦即过敏性鼻炎）、药物性鼻炎等。

鼻炎是一种痼疾，令专家们都很苦恼，拔罐是缓和鼻炎症状很好的方法。

刺络拔罐法（过敏性鼻炎）

取穴：A.大椎、肺俞；B.大杼、身柱；C.风门、背夹脊（大椎至肺俞之间）两侧之华佗夹脊穴。

治疗方法：每次选用1组穴，交替使用，先用三棱针点刺，以微出血为度，然后拔罐15～20分钟。华佗夹脊穴用梅花针叩刺后拔罐。

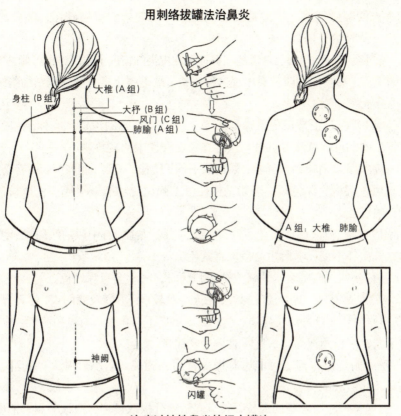

用刺络拔罐法治鼻炎

身柱(B组)
大椎(A组)
大杼(B组)
风门(C组)
肺腧(A组)

A组:大椎、肺腧

神阙

闪罐

治疗过敏性鼻炎的闪火罐法

疗程：每日治疗 1 次，5 次为 1 个疗程。

闪火罐法（过敏性鼻炎）

取穴：神阙。

治疗方法：用闪火罐法，每隔 5 分钟拔 1 回，连拔 3 回为 1 次。5 次为 1 个疗程。

疗程：每日 1 次，约 3 日后病情缓解可改为隔日 1 次。10 次为 1 个疗程。

综合拔罐法（萎缩性鼻炎）

取穴：肺腧、脾腧、肾腧、气海；迎香、鼻通。

治疗方法：第 1 组穴用单纯拔罐法，或用针刺后拔罐法。留罐 15 ~ 20 分钟。第 2 组用针刺，不留针，不拔罐。

疗程：隔日治疗 1 次，10 次为 1 个疗程。

看唇知健康——嘴唇是疾病的"信号灯"

人们一向不太注意保护自己的嘴唇，更没有给嘴唇足够的重视。其实，嘴唇的作用非常重要，它不仅能为一个人的外貌增色添彩，还能反映出一个人的身体是否健康。正常人的嘴唇红润、干湿适度、润滑有光，如果健康被破坏，嘴唇的色泽就会发生变化，及时给你信号。

（1）嘴角裂纹。嘴角裂纹常常是在有神经性皮炎的情况下出现，也可能是嘴受了酵母菌感染的象征，患糖尿病时就会出现这种现象。缺乏维生素C会影响结缔组织和皮肤的再生，也会导致嘴唇出现裂纹。

（2）嘴唇苍白。正常情况下嘴唇的颜色应该是健康的深红色。如果一个人的嘴唇经常是苍白的，可能意味着贫血，这种现象在女性中比较普遍。

（3）嘴唇发黑。消化系统异常，如食欲不佳、便秘、腹泻、腹胀时，嘴唇会呈黑色。嘴唇上出现黑色沉淀、深色斑，可能是慢性肾上腺皮质功能减退或消化道长息肉，亦有罹患梅毒的可能。

（4）嘴唇青紫。血液循环不佳所致，易患心脏病、贫血，有中风的倾向。极度寒冷时，身体末端血液循环不良，嘴唇也会呈现青紫色。

（5）唇色深红。心脏衰竭缺氧或罹患肺病时，嘴唇会呈深红色。

（6）双唇厚薄有别。上唇较薄的人，先天心脏较弱；下唇较薄的人，先天胃部较弱。

（7）口唇溃烂。口角部位疼痛、溃烂，显示患了口角炎。右口角溃烂，应该戒酒，饮食尽量清淡；左口角溃烂，戒吃零食，少吃甜食。

（8）嘴唇附近起水泡。可能患有慢性胃病或肺炎。若嘴唇肿大、起泡、渗液，也可能是化妆品引起的唇炎。

（9）唇缘长颗粒。嘴唇四周长颗粒，表示糖分摄取过多，应该节制。罹患肺炎、胃病时，唇边也会长出小颗粒。

不要认为嘴唇只是外观上的问题，对于健康来说，嘴唇也有着无可替代的价值，所以，好好保养你的双唇吧。

从耳朵上就能观察出心脏的状况

中医认为："耳主贯聪而通心窍，为心之司，为肾之候也。"《黄帝内经》中也有"视耳好恶，以知其性"的记载，并认为耳与经脉有着十分密切的联系，十二经脉都直接或间接地经过耳朵，所以有"耳者，宗脉之所聚也"的说法。清代张振鋆的《厘正按摩要术》中也有"耳珠属肾，耳轮属脾，耳上轮属心，耳皮肉属肺，耳背玉楼属肝"的说法。现代医学也发现了耳朵与人体器官的对应关系，并确认了80多种内外科疾病与耳朵的变化有关系，所以人体有病时，耳朵就会有反应。耳朵的形态、色泽和纹路的变化都能反映人体的健康状况。

关于耳诊，很多中医书籍中都有记载，我们在这里只说一点，就是"冠脉沟"。冠脉沟是耳垂上的一条纹路，是判断冠心病的有效指标。如果耳垂上出现了这条纹路，就说明有患冠心病的可能，纹路越清晰说明问题越严重。

伦敦一家医院的主治医生拉金达拉·夏尔马也认同这种判断。他说："耳垂里有很多毛细血管，这些血管如果不能吸收到适量的养分，就会凝固，皱纹就会形成。年轻人耳垂上出现这种皱纹，应去做心血管检查。"拉金达拉·夏尔马只提到了年轻人，其实，这个征兆对老年人也同样适用。

现在，耳诊在西方国家也已经流行起来。西方国家越来越认可中医，中医耳诊疗法已经成为一些社会名流竞相追捧的治病法宝。遗憾的是，这本来属于中华瑰宝的东西在我们自己的国家却没有受到应有的重视，这实在是一大损失。

耳朵能够反映肾的盛衰

历代医学专著多有关于"察耳""望耳""观耳""诊耳"的记载。《灵枢·本脏篇》云："高耳者肾高，耳后陷者肾下，耳坚者肾坚，耳薄不坚者肾脆。"王明鉴《证治准绳》曰："凡耳黑，皆为肾败。"人的体内器官组织发生病变时，在耳朵的特定部位就会产生相应的变化和反应。

中医认为，耳郭较长，耳垂半满，是肾气盛健的象征，肾气充足者多健康长寿。

耳郭出现粗糙不平、有棘突状的结构，常见于腰椎、颈椎骨质增生等疾病。

耳垂上有一条自前上至后下的明显皱褶的斜纹线，常见于冠心病、心肌梗死、高血压等疾病。

耳垂肉薄呈咖啡色，常见于肾脏病和糖尿病。

耳轮色白且耳薄面白，多见于突遭寒冷刺激以及病情垂危之人。正常耳朵的颜色红润，变成他色必有病因。如果耳薄面白，是严重肾衰的表现，因为中医认为肾开窍于耳。结合其他有关症状，例如毛发枯萎、齿落腰痛等，就构成了病危之征。在此疾病的医治过程中，如耳朵变白，应当提高警惕，以防肾气衰败、生机枯竭。

耳朵瘦小，甚至枯萎，多见于严重的体能消耗疾病以及病程的后期阶段。中医认为，这是由于精气不足，其表象多为肾精亏损或者肾阳耗竭。本症如拖延日久，精气消耗殆尽，极易造成衰竭现象，故病情危重者应住院进行治疗。

耳屎可不是垃圾

有人非常喜欢掏耳屎，没事的时候就会找个火柴棍或掏耳勺甚至是用自己的手指在耳朵里掏来掏去，似乎掏耳屎是一种享受。殊不知，这是一种不健康的做法。因为，耳屎根本不用掏，它不仅对我们的耳朵没有任何害处，相反还有很好的保护作用。对于耳朵来说，耳屎可谓一宝。

耳屎是人体耳道内耵聍腺产生的油脂性分泌物，又名耳垢。从物理性状看，耳屎通常呈淡黄色蜡样干片状物质，味苦，不溶于水、酒精或乙醚；从化学分析来看，耳屎含有油、硬脂、脂肪酸、蛋白质和黄色素，还有 0.1% 的水以及少许白垩和钾、钠等元素。古本草称耳屎为"耳塞"，常入药，用于癫狂鬼神及嗜酒，足伤手疮（抓疮伤水），蛇、虫、蜈蚣蜇，破伤风，小儿夜啼惊热等症。

具体来讲，耳屎的作用主要有以下几种：

（1）耳屎因富含油脂，可以滋润耳道皮肤上的细毛，阻挡来自外界的尘埃颗粒。富含油脂的耳屎还能使耳道保持一定的温度和湿度，使耳道深处的鼓膜不至于干涸，保证其处于最佳状态。

（2）耳屎和细毛还能防止昆虫等微生物对耳朵的侵害。耳屎上密融融的细毛可以阻挡小虫的进入，且耳屎味苦，小虫尝到耳屎的苦味后，便会"知难而退"。耳屎和细毛还能使耳道空腔稍稍变窄，对传入的声波起到滤波和缓冲作用，使鼓膜不致被强声所震伤。

（3）富含脂肪酸的耳屎，可在耳道皮肤表面形成一层酸膜，使外耳道处于酸性环境，具有轻度的杀菌作用。

总之，耳屎对耳朵有很好的保护作用。它在耳朵里堆积得多了，当人活动时，就会自行脱落，排出体外，所以也不用经常去掏。否则，可能会破坏耳朵里的平衡环境，如有不慎，甚至会破坏耳膜，导致耳聋。

耳朵日常保健有妙招

很多人在年轻时不注意耳朵的保健，年老后就会出现严重的听力减退。耳科专家表示，虽然没有很好的办法避免老年性听力减弱，但经常进行耳朵保健可以延缓耳朵衰老。关于耳朵的保健，日常生活中要注意以下几点：

克服不良习惯——掏耳

掏耳容易损伤外耳道皮肤，把细菌带入外耳道，引起发炎，不仅痛苦，而且难治。如果造成鼓膜穿孔，易引起感染，患中耳炎，影响听力。

如果耳痒难忍，可以用棉棒蘸酒精擦拭，但不要插入太深。

预防游泳性耳病

硬块的耳屎可以形成栓塞，耳朵进水，耳屎变软膨胀，影响听力，刺激耳道，引起发炎。如果耳膜已经穿孔，则不要游泳，以免引起各种疾病的复发。

平时游泳时最好用耳塞，头部仰起，高于水面。

预防药物中毒影响听力

可以致聋的药物主要有链霉素、卡那霉素、新霉素等，这些药物易损害内耳、耳蜗（听觉感受器）、前庭（平衡感受器），造成耳聋和平衡失调。

耳蜗中毒症状主要有：用药期间或停药以后，出现高调耳鸣，听力下降，并且逐渐加重，直到全聋。

前庭中毒的症状主要有：眩晕、恶心呕吐、走路不稳和平衡失调。

致聋药物有交叉易感性，一种药不行，其他药物也不能用。

致聋药物可母婴感染，所以怀孕期间应避免使用各种耳毒性药物。

另外，耳聋还有家族易感性，如果家族中有人发现容易致聋，其他人更应注意。

远离噪声

不规律、强刺激噪声，不仅会引起心理不适，而且会损伤听力。噪声损伤听力是缓慢的、进行性的损伤，很难治疗。强烈刺激的音乐也会使听力下降。

养成科学的饮食习惯

多食含锌、铁、钙丰富的食物，可改善微量元素的缺乏，从而有助于扩张微血管，改善内耳的血液供应，防止听力减退。

保持良好的精神状态

当人情绪激动时，肾上腺素分泌会增加，可使内耳小动脉血管发生痉挛，小血管内血流缓慢，造成内耳供氧不足，导致突发性耳聋。

如何防治耳鸣

耳鸣是一种常见的耳朵疾病。

肾开窍于耳，肾的精气充足则会耳聪、听觉灵敏，如果精气不足则会耳鸣。此外，过度疲劳、睡眠不足、情绪过度紧张时，也可能产生耳鸣。对于前者引起的耳鸣，治疗时应该去补肾精、补元气，后者只需将这些不良的生活方式戒除即可。

此外，如果平时生活中坚持进行保健按摩，对耳鸣的防治很有效果。

（1）先用食指和大拇指轻柔按摩听会穴（在耳屏的前下方与小豁口平齐，张嘴时的凹窝处）5分钟左右，约350～400次。

（2）两掌搓热，用两掌心掩耳，十指按在头后部。再将食指叠在中指上，敲击枕骨下方约50次，使耳内听到类似击鼓的声音。

（3）用已搓热的两手掌心捂住两耳，手掌将耳朵完全封闭，然后两掌突然松开，这样重复捂耳30次。

（4）用食指和大拇指先从上至下按捏耳郭，然后从下至上按捏，这样反复按捏至双耳有发热感，共按捏耳郭100次。

（5）按摩合谷穴（伸掌，大拇指、食指两个手指并拢，在两指间肌肉最高处取穴）80次。

应对耳聋，走出无声的世界

耳聋即单侧或双侧耳朵对某种声音的听力降低。按照听力下降的性质可分为：由耳内器官病变引起的感音性听力下降和由耳道阻塞引起的传音性听力下降及二者病因兼而有之的混音性听力下降。

耳聋可能是以下疾病的表征。

（1）非化脓性中耳炎：常见于儿童，多数人发病时有感冒症状。患者感觉耳朵堵闷、耳鸣、听力下降。

（2）耳道感染：如耳道内发生炎症引起肿胀而使耳道不畅，就可能影响听力，但此时耳道已有流液，甚至外耳道疼痛。应到医院就诊，尽早使用抗生素治疗。

（3）内耳硬化：是一种内耳听骨异常增生而影响声传导所导致的耳聋。病情发展缓慢，病人先是感到所听声音发生改变，后逐渐出现听力的减退。

（4）耳咽管堵塞：如听力下降且出现咽痛或感冒，有可能是连接中耳与咽部的耳咽管出现堵塞。造成成人耳道阻塞的原因多是耳道内耳垢堆积，会出现耳鸣、耳闷、听力下降。胆脂瘤、肿瘤也是耳道堵塞的原因。

（5）老年性耳聋：其成因很多，一是老年人因内耳逐渐退化而引起的耳聋，另一种是冠心病的征象。临床上将内耳症状看成是冠心病的主要前兆症状。还有一种与老年人的高血脂饮食相关。

此外，服用某些药物也可因药物的副作用而导致药物性耳聋。长期在噪音中生活和工作，可造成职业性耳聋。

如何根治中耳炎

耳朵中分泌的耳屎，具有保护外耳道皮肤及黏附异物的作用，但耳中的分泌物过多甚至流液就是某些疾病的征象了。

（1）急性化脓性中耳炎：常见于儿童，初期出现咽鼓管充血肿胀、发热、全身不适、烦躁不安等症状，渐渐发展至内耳剧烈疼痛，耳朵流脓，听力下降。出现这种症状应及时去医院就诊，并要注意防止感染扩散而形成脑内脓肿，还要防止转变为慢性中耳炎。

（2）慢性化脓性中耳炎：是耳鼻喉科最常见的疾病之一，俗称"耳朵底子"。急性化脓性中耳炎如未及时治疗，就会转化为慢性化脓性中耳炎。表现为听力减退，耳内间隙性或持续性流脓。应及时清除脓液，并使用抗生素治疗。

（3）外耳道发炎：如耳朵流液，且出现严重的耳朵疼痛，咀嚼、张口或打呵欠时疼痛加重，可能是外耳道炎症所致。检查外耳道可发现突起的小疖，外耳道皮肤红肿、压痛，外耳道变窄，甚至出现阻塞。外耳道炎症应进行消毒处理，可用8%的醋酸铝敷患处，也可用2%～5%的硝酸银涂布，使用抗生素治疗。

（4）鼓膜破裂：一般为外界刺激所致。鼓膜破裂的特征是：伤后即感到耳鸣、耳疼，外耳流出少量血液，听力下降。出现这种现象后应保持鼻腔的畅通，用抗生素防止感染，必要时要进行手术修复。

（5）外耳恶性肿瘤：可能发生于耳外，也可能发生在耳道内。早期没有任何症状，当耳道流出血性分泌物时已到晚期。以手术治疗为主，也可进行化疗或放疗。

眉毛与面貌、健康息息相关

很多人只知道眉毛对外貌的影响非常大，不同的眉形会让一个人的气质发生很大变化，却很少有人知道眉毛对于健康的意义。中医认为，眉毛能反映五脏六腑的盛衰。《黄帝内经》中有这样的记载："美眉者，足太阳之脉，气血多；恶眉者，血气少；其肥而泽者，血气有余；肥而不泽者，气有余，血不足；瘦而无泽者，气血俱不足。"这就是说，眉毛属于足太阳膀胱经，其盛衰依靠足太阳经的血气。眉毛长粗、浓密、润泽，反映了足太阳经血气旺盛；眉毛稀短、细淡、脱落，则是足太阳经血气不足的象征。眉又与肾对应，为"肾之外候"，眉毛浓密，说明肾气充沛，身强力壮；眉毛稀淡恶少，则说明肾气虚亏，体弱多病。

我们经常会看到一些老年人的眉毛非常稀疏甚至几乎没有，这就是气血不足、肾气虚弱的表现，但有的老人眉毛还是比较浓密，这样的老人一般身体比较硬朗。如果年轻人眉毛过早脱落，就说明气血早衰，是很多病症的反映，其中最为严重的要算麻风病了。瘤型麻风病的先兆就是眉毛脱落，开始是双眉呈对称型稀疏，最后全部脱落。

另外，两眉之间的部位叫印堂，又称"阙中"，在疾病的诊断和治疗上也特别有价值。我们看电视的时候经常看到有算命先生说"你印堂发黑，近日必有大祸"，指的就是这个地方。民间也认为印堂发黑是不好的征兆。《黄帝内经·灵枢·五色篇》中说："阙上者，咽喉也；阙中者，肺也。"可见，印堂可以反映肺部和咽喉疾病。肺气不足的病人，印堂部位呈现白色；而气血淤滞的人，印堂部位则会变为青紫色。

"寿眉"是祸还是福

有很多长寿的老年人，看上去两眉秀美而长，其中有几根特别长，可达 4 ~ 5 厘米，人们称这种长眉为"寿眉"，民间也一贯认为"寿眉"的出现是一种吉兆。但是，经研究发现，"寿眉"不一定是吉兆。出现寿眉主要与调控失衡有关，如在青中年期出现寿眉可能是肿瘤、免疫性疾病等某些处于潜伏阶段疾患的早期外在表现。"寿眉"发生愈早，提示机体调控失衡发生愈早，走向衰老的步伐就愈快，肿瘤发生的概率也愈高。所以，45 ~ 50 岁以后出现"寿眉"较符合正常的生理衰老规律，但应以单发为主。如果在青中年时期就出现"寿眉"，尤其是丛状、束状分布者，应定期体检，跟踪观察，以期较早发现疾病苗头，早就医治疗。

从眉毛的外形上，还可以看出很多疾病征兆。《黄帝内经》中就指出："美眉者，足太阳之脉血气多；恶眉者，血气少也。"所谓恶眉，古人解释为"眉毛无华彩而枯瘁"。眉毛长粗、浓密、润泽，表明人体血气旺盛；反之，眉毛稀短、细淡、枯脱，则反映气血不足。

（1）眉毛脱落。眉毛淡疏易落，多为气血衰弱、体弱多病者。此类患者容易手脚冰冷，肾气也较弱。甲状腺功能减退症及脑垂体前叶功能减退症患者，眉毛往往脱落，尤以眉毛外侧 1/3 处为甚；麻风病患者在病变早期眉外侧皮肤肥厚，眉毛脱落；斑秃患者也可同时出现眉毛脱落症状；癌症、梅毒、严重贫血患者也可能引起眉毛脱落，有些抗癌或抗代谢药物也有这种副作用。

（2）眉毛下垂。多是面神经麻痹导致。若是某一侧眉下垂，说明是该侧得了面神经麻痹，使眉毛较低，不能向上抬举。有的是单侧上眼睑下垂（如肌无力症），以致另一侧的眉毛显得较高。

（3）眉毛枯燥。眉毛末梢直而干燥者，如果是女性可能月经不正常，是男性则多患神经系统疾病。有些小孩或营养不良患者，眉毛黄而枯焦，是肺气虚的征象。

（4）眉毛浓密。眉毛浓密者体质较强，精力充沛。但如果女性眉毛特别浓黑，有可能与肾上腺皮质功能亢进有关。眉毛粗短者，多性急易怒，应提防患急症。

（5）眉毛冲竖。是病情危急的征兆，此种患者应抓紧时间去医院诊治。

（6）眉毛倾倒。眉毛倾倒表示病重，特别是胆可能有严重病变。

察"颜"观色，看面色知病变

古有"望面色，审苗窍"之说，即从面相可辨疾病。那么，该如何根据自己的面相审视其中透露出的疾病呢？

（1）面色苍白。"心主血脉，其华在面。"面色苍白是血气不足的表现。一般情况下，面色淡白多是气虚的表现，如果淡白的脸上缺乏光泽，或者是黄白如鸡皮一样，则是血虚的症状。另外，体内有寒、手脚冰凉的人也会面色苍白，这是阳虚在作怪，这样的人需要多运动，因为运动生阳，对改善阳虚很有效果。热水泡脚和按摩脚底的涌泉穴效果也不错，饮食上可多食用红枣、红糖等。

（2）面色发青。肝在五行当中属木，为青色。面色发青的人，多见于肝胆及经络病症，多是阴寒内盛或是血行不畅。天气寒冷的时候，人的脸色会发青，这是生理反应，只要注意保暖就可以了。如果不是处在寒冷的环境中，脸色还发青，就是肝肾的病了。经常喝酒的人也常会脸色发青。

（3）脸色土黄。脸色土黄的人一般有懒动、偏食、大便不调等症状，这时应注意健益脾胃，而捏脊可以督一身之气、调理脏腑、疏通经络，对于改善脾胃有很好的效果。

从面相可以看出健康状况，因此我们平时一定要注意观察，关注自己的健康。

人中真的能预示寿命吗

人中是脸部一个很重要的穴位，位于鼻子和嘴巴之间。

古人认为人中和寿命有关，人中短的人寿命短，人中长的人寿命也长，传说彭祖的人中长八寸八，而他活了八百八。《相书》中也说：鼻下人中长一寸，年龄百岁。那么真的是这样吗？

人中关涉两条重要的经脉，人体前阴和后阴的中间叫汇阴穴，从汇阴穴的里面延伸出一条经脉，叫督脉。这是人体的一条大阳经，而且是最重要的阳经。从前胸正中线一直到头部，这里也有人体的一条重要的阴经经脉，叫任脉。人中就是这两条最重要的任督二脉的交会处，在古代这个穴位叫"寿宫"，就是说长寿与否看人中。还有叫"子停"，就是将来后代的发育情况如何也要看人中，也就是说，人中是阴经和阳经的沟渠，从它可以看出阴阳的交合能力如何。

人突然晕倒时，有个急救措施就是掐人中，很多时候，晕倒的人就会苏醒，这是为什么呢？

人突然晕倒时掐人中就是通过刺激这个穴位，使其阴阳交合，从而苏醒。相面时，人中也是一个重要的观察点。人中在古代的相面学中是非常有讲究的，要求长、宽、深。如果人中又平、又短、又浅，好好休息几天就可以改善，人中的沟渠会慢慢变深。人中的深浅可以修，但是长短不能改变。

古代相面时认为，人中特长的人会做官，而且长寿，后代的发育也会比较好。如果人中是歪的，就说明你的阴阳交合出了问题，会出现腿痛或者脊背痛的问题，这也是中医"望闻问切"中的望诊。

搓脸——精神焕发的好方法

不知大家注意过没有：在感觉疲劳或者困倦的时候，我们下意识的动作就是去搓搓脸，然后就会感觉精神一些，这是为什么呢？

中医认为，心之华在面，心功能的强弱是通过面色来反映的。中医的望诊可以通过面部征象判断人身体的健康与否。面部聚集着大量穴位，它是足三阳经的起点和手三阳经的终点，搓脸就是在无意识中按摩了这些经脉和穴位，使其气血畅通、循环无碍，所以人就会变得精神一些。因此，搓脸也是一种可以促进健康的保健方法，经常搓脸，人就可以变得脸色红润、双眼有神。这也是《如皋长寿方案》中介绍的如皋长寿老人的一种养生方法。

搓脸的方法很简单，它不受时间、地点的限制，疲劳时、困倦时、身体不舒服时，都可以搓一搓。如皋老人通常都先把双手搓热，然后用搓热的双手去搓脸，可以从上往下，也可以从下向上，每次都把下巴、嘴巴、鼻子、眼睛、额头、两鬓、面颊全部搓到，过程可快可慢，以自己感觉舒服为宜。

另外，搓脸需要肩关节上抬并上下运动，这是锻炼肩关节、预防和治疗肩周炎的好方法。但是，搓脸的时间不要过长，特别是老人，应量力而行，以免过度疲劳，造成肩膀酸痛，这就背离了保健的主旨。

搓脸的同时，一般还应配合搓耳。通过每天搓脸和搓耳，不仅能获得红润的面色和强壮的身体，还能获得对健康生活的信心。如此简单的养生保健方法，适合我们每一个人，也祝愿大家都能像如皋老人那样寿与天齐，拥有快乐安康的生活。

面部斑点，影响的不是美丽，是健康

女性脸上有一些色素斑点的话，先别忙着买化妆品试图遮盖，因为这些斑点往往与自身的健康状况密切相关，有些斑点还可能是某些疾病的征兆。

从面部斑点的部位来分，常见的面部斑点有以下几种。

（1）发际边斑点：和妇科疾病有关，如女性激素不平衡等。

（2）眼部斑点：多见于妊娠与人流次数过多的人及女性激素不平衡者。

（3）太阳穴、眼尾部斑点：和甲状腺功能减弱、妊娠、更年期、神经质及心理受到强烈打击等原因相关。

（4）鼻下斑点：多见于卵巢疾患。

（5）眼周围斑点：多见于子宫疾患、流产次数过多及激素不平衡引起的情绪不稳定者。

（6）面颊的斑点：多见于肝脏疾患，日晒、更年期老人、副肾上腺机能减弱者面部也有显现。

（7）嘴巴周围的斑疤：见于进食量过多者。

（8）下颚斑点：见于血液酸化、白带过多等疾患。

（9）额头斑点：多见于性激素、副肾激素、卵巢激素异常者。

脸部疼痛是三叉神经在找碴

脸部疼痛是指在脸部的一侧或者两侧疼痛，或者额头处疼痛。这种疼痛可能是钝痛，也可能是被动痛，还可能是非常强烈的刺痛。

脸部疼痛的原因有很多，但是最常见的有以下几种情况：

（1）三叉神经炎：由三叉神经炎引起的脸部疼痛是个鲜为人知的原因。这种疼痛会沿着双颊的三叉神经走向而发展，疼痛一般比较剧烈。三叉神经是一种突发性的严重面部疼痛，它可以由非疼痛的刺激（如刷牙、吃东西、触摸脸颊等）而产生。脸部的疼痛神经共可分为上支（眼支）、中支（上颌支）及下支（下颌支），其中中、下支最易受到影响。此疾病最常见于女性患者，且以右侧脸居多。

（2）带状疱疹：如果现在疼痛之处，最近长过红色水疱状的皮疹，可能是带状疱疹，建议去看神经科医生和皮肤科医生。

（3）颞颌关节异常：这种情况是最为人所熟悉的脸痛原因，由肌肉发炎所引起。

第三章
五脏六腑的健康常识

心为君主之官

在五脏中，心脏是居于最高位的，岐伯说心是"君主之官"，心是君主，是最高位的皇帝。也就是说，心在五脏中处于最重要的地位。

为什么说心是君主，是最重要的器官呢？因为心掌管着人体中最重要的东西——"神明"。"神明"指精神、思维和意识活动。心主神明的功能正常，则精神健旺，神志清楚；反之，则可致精神异常，出现惊悸、健忘、失眠、癫狂等，也可引起其他脏腑的功能紊乱。

心的另外一个功能是主管血脉。人的血和经脉都是由心来主导的。从解剖学上可以看到，心就像一个泵，把血液送往身体的各个器官。心的正常工作是靠心气的作用。如果一个人的心气旺盛，血液就能流注并营养全身，面色也会变得红润有光泽；如果一个人的心气不足，则血行不畅或血脉空虚，就会出现惊悸气短的现象。

心就是通过上面两种功能在人体的五脏中发挥重要作用的。

养生先养心，心好则命长

现在患心脏病的人越来越多，还有很多人年纪轻轻心脏就不好，不是憋闷，就是疼痛难忍，或者老是心慌。其实，养心贵在坚持，那么在生活细节中，我们应该注意什么呢？

静心、定心、宽心、善心

何谓"养心"？《黄帝内经》认为是"恬淡虚无"，即平淡宁静、乐观豁达、凝神自娱的心境。生活中我们要做到静心、定心、宽心和善心。

静心就是要心绪宁静，心静如水，不为名利所困扰，不为金钱、地位钩心斗角，更不能为之寝食不安。

定心就是要善于自我调整心态，踏实度日，莫为琐事所烦忧。豁达乐观，喜乐无愁，纵有不快，也一笑了之，岂非惬意？

宽心就是要心胸开阔。宰相肚里能行船，心底无私天地宽，让宽松、随和、宁静的心境陪伴自己，自然快乐每一天。

善心就是要有一颗善良之心，时时处处事事都能设身处地为别人着想，好善乐施献爱心，向需要帮助的人伸出热情的援助之手。

通过饮食来保护心脏

合理的饮食能预防冠心病、心绞痛和心肌梗死等疾病的发病率。平时饮食要清淡，因为盐分过多会加重心脏的负担；不要暴饮暴食；戒烟限酒；多吃一些养心的食物，如杏仁、莲子、黄豆、黑芝麻、木耳、红枣等。

保护心脏的穴位

一方面，内关穴可调节心律失常。平时既可以边走边按揉，也可以在工作之余，每天花两分钟左右按揉，有酸胀感即可。

内关作为冠心病的日常保健穴位之一，经常按揉该穴位，可以增加心脏的无氧代谢，增强其功能。

另一方面，内关穴可止住打嗝。生活中，很多人都有打嗝不止的经历，一般都会在短时间内停止，也有的长时间不停。这时，你可以用拇指在内关穴上一压一放地按，很快打嗝就能止住。

内关穴在前臂内侧，腕横纹上 2 寸，两筋间。

适量运动益养心

进行适量的运动，如散步、慢跑、太极拳、游泳等，可根据自己身体的具体情况选择运动的方式和运动量。适量的运动有利于心血管系统的健康，可以增强心脏的功能。

此外，有一点要提醒大家，不宜清晨锻炼，因为上午 6 ~ 9 点是冠心病发病和脑出血的危险性最大的时刻，发病率要比上午 11 点高出 3 倍多。

暴饮暴食易引发心脏病

与朋友聚会，开开心心、吃吃喝喝是难免的，但如果狂喜加上暴饮暴食，那么你可要注意了，你的心脏未必能承受！

欢喜过度会让人心气涣散，再加上吃了很多东西，结果就会出现中医里讲到的"子盗母气"的状况。"子盗母气"，是用五行相生的母子关系来说明五脏之间的病理关系。"子"在这里是指脾胃，"母"指心，是说脾胃气不足而借调心之气来消化食物，就会伤害到心。因为心也有很多的工作需要做，同样需要很多的心气，被脾胃盗走的心气过多，心一定会有所伤。

如果一个人本来就有心脏病，欢喜过度时心气已经涣散了，这个时候又暴饮暴食，脾胃的负担超负荷了，只好"借用"心气来消化这些食物，心气必然亏虚。因此，心脏病患者，特别是老年人，在这个时候往往会突然引发心脏病，这就是乐极生悲了。

所以，不管是在平时，还是在节庆假日里，都要在饮食上有所节制，要管好自己的嘴，千万不要让美食成为生命的威胁。

舌头是观察心脏的"晴雨表"

中医认为"心开窍于舌""舌为心之苗"，也就是说心与舌的关系密切，心脏的情况可以从舌的色泽及形体表现出来。心的功能正常，舌红润柔软，运动灵活，味觉灵敏，语言流利；心脏气血不足，则舌质淡白，舌体胖嫩；心有淤血，则舌质暗紫色，重者有淤斑；心火上炎，则舌尖红或生疮。所以，心的养生保健方法要以保证心脏主血脉和主神志的功能正常为主要原则。

肝为将军之官

"肝胆相照"这一成语大家都知道，比喻以真心相见。其实里面蕴涵着中医的理论。《黄帝内经》中说："肝者，将军之官，谋虑出焉。胆者，中正之官，决断出焉。"足厥阴肝经在里，负责谋虑；足少阳胆经在表，负责决断。只有肝经和胆经相表里，肝胆相照，一个人的健康才有保证。同理，一个国家要想兴盛发达，也需要"肝"（谋略之才）和"胆"（决断之才）相表里，肝胆相照。

也许有人会问："负责谋虑和决断的不是心吗，怎么又说是肝和胆呢？"其实，这就相当于一个单位有个一把手总揽全局，还有一些副手负责具体事务一样。心是"君主之官"，负责全局，具体的工作则交给肝和胆。肝和胆的谋虑和决断又不同于心。中医的心包括心和脑，心和脑的谋虑和决断主要在思维和意识之中，它是理性的；而肝与胆的谋虑和决断主要在潜意识中，它是感性的，是本能的。一个人胆小就是胆小，你很难让他通过理性思考变得胆大起来，但是如果你让他的肝和胆发生变化，他的胆子就会本能地大起来。

言归正传，我们看一下肝脏在身体内有什么具体功能。

中医理论认为，肝主要有两大功能，主藏血和主疏泄。

肝主藏血一部分是滋养肝脏自身，一部分是调节全身血量。血液分布全身，肝脏自身功能的发挥也要有充足的血液滋养。如果滋养肝脏的血液不足，人就会感觉头晕目眩、视力减退。肝调节血量的功能主要体现在：肝根据人体的不同状态，分配全身血液。当人从安静状态转为活动状态时，肝就会将更多的血液运送到全身各组织器官，以供所需。当肝的藏血功能出现问题时，则可能导致血液逆流外溢，并出现呕血、衄血、月经过多、崩漏等病症。

肝主疏泄的功能即肝气宜泄，也就是说肝气具有疏通、条达的特性。这个功能其实与肝主藏血的功能是相辅相成的。"气为血之帅"，肝气疏通、畅达，血就能顺利地流向身体各处，如果肝气淤滞，则血流肯定不畅，不能供给全身，就会导致全身乏力、四肢冰冷等症状。如果肝气长期淤滞，全身各组织器官必然长期供血不足，影响其生长和营运功能，这样，体内毒素和产生的废物不能排除，长期堆积在体内，就会发展成恶性肿瘤，也就是我们闻之色变的"癌"。

一个人怒气冲天，实际上就是肝的功能失调。谋略、理智全没了，全靠情绪去做事，就会造成很严重的后果。所以在这里要强调的是：要想发挥聪明才智，最重要的是肝的功能正常。要想孩子聪明，就要养他的肝的生机，要让孩子的天性都发挥出来，该学就学，该玩就玩，该睡就睡，别逼着孩子把那点生机给毁了。

如此疗养最养肝

对于肝病尤其是慢性肝病，世界上还没有一种特效药物，各种中西药物也各有利弊。其实与其单纯依靠药物治疗，不如着重进行调养。而如何加强自身调养，搞好养生之道，则应遵照《黄帝内经》中"起居有常，饮食有节，不妄作劳"的教导。

起居有常

日常生活起居要有规律，每天保证足够的休息和睡眠时间，按时睡觉、起床和午休。这是因为休息是肝炎病人最重要的保健治疗基础。

实践证明，不注意休息是肝炎转为慢性的最常见原因。当然，休息不是做家务，不是打牌和散步，而是卧床休息。中医认为"人动则血归于诸经，人卧则血归于肝脏"，肝脏供血充足不仅有利于肝细胞的恢复，还会增加肝脏的局部免疫能力。

饮食有节

不能暴饮暴食，并注意食物禁忌，如不能饮酒，忌吃雄鸡、鲤鱼、牛、羊、狗肉等发物；少食油腻辛辣刺激性强的食物，如肥肉、猪油、辣椒、油炸等上火食物。要做到不偏食，注意五谷为养、五果为助、五荤为充，合理均衡地搭配饮食。

不妄作劳

随着人们年龄的增长，肝的重量逐渐减轻，肝细胞的数目逐渐减少，肝的储备、再生、解毒能力下降，若过度劳累或精神紧张，肝很容易受到损害。

有一位徐先生，他在一年中常感浑身无力、没有食欲，晚上看一会儿电视眼睛就会发干。后来医生告诉他，他这种情况是劳累过度造成的轻度肝损害，要注意多休息。没过多久，他的状况就有所好转了。

所以，我们在工作、学习时不能过于劳累，不宜苦干、加班加点和熬夜，性生活也应适当节制。

按摩太冲穴

太冲穴是肝经上最重要的穴位，是治疗各种肝病的特效穴位，能够降血压、平肝清热、清利头目，与菊花的功效很相似，而且对女性的月经不调也很有效。它的位置在脚背上大脚趾和第二趾结合的地方，足背最高点前的凹陷处。那些平时容易发火着急脾气比较暴躁的人要重视这个穴位，每天坚持用手指按摩太冲穴2分钟，直到产生明显的酸胀感，用不了一个月就能感觉到体质有明显好转。

要想肝好，千万别动怒

中医认为肝"在志为怒"，所以七情中的"怒"与肝的关系最为密切。肝的疏泄失常可导致情志失常而出现急躁易怒、心烦失眠，或抑郁寡欢、情绪低沉等症状。大怒伤肝，可导致肝的疏泄失常而出现心烦易怒、面红目赤甚至吐血、不省人事等症状。调节情志，化解心中的不良情绪，使自己保持一个好心情则有益于养肝。

现在，生活压力使很多人都没有好心情，其实你可以找个时间去附近的公园转转，那里有花有草有树，视野也开阔，环境优美，空气清新，对身心健康有益。满目的绿色会给人带来舒畅、朝气蓬勃的好心情，对肝脏的养生保健也有利。

对付脂肪肝，三分治七分养

中国传统的治病概念是"三分治、七分养"，这对脂肪肝的治疗也是非常贴切的。良好的生活习惯和适当的保健措施是治疗脂肪肝的基本手段。对于无症状的单纯性脂肪肝、仅有甘油三酯轻度升高的患者，不一定需要用药，加强自我保健就能消除病患；对于脂肪性肝炎和脂肪性肝硬化患者，自我保健措施也是治疗方案中的重要部分，其中对甘油三酯实行"减少收入、扩大支出"的政策非常关键。具体做法如下。

远离病因。如果脂肪肝的病因明确，自我保健的第一步就是要远离这些病因，不让其再加重肝脏病变。不论是否酒精致病，都必须严格禁酒；因肥胖引起者，需大力减肥；合并糖尿病者，要控制好血糖；由药物引起的，应避免再用该药。

调控饮食。包括调整饮食结构和控制摄入量。相当一部分单纯性脂肪肝是由于营养过剩所致，患者如能管住嘴巴，即调整饮食的"质"和"量"，病情往往可以控制"一半"。由于体内的甘油三酯多由摄入的糖分转化而来，因此应当减少淀粉类食物的摄入，如米、面、土豆、糖和甜饮料等，每天摄入总量（相当于米饭）女性约为200～250克，男性为350～400克。进食淀粉类食物太少也不好，会造成机体对胰岛素的敏感性降低，容易诱发低血糖。正常人每日脂肪的摄入量如不超过35克可促使肝内脂肪沉积的消退。蛋白质食物应保持在每人100克左右，足够的氨基酸有利于载脂蛋白的合成，有助于体内脂肪的转运。各种畜禽的瘦肉、鸡鸭蛋的蛋白、河鱼海鱼都可以吃。总之，理想的饮食应该是高蛋白低脂少糖的食谱和保持一日三餐的规律。

加强锻炼。除药物、妊娠等所致的脂肪肝外，多数脂肪肝患者都被医生劝告加强体育锻炼，此与病毒性肝炎患者需要多休息截然不同。加强体育锻炼的目的是为了消耗体内过多的脂肪。适合的锻炼形式是长跑、快走、上下楼梯、骑自行车、体操、游泳、打乒乓球等强度小、节奏慢的有氧运动，运动量因人而异，以微微气喘、心跳达每分钟120次左右为度。靠爆发力的大强度、快节奏的剧烈运动，如短跑、跳远、投掷、单双打、踢足球等，主要是从体内无氧酵解途径获得能量，消耗脂肪不多，因而对脂肪肝并无多大益处。

此外，根据最近的药理实验，多喝绿茶、决明子茶或常吃山楂，可能有利于脂肪肝的治疗。如经济条件允许，买些保健品服用并无不可，关键是选用的保健品要确有降脂等作用。患者一定要有明确的概念，即保健品代替不了上述的自我保健措施。

肝硬化患者要从细节之处照顾自己

肝硬化是指由一种或多种原因长期或反复损害肝脏，导致广泛的肝实质损害，肝细胞坏死，纤维组织增生，肝正常结构紊乱，肝质变硬的一种疾病。肝硬化患者如果不重视自己所患的疾病，那么就可能引发肝癌。"逆水行舟，不进则退"是对肝病最恰如其分的比喻。所以我们要关注肝脏，从生活的一点一滴做起，达到预防的目的。那么肝硬化患者平时该注意些什么呢?

不宜长期服化学药物

病理解剖发现，肝硬化的肝脏发生了弥漫性的肝细胞变性、坏死、再生、炎症细胞浸润和间质增生。因此，肝脏的解毒以及合成肝糖原和血浆蛋白的功能下降了，病人就会出现疲乏、食欲不振、饭后困倦、厌油、肝区疼痛、腹泻、腹水等一系列不适症状。尤其是食醉，就是吃完饭以后，立即想睡觉，这是肝脏有毛病的特征。肝脏失去了解毒功能，而如果病人还口服化学药物，那么肝细胞变性、坏死、再生、炎症细胞浸润和间质增生的过程就要加速。这就是许多肝硬化病人，越治越坏的原因。

不能吃硬食

通过食管镜可以发现，食道壁上趴着许多像蚯蚓一样的东西，这就是曲张的静脉。这些曲张的静脉一碰就破，破了就要大出血，这是肝硬化病人最危险的并发症。避免大出血的唯一办法就是不吃硬东西，而应以软、烂、易消化的食物为宜。

不宜动怒

快乐可以增加肝血流量，活化肝细胞。而怒气不仅伤肝，也是古代养生家最忌讳的一种情绪："怒气一发，则气逆而不顺。"动不动就想发脾气的人，在中医里被归类为"肝火上升"，意指肝管辖范围的自律神经出了问题。在治疗上，一般会用龙胆泻肝汤来平肝熄火。通过发泄和转移，也可使怒气消除，保持精神愉快。

肺是人体大宰相，脏腑情况它全知

《黄帝内经·素问·宝命全形论篇》中有："夫人生于地，悬命于天，天地合气，命之曰人。""悬命于天"不是封建迷信，不是说命运由上天决定。人不吃东西，可以活上十天半月，但是人不呼吸空气就连十分钟也活不下去，这不就是悬命于天吗？人体与空气相连的是肺，所以命悬于天，就是命悬于肺。

另外，肺外合皮毛，皮毛是肺的外延。皮肤是由肺经的气机来充养的，如果肺经气机太足，血液循环就会加快，导致皮肤发红、怕热、容易过敏；如果肺经气机长期虚弱，皮肤血液循环不足，就会失去光泽，肤色比较暗淡。这时，只用化妆品并不能达到美容目的，首先要将肺经的气机养起来，这样内外兼修，才有效果。

在情志方面，肺主悲，很多时候我们悲伤过度会有喘不过气来的感觉，这就是太过悲伤使肺气受损了。反过来，肺气虚时，人也会变得多愁善感，而肺气太盛时，人容易骄傲自大。

肺好身体好，日常生活中的护肺良方

肺是人体重要的呼吸器官，负责体内外气体的交换。通过肺的呼吸作用，我们可以吸入自然界的清气，呼出体内的浊气，从而进行吐故纳新，实现体内外气的交换，维持人体正常的新陈代谢。那么，在生活中，我们应该如何养肺呢？我们要坚持以下3个原则。

情绪要开朗

这点非常重要，因为肺气虚容易引起悲伤，而悲伤又会直接影响到肺，所以要戒忧。林黛玉就是悲悲凄凄伤到肺才早逝的。《红楼梦》里的《好了歌》就告诉人们要看开。

"世人都晓神仙好，唯有功名忘不了，古今将相今何在，荒冢一堆草没了。"大家都知道做神仙很好，但是功名却忘不了，都追求功名；在功名追不到的时候，就要悲伤了。你看古今帝王将相，他们的功名是最高的吧，可他们现在在哪里啊，都在坟墓里埋着呢。

"世人都晓神仙好，唯有金银忘不了。""世人都晓神仙好，唯有娇妻忘不了。"现在的社会为什么多忧伤？追逐钱财女色，平生只恨聚无多，直至多时眼闭了。

"世人都晓神仙好，唯有子孙忘不了。"在中国，人们都重子孙，一辈子辛辛苦苦就为了子孙，可是"痴心父母古来多，孝顺儿孙谁见了？"当然，《好了歌》说得比较消极，但如果我们以这种长远的眼光来看待事物，把事情的终极看清楚，那就没有什么忧愁悲伤，也就不会因为情绪而伤害到肺了。

到了深秋时节，面对草枯叶落花零的景象，在外游子与老人最易伤感，使抗病能力下降，导致哮喘等病复发或加重。因此，秋天应特别注意保持内心平静，以保养肺气。

注意呼吸

肺是主全身呼吸的一个器官，肺主全身之气，其中一个就是呼吸之气。要通过呼吸吐纳的方法来养肺，怎么呼吸呢？有一种方法：使呼吸节律与宇宙运行、真气运行的节律相符，也就是要放慢呼吸，尽量使一呼一吸的时间达到6.4秒。要经常做深呼吸，把呼吸放慢，这样可以养肺。

《黄帝内经》还介绍了一种呼吸的方法，叫闭气法，就是闭住呼吸，叫"闭气不息七遍"。先闭气，闭住之后停止，尽量停止到你不能忍受的时候，再呼出来，如此反复7遍。这种闭气的方法有助于增强我们的肺功能。

注意饮食的调养

可以多吃一些玉米、黄豆、大豆以及水果，有助于养肺。秋令养肺最重要，肺喜润而恶燥，燥邪会伤肺。秋天气候干燥，空气湿度小，尤其是中秋过后，风大，人们常有皮肤干燥、口干鼻燥、咽痒咳嗽、大便秘结等症。因此秋季饮食应"少辛增酸""防燥护阴"，适当多吃些蜂蜜、核桃、乳品、百合、银耳、萝卜、秋梨、香蕉、藕等，少吃辛辣燥热与助火的食物。同时，饮食要清淡。

此外，中秋后室内要保持一定湿度，以防止秋燥伤肺，还要避免剧烈运动使人大汗淋漓，耗津伤液。

主动咳嗽能排出肺内毒素

自然界中的粉尘、金属微粒及废气中的毒性物质，通过呼吸进入肺脏，既损害肺脏，又通过血液循环而"株连"全身。主动咳嗽可以"清扫"肺脏。每天到室外空气清新处做深呼吸运动，正确的深呼吸方法是：找一个空气清新的地方，首先放松肺部，用指尖轻轻触及肺部，接着用鼻子平稳地深深吸气，此时指尖可感觉到肺部鼓起，直到整个肺部充满了气体，让气体在肺部停留4秒钟，再用嘴慢慢呼气。

另外，可以吹口哨清肺。在玩具店买一个口哨，用力地吹口哨，其有力的吹动将吸走肺中的灰尘，有毒废物和灰尘可以有效地清除掉。

冷水浴、冷热水浴对肺脏健康有很好的作用

冷水浴：即用低于20℃的冷水擦洗全身。中老年人开始进行冷水浴锻炼时，最好选择在夏季，先用低于体温的35℃的水进行锻炼，随着机体的适应逐渐降低水温至20℃以下。身体条件较好者亦可参加冬泳运动。

冷热水浴：先用热水洗全身，再用冷水冲洗，然后用毛巾将全身皮肤擦至产生热感。冷热水浴可以使全身的血管受到刺激，使血管既有舒张又有收缩，能增强血管的弹性，提高人体的抗寒能力，还有促进肺脏功能和提高适应性的作用。

五步辨别肾气的强弱

"肾气"，是指肾精所化之气，这个概念反映了肾的功能活动，对人体的生命活动尤为重要。若肾气不足，不仅早衰损寿，而且还会发生各种病症，对健康极为不利。主要表现为以下5个方面：

（1）封藏失职。肾气不足，精关不固，男性易发生遗精、早泄、滑精；老年女性则会出现带下清稀而多、清冷。肾气不足，膀胱失约，会表现为小便频数而清长，夜间更为严重，严重时还会小便余沥不尽或失禁。

（2）肾不纳气。肾主气，肾气不足，气失所主，气逆于上，表现为喘息气短，气不连续，呼多吸少，唯以呼气为快，动则喘甚，四肢发冷，甚而危及生命。

（3）主水失调。肾气有调节人体水液代谢的作用。老年人肾气不足，水液代谢紊乱，就会造成水失所主，导致水肿发生，还会引起尿频、尿失禁或者尿少、尿闭。

（4）耳鸣失聪。肾气不足，不能充养于耳，就会造成肾虚耳鸣，听力减退，甚至耳聋。

（5）衰老提前。肾气在推动人体生、长、壮、老、死中起着重要作用。肾气不足，五脏六腑功能减退，则会出现诸如性功能减退、精神疲惫、腰膝酸痛、须发早白、齿摇脱落等衰老现象。

总的来说，一个肾功能比较好的人其精神也好，平时走路脚步轻快、不失眠、耳聪目明。而肾功能差的人，夜尿比较多，经常有头昏眼花、腰痛腿软、眼圈发黑、容易脱发等问题。此外，还可以根据日常尿量来判断，一般正常人每天的排尿量应该在1500～2000毫升左右，正常饮水的情况下多于2500毫升或少于400毫升有可能是肾出现问题，应及时到医院就诊。

补肾不是男人的专利，女人同样需要

中医认为肾是人体最重要的脏器，是机体生命活力的源泉，贮藏着禀受父母之精和繁衍下一代之精，故有称"肾为先天之本"。中医学所讲的肾与西医学所讲的肾，无论在生理功能和病理变化上均有很大的不同。中医学的"肾"不但包括西医学"肾"的泌尿功能，而且还包括西医学中的神经内分泌系统的功能、生殖系统功能和部分呼吸系统功能。中医认为"肾藏精，主生长、发育与生殖"，肾所藏的精包括来源于父母的"先天之精"和来源于脾胃消化吸收的"后天之精"，对人体的生长发育、生殖均有重要的作用。

肾脏是与人体生长发育和生殖功能关系最为密切的器官。肾中精气充足，人体的生长发育及生殖功能就正常，机体的各个脏腑器官组织就能正常地发挥其各自的生理功能，表现为面色红润，齿固发黑，耳聪目明，记忆力好，性功能正常，身体强健有力，反应敏捷。如果肾脏虚损，肾中精气不足在小儿可导致生长发育迟缓，智力低下；在成年人则出现牙齿松动脱落，头发稀疏，耳鸣耳聋，视物昏花，腰膝酸软，记忆力下降，性功能减退，体弱无力，反应迟钝等一系列早衰现象。

所以，我国古代中医学及养生学都非常强调保养"肾"的重要性。现代中医学和养生学家对"肾"同样重视，延缓衰老的养生保健方法和中成药多是用以补养肾的。肾的养生保健是保持青春活力、延缓衰老最重要的方法。

源自于生活中的补肾秘方

中国人对肾的话题非常敏感，因为这涉及传宗接代的重大问题，同时也很注重补肾，现在市场上有很多补肾的药品、保健品，看得人眼花缭乱，但是补肾也要有讲究，不要盲目。首先要保住现存的，然后再想怎么去补，不要一边补，一边继续大量地消耗，这样是没有用的。所以，补肾首先是固摄元气，每天吃好、睡好，心情愉快，也是一种保护。

补肾可以从以下 6 个方面着手：

节制性生活

在中医抗衰老、保健康的理论中，常把保护肾精作为一项基本措施。对此，前人早有定论："二十者，四日一泄；三十者，八日一泄；四十者，十六日一泄；五十者，二十日一泄；六十者，当闭固而勿泄。"意思是对房事要有节制，既要节而少，又要宜而和。只要做到节欲保精，就会阴精盈满，肾气不伤，精力充沛，从而有利健康，收到延年益寿的效果。

调畅情志

"恐则伤肾。"只要心情舒畅，则肾气不伤。肾气健旺，五脏六腑得以温煦，身体才能健康。

爱护脾胃

养肾一定要重视对脾胃的调养，平时应当对食物进行合理调配，烹调有方，饮食有节，食宜清淡，荤素搭配，忌食秽物，食后调养。只要脾胃不衰，化源有继，肾精得充，精化肾气，自然健康长寿。

起居有常

古人曾提出"春夏养阳，秋冬养阴"的护肾法则。阳者肾气也，阴者肾精也，所以在春季，应该是"夜卧早起，广庭于步"，以畅养阳气；在夏季应该是"夜卧早起，无厌于日"，以温养阳气；在秋季，应该是"早卧早起，与鸡俱兴"，以收敛阴气；在冬季，应该是"早卧晚起，必待正光"，以护养阴气。若能做到起居有常，自然精气盛、肾气旺，从而达到抗衰老、保健康的目的。

按摩涌泉穴、太溪穴、三阴交穴

按摩涌泉穴、太溪穴、三阴交穴不但可以调养肾脏，还可以调节血糖。

（1）揉涌泉穴。盘腿端坐，赤足，用左手拇指按压右足涌泉穴（足底前1/3凹陷处），左旋按压30次，右旋按压30次，然后用右手拇指按压左足涌泉穴，手法同前。

（2）揉太溪穴。盘腿端坐，用左手拇指按压右踝太溪穴（内踝尖与跟腱的中点），左旋按压15次，右旋按压15次，然后用右手拇指按压左踝太溪穴，手法同前。

（3）揉三阴交穴。盘腿端坐，用左手拇指按压右三阴交穴，左旋按压20次，右旋按压20次，然后用右手按压左三阴交穴，手法同前。

饮食补肾

"黑五类"个个都是养肾的"好手"。这5种食物一起熬粥，更是难得的养肾佳品。

（1）黑米。也被称为"黑珍珠"，含有丰富的蛋白质、氨基酸以及铁、钙、锰、锌等微量元素，有开胃益中、滑涩补精、健脾暖肝、舒筋活血等功效。其维生素 B_1 和铁的含量是普通大米的7倍。冬季食用对补充人体微量元素大有帮助，用它煮八宝粥时不要放糖。

（2）黑荞麦。可药用，具有消食、化积滞、止汗之功效。除富含油酸、亚油酸外，还含叶绿素、卢丁以及烟酸，有降低体内胆固醇、降血脂和血压、保护血管功能的作用。它在人体内形成血糖的峰值比较延后，适宜糖尿病人、代谢综合征病人食用。

（3）黑枣。有"营养仓库"之称的黑枣性温味甘，有补中益气、补肾养胃补血的功能，它含有蛋白质、糖类、有机酸、维生素和磷、钙、铁等营养成分。

（4）黑豆。黑豆被古人誉为"肾之谷"，黑豆味甘性平，不仅形状像肾，还有补肾强身、活血利水、解毒、润肤的功效，特别适合肾虚患者。黑豆还含有核黄素、黑色素，对防老抗衰、增强活力、美容养颜有帮助。

（5）黑芝麻。黑芝麻性平味甘，有补肝肾、润五脏的作用，对因肝肾精血不足引起的眩晕、白发、脱发、腰膝酸软、肠燥便秘等有较好的食疗保健作用。它富含对人体有益的不饱和脂肪酸，其维生素 E 含量为植物食品之冠，可清除体内自由基，抗氧化效果显著。对延缓衰老、治疗消化不良和白发都有一定作用。

此外，李子、乌鸡、乌梅、紫菜、板栗、海参、香菇、海带、黑葡萄等，都是营养十分丰富的食物。肾不好的人，可以每周吃一次葱烧海参，将黑木耳和香菇配合在一起炒，或炖肉时放点板栗，都是补肾的好方法。

肾虚与性能力低下的差别

随着年龄的增长，人们总是把"中年"和"肾虚"画上等号。再加上广告宣传中的"十男九虚""疲劳就是肾虚"等，使得不少疲于奔波的中年人总觉得自己肾虚。

在中医看来，"肾"不等于西医所说的"肾脏"，它是"先天之本""生命之根"，包括了人体若干系统的功能。肾藏精，能充养骨髓、脑髓，调节生殖、泌尿功能，对生长发育和生命进程起重要作用。

由于男人们对"肾虚"缺乏必要的了解，往往片面地将"肾虚"理解为"性能力降低"，与西医所说的 ED（勃起功能障碍）等同，给自己增加了不必要的心理负担。这种心理表现出来，就是男人们最忌讳别人说他"不行了"。因此，一提到肾虚就让男人感到"心虚"。

其实，男人们大可不必言肾就虚。"肾虚"多是心理压力大造成的。据统计，有相当一部分"肾虚"的男人，实际上他们根本没有肾虚的症状。即使出现肾虚，也不一定就是性功能降低，而可能是其他的一些症状，如耳鸣、眩晕、心悸等。因此，"90%的中国男人肾虚"是一种夸张的说法，而肾虚作为生理机能衰退的表现，男人们也没必要感到"没面子""心虚"。

虽然衰老是不可抗拒的，但其进程却是可调节的。有的人刚进入不惑之年，早衰征象已现端倪；有的人虽年近花甲，却壮气未减，其关键就在于肾气的盛衰。要使肾气旺盛，就应该在日常生活中注意劳逸适度、节制房事、积极锻炼、及时治疗慢性病，并有针对性地进行滋补。

房事的频度因人而异。一般来说，以房事后第二天身体不疲劳、心情舒畅为宜。从年龄上看，青年夫妇每周 2 ～ 3 次，中年夫妇每周 1 ～ 2 次为宜。因此，日常护肾必须注意性生活要适度，不勉强，不放纵。

在饮食方面，感到无力疲乏时可以多吃含铁、蛋白质的食物，如木耳、大枣、乌鸡等；消化不良者可以多喝酸奶、吃山楂。有补肾作用的食品很多，其中最简单可行、经济实惠的是羊骨汤。

经常进行腰部活动也能起到护肾强肾的作用。此外，充足的睡眠也是恢复精气神的重要保障，一定要按时休息。

以食利尿消肿，肾炎患者的出路

肾炎主要分为急性肾炎和慢性肾炎两大类，都有其独特的特点。

急性肾炎

急性肾小球肾炎简称急性肾炎，是儿童及青少年人群的常见病，感染甲族 B 组溶血性链球菌是主要病因，是机体对链球菌感染后的变态反应性疾病。轻度患者出现咽炎、扁桃体炎、中耳炎、丹毒、脓疱疮、浮肿等症状；重者短期内可有心力衰竭或高血压脑病而危及生命。此外，还可有恶心、呕吐、厌食、鼻出血、头痛、疲乏、抽搐等症状。急性肾炎的病程长短不一，短者仅数日就可痊愈，长者可达 1 年以上。

慢性肾炎

慢性肾小球肾炎简称慢性肾炎，青壮年是主要感染人群，是机体对溶血性链球菌感染后发生的变态反应性疾病，病变常常是双侧肾脏弥漫性病变。病情发展较慢，病程在 1 年以上，初起病人可毫无症状，但随病情的发展逐渐出现蛋白尿及血尿，病人疲乏无力、浮肿、贫血、抵抗力降低以及高血压等症。晚期病人可出现肾衰竭而致死亡。

中医认为本病属"水肿""头风""虚劳"等范畴。

预防肾炎，人们在平时的饮食要多样化，吸收全面的营养，应适当补充含优质蛋白的鸡蛋、瘦肉、鱼类等，脂肪类以植物油为佳。多吃芝麻、木耳等黑色食物滋养肾脏，注意每天进食适量的蔬菜水果。

肾炎饮食要视患者有无高血压及浮肿情况，分别给予少盐、无盐饮食。选用生理价值高的蛋白质，如蛋类、乳类、肉类等，以补偿排泄损失，避免和治疗浮肿及贫血。宜选用富含维生素 A、维生素 B₂ 及维生素 C 的食物。可饮用橘汁、西瓜汁、橙汁、果子水和菜汁等，以利尿消肿。若伴有高血压或高脂蛋白血症者，须限制膳食中的饱和脂肪酸与胆固醇的含量。对有贫血的病例，应选用富含蛋白质和铁的食物，如肝、腰子、牛肉、蛋黄及绿叶蔬菜等。

急性肾炎病人多采用高碳水化合物来补充机体热量，尽量采用多品种的主食，如玉米面和富强粉做发糕或窝头配大米稀饭，选用富含维生素、低钾、低钠的蔬菜水果，蔬菜如油菜、葱头、西红柿等，水果可吃苹果、草莓、葡萄、橙子等。蛋白质的选用一般以牛奶、鸡蛋、带鱼、牛肉等优质动物蛋白为主，不过要限量进食。

下面推荐几道对治疗肾炎有益的食物。

（1）冬瓜羊肺汤

材料：羊肺 250 克，冬瓜 250 克，葱、姜适量，盐少许。

做法：羊肺洗净切成条状，放在油锅中炒熟，再将冬瓜切片，加水适量，文火炖煮，可放葱、姜调味，不加盐，以上为 1 日量，随餐食用，1 周为 1 个疗程，间隔 3 日，继续下 1 个疗程。

功效：能消肿补虚，主治水肌。

（2）番茄烧牛肉

材料：牛肉 150 克，番茄 150 克，酱油 50 毫升，白糖 10 克，精盐 5 克，蚝油、料酒各 2.5 克，姜丝、葱丝、植物油各少许。

做法：把牛肉洗净，切成方块；番茄洗净，去皮去子，切成块：锅置火上，放油，烧热，放姜、葱丝煸炒，下入牛肉煸炒几下，烹入料酒、蚝油，加入水（浸没牛肉），放精盐、白糖，烧至熟，再加入番茄烧至入味，出锅即成。

功效：西红柿性凉味酸、甘，有清热解毒，凉血平肝，生津止渴，健胃消食等功效；牛肉营养丰富，其性温味甘、咸，有补脾和胃，益气增血，强筋健骨等功效。将二者合烹食，可平肝清热，滋养强壮。对慢性肾炎有疗效。

肾病综合征，降"三高"升"一低"

"三高一低"是肾病综合征的主要症状，即高蛋白尿、水肿、高脂血症和低蛋白血症。尤其是严重蛋白尿者，每天从尿排出的蛋白质在 10 克以上的任何肾疾病，都可能引起肾病综合征的发生。每天尿蛋白排出量大于 3.5 克，血清血蛋白小于 30 克／升，可确诊为肾病综合征。

高血脂、高胆固醇饮食的摄入是肾病综合征发病的重要原因。要预防肾病综合征，人们平时的饮食要控制脂肪和胆固醇的摄入量，多吃萝卜、玉米、黄豆、大枣、海带、山楂、牛奶、花生、芹菜、黄瓜等食物，有效降低体内血脂，预防肾病综合征发作。

纠正"三高一低"，是肾病综合征患者食疗的主要目的，这主要通过采用高能量、高生物价、高蛋白质饮食，限制钠摄入量，控制脂肪和胆固醇的饮食方式来实现。肾病综合征患者饮食宜清淡，适当饮水，多食含维生素多的蔬菜和水果，维生素及矿物质的补充也利于缓解肾病综合征患者的病情，宜选择富含铁及 B 族维生素、维生素 A 和维生素 C 的食物。长期大量蛋白尿，使钙磷缺乏，导致骨质疏松，发生低钙血症，故必须注意钙的补充，多喝牛奶。明显水肿者还应限制进水量，也要多增加膳食纤维，以辅助降低血氮，减轻酸中毒。

肾病综合征患者应忌食酱豆腐、咸菜、咸蛋、松花蛋等含钠食物；禁食含碱主食及含钠量高的蔬菜，如白萝卜、菠菜、小白菜、油菜等。

下面是两道适宜肾病综合征患者食用的食谱。

（1）茯苓赤小豆粥

材料：茯苓 25 克，赤小豆 30 克，大枣 10 枚，粳米 100 克。

做法：先将赤小豆冷水浸泡半日后，同茯苓、大枣、粳米煮为粥。早晚餐温服食。

（2）玉米豆枣粥

材料：玉米 50 克，白扁豆 25 克，大枣 50 克。

做法：将上 3 味共煮成粥，每日食用 1 次。

胆，保护人体阳气生发的起点和动力

《黄帝内经·素问》指出："胆者，中正之官，决断出焉。凡十一脏，取决于胆也。"

所谓中正是什么意思呢？比如说，左是阴右是阳，胆就在中间，它就是交通阴阳的枢纽，让两边都不出现问题。胆是少阳之气，是人体一天阳气生发的起点和动力，所以少阳子时，夜里 11 点到凌晨 1 点，是阳气最少但又是最宝贵的时候，要养少阳，子时一定要睡觉。

五脏六腑为什么取决于胆？为什么不是取决于心，取决于肺，取决于肝、肾、脾？按一般人的想法应该是心脏第一，而《黄帝内经》为什么把胆提到那么高的位置？

人要生存下去，首先必须有足够养分。没有养分小孩无法成长，没有养分成人活不下去，没有养分人体生命需要的血就造不出来，没有血人体五脏六腑的气机不能升腾，甚至无法维持。养分的来源主要是人们每天的进食，人们吃了足够的食物，虽然有牙齿的帮助、胃肠的蠕动，但如果没有胆囊疏泄的胆汁参与或胆汁分泌疏泄不足，人体是吸收不到足够的养分的。胆的好坏影响到胆汁的分泌疏泄，而胆汁的分泌疏泄又会影响到食物的分解，食物分解的好坏影响到食物营养成分的吸收与转化，而营养成分的吸收转化又直接影响到人体能量的补充供给，能量补充供给又影响到其他脏腑的能量需求（五谷、五味、五畜、五禽、五色等人五脏）。

胆有两大功能，一个是胆主决断，调情志；一是胆藏精汁，主疏泄。

胆主决断，调情志

中医认为，胆的生理功能，与人体情志活动密切相关，主要表现为对事物的决断及勇气方面。胆气豪壮者，剧烈的精神刺激对其所造成的影响不大，且恢复也较快。所以说，气以胆壮，邪不可干。如果胆的功能失常，就会出现情志方面的变化。胆气虚弱的人，在受到精神刺激的不良影响时，易生疾病，表现为胆怯易惊、善恐、失眠、多梦等精神情志病变。

一般来说，人们对事物的判断和对行动的决心，都是从胆发出来的。俗话说："胆有多清，脑有多清。"如果胆不清了，头脑自然一片混乱，头脑不清自然无法做决断；胆清了，头脑也清醒，决断也容易下了。

胆藏精汁，主疏泄

胆汁在肝的疏泄作用下进入胆囊、浓缩；同时，又在肝胆二气的疏泄作用下流入小肠，对食物做进一步的消化吸收。因此，胆汁疏泄正常，对脾胃、小肠的功能活动都十分有益。相反，如果胆失疏泄，胆汁藏泄功能发生障碍，就会影响到脾胃，使小肠的消化吸收功能失常，主要表现为食欲不振，厌油腻食物，腹胀，便溏，或胁下胀满疼痛等症。如胆汁上逆，会出现口苦，呕吐黄绿苦水等；如果胆汁外溢，会导致巩膜和肌肤发黄而产生黄疸等症。

人在子时前入睡最宜养胆，而且子时阳气开始生发，此时入睡，有利于协调平衡人体的阴阳。

胆绞痛，要人命——胆结石的食疗方法

"胆绞痛，要人命"，这是对胆结石发作起来的苦痛的最佳写照。胆囊内胆固醇或胆红素结晶形成的一粒粒小团块就是胆结石，这主要是因为人体内胆固醇和血脂过高造成的。胆结石平时可能无明显症状，但当结石异位或嵌顿在胆管时开始发作，主要于晚餐后胆绞痛、胀痛，一般在中上腹或右上腹，向右肩放射，并伴有恶心呕吐、发热、黄疸等症状。

预防胆结石应注意饮食调节，膳食要多样，此外，富含维生素 A 和维生素 C 的蔬菜和水果、鱼类及海产类食物则有助于清胆利湿、溶解结石，应该多吃。每晚喝一杯牛奶或早餐进食一个煎鸡蛋，可以使胆囊定时收缩、排空，减少胆汁在胆囊中的停留时间，有效预防胆结石。坚果类食物也是预防胆结石的绝佳选择。

胆结石患者在饮食上要注意降低胆固醇和血脂，逐步溶解或引导排除结石。多补充维生素 E、维生素 A、维生素 C 和高纤维，多吃粗粮、水果蔬菜和动物内脏等食物。

胆结石患者应忌吃下列食物：绝对不吃内脏、蛋黄等富含胆固醇的食物；进食如马铃薯、地瓜、豆类、洋葱等容易产生气体的食物；脂肪含量多的高汤也在禁忌之列；少吃生冷、油腻、高蛋白、刺激性食物及烈酒等易助湿生热，使胆汁淤积；加工食品和高糖分的食物也要避免进食。

　　下面推荐两道预防胆结石的食谱。

　　（1）清蒸鲑鱼

　　材料：鲑鱼1片（300克），葱60克，蒜、辣椒各20克、酒、生粉各1大匙，盐1/2小匙、蚝油、胡椒粉、糖各1小匙，酒、水各1大匙。

　　做法：鲑鱼洗净用调味料腌15分钟。葱切丝、蒜切片、辣椒切丝，取一半的量铺盘底，再把腌好的鱼放上。鱼表面淋上调匀的蚝油、胡椒粉、糖、酒、水等调味料，将剩余的葱丝等铺上，送入蒸笼大火蒸10分钟，用筷子刺鱼肉、不沾筷即可食用。

　　功效：清蒸鲑鱼能降低胆固醇、预防胆结石，滋味也十分鲜美。

　　（2）豆薯拌番茄

　　材料：豆薯（又称凉薯）200克，大番茄100克，金橘酱3大匙，黑芝麻少许。

　　做法：将番茄、豆薯洗净切条状，放入容器里头。加入金橘酱、黑芝麻拌匀，凉拌2小时后即可食用。

　　功效：清清凉凉的凉拌食谱，不但消暑、还能预防胆结石、减少胆固醇。

胃为后天之本，为仓廪之官

　　人体的生长发育、维持身体正常运行所需要的一切营养物质都靠脾胃供给。胃为后天之本，也是气血生化之源，是制造精血的源头。我们身上的精血全是通过胃消化食物而来的。

　　同时，胃是六腑之海，胃在六腑之中就像大海一样，六腑的运化全在于胃能否消化吸收。胃的好坏以及运化正常与否都对人体有着巨大的影响。那么胃的好坏跟什么有关呢？实际上跟吃、睡和情绪等都有关。

　　胃以降为顺，就是胃在人体中具有肃降的功能。胃气是应该往下行、往下降的，如果胃气不往下降，就会影响睡眠，导致失眠，这就叫做"胃不和则卧不安"。

胃好容颜就好

　　我们都知道胃是人体的加油站，人体需要的能量都来源于胃的摄取，但很少有人清楚胃的另一个重要功能——胃是人体的第二张脸。

　　虽然你看不见你的胃，但它每时每刻都反映着你的情绪变化。当你处于兴奋、愉悦、高兴的情绪状态时，胃的各种功能发挥正常甚至超常，消化液分泌增加、胃肠运动加强、食欲大增。如果你处于生气、忧伤、精神压力很大的消极情绪状态，就会使胃液酸度和胃蛋白酶含量增高，胃黏膜充血、糜烂并形成溃疡。在你悲伤或恐惧的时刻，胃的情形更糟——胃黏膜会变白、胃液分泌量减少、胃液酸度和胃蛋白酶含量下降，导致消化不良。所以，爱美的女性朋友一定要保持心情愉快，保护好"第二张脸"。

下面教追求美丽漂亮的女孩子们一个养胃的好方法。

煲一锅"花胶"，每天喝上一碗。花胶，也就是鱼的鳔，含有丰富的胶原蛋白，是一种美容圣品。花胶有咸吃和甜吃两种。咸吃就是拿花胶煲鸡，加几颗红枣。花胶要先用水泡半天，去腥味，煲两小时就好了。甜吃是加冰糖、红枣、桂圆、枸杞、银耳一起煮。

大肠为传导之官，小肠为受盛之官

中医认为小肠为受盛之官，大肠为传导之官。怎么理解这个"受盛"呢？受盛就是"承受和兴盛"，就是小肠接受由胃传送下来的水谷，将其解析变化成精微物质，并大量吸收，使体内的精微物质非常富足，故称"兴盛"。这些精微物质就是"精"，精就是能兴盛人体脏腑功能和真阳元气的最基本的物质。

那怎么理解大肠是"传导之官"呢？也就是说，大肠是主传导的，水谷被小肠吸收后，那些糟粕和少量没有被吸收的水谷精微仍然是清浊混杂，但是浊的多清的少，这时就需要大肠的道路来传输。传输的过程就是要在大肠中进行最后的过滤以分别清浊。清者，包括一些营养和水最后被彻底吸收和利用；浊者，也就是那些糟粕就会被传送到魄门也就是肛门，最后被排出体外。

不可不知的人体之气——屁

我们吃进肚子里的食物有些未被分解，如果未被分解的部分包含纤维和糖类，就会成为大肠菌的食物。大肠菌饱餐后就会排气，这些气体在体内累积，产生一股气压，当压力太大时，就会被排挤出体外，形成屁。

屁的多少与人们的饮食习惯有关。有些人爱吃洋葱、生姜、生蒜、薯类、甜食、豆类和面食，由于这些食物分解后可产生大量氢、二氧化碳和硫化氢等气体，所以食后往往会废气大增，不断放屁。屁的多少还与人的消化机能强弱有关。消化不良时，肠道细菌发酵快，容易产生气体而使人放屁。

科学家调查发现，一个人每天放屁大约 14 次，每个人每天释放的废气，大约 500毫升左右。屁虽臭，但放屁是一种正常的生理现象，将对人身体不好的气体排泄出去，有利健康。如果一天到晚一个屁都没有放，极有可能是胃肠道出了毛病。在接受阑尾炎等腹部手术后，医生和家属常会询问病人"有没有排气"，这是因为"放屁了"是手术后肠子没有粘连到周围组织，并且开始正常工作的证据。

如何祛除百病之源——便秘

便秘是很多人都会面临的一个问题，它不仅仅会影响一个人的心情和健康，还能让美丽的女孩脸上长痘痘或者导致肥胖。不管怎样，便秘会给很多人带来痛苦，那么便秘是怎么形成的呢？

人体的肠壁并不是光滑的，而是有褶皱的，我们每天所吃食物的残渣就会一点一点地积存在这些褶皱里，如果食物残渣在大肠中移动过慢，使便体变得又干又硬，增加了排便的困难，就导致了便秘。便秘可以发生在人生的任何一个年龄段，它与我们的饮食不均衡、运动不足、压力过大、生活不规律等有着密不可分的关系。

一旦便秘，粪便堆积在肠道中，会产生相当多的毒素，这些毒素通过血液循环到达人体的各个部位，导致面色晦暗无光、皮肤粗糙、毛孔粗大、痤疮、腹胀腹痛、口臭、痛经、月经不调、肥胖、心情烦躁等症状，更严重的还会导致结肠癌。

在生活中我们应该积极主动防治便秘，其实养成良好的生活习惯就能防止便秘的发生。每天多喝水，早晨第一杯水很重要，为的就是冲刷肠胃；坚持吃富含膳食纤维的五谷杂粮，如红薯、黄豆、豆腐等；多吃蔬菜和水果；多做运动；保持良好的情绪，因为一个人的情绪好坏，如紧张、焦虑、压抑等不良情绪，都会导致胃肠道生理功能发生紊乱，引起肠道内微生态环境的失衡，因此要保持好的情绪很重要。

另外，无花果、蕨菜、红薯、蜂蜜等都可以促进排便。《本草纲目》中说："无花果开胃、止泻痢，治五痔、咽喉痛。""蜂蜜清热、补中、解毒、润燥、止痛。"

呵护膀胱，驱除体内毒素

膀胱是一个储存尿液的器官，它的主要功能就是储尿和排尿。中医认为肾与膀胱相表里，《黄帝内经》上说"肾开窍于二阴"，说的就是这个道理。肾是作强之官，肾精充盛则身体强壮，精力旺盛；膀胱是州都之官，负责储藏水液和排尿。它们一阴一阳，一表一里，相互影响。所以说，如果撒尿有问题，就是肾的毛病。另外，生活中我们经常会说有的人因为惊吓，小便失禁，其实这就是"恐伤肾"，恐惧对肾脏造成了伤害，而肾脏受到的伤害又通过膀胱经表现出来了。

同样，肾的病变也会导致膀胱的气化失调，引起尿量、排尿次数及排尿时间的改变，而膀胱经的病变也常常会转入肾经。"风厥"多是由于膀胱经的病症转入了肾经所致。《黄帝内经》中说："巨阳主气，故先受邪，少阴与其表里也，得热则上从之，从之则厥也。"

足太阳膀胱经统领人体阳气，为一身之表，外界的风邪首先侵袭足太阳膀胱经，膀胱与肾相表里，膀胱经的热邪影响到肾经，肾经的气机逆而上冲便形成了风厥。

从生活细节之处养护膀胱

膀胱需要我们在日常生活中做好养护，方法如下：

男士排尿时的注意事项

男士排尿时，尽量把裤子脱得足够低，以免压迫尿道，阻碍尿流。阴囊处是尿道最宽也最有可能积存尿液的地方，所以在排尿结束之前，最好在阴囊下面轻轻地压一压，使可能残存的尿液都排出来。否则，在排尿完毕后，有可能会有尿液流到内裤上。

这样避孕损害膀胱

有的男士为了达到避孕效果，射精前用手指压住会阴部的尿道，不让精液射出。那精液流到哪里去了呢？精液发生倒流进入膀胱了，在房事后第一次排尿时会在尿液中发现有白色混浊物，就是精液。经常这样做除了会导致性功能障碍外，还容易发生逆行射精现象，就是即不压迫尿道，也无精液射出。精液经常流入膀胱，会使尿道和膀胱产生憋胀和灼热等不适感，并容易引起尿道炎症。

戒烟

研究表明，香烟中含有尼古丁、焦油、烟草特异性亚硝胺等多种毒性致癌物质，经常大量吸烟的人，尿中致癌物质的浓度比较高。

多饮水

饮水量的多少，直接影响膀胱内尿液的浓度，对膀胱癌的发生有重要影响。饮水量少者膀胱中的尿液必然少，而致癌物质从肾脏排泄到膀胱后，在尿液中的浓度也相对较高。这些高浓度的致癌物质会对膀胱黏膜造成强烈的刺激。同时，饮水量少者，排尿间隔时间必然延长，这就给细菌（如大肠杆菌）在膀胱内繁殖创造了有利条件。膀胱癌患者，大多数是平时不喜欢饮水、饮茶的人。

摆脱尿多的困扰

正常成人每 24 小时的排尿量为 1000 ~ 2000 毫升，如果超过 2500 毫升，则为多尿。多尿可能是一些疾病的信号。那么，尿多预示着哪些疾病呢？

（1）慢性肾炎。多发生于青壮年，女性居多。起病缓慢，开始时表现为尿量减少，伴有不同程度的水肿，一般以眼睑部及面部较为明显。以后逐渐出现尿多，夜尿增多。有些病人可伴有头胀痛、头晕、口唇指甲淡白、血尿等。

（2）糖尿病。病人表现为疲乏无力、尿多、烦渴、多饮、善饥、多食，但体重下降。随着病情的发展出现视力减退、皮肤反复感染、四肢麻木等，女性可出现外阴瘙痒。

（3）神经衰弱。常见于青壮年，女性多发。病人表现为烦渴、饮水极多、多尿，但为暂时性的，且病人较能耐受口渴，此时排尿量可相对减少，常伴有胸闷、心悸、疲乏、失眠等。

尿频揭示了哪些疾病

有些人每天晚上起来上好几次厕所，不仅严重影响睡眠质量，而且更严重的是，这可能是某种疾病发出的信号。尿频的人应该谨防以下 5 种疾病：

（1）糖尿病能够引发夜间多尿、乏力等症状，消瘦者应尽早进行血糖含量的测试。

（2）尿道感染如尿道炎症、前列腺炎、膀胱炎等都会引起夜尿增多。

（3）肾虚会引起尿频，并伴有精神萎靡、腰膝酸软、神疲乏力、失眠、多梦、嗜睡、性功能减退、遗精、夜尿频繁或头晕耳鸣、口干、盗汗、低热、手足心热等症状。

（4）老年前列腺结石症是老年男性的常见病，每每夜间尿频或尿不畅，一检查才知道有前列腺肿大，但前列腺还会有结石。结石可以在前列腺内多年而无不适感，往往是在检查其他疾病时被发现。若结石较大时，会有尿频、尿急、血尿、排尿困难、疼痛等。有时还有性欲低下、血精或阳痿等，有些病人若出现前列腺脓肿，如任其发展可破坏尿道或直肠形成瘘道，后果不堪设想。

（5）前列腺增生、肥大会引起夜尿频繁。在排尿问题上，主要表现为小便射程缩短、排尿乏力、尿后点滴不尽等症状。由于尿液的残留，前列腺肥大患者常会出现尿道感染，甚至导致肾炎。

第四章
腹腰部和四肢的健康常识

腹部是脏腑的宫城

在中医看来，人体的腹部为"五脏六腑之宫城，阴阳气血之发源"。脾胃为人体后天之本，胃所受纳的水谷精微，能维持人体正常的生理功能。脾胃又是人体气机升降的枢纽，只有升清降浊，方能气化正常，健康长寿。

腹部是以肚脐为中心，然后上下分成两腹，上面是大腹，指脾胃，下面为少腹、小腹，聚集水等东西。腹部为阴，所以绝不能受凉，尤其是夏天的时候，即使再热，睡觉时也要把腹部保护好，盖上薄被。

小孩子睡觉时，要让其穿上汗衫或背心，我国一些农村地区有给小孩子穿肚兜的习惯，这是很有科学道理的，值得提倡。半夜气候较凉时，要根据具体情况给孩子盖上毛巾被或薄被，防止腹部受凉。

透过腹部测健康

在我们身边，通常会发现：有的人过了几年后容貌改变不大，青春不改，而且神采奕奕，身体状态非常好；而有的人几年不见就觉得衰老了很多，感觉精神不振，并多伴有一身的疾病。为什么人与人之间的变化会有如此大的差异呢？

其实，健康美丽、抗衰老的根本就在于腹部的保养。一项调查发现，过百岁的老人，凡面色红润，行动自如，身体健康者，其腹部温度都在36℃以上，而一些疾病缠身，整个人显得老态龙钟者，腹部温度则比较低，故从此可得出一个结论：人体腹部健康的判断标准就是温度的高低，也就是说，腹部的温度越低，人的健康就越差。

那我们怎么才能知道自己的腹部温度是高还是低呢？我们不妨做一个简单的自我检查方法——比较额头与腹部的温度。若是感觉腹部的温度比额头的低，就是腹部比较寒凉。我们可以这样理解：我们的腹部经常会有衣服遮挡，热量的散发比较少，而额头经常露在外面，散发的热量比较多。腹部的温度比额头低的话，就说明腹部处在一种寒凉的状态。

腹部寒凉的人，通常会有以下问题出现：夏天容易喉咙发炎，冬天容易手脚冰冷；容易衰老，脸上容易长斑、长皱纹；精神疲惫，身体素质差；腹部容易堆积脂肪，形成肥胖；大便异常（容易便溏或便秘）；人体的肠胃功能比较差；女性容易出现月经不调，经血色暗或有血块，痛经。

以上只要你的身体有两项符合，就说明你的腹部寒凉，那么我们怎样解决腹部寒凉的问题呢？腹部拍打就是一种简单的日常锻炼方法。此方法最好在洗澡后，当身体发热的时候，人平躺着，双手交替在腹部上拍打，力度以个人能够承受为度，最好有一点痛感才能起到最好的效果。拍打至皮肤潮红或感觉腹部发热即可。

按揉腹部可以延年益寿

揉腹部可通和上下，分理阴阳，去旧生新，充实五脏，祛外感之诸邪，清内生之百症。现代医学认为，揉腹可增加腹肌和肠平滑肌的血流量，增加胃肠内壁肌肉的张力及淋巴系统功能，使胃肠等脏器的分泌功能活跃，从而加强对食物的消化、吸收和排泄，明显地改善大小肠的蠕动功能，可起到排泄作用，防止和消除便秘，老年人尤其需要。

经常巧妙地按揉腹部，可以使胃肠道黏膜产生足量的前列腺素，能有效地防止胃酸分泌过多，并能预防消化性溃疡的发生。揉腹还可以减少腹部脂肪的堆积。这是因为按揉能刺激末梢神经，通过轻重快慢不同力度的按摩，使腹壁毛细血管畅通，促进脂肪消耗，防止人体大腹便便，从而收到满意的减肥效果。

经常按揉腹部，还可使人精神愉悦。睡觉前按揉腹部，有助于入睡，防止失眠。对于患有动脉硬化、高血压、脑血管疾病的患者，按揉腹部能平息肝火，使人心平气和、血脉通畅，起到辅助治疗的良好作用。

腹部按揉一般选择在夜间入睡前和起床前进行，排空小便，洗清双手，取仰卧位，双膝屈曲，全身放松，左手按在腹部，手心对着肚脐，右手叠放在左手上。先按顺时针方向绕脐揉腹 50 次，再逆时针方向按揉 50 次。按揉时，用力要适度，精力集中，呼吸自然。持之以恒，一定会收到明显的健身效果。

腰为肾之府，力气的主要来源

腰是身体躯干胸腔底部和骨盆间的部分，对于一般人来说，更通俗的解释是系腰带的部位。健康人的腰围必须比臀围小，腰围与臀围比值越大的人，说明腰部积油越多，越容易得糖尿病、高血压、胆固醇过高症、乳腺癌和子宫内膜癌等慢性病。在中国，如果女性腰围尺寸超过 80 厘米，男性超过 90 厘米就意味着较高的危险。

腰部构成虽然简单，但极为重要。唐朝王冰注云："两肾在于腰内，故腰为肾之外腑。"人的两肾在腰部之内，而由于肾在人生命活动中的重要性，腰便有了重要意义。所以养生家都重视腰部的保护和运动，如果腰部活动不灵，肾脏功能也就要产生问题了。女孩子腰部受寒和腹部受寒一样严重，也会引起月经疾患和不育的问题，男人的性功能更是跟腰部有关，所以更要护腰，把两手搓热，捂在腰眼上，非常有益。腰部是不可以受寒的，现在的女性流行穿露脐装，可以肯定的是，穿露脐装的女性患妇科疾病的几率远远大于不穿露脐装的女性。

腰部保健五部曲

在我国传统的养生防病理论中，历来非常重视腰部的保健和锻炼，素有"腰为肾之府"的说法。自古以来，锻炼腰部的方法不少，大多是通过松胯、转腰、俯仰等运动，来疏通腰部的气血运行，起到健肾强腰的作用。下面介绍几种效果好、简便易行的锻炼方法。

前屈后伸

两腿开立，与肩同宽，双手叉腰，然后稳健地做腰部充分的前屈和后伸各 5 ～ 10 次。运动时要尽量使腰部肌肉放松。

转胯回旋

两腿开立，稍宽于肩，双手叉腰，调匀呼吸。以腰为中轴，胯先按顺时针方向做水平旋转运动，然后再按逆时针方向做同样的转动。速度由慢到快，旋转的幅度由小到大，如此反复各做 10 ～ 20 次。注意上身要基本保持直立状态，腰随胯的旋转而动，身体不要过分地前仰后合。

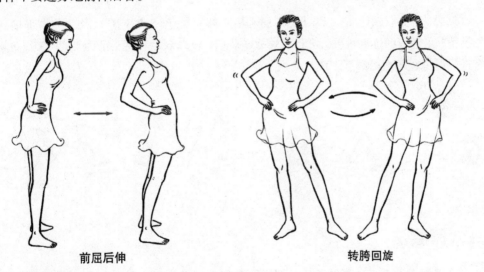

前屈后伸　　　　　　　　　　　　　　转胯回旋

交替叩击

两腿开立，与肩同宽，两腿微弯曲，两臂自然下垂，双手半握拳。先向左转腰，再向右转腰。与此同时，两臂随腰部的左右转动而前后自然摆动，并借摆动之力，双手一前一后，交替叩击腰背部和小腹，力量大小可酌情而定，如此连续做 30 次左右。

双手攀足

全身直立放松，两腿可微微分开，先两臂上举，身体随之后仰，尽量达到后仰的最大限度。稍停片刻，随即身体前屈，双手下移，让手尽可能触及双脚，再稍停，恢复原来体位。可连续做 10 ～ 15 次。注意身体前屈时，两腿不可弯曲，否则效果不好。老年人或高血压患者，弯腰时动作要慢些。

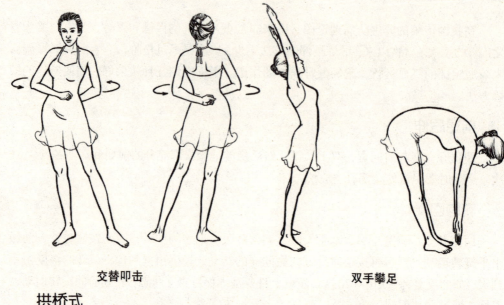

交替叩击　　　　　　　　　　　　　　双手攀足

拱桥式

仰卧床上，双腿屈曲，以双足、双肘和后头部为支点（5点支撑），用力将臀部抬高，如拱桥状。随着锻炼的进展，可将双臂放于胸前，仅以双足和后头部为支点（3点支撑）来进行锻炼，每次可锻炼10～20次。

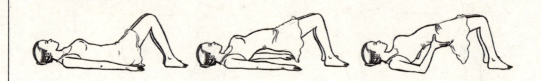

点穴健腰法

腰部保健按摩可以舒筋通络，促进腰部气血循环，消除腰肌疲劳，缓解腰肌痉挛与腰部疼痛，使腰部活动灵活、健壮有力。

揉命门穴

命门穴在腰部第二腰椎棘突下的凹陷中，与前脐中（神阙穴）相对。右手或左手握拳，以食指掌指关节突起部（拳尖）置于命门穴上，先顺时针方向压揉9次，再逆时针方向压揉9次，如此连做36次。意守命门穴。每天按揉此穴，具有温肾阳、利腰脊等作用。

揉肾腧穴

肾腧穴在腰部第二腰椎棘突下旁开15寸处，与命门穴相平。两手握拳，以食指掌指关节突起部放在两侧肾腧穴上，先顺时针方向压揉9次，再逆时针方向压揉9次，如此连做36次。意守肾腧穴。每天按揉此穴，具有滋阴壮阳、补肾健腰等作用。

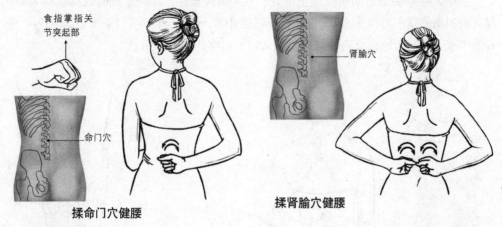

揉命门穴健腰　　　　　　　　揉肾腧穴健腰

揉腰阳关穴

腰阳关穴在腰部第四腰椎棘突下的凹陷中。左手或右手握拳，以食指掌指关节突起部置于腰阳关穴上，先顺时针方向压揉9次，再逆时针方向压揉9次，连做36次。意守腰阳关穴。督脉为阳经，本穴为阳气通过之关。每天按揉此穴，具有疏通阳气、强腰膝、益下元等作用。

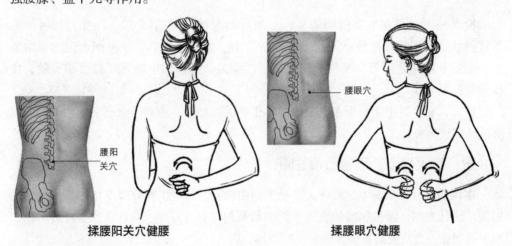

揉腰阳关穴健腰　　　　　　　　揉腰眼穴健腰

揉腰眼穴

腰眼穴在腰部第四腰椎棘突下旁开3.8寸处，与腰阳关穴相平。两手握拳，以食指掌指关节突起部放在两侧腰眼穴上，先顺时针方向压揉9次，再逆时针方向压揉9次，连做36次。意守腰眼穴。每天按揉此穴，具有活血通络、健腰益肾等作用。

捶腰阳关穴

手四指握大拇指成拳，手腕放松，用拳背部叩击腰部第四腰椎棘突下的腰阳关穴36次。意守腰阳关穴。每天叩击此穴，具有振奋阳气、强腰膝等作用。

拿委中穴

委中穴在膝关节后面窝横纹正中处。双手对搓至热，以两手同时拿揉（用大拇指与其余四指的指面对称施力拿、揉）两下肢委中穴，约1分钟。《针灸大成》中说："腰背委中求。"每天拿揉此穴，具有舒筋活络、解痉止痛等作用。

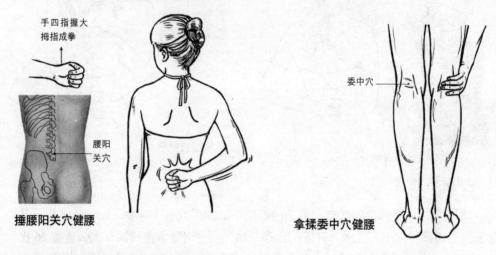

手四指握大拇指成拳

腰阳关穴

委中穴

捶腰阳关穴健腰　　　　　　　　　　　拿揉委中穴健腰

不良习惯会导致腰部疾病

检查一下自己在电脑前的姿势，如果你的身体是往前倾20°，并且长时间处于这种状态，那么你的腰椎间盘就会向后突出。因为这个姿势腰椎间盘内的压力最大，如果长期如此坐着，腰椎受压整体下沉缩短，身体的中轴线跟着后移，就会使椎间盘向后突出。

那么，在生活中除了坐在电脑前的不正确的姿势外，还有什么不良生活习惯导致你的腰部疾病呢？

疲：错误坐姿，腰椎过度屈曲

在我们的日常活动中，腰椎大多处于屈曲状态，过度工作就等于增加腰椎屈曲的时间。统计表明，腰椎屈曲的频度一天中最高的可达3000～5000次。这种过多的、反复的屈曲是造成椎间盘病变最常见的原因。

振：开车时考验腰椎，脊柱被反复拉伸

科学家们发现，腰骶部的固有频率和行车中座椅的振动在同一个低频范围，所以开车时腰椎很容易和汽车产生共振。这种共振意味着脊柱不断地被压缩与拉伸，同时使周围组织肌肉也跟着疲劳，影响腰椎间盘的新陈代谢速度，会加速腰椎的退化、变形。

寒：露出小蛮腰，影响腰椎的营养供应

腰部特别怕冷。如果冬天露腰，为了抵御寒气，腰背部的肌肉痉挛，小血管收缩，使得局部血液循环不畅，会影响椎间盘的营养供应，椎间盘内压力升高，造成

更多的伤害。

猛：突受外力，易发腰扭伤

正常的腰椎间富有弹性和韧性，具有强大的抗压能力，可承担450千克的压力而毫发无伤。但这些力量必须和缓地从正面压下，如果突然受力或在缺乏运动后突然用力，很容易突破它的承受极限，引发腰扭伤。

如果你有上面种种不良生活习惯，为了你的腰部健康请自觉改正。

对症下药，5种治疗腰痛的方法

腰痛，为临床常见的一种症状。腰为肾之府，又为冲脉、任脉、督脉、带脉之要会，诸经皆贯于脊而络于腰，故腰为肾之外候，肾病则腰痛。

寒腰痛型

本型由于久居冷湿之地，或涉水冒雨、劳汗当风、衣着湿冷，感受风寒之邪，则腰痛，项背拘急，身痛恶寒，腰冷如冰，痛不可仰，得热痛减，遇寒痛甚，苔薄白等，取督脉、背腧、足太阳经穴，用平补平泻法。

穴位：风府、腰阳关、肾腧。

湿腰痛型

本型亦为久居冷湿之地，或涉水冒雨，劳汗当风、衣着湿冷，感受寒湿之邪，见腰痛，冷如坐水中，小便自利，饮食如故，口中不渴，脉沉涩等。取背腧、足太阳、太阳经穴，用平补平泻法。

穴位：腰腧、昆仑、阴陵泉。

热腰痛型

本型因感受湿热之邪，或长夏之际，湿热交蒸，或寒湿蕴积日久，郁而化热，转为湿热，则腰痛、身重发黄、午后潮热、肢节烦痛、胸痞腹胀、大便溏薄、小便短涩、舌苔黄腻、脉濡数等。取足太阴、足太阳、足少阴经穴，用泻法或刺出血。

穴位：阳陵泉、委中、殷门。

阳虚腰痛型

本型因先天禀赋不足，加之劳累太过，或久病体虚，或年老体衰，或居室不节，以致肾

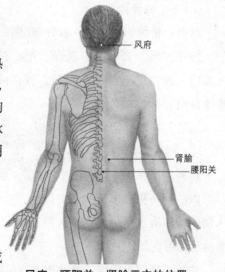

风府、腰阳关、肾腧三穴的位置

精亏损，无以濡养筋脉而发生腰痛。若肾阴虚腰痛，则面色枯黄、颧赤少华、头晕目花、遗精遗尿、苔少等；若肾阳虚腰痛，则面色枯白、肢体寒冷、阳痿早泄、阴囊寒冷、下肢痿软、五更泄泻、脉沉微等。取肾腧、足少阴、足太阳经穴，用补法。

穴位：肾腧、太溪、志室。

伤腰痛型

本型因跌仆外伤，损伤经脉气血，或因久病，气血运行不畅，或体位不正，腰部用力不当，屏气闪挫，导致经络气血阻滞不通，导致淤血腰部，见疼痛，不可俯仰，转侧不能，呼吸牵引痛，痛处固定，舌质紫暗等。取肾腧、足太阳经穴，用平补平泻法。

穴位：委中、膈腧、次髎。

腰椎间盘突出的食疗方

椎间盘是含水分很高的胶状体和富于弹性的软骨组织。人到中年，椎间盘的纤维就逐渐失去弹性，还会发生退行性改变，再加上外力因素的损伤，很容易导致椎间盘突出症的发生。

在饮食上，预防和治疗腰椎间盘突出都要保证足够的营养物质，多摄入一些能增强骨骼强度、肌肉力量的营养成分，如钙、磷、蛋白质、B族维生素、维生素C、维生素E含量较高的食品，有利于病情的好转。

腰椎盘突出的患者应忌吃下列食物：慎食煎炸、生冷的食物，这类饮食不易消化，易导致便秘，使腹压增高，加重腰腿痛症状；少吃或不吃辣椒等刺激性食物，这些食物易引起咳喘而使腰腿痛症状加重。

（1）羊肾杜仲

材料：新鲜羊肾1对，杜仲30克，精盐适量。

做法：将羊肾剖开，洗净，把杜仲夹于剖开的羊肾内，用细线将羊肾缠紧，放入碗内。碗内加少量水及精盐，置锅内隔水慢火蒸2小时取出。分次食用羊肾，可连续食用。

功效：补肾强腰，养精益髓。

（2）腰花粥

材料：猪腰子1副，粳米65克，葱白、姜片、料酒、精盐、鸡精各适量。

做法：将猪腰子洗净，去筋膜，切成小块，放入沸水中烫一下。将粳米洗净，放入锅中，加清水适量，用小火熬成粥，调入腰花、精盐、料酒、葱白、姜片、鸡精，煮沸后即可食用。

功效：适用于腰椎间盘突出兼有腰膝软弱、酸痛、行路艰难的患者。

背部酸痛的刮痧疗法

工作时间长时，会觉得腰酸背痛，这是缺乏蛋白质的严重警告。蛋白质会在人体快速燃烧脂肪。当蛋白质不足时，脂肪就不能充分燃烧，生成有害物质，如丙酮酸，让人感觉酸痛。但是，另外一种情况需要引起大家的足够重视，特别是白领阶层，长期的伏案工作，腰酸背痛等状态很少能得到改善。而这种长期的腰酸背痛状况的发生，很有可能是软骨损伤的前兆。这种损耗是指长期高强度的生活所带来的身体关节的过度使用而引发的非硬伤的疼痛、僵硬等不适感，并且长期的这种状态又极易诱发关节症状。所以，忽略腰酸背痛最大的受害者就是关节软骨，极易患上颈椎炎、腰椎间盘疾病。刮痧是改善这种亚健康状态的有力武器。

腰痛刮拭方法

用面刮法从上向下刮拭命门穴，再分别刮拭两侧肾腧、志室穴。同时用面刮法刮拭两侧的腰眼穴。

用面刮法自上而下刮拭督脉穴位群，从大椎刮至长强，分两段刮拭。第一段从大椎刮至腰阳关，第二段从腰阳关刮至长强穴，自上而下刮拭30次。

自上而下刮拭夹脊膀胱穴位群，分两段刮拭，第一段从大杼刮至大肠腧，第二段从大肠腧刮至会阳穴，刮拭30次。

背部酸痛刮拭方法

沿脊椎自上而下从大椎穴刮至脊中穴30次。

沿夹脊膀胱经用面刮法自上而下从大杼刮至胆腧穴，左右各30次。

以夹脊膀胱经为起点，分别向左右两肩方向刮拭，自上而下排刮，上刮至肩井、秉风、肩贞等穴，下刮至膈关、魄门各穴，分别刮30遍。

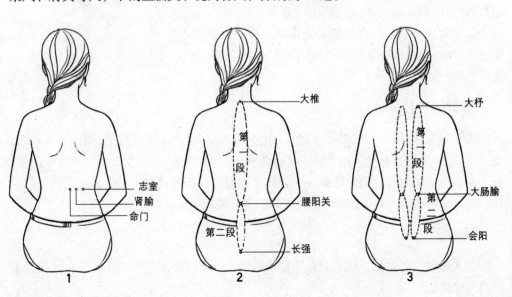

1　　　　2　　　　3

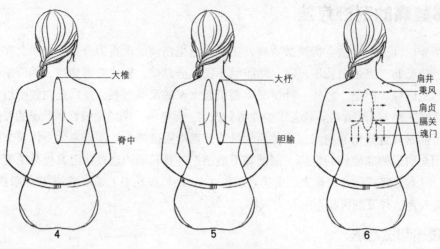

大椎

脊中

大杼

胆腧

肩井
秉风
肩贞
膈关
魂门

4　　　　　5　　　　　6

用刮痧法缓解背部酸痛

日常生活中要保护好我们的双肩

按摩缺盆穴

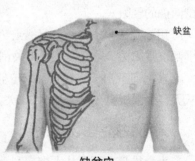

缺盆

缺盆穴

把手心贴在缺盆处，慢慢地提捏，提捏的劲道采取"落雁劲"，就好像是大雁落沙滩那样，看似轻柔，但内带劲力。没事的时候多做这个动作，就可缓解肩膀疼痛。

点肩井穴 3 ~ 5 分钟

肩井（肩井穴的位置在大椎与肩峰连线中点，肩部筋肉处，肩的最高处，前直乳中）在人体胆经上，是非常重要的强身穴。点按它对人体非常有益。如果感冒背痛，就抓揉提拿肩井穴 3 次，然后拍拍全身，会很有效。

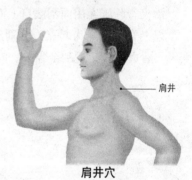

肩井

肩井穴

睡觉时护住肩膀

晚上睡觉的时候，一定要盖住肩膀。很多年轻的妈妈为了照顾孩子，跟孩子一起睡，盖一床被子，这样容易导致孩子的缺盆处受风，引起肩背痛。所以家长要注意这个问题。

在家休息的时候，随时按摩一下肩部可以舒缓肩部的紧张。平时要加强肩部的锻炼，避免剧烈运动，避免高强度、长时间的肩部肌肉紧张。

深呼吸

当人深吸气的时候，就会引起缺盆处的蠕动，所以缓慢地深呼吸也是一种很简单的肩部保健法。

滋润肩部皮肤

选择滋润型的沐浴用品，如含有棕榈油、橄榄油等天然滋养成分的沐浴液。这样在洗澡的同时就能滋润肌肤。

洗澡后最好在皮肤水分挥发之前，立即涂上润肤的护肤品，让皮肤表层多一层保护膜。锁住皮肤水分，皮肤就不再感觉干燥紧绷。洗澡会令肌肤及身体内的水分流失，洗澡后慢慢喝1～2杯温水，及时补充体内水分。

缓解肩部酸痛

活泼好动的年轻人，尤其是儿童和运动员经常发生肩部损伤。25岁以后，日常活动所致的劳损和撕伤可使许多人肩部疼痛。中年以后，人们在工作中更多使用肩部，使其更易发生问题，一些周末运动如打高尔夫球，或自己做家务如粉刷墙壁而未做准备时也会发生上述情况。

为了防止肩部的痛苦，最好是参加适当的体育活动，最简便的锻炼方法是每两小时左右做一做肩部放松操。

肩部放松操的做法是：挺胸站立，两脚平行同肩宽，肩部尽可能向上方耸起，一耸一落，共做20次为一组；或者两肩胛骨尽量向脊柱中间靠拢，停一会儿再放松，20次为一组，可做2～3组。

经常低头伏案工作的脑力劳动者还要注意锻炼肩部肌肉。简单的方法是低头，仰头，向左右转动头部，双肩做回环动作。俯卧撑、引体向上、跳绳、游泳等体育活动，对发展肩部肌肉力量很有好处，也能使疲劳的肩部肌肉得到恢复，对于预防颈、胸椎疾病很有用处。

教你如何塑造肩部完美线条

很多人认为，女人最美的部位，是脖子和肩膀间的优美曲线。狂欢派对上，如果你为自己准备了一件露肩的礼服，那你就更应该仔细塑造一下你的肩部线条了。

肩背线条变形走样，除了先天遗传因素外，80%是由于肥胖所致，也有少部分是由于姿势不良，造成骨骼弯曲、肌肉松弛，身体处于不平衡状态，使背部脂肪囤积。随着年龄的增长，身体新陈代谢的能力也开始减缓，此时腰、腹、臀、背、腿等部位，就会出现脂肪囤积，破坏原本匀称的身体曲线。特别是背部的脂肪囤积，给人壮硕的感觉，看起来比实际体重要重，且使人没有优美的肩背线条。

肩背上的赘肉是不易消除的，所以要多花时间努力运动，除了举哑铃或扭腰来紧实肌肉之外，还要多做肩背部伸展运动。下面介绍几套美肩方案供参考。

美肩方案一

（1）双脚分开站立，与肩同宽，双手拿哑铃。

（2）双手提高，手肘关节提至肩膀的高度。

（3）放下、提高，来回做 20 次。

美肩方案二

（1）膝盖微屈，上身向前弯，两手拿哑铃自然下垂。

（2）脸朝正前方，双手垂直向上提，身体保持弯曲。

美肩方案三

（1）先放一张有椅背的椅子在侧边，双脚分开站立与肩同宽。

（2）双脚保持不动，上身向侧转，双手放在椅背上，记住收缩背部肌肉。

美肩方案四

（1）屈膝站立，一手将哑铃举至肩膀位置，一手将哑铃举至头顶上方。左右手轮流做 20 次。

（2）屈膝站立，垂手握哑铃放两腿间。

（3）双手举起哑铃至腋下位置。

美肩方案五

（1）仰面躺在地上，膝盖弯曲。右手拿一个哑铃，抬起手臂。把左手放在右边的三头肌上保持平衡，这时你会感受到肌肉的运动。

（2）慢慢把右臂向胸前弯曲 90°，注意不要弯曲手腕，停止，然后伸直手臂。

美肩方案六

手臂向上伸直，握拳，弯曲肘部，与肩平。每组重复 20 ~ 30 次。

为什么一碰腋窝就会捧腹大笑

　　腋窝是一个位于肩、背和胸壁之间的空隙，蕴藏着丰富的血管、神经、淋巴结，假如他人用手接触，被接触者就会控制不住大笑，因此被专家称为"腋窝运动"。考察其强身奥妙，至少有两点：一是刺激此处的神经、血管和淋巴结，促进神经体液循环，使全身器官能享受到更多的养分与氧气；二是由此引发的大笑，使人体所有的器官甚至细胞都得到运动，于脑、心脏和肺最为有益。

　　两腋发生病症大多与肝胆有关系，现实生活中，要避免两腋的疾病，我们需要做的就是少生气。人完全不生气是不可能的，但是不要生闲气。多读书，或者通过其他方式来净化自己的心灵，放平心态，身体的诸多疾病都可以有所改善。

按捏腋窝延缓衰老

按捏腋窝可使人舒筋活络，调和气血，延缓衰老。

首先，按捏腋窝可大大增加肺活量，使全身血液回流畅通，促使呼吸系统进行气体交换。

其次，可使体内代谢物中的尿酸、尿素、无机盐及多余水分能顺利排出，增强泌尿功能，并能使生殖器官和生殖细胞更健康。

最后，可使眼耳鼻舌和皮肤感官在接受外界刺激时更加灵敏。

按捏腋窝简单易行。自我按捏时，左右臂交叉于胸前，左手按右腋窝，右手按左腋窝，运用腕力，带动中、食、无名指有节律地轻轻捏拿腋下肌肉3～5分钟，早晚各1次，切忌用力过分。夫妻间可同时按捏对方腋窝，或由一方按捏，3分钟对换角色，不仅可帮助消化、健脾开胃、增加食欲，而且还能防治阳痿阴冷。

人为什么是"握拳而来，撒手而去"

注意观察新出生的婴儿，你会发现，婴儿的手都是紧握着的，还有人在紧张或者恐惧的时候都会不自觉地攥紧拳头，这其实是一种养生方法，叫做握固法。"握"是握着拳头，"固"是大拇指的指甲掐在无名指的根部，小孩攥拳都是这样攥的。固什么？固的是一个人的意志力。为什么要这样握拳呢？为什么要掐无名指的根部？

其实，无名指的根部是夜里11点到凌晨1点阳气生发之处，又叫做肝的神窍。肝的神窍就是我们经常说的灵魂的"魂"。小孩子有一个很常见的问题就是因为受到惊吓或者身体比较弱，"魂"掉了，这时候小孩子就会发高烧，沉睡不醒，一定要把"魂"收回来才会好。所以小孩子一出生就会握拳，就是握住了肝的神窍，握力大的小孩是肝气足的表现。

人死的时候也有一个共同的现象，就是撒手而去。这个现象暗示我们一个重要道理，人在死亡的瞬间，肝魂散掉了，两只手再也握不住了，一撒手，握力和肝气都随魂而去了。

这么说来，人的出生和人的死亡都和肝气的生发之机有着很大的关系。肝在中医里面属于厥阴之性，有生发的能力和条达之性，同时这个生发一定要能够收敛得住。所以中医在描述肝的时候，用"曲直"两个字，"曲"就是它的收敛性，"直"就是它的条达性。可见，中国传统文化看待事物的方法是很辨证的。

看手指知健康

我们这里说的中医看手相与算命没有关系，而是从中医的阴阳论来讲的。人的一只手就是一个阴阳俱全的小宇宙，手掌为阴，手背为阳，五个手指刚好是阴阳交错。

手指一般代表头，手掌一般代表内脏，手背一般代表我们的背部。内脏经脉的气出来首先到手指，所以手指非常敏感，一个人内脏的问题很快就可以在手上看出来。

看手指

（1）拇指：关联肺脾，主全头痛。指节过分粗壮，气有余便是火，心情偏激，易动肝火；扁平薄弱，体质较差，神经衰弱。拇指指关节缝出现青筋，容易发生冠心病或冠状动脉硬化。拇指掌关节缝紊乱，容易发生心脏疾病。拇指掌节上粗下细者吸收功能差，身体一般较瘦弱；上粗下粗者则吸收功能好，减肥较难。拇指中间有横纹的，吸收功能较差，横纹越多对人的干扰越大。

（2）食指：关联肠胃，主前头痛。大肠经所过，所以食指上体现的主要是大肠的问题。正常的指尖应该是越来越尖，如果相反则是吸收转换功能比较差；如果食指很清白、弯曲、没有力，一般是脾胃的功能弱，容易疲劳、精神不振；如果在食指根部与拇指之间有青筋，则要注意会有肩周炎。

（3）中指：关联心脏，主头顶。心包经所过，主要管人的情志、神志。如果中指细且横纹较多，说明生活没有规律，往往提示有心脑血管方面的疾病；中指根部有青筋要注意脑动脉硬化，青筋很多有中风倾向。

（4）无名指：关联肝胆、内分泌，主偏头痛。无名指太短说明先天元气不足。

（5）小指：关联心肾，主后头痛。小指长且粗直比较好，一定要过无名指的第三个关节或者与第三关节平齐，如果小于第三关节或者弯曲，说明先天的肾脏和心脏都不是很好；如果小指细小且短，女性很容易出现妇科问题，如月经不调等；如果小指特别小，生育功能会出现障碍，男性容易出现肾亏、腰酸湿软等；如果其他四指都非常好，就是小指不好，说明先天不足。所以人的身体素质的保养关键看小指，平常应多揉小指。

观指形

（1）指的强弱：哪个手指比较差就说明与其相关连的脏腑有问题。

（2）指的曲直：手指直而有力，说明这个人脾气比较直。而我们经常说的"漏财手"，则是消化和吸收系统不好。

（3）指的长度：手指细长的人多从事脑力劳动，手指粗短的人多从事体力劳动。

（4）指的软硬：拇指直的人比较自信，但容易火气盛；拇指弯的人容易失眠多梦。

（5）指的血色：手指颜色较白说明气血不足，身体瘦弱，手脚比较怕冷；较红的人说明血气充足，但太红反而血气不畅，人容易疲劳。手指头自我对比特别红说明这个人特别累，而且血黏稠度高，血脂高；红得发紫发黑说明脑动脉供血不足，心肌梗死，非常危险；如果延升到整个手掌都发暗、没有血色，就要注意肿瘤的问题，应紧急排毒。手指中间特别青的人说明消化功能非常差。

了解了这些，看一下你的手指，对照你身体经常出现的一些症状，中医"看手相"是不是很有道理呢？

小小指甲显大病

我们身体有没有病总是凭借身体感觉来判定，其实，身体上某些部位的细微变化就有可能是某些疾病的征兆，如果能够掌握这些常识，对于预防某些疾病，有着很重要的意义。小小的指甲上就能如实反映出人体的健康状况。

指甲生长速度减慢，指甲增厚、变硬、呈黄色或黄绿色很可能有慢性呼吸系统、甲状腺或淋巴结疾病。指甲上出现纵向血条纹表明毛细血管出血，血条纹很多可能是慢性高血压、牛皮癣、对生命有潜在危险的亚急性细菌性心内膜炎的征兆。牛皮癣患者大多数都有这种不规则深洼的指甲。指甲基部新月状处呈蓝色，这说明可能有如下疾病：血液循环受到损害、心脏病、手指和脚趾动脉痉挛，这通常是极度寒冷所致，有时也与风湿性关节炎或自身免疫性疾病红斑狼疮有关。

指甲凹陷、扁平或呈勺状，这与缺铁性贫血、梅毒、甲状腺疾病、风湿热有关。

指甲背向上隆得很高，而指甲周围往下弯，呈弧形。这种形状的指甲可能表明有肺气肿、肺结核、心血管疾病、溃疡性结肠炎、肝硬化。

双色指甲：接近指甲尖那一半呈粉红色或褐色，而接近护膜那一半呈白色，这种指甲可能是慢性肾衰的征兆。指甲上有平行的深沟，这是营养不良或阻止指甲生长的严重疾病引起的，如麻疹、流行性腮腺炎、心脏病以及腕管综合征。

指甲的深洼很像用铁锤锤打而成的黄铜制品，其原因是簇状脱发——一种导致局部和全部脱发的自身免疫性疾病。两种颜色的指甲，尤其是从指甲扩大至其周围组织都是棕色或黑色的指甲，可能与恶性黑色素瘤有关。它们可能是一个大斑或一片小斑点。拇指和大脚趾上最可能出现这种症状。

指甲下大部分皮肤呈白色，指尖部正常的粉红色区域减少而呈带状，这种指甲可能表明有肝硬化。

捏捏手指也可预防疾病

人的手指上有许多穴位，每个穴位都对应着某些器官。我们在日常生活中可以根据自身的需要养成经常捏手指的习惯，这样可以辅助治疗一些疾病。

（1）皮炎。可捏双手食指的根部。

（2）眼睛疲劳。可捏右手中指的第3个关节。

（3）糖尿病。可捏左手拇指的第2个关节。

（4）肝痛。可捏右手拇指的第2个关节。

（5）高血压。可捏左手小指的根部。

（6）心脏病。可捏左手小指第3个关节的内侧。

（7）耳鸣。可捏双手无名指的第3个关节。

（8）膝痛。可捏左手小指第3个关节的外侧。

手是力量与智慧的象征，是一个精密的机械结构。当我们的胚胎长到5周左右时，手就如同鱼的鳍一般出现了。在随后的发育中，手指慢慢开始生长，手指之间的蹼渐渐退化。到了 11 周的时候，手的关节、肌肉，甚至指甲都已经发育完全。

新生儿出生后两手紧握拳头在空中挥舞，很难把手对准自己的嘴，这是因为大脑皮层还未发育成熟，还不能指挥自己的手。到了两三个月时，随着大脑皮层的发育，婴儿学会了两个动作，一是盯着自己的手，二是偶尔碰着脸部就转头用嘴吸吮手。开始是吸吮整只手，到最后是灵巧地吸吮一个手指，说明了婴儿支配自己行为的能力有了提高，这是个很大的进步。通过吸吮手指的动作，婴儿促使眼和手协调行动，为 5 个月左右学会准确地抓握玩具的动作打下基础，不断促进智力的发育。

无疑，手是人体上最有特色的器官之一。科学家认为，手是使人能够具有高度智慧的三大重要器官之一，其余两个器官是眼睛和大脑。对手的崇拜可以追溯到人类的穴居时期。当时，那些原始人中的艺术家会在洞穴深处的石壁上用赭色或黑色的粉末印上自己的手印。可见，双手是智慧的象征。

双手合十也是养生的好方法

佛家对人表示问候和尊重时，都会双手合十，这是佛教的礼仪，亦称和南、合掌。在佛教信仰中，双手合十包含着重要的意义，代表着一个人的信根、进根、念根、定根、慧根，称之为五根五力，亦有加强力量之意，以达到专心一致、一心一意修行的境界。我国最早的佛经《四十二章经》序中就提到："世尊教敕，一一开悟，合掌敬诺，而顺尊敕。"其意为释迦牟尼的谆谆教诲，使千千万万的人皈依了佛教，我们向伟大的佛陀合十敬诺，一定遵循您的教导。

其实，在生活中，双手合十也是一种养生方法。一位美国医学院教授就曾指出，人在双手十指相贴、掌心相对时，可以放松身心，最大限度地使人进入一种全身心彻底松弛的状态，使人达到一种忘我的境界。如果一个人每天能利用 30 分钟至 1 小时做这个简单的动作，久而久之就会对身体大有裨益。

从中医的角度来说，双手合十其实就是在收敛心包经。通常我们在紧张、害怕、生气或者刚做完剧烈运动的时候，心跳会加快，这个时候很多人就会很自然地去拍胸脯，其实这就是在拍膻中穴。膻中穴是心包经上的重要穴位，位于两个乳头连线的中间点，正中心的心窝处。因为心脏上的毛病多反映在心包经上，所以，拍打心包经上的膻中穴就可以缓解心跳加快带来的不适。另外，双手合十，同大臂带动小臂和手腕的惯性拍膻中穴，并伴随下蹲动作，坚持每天早晚各一次，每次 3 ~ 5 分钟，对感冒、哮喘、气短、心悸等肺经、心脏疾病都有很好的预防和治疗效果。

另外，佛教认为双手合十有 4 种方式：

（1）坚实合掌——将两手手指伸直并拢，两掌贴合。它可以产生庄严肃然的奇妙效应。

（2）虚心合掌——将坚实合掌的掌心虚空。它可以使人瞬间变得心平气和，杂念全无。

（3）莲华（花）合掌——将坚实合掌的中指与食指做"V"形，状如莲花蓓蕾。它可以使人忘掉忧愁和痛苦，逐渐变得开朗愉悦起来。

（4）金刚合掌——将两掌并拢，手指插合，拇指交叉。它可以使人增强自信心，抑制住傲气和愤怒。

以上 4 种合十姿势中，坚实合掌是最基本的，也是最常见的。从养生的角度来说，适当选择自己的合十姿势，对健康非常有利。

手的日常养护方法

爱美的女孩子在日常生活中，要给双手做好防御措施，避免成为"主妇手"。倘若待双手出现毛病时才抢救，可能为时已晚。所以在生活中一定要保护好自己的双手。

别把手当作清洁布

在清洗碗盘锅灶时不妨使用长柄的刷子，这样可以减少手与化学清洁剂的接触；或是在洗刷碗盘时，将碗盘放在热水或清洁液内先浸泡 30 分钟左右，然后再用冷水冲洗，这样可以比较省力地除去污渍油垢。

戴副手套

做清洁工作时，不论是否会碰到水，戴上手套可以有效避免接触清洁剂。手套应宽松些，这样不容易引起刺激。

仔细阅读清洁剂说明书

有的清洁剂虽然价格较贵，去污作用较强，但是对手部皮肤的脱脂能力和刺激性很大。所以在购买此类产品时，应仔细阅读说明书，最好选择植物表面活性剂为原料的中性配方的清洁剂。

给手抹点保湿霜

在完成了清理工作后，不要忘了抹上防护型的护手霜，这类产品一般含有天然胶原及维生素 E 等修复性元素，其中的果酸等成分对碱性物质的侵害有较强的修复能力。如果觉得手部干燥，缺乏水分，需要给予额外的滋润时，可以选择保湿型的护手霜。

经常进行手部活动

手的美观关键是要使手指灵活柔软，做好手部运动是必要的，可以利用坐车或看电视的时间做一做这种简单的指部运动。从指尖开始按摩到手指底部，动作要坚定而柔和，按摩时先涂上润肤霜，以增加柔润感。

古时的人盘腿坐是养生的好方法

古时候的女人都是盘腿坐，把腿放在后面，这样可以把下焦气堵住、锁住，使气不外泄，这就是女人的藏。古时候男人坐下时一定要"虎背熊腰"，两手撑膝，两只手的手心劳宫穴正好护在膝盖上，男人这样可以固摄胃气。你没事的时候可以学学古人的坐法，这样就能给自己养护胃气，身体也会感到非常舒服。

根据现代医学的研究，经常练习盘腿能改善腿部、踝部、髋部的柔韧性，使两腿、两髋变得柔软，有利于预防和治疗关节痛。常练盘腿还可以减少并减慢下半身的血液循环，这也就相应增加了上半身特别是胸腔和脑部的血液循环。由于盘腿坐姿有利于人挺胸端坐，所以对顺畅呼吸很有帮助。

刚开始练习时，盘腿一般以半小时左右为宜，以后循序渐进。

简易小动作呵护腿部健康

其实生活中只要你用心做做运动就能保证腿部的健康。

（1）"干洗"腿。用双手紧抱一侧大腿根，稍用力从大腿根向下按摩直至足踝，再从足踝往回按摩至大腿根。用同样的方法再按摩另一条腿，重复 10 ～ 20 遍。这样可使关节灵活，腿部肌力增强，也可预防小腿静脉曲张、下肢水肿及肌肉萎缩等。

（2）甩腿。手扶树或扶墙先向前甩动小腿，使脚尖向前向上翘起，然后向后甩动，将脚尖用力向后，脚面绷直，腿亦伸直。两条腿轮换甩动，每次甩 80 ～ 100 下为宜。此法可防半身不遂、下肢萎缩、小腿抽筋等。

（3）揉腿肚。以两手掌紧扶小腿，旋转揉动，每次揉动 20 ～ 30 次，两腿交换揉动 6 次。此法能疏通血脉，加强腿的力量，防止腿脚酸痛和乏力。

（4）扭膝。两足平行靠拢，屈膝微向下蹲，双手放在膝盖上，顺时针扭动数十次，然后再逆时针扭动。此法能疏通血脉，治下肢乏力、膝关节疼痛等症。

（5）蹬腿。晚上入睡前，可平躺在床上，双手紧抱后脑勺，由缓到急进行蹬腿运动，每次可达 3 分钟，然后再换另一条腿，反复 8 次。这样可使腿部血液畅通，尽快入睡。

日常生活中的美腿经

饮食中的美腿经

（1）维生素 E 帮助消除水肿。血液循环不好，很容易导致脚部浮肿。含维生素 E 的食物，可帮助加速血液循环，预防腿部肌肉松弛。含丰富维生素 E 的食物包括杏仁、花生、小麦胚芽等。

（2）B 族维生素加速新陈代谢。维生素 B_1 可以将糖分转化为能量，而维生素 B_2

则可以加速脂肪的新陈代谢。含丰富 B 族维生素的食物有冬菇、芝麻、豆腐、花生、菠菜等。

（3）少吃盐去水肿。经常吃多盐的食物，容易令体内积存过多水分，形成水肿，容易积聚在小腿上。饮食除了要减少盐的吸收外，也可多吃含钾的食物，因钾有助于排出体内多余盐分。含钾的食物有番茄、香蕉、西芹等。

运动中的美腿经

合理正确的运动对健美腿部很有效，如步行、跳绳、游泳、慢跑、跳健美操等运动，可以帮助腿部肌肉变得结实有弹性，其中最有效的是游泳。游泳可运动全身肌肉尤其是双腿，对改善双腿曲线特别有效。如果时间条件有限，在办公室或家中也可进行美腿运动。

按摩也能起到塑造美好腿部曲线的作用。体重合适而腿部脂肪较多的女性，可购买具有减脂、紧肤功能的瘦身产品，配合按摩，达到健美双腿的目的。按摩有助于加强身体新陈代谢，除去多余脂肪并增加皮肤弹性，促进淋巴循环，预防橘皮组织形成。

每天沐浴后，在脂肪集中的小腿、大腿和臀部，涂上纤体霜或美体霜，以打小圆圈的按摩手法进行按压，螺旋状由下往上推进，用点力，尤其腿部两侧及小腿肚，重点按摩，可以促进脂肪分解，令身体毒素、废物及时排出体外，避免松弛浮肿现象以及橘皮组织产生。

当然，除了玲珑的曲线，小腿的美丽也离不开晶莹润泽的肌肤。腿部肌肤也需要日常呵护保养，清洗、调理、营养三管齐下。沐浴时进行腿部大清理，一周做两次，将磨砂膏涂在腿上，用洗澡巾以小圆圈方式按摩，膝盖、脚踝处多做几次，再用清水冲洗干净，可刺激细胞更新生长；泡在温水里，轻轻擦、揉、拍打腿部肌肉；沐浴后，擦干身体，将乳液或芳香植物精油涂在腿部肌肤上，用手掌轻揉，以防皱纹，改善粗糙肌肤，补充营养。

事实上，即使你没有一双长长的腿，你依然可以拥有美腿。美丽的腿形是让你更加自信的源泉。

温暖腿部最好的运动

冬天，人们的户外活动减少了，人也变懒了，手脚也时常冰凉冰凉的。要想保暖，除了多穿衣服外，多动腿是最好的制"冻"方式。多动腿可以促进血液循环，增强心肺功能，让血液流动到身体的末端，是最好的保暖运动。

跑步

跑步可增强心血管和呼吸系统的功能，促进肌肉、神经的健康，提高机体的抗病能力。冬季气温较低，持续性小步伐地跑步可刺激机体保护性反应，促进血液循环，增大脑部血液流量，调节大脑体温中枢的功能。室外跑步时，把舌头抵在上牙的里端，防止冷空气进入体内；跑步时用鼻子吸气，嘴呼气，正确的呼吸方法是两步一呼两步一吸；尽可能选择较软有弹性的路面跑步，防止外伤和减少跑步对关节、骨骼的冲击。

跳操

跳有氧操非常适合冬季在室内进行，它是全身性的运动，大肌肉群和小肌肉群都能参与运动。高冲击有氧操（双脚同时离地的跳跃）能更好地锻炼心肺功能，加快血液循环。跳操时的防震很重要，最好选择多功能运动鞋，即鞋子的前掌和后掌都有气垫，以减缓上下跳跃时对关节的冲击。

跳绳

手臂的摆动、双腿的跳跃，让四肢充分运动，是促进血液循环理想的运动，特别适宜在气温较低的季节做热身运动。蹦跳中脚落地时，应脚掌着地，而不是脚跟着地；胖人宜采用双脚同时起落的方式跳绳。同时，上跃也不要太高，以免关节受伤。

小腿抽筋应对策略

小腿抽筋时，小腿肌肉收缩，引起痉挛，常发生于运动、睡眠或是怀孕时。疲劳过度、剧烈运动、出汗过多、受到寒冷刺激、缺钙也会引发小腿抽筋。

发生小腿抽筋时，可用以下方法处理，并注意休息。

夜里抽筋的人，尤其要注意保暖，不妨在睡觉前伸展一下肌肉，尤其是容易抽筋的肌肉部位。

运动时间不可过长，以免引发抽筋。补充维生素E，适当补钙，食用含乳酸和氨基酸的奶制品、瘦肉等食品，能促进钙盐溶解，帮助吸收。

穿舒服的鞋子。平足和其他身体构造的问题使一些人特别容易发生腿抽筋，穿合适的鞋是弥补的方法之一。

睡前伸展腓肠肌和足部肌肉可预防抽筋。伸展方法和腿抽筋时伸展腓肠肌和足部肌肉的方法相同，另外，还可以将足前部置于楼梯的第一阶，慢慢下压脚跟，使脚跟位置低于阶梯位置。

跷二郎腿小心会患疾病

检查一下生活中的自己有跷二郎腿的习惯吗？如果有的话，要小心了，跷二郎腿会让你罹患4种疾病。

（1）可能引发腿部静脉曲张或血栓塞。跷二郎腿时，被垫压的膝盖受到压迫，容易影响下肢血液循环。两腿长时间保持一个姿势不动，容易麻木，如果血液循环再受阻，很可能造成腿部静脉曲张或血栓塞。特别是患高血压、糖尿病、心脏病的老人，长时间跷二郎腿会使病情加重。

（2）影响男性生殖健康。跷二郎腿时，两腿通常会夹得过紧，使大腿内侧及生殖器周围温度升高。对男性来说，这种高温会损伤精子，长期如此，可能会影响生育。

（3）导致脊椎变形，引起下背疼。人体正常脊椎从侧面看应呈 S 形，而跷二郎腿时容易弯腰驼背，久而久之，脊椎便成 C 字形，造成腰椎与胸椎压力分布不均。长此以往，还会压迫到脊神经，引起下背疼痛。

（4）出现骨骼病变或肌肉劳损。跷二郎腿时，骨盆和髋关节由于长期受压，容易酸疼，时间长了可能会出现骨骼病变或肌肉劳损。

跷二郎腿最好别超过 10 分钟，两腿切忌交叉过紧，如果感觉大腿内侧有汗渍渗出，最好在通风处走一会儿，以尽快散热。特别是坐公车时，如果遇到急刹车，交叉的两腿来不及放平，容易导致骨关节肌肉受损脱白。

足疗的注意事项

（1）足部按摩场所要保持整洁、空气新鲜、温度适宜。

（2）饭前半小时内，饭后一小时内不要按摩。

（3）凡足部有外伤、感染、溃烂或癣症，应避开此处施术，严重者不用本法。如因操作不当引起局部肿胀、淤血，须待局部恢复正常后再行施术。

（4）进行足部施术时，应尽量避开骨骼突起处，以防损伤骨膜。对一些敏感的反射区和穴位也应避免重刺激。

（5）每次施术时间以 30 ~ 45 分钟左右为佳，不宜过长，一般不超过 60 分钟。小孩（14 岁以下）及年老体弱者时间适当缩短，力度轻一些，双足不超过 20 分钟。

（6）施术后半小时内应喝温开水 300 ~ 500 毫升，不应喝茶、酒或其他饮料。小孩、年老体弱者、心脏病患者、肾脏病患者、水肿患者、糖尿病患者则应酌情减量，喝 100 ~ 200 毫升即可。

（7）在足疗治病期间，凡是长期服药的患者，不可突然停药。需等病情确实缓减后再逐渐减量。

（8）凡足部长期接受刺激、足部穴位或反射区敏感度减弱者，可在操作前用 1 : 100 比例的温盐水浸泡双足 30 分钟，或让其休息 2 ~ 3 天后再接受操作。

（9）中午 12 点左右，是大气污染最为严重之际，所以，不要进行刺激较好，按摩结束后将脚胫和脚趾，单脚各二三分钟左右，不停地回转。

（10）按摩全部终了后，喝一两杯微温开水。借由刺激，将废物浮出而集中于肾脏，因而以此中和形成尿排出，挤些柠檬汁于温水中也可以。

（11）按摩治疗前要将指甲剪短，以防在治疗中刺伤皮肤，用肥皂将双手和患者的双脚洗净，在按摩的反射区内均匀地涂上按摩膏，能起润滑皮肤和清热解毒、活血化淤作用。

（12）心脏病、糖尿病、肾脏病患者，按摩时间每次不宜超过 15 分钟，有严重心脏病、癫痫、肝功能异常者，应配合其他方法治疗。

（13）按摩时，风扇不宜直接吹到患者双脚部，按摩结束后，患者在1小时内不宜用冷水洗脚，施术者亦不可马上用冷水洗手，应休息片刻后再用温水涂肥皂洗净双手。

（14）如是慢性病，在足部反射区治疗期间，一般可停服抗生素、止痛片、镇静剂之类药物，其他病症可按照医师处方服药同时进行足部按摩，待病情好转后再逐渐减少药量直至完全康复而停药。

（15）有的患者在接受按摩治疗后，可能出现低烧、发冷、疲倦、腹泻等全身不适症状，甚至暂时病情加重或出现尿液颜色变深、气味加重，或有絮状物、大便变黑等现象，这是按摩后出现的一些反应，可继续坚持治疗，数日后上述情况即可消失而恢复正常。

（16）长期接受足部按摩，双脚感觉出现迟钝，可用盐水浸泡双脚半小时，即会恢复痛感；治疗时应避开骨骼突起处，以免损伤骨膜，造成痛苦。

（17）老人骨骼变脆，关节僵硬，小孩皮薄肉嫩，骨骼柔细，按摩时可用指腹施力，不可用力过度以免损伤皮肉骨骸。

（18）平时随时可利用自然条件进行按摩，如公园的树根、草地、碎石路，只要没有感染和划破皮肤的危险，尽可赤脚踩踏行走，家里的桌椅边沿、踏脚的横木、床沿、阶梯都可以作脚部按摩的工具。

足部疗法的要领和技巧

在做足疗之前，我们必须掌握一点足部反射区的常规操作方法，共包括以下3点：

治疗的时间

在进行按摩治疗时，要根据患者的病情及体质，掌握好按摩的时间。一般来说，对单一反射区的按摩时间为3～5分钟，但对肾、输尿管、膀胱反射区必须按摩到5分钟，以加强泌尿功能，从而把体内的有毒物质排出体外。而总体按摩时间应控制在30～45分钟，对重病患者，可减为10～20分钟，按摩时间过长或过短都不利于恢复健康。另外，重症、急症病人，每日按摩1次，慢性病或康复期间可隔日1次或每周2次，一般以7～10次为1个疗程，休息几日，再进行第2个疗程，直至痊愈为止。

按摩的顺序

如果进行全足按摩，一般先从左脚开始，按摩3遍肾、输尿管、膀胱三个反射区，然后再按脚底、脚内侧、脚外侧、脚背。由脚趾端向下依次按摩，即总体按摩方向是向心性按摩，沿着静脉、淋巴回流的方向按摩。如记忆不清，可将足反射区图放在旁边，按图索骥进行较方便，一般情况下每个反射区按摩3次，必要时可增至6次。

重点按摩时，大致上可按照基本反射区→病变反射区→相关反射区→基本反射区的顺序进行。按摩结束后，无论是全足按摩还是重点按摩，都应将按摩完毕的脚踝先按顺时针方向再按逆时针方向分别摇转 4 ~ 6 次，才可结束。

在按摩时，关键点是要找准敏感点，这样不需要用多大力量，被按摩处就会感到酸痛，才会有疗效；如果找不到敏感点而蛮干一通，只会全无效应而白费力气。

按摩的力度

在进行足部反射区按摩时，按摩力度的大小是取得疗效的重要因素，力度过小无效果，过大则人体无法忍受，治病不成反增病。所以，按摩一定要适度、均匀。所谓适度，是指以按摩处有酸痛感，即以"得气"为原则。而所谓均匀，是指按摩力量要渐渐渗入，缓缓抬起，并有一定的节奏，不可忽快忽慢，时轻时重。快节奏的按摩一般适用于急、重症和疼痛严重的疾病，慢节奏的按摩主要适用于慢性疾病。

足部按摩治病保健作用的机理就是以对反射区的良性刺激而达到调整组织器官生理机能的作用，使体内产生自愈力。所以对多数反射区来说刺激强一点，痛感重一点，效果就较好，不痛则无效果。对骨骼系统的疾病治疗，必须用强刺激才能取得明显效果，而严重心脏病患者的心脏反射区、肝脏病患者的肝脏反射区以及淋巴和坐骨神经反射区，力度就应减弱，按摩处只要有轻微痛感就可以了。

按摩有补泻两种手法，按照"实者泻之，虚者补之"的原则，也就是说，对实证、体质较好的患者，力度可适当加大，采用强刺激手法；而对心脏病等虚证及老年人、儿童、女性和重病体弱者则用弱刺激手法，延长疗程，使患者的内部机能逐渐恢复。还有，对敏感性强的反射区力量不能过大，而对那些敏感性弱的反射区应适当加大力度。总之，要区别对待。

日常生活中的护脚大法

除了泡脚外，还可以通过其他的按摩或运动双脚的方式来保护双脚，达到养生保健的目的。

（1）走路。脚本来就是用来走路的，常走路可以锻炼双脚。现代人出门以车代步，却把脚这一天然工具给废弃了。汽车长时间不用都会出问题，更何况人的脚呢？所以，能走路就尽量走路，不要用没时间来做借口，那只是懒惰的借口。走路也不是很辛苦的事，能换来更多的健康。

（2）晒脚。冬天我们经常要晒晒太阳，这样身体才会暖和。脚也需要晒太阳。将袜子和鞋子脱了，脚心对着太阳，晒上二三十分钟，可促进全身代谢，加快血液循环。

（3）倒立或勾脚。倒立或勾脚的目的都是让血液回流，促进全身血液循环。如果当天走路走得比较多，在晚上睡觉前可以先在床上躺上半个小时，把脚垫高，这样可以让血液回流，再输送新的血液到脚上。但是不要这样躺着睡着了，否则第二天起来，你就会有黑眼圈了。

（4）捶脚、搓脚等按摩方法。用一根棒槌或直接用手握拳轻轻捶击脚心，一直到产生酸、麻、热、胀的感觉；用光滑的球状物或直接用手掌（要先将双手搓热）来回搓脚底、脚板，一直到搓热为止，怕痛或者怕搓破皮的可以在脚底擦一些按摩膏或按摩油。

（5）按摩、活动脚指头。脚趾才是各条经络的起止点，可以增强相应的各脏腑的功能。如胃功能较差的人，经常按摩和活动第二趾外侧，并持之以恒，肠胃功能就会逐渐增强。

手心搓脚心及下肢操的养生智慧

《五言真经》中说："竹从叶上枯，人从脚上老。天天千步走，药铺不用找。"说明人的健康长寿始于脚。同时，脚心是肾经涌泉穴的部位，而手心是心包经劳宫穴的部位，如果经常用手掌搓脚心，既疏通了肾经，又活络了心包经，可谓一举两得，有健肾、理气、益智的功效。

按摩方法：晚上，用热水泡脚后，用左手握住左脚趾，用右手心搓左脚心，来回搓 100 次，然后再换右脚搓。

另外，可以常做下肢操。

身体直立，两脚分开，比肩稍宽，两手叉腰，两眼平视正前方。

动作 1：左脚向前抬起，脚尖由里向外（顺时针）旋转 16 圈，再由外向里（逆时针）旋转 16 圈。然后，再换右脚做同样的动作。

动作 2：上体前屈，两手扶膝，两膝弯曲，先两膝同时按顺时针方向旋转 16 次，再按逆时针方向旋转 16 次；两膝分别同时由外向里旋转 16 次，再分别由里向外旋转 16 次。

动作 3：两脚交替向前各踢 16 次，踢时脚趾下抠；两脚交替向前各蹬 16 次，蹬时脚跟突出。

动作 4：两腿交替向前高踢腿各 16 次；两腿后踢，后脚跟踢至臀部，各 16 次。

动作 5：两脚跟离地，屈膝下蹲，蹲时上下颤动 8 次，慢慢起立，脚跟落地，反复做 5 次。

动作 6：原地上下跳跃，共跳 16 次。跳动时，上肢可随之上下摆动，上至头高，下至小腹，手指并拢呈单掌。

经常用手心搓脚心，再加上常做下肢操，坚持下去，对身体健康大有帮助。

常见病防治篇

第一章
心脏和循环系统疾病

高血压

长期血压偏高是常见的病理现象，治疗非常重要，因为它会诱发中风。

每个人的血压达到峰值的时间不一，我们的血压在一天时间里有不同的波动，睡眠的时候最低，醒来时血压逐渐上升，到早上开始工作的时候血压通常会上升得比较高。当我们感到有压力、紧张、兴奋或者做完运动后，血压会上升到峰值。

虽然每个人的血压值不同，但在一定范围内的血压值都是能够接受的，医生通常认为 16.0/10.6 千帕 (120/80 毫米汞柱) 的血压值为正常值。上述血压值中的第一个数值代表心脏收缩时的血压，第二个数值则代表心脏舒张时的血压。

医生通常认为普通人血压值高于 20.0/12.6 千帕（150/95 毫米汞柱），糖尿病人 17.3/10.6 千帕 (130/80 毫米汞柱) 时为高血压。但是，血压值并不稳定，所以连续测量 3 次之后，血压值均偏高才能确诊为高血压。

一些人则会因为要去看医生而血压迅速上升，即"白大褂恐惧症"。要想获得血压的准确值，这些患者需要佩戴一个特殊的小仪器，24 小时检测血压。

症状

高血压有以下 3 种类型：

（1）原发性高血压——在高血压患者中，十有八九都是这种类型的高血压，病理原因不明确，危险系数很高。

（2）继发性高血压——高血压患者中，大约有 10％ 的人会患由高血压引发的其他疾病，比如肾病、罕见的内分泌紊乱、心脏瓣膜问题或者由于药物诱发的其他疾病。

（3）恶性高血压——这种类型的高血压会上升到非常危险的程度，发作时通常需要立即送往医院。

风险因素

高血压是家族遗传病，但是医生认为另一些因素也能够引发高血压，这些因素与患心脏病的因素非常相似。

（1）年龄增长（当你的年龄增长时，动脉硬化，会诱发高血压）。

（2）体重增加。

（3）过量饮酒。

（4）吸烟。

（5）饮食过咸。

诊断

如果经过多次检测，患者的血压值一直偏高，医生会进行一些额外的检查，这些检查包括检查尿液中的蛋白质指数（这个指数能够表明肾脏的损坏程度）或者葡萄糖指数（这个指数能够表明患者是否患有糖尿病）。同时医生还会抽血，经过化验室检测，可以检查肾功能是否健全。医生还可能使用眼底镜来检查眼睛，因为高血压还能破坏非常敏感的视网膜。还有一些检查能够检测出潜在的功能紊乱，包括胸透、心电图。

治疗

通常并不提倡药物疗法，医生也会建议通过改变生活方式来控制血压。生活方式的改变包括减肥（如果超重）、减少饮酒量、减少盐分的吸收、进行有规律的运动，最重要的是要戒烟。

某些医生会建议患者使用功能反馈疗法，通过功能反馈疗法能够随意地达到放松的状态。专业的器械能够将心率、肌肉张力以及心理紧张程度通过信息反馈给患者；患者会不断地收到这些信息，直到找到放松的方式。这样，患者就能学会控制自己的身体反应，从而控制血压。

如果尝试了这些方法后，都以失败告终，那么建议采用药物治疗，药物治疗需要长期坚持。市面上有许多治疗高血压的药物，较为普通的几种为：

（1）噻嗪类利尿剂。

（2）β 受体阻滞剂。

（3）血管紧张素转化酶抑制剂。

（4）钙通道阻滞剂。

（5）α 受体阻滞剂。

虽然血管紧张素转化酶抑制剂对于患有糖尿病的高血压患者非常有效，但是大多医生都选用噻嗪类利尿剂或者 β 受体阻滞剂进行首轮治疗。很多治疗高血压的药物都会产生副作用，会让患者厌倦服药。

患者要时刻记住，按时吃药能够大大降低心脏病以及中风的发病率，对于糖尿病患者来说这一点尤为重要，因为他们更易受高血压的影响。

高血压患者同时服用两种或两种以上的药非常正常，可以试着搭配几种药一起服用，找出最有效的搭配方法，长期服用。

动脉硬化症

动脉硬化症是指胆固醇和脂肪呈条纹状遍布于动脉壁上引起动脉狭窄，条纹进一步发展成为动脉粥样斑，动脉粥样斑大到一定程度就可引起血流阻塞。

症状

动脉硬化本身通常无症状但却可诱发如下问题。

胸痛——冠状动脉狭窄或阻塞易引发心肌梗死或心绞痛，通常在过劳时发作，休息时缓解。

腿部疼痛——主动脉阻塞可引起腿部疼痛，盆腔或肢体动脉阻塞也有此症状。

腹部疼痛——供应小肠的血管受阻可引起餐后慢性疼痛（肠痛）或腹泻呕吐。

中风症状——包括面部肌肉无力、肢体瘫痪、吞咽或言语困难、头痛、呕吐。

背部剧痛——这是由于血液从肿胀的主动脉壁中渗漏出米（主动脉瘤）。

病因

动脉粥样斑的成分是含脂肪（液体）的物质，外覆纤维组织。它多位于血压较高的部位，如血管分叉处或血管狭窄处。

已知的动脉硬化诱因包括如下几种。

（1）年龄增长——在中年以前动脉硬化通常并不引起症状，但最初的病变在儿童期就可能发生。

（2）男性——中年男性的发病率是同龄女性的 3～4 倍。但在妇女绝经期后，这一差距开始逐渐缩小。

（3）高血压——对于中年男性来说，收缩压升高 2.6 千帕以上，心血管疾病的死亡率就会提高到 60%。

（4）吸烟——这是动脉疾病和心肌缺血的一个主要诱因；吸得越多，发病率越高。

（5）高血脂——高血脂会增加发病率。

（6）遗传异常——患有家族性高脂血症的患者有可能在青年时期就发生动脉硬化。

（7）肥胖——腰部脂肪增多同心肌缺血的高发有关。

（8）糖尿病——这可能与胆固醇水平升高有关。

（9）饮食——饮食中少有含纤维素的物质（大麦、燕麦、小扁豆、水果和蔬菜中富含纤维素），而多含肉类，则易致心肌缺血高发。

（10）成长环境——早期生长环境较差也会增高心肌缺血的发病率。

（11）缺乏锻炼——坚持按时锻炼可以预防心肌缺血。

（12）饮酒过度——适度饮酒可以预防心肌缺血，但是过度嗜酒会引起血压升高，增加患心肌缺血和中风的危险。

诊断

中年人血压升高，腿部用力时感觉绞痛或阵发性疼痛则暗示有动脉硬化发生。临床检查显示脉搏不正常，心脏附近的大动脉听诊音不正常，血流不畅的区域皮肤发凉。

必要时作下列检查：

心电图 (ECG)。

超声波检查。

超声心动图。

多普勒超声心动图。

放射性核素研究。

核磁共振。

血管造影术 (血管的 X 线检查)。

治疗

要注意控制血压和血糖水平，如有必要可交替服用抗高血压药和胰岛素。若患者血脂水平持续过高可服用降血脂药如他汀类。

此外，如探知某处血管有阻塞块可用如下方法治疗。

（1）血管修复术——适合动脉未完全受到堵塞的患者。手术中，将一根细导管伸入心脏，导管顶部附带的小圆球能够膨胀、收缩数次以挤压斑块，从而扩张动脉血管。这种手术是针对门诊患者的，手术时患者需要局部麻醉。

（2）动脉内膜切除术——手术切除因动脉粥样硬化而阻塞的动脉内层。

（3）搭桥手术（在医学中的意思是"导管外科手术中用于使血液或其他体液绕过某一阻塞或病变器官的替换管"）——如果动脉血管完全堵塞或者变得非常狭窄，则需要搭建新的血管使血液循环流畅，这种做法称之为搭桥手术。绕道手术有两种选择，医生可以使用胸腔中已有的动脉，也可以将患者腿部的血管移植到心脏中。有时，患者有 2 条、3 条或者 4 条血管都有阻塞，这种情况下，手术称为双重、三重或者四重搭建。绕道手术需要患者全身麻醉，手术大约需要 3 ~ 5 个小时，现在这样的手术非常常见。

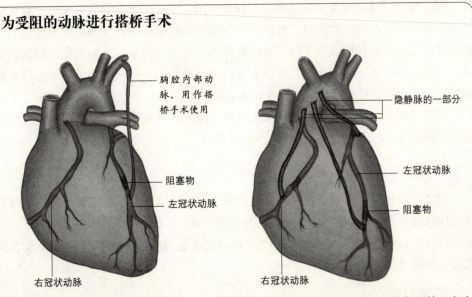

为受阻的动脉进行搭桥手术

胸腔内部动脉，用作搭桥手术使用

隐静脉的一部分

阻塞物

左冠状动脉

左冠状动脉

阻塞物

右冠状动脉

右冠状动脉

在第一种手术中，医生搭建了一根动脉——胸腔内部动脉，将胸腔壁与受阻的动脉相连，使胸肌恢复运动，血流畅通。

第二种手术中，医生使用了腿部内侧的一条血管——隐静脉，将其分割成几份，用在受阻的其他血管，搭建新的血管。

预防

改变生活方式是预防和治疗动脉硬化的重要方法。生活方式的改变包括如下几个方面。

饮食中应富含水果、蔬菜和鱼油，动物脂肪含量要低。

锻炼。

减肥。

戒烟。

适度饮酒。

预后

通过治疗，大多数动脉硬化患者的预后都不错。若能成功控制高血压则心肌缺血的发病率可以下降14%甚至更多。某些降脂药可以降低部分患者心肌梗死的发作率。不吸烟的人心肌缺血发病率较低。戒烟、改变生活方式和锻炼对腿部行走困难的患者大有益处。患有严重动脉粥样硬化者要对肢体进行手术治疗如血管重建术，否则肢体会坏死需要截肢。

糖尿病患者由于循环受损和动脉疾病截肢的概率比较高。因此控制血糖十分重要。糖尿病患者最重要的是坚持定期就诊进行检查，以防止机体长期处于病态。

冠心病

冠心病与冠状动脉硬化息息相关，在西方国家中这两者是导致死亡的主要疾病。当动脉硬化发生在冠状动脉时，我们称之为冠状动脉粥样硬化性心脏病或者冠心病。和动脉硬化一样，我们需要了解引发心脏病的各种危险因素，从而将危险降到最低。冠心病也是在不知不觉中形成，首次表露的症状可能是胸闷、气短。越早进行心脏检查越好，对心脏进行一次彻底的检查非常重要。

冠状动脉发生一处或两处动脉硬化斑块的阻塞，连接着冠状动脉的其他组织得不到血液的供应，心肌就会因为缺乏氧气而坏死。

症状

冠心病发作与心绞痛相似，但更为严重，疼痛持续的时间比较长，即使是休息或者使用硝酸盐类药物喷雾或者药片都不能缓解病痛。症状主要表现为气短、流汗、恶心、呕吐以及昏厥。心绞痛患者如果胸口疼痛的时间长达20～30分钟，则为冠心病发作，需要立即就医。

风险因素

我们能够意识到很多引发冠心病的风险因素，这些因素和引发动脉硬化的因素有所相似。为了了解潜在的危险因素，医生会问及相关问题，比如患者的健康状况、饮食、运动习惯、是否吸烟等，同时还将进行血液化验。

不可防范因素

遗传基因——心脏病通常由家族遗传。

性别——据统计表明，65 岁以下的女性患冠心病的概率低于男性，这主要是因为雌激素的分泌能够有效地帮助女性防范冠心病。绝经后女性和男性患冠心病的概率基本相等。

种族——一些种族患冠心病的概率偏高。

年龄——总的来说，年长的人患有冠心病的情况较为普遍。

糖尿病——糖尿病患者患冠心病和中风的概率较高，合理地控制糖分的摄入可以降低患冠心病的概率，但防范其他危险因素也同样重要。

可防范因素

吸烟——导致死亡的冠状动脉疾病中有 30% ~ 40% 是由吸烟引起的。烟瘾越重，患冠心病的概率就越高，不要有侥幸心理。即使是一天吸一根烟也能增加患冠心病的几率，戒烟后这种概率很快就可以降低。

高血压——高血压患者患冠心病的概率比正常的人要高出 3 倍，如果你能够将血压控制好，这种危险因素能够大大地降低，但是危险系数仍高于血压正常的人。

高胆固醇——现在科学已经证明，高胆固醇和冠心病之间存在着很大的关系。

肥胖——超重的人心脏非常不健康，他们患有冠心病的概率比体重正常的人要高出 3 倍。

运动——有规律的体育运动能够减少患冠心病的概率。

治疗

（1）冠心病发作后要立即就医。

（2）到达医院后，立即进行心电图测试以及血液检查。

（3）护理人员或医生会让你服用阿司匹林以防止阻塞进一步恶化。

（4）用氧气面罩为患者供氧也能够减少对心脏的伤害。

（5）吗啡或者其他药性较强的麻醉药可以用来减轻病痛。

（6）医生会使用药物来清除堵塞血管的斑块或者进行绕道手术。

恢复后的第一步是对心脏好好保健，使其能够应付日常生活。所以在医院休养的一周时间里，患者不能仅仅躺在床上休养，要在理疗师或者护士的帮助下做一些锻炼。要明确冠心病的危险因素并改变错误的生活方式，防止冠心病再次发作。

很多人在冠心病发作之后都能完全康复，这要依靠有良好组织性的康复治疗。积极的思想对于康复来说也非常重要，在经历如此可怕的冠心病发作之后，难免会产生消沉的想法——很多人就是担心冠心病再次发作而感到紧张。研究表明，积极的态度能够加速康复，恢复正常的生活状态。

心绞痛

心绞痛的根源是心肌疼痛。血液流经心脏再到冠状动脉，动脉硬化所产生的脂肪斑块会阻塞血管（我们称之为冠心病）。在人体处于静息状态时，心脏的血液是足够营养自身的，但当人体运动时（心跳能够从每分钟约 75 次增加到约 190 次）心肌就得不到充分的血液供应，从而伤及心脏。这就是为什么心绞痛在运动时最为严重的原因。当停止运动或者休息时，能够得到缓解。心绞痛单纯从体征来看很难诊断，因为它与其他疾病如消化不良的症状极为相似。

症状

心绞痛的病情可以控制在较轻的程度，也可能变得非常严重。心绞痛导致的疼痛非常剧烈，特别是胸腔的中心部位，也可以扩散到脖颈或者手臂，通常为左边的手臂，同时也会感到气短并流汗。

诊断

最初的检查可以采用运动式的心电图检测——患者可以在踏车上运动（或者练习自行车上运动），身体与机器相连，这种机器能够记录心电反应。运动应缓慢开始，逐渐增加强度，直到患者感到疼痛，此时心电图就会发生改变。

更进一步的检测是冠状动脉造影术，检查时患者要平躺在手术台上，医生会在患者的腹股沟动脉插入一根细管，向其中注入一种特殊的染料使它能随血液流进心脏，这有助于拍摄 X 线照片。通过 X 线照片，可以清楚地看到任何受阻的动脉。

治疗

通过药物治疗，心绞痛可以得到很好的控制，较普遍的治疗心绞痛的药物如下所述。

硝酸盐类药物——这类药物有速效喷雾以及药片的形式，患者在心绞痛发作时将药片含在舌头下，能够起到减轻病痛的作用。每日服用药效持久的药片能够降低患者对速效喷雾的依赖。

β 受体阻滞剂——这种类型的药物能够减少心脏的工作量，减轻病痛并且逐渐减慢心绞痛病情恶化的速度。

钙通道阻滞剂——这种类型的药物能够减少心脏的工作量，减缓病痛。

最有效的疗法是每日服用小剂量的阿司匹林，防止动脉硬化斑块在心脏动脉中形成。

手术治疗

一旦动脉硬化斑块堵塞冠状动脉或者使其变窄，通常可能使用两种介入方式——血管修复术和搭桥手术——恢复血液流通，使其顺畅地流入心脏。介入方式的选择取决于动脉阻塞的程度，不管是任何一种手术，都存在一定的风险。

心律不齐

当心律超出了正常范围时或心跳变得极不规律就称之为心律不齐。对于健康人，心跳总保持一定的规律以保证获得最大的效率和最佳表现。机体通过可传遍整个心脏的电活动来控制心跳，它使所有的心肌一齐收缩，正常的心跳是每分钟 60 ~ 90 次。

症状

不同类型的心绞痛有不同症状，包括：

心悸，心跳不规则。

心跳过速。

胸部不适或疼痛。

呼吸困难。

眩晕、昏厥。

病因

当正常心肌的收缩被突然打断时，就会出现异常心律。以下几条诱因可增加心律不齐的概率。

（1）心脏内置的起搏器无法触发心电系统。

（2）异常的电刺激引起心肌活动，增加额外收缩。

（3）负责电冲动传导的结构受损。

疾病引起的心律失常

有些疾病可能会引起心律不齐，比如：高血压、心脏缺血性疾病、充血性心力衰竭、心肌疾病、饮酒过度、肺栓塞、甲状腺功能亢进。约有 1/3 患有心律不齐或心房纤颤的患者并无明显病因。

诊断

诊断通常要诊查腕脉和听诊心脏，某些人需要做心电图才能确诊。也有部分患者的心律不齐是间歇性的，对于这种患者可以用便携式的动态心电图进行 24 小时监测。医生也可以要求患者做血液检查和拍摄 X 线胸片。

治疗

心律不齐根据其类型不同治疗方法也各不相同，治疗方法主要包括如下几种。

药物治疗——治疗心动过速最常见的方法就是药物治疗。例如，用于持续治疗心房纤颤的药物有地高辛，它可以减慢心率，其他药品如维拉帕米、β 受体阻滞剂等也有一定疗效。

心律转变法——在麻醉下对患者胸部进行电击，它能使患有重度室上性心动过速患者的心律恢复正常。

房室交界处的射频消融——可以破坏掉异常的电传导通路。

起搏器——如果患者心率低于 60 次 / 分钟，且出现一时性黑矇则需要人工起搏器。

预防

坚持锻炼、戒烟和保持健康饮食将有助于防止心脏疾病发作，进而将心律不齐控制在一定程度上。

预后

心律不齐会降低心脏的工作效率，心脏能力衰减会导致心肌缺血、泵血失败、低血压。心房扑动的死亡率是正常人的 2 倍。

中风概率

泵血失败会使血液长期滞留于动脉，使血栓易于形成。这些血栓又可被血管传送到远处器官中，并对其产生损伤，例如，中风就是由于脑部血供突然中断引起的。

中风的平均发病率为 5%，其发病率受患者年龄、高血压、心衰、糖尿病和心肌缺血等因素的影响而增高。年龄低于 60 岁且无上述疾病者中风发病率也很低。

心力衰竭

心力衰竭并不表示心脏停止工作；它是指心脏不能够高效地将血液送到身体的各个部位，从而导致身体各个部位不能够获取含氧量足够的血液。这种病情在 80 多岁的人群中较为常见，在不发达国家，这种病例在逐年增加。心力衰竭会对人体产生各种不同程度的影响，一些人没有明显的症状，而有的人会由于心力衰竭而对行动造成影响，从而形成伤残。

心脏分为左右两个部分，心力衰竭会使心脏的一部分或者两部分同时受到影响。如果心脏左半部分发生了心力衰竭，那么左心室就失去了将含有氧气的血液泵出到主动脉血管的功能，因此血液会无法运输到身体各部位，堆积在肺部，导致肺水肿。心脏右半部分发生心力衰竭后，血液则堆积在身体的各个组织，腿部、踝以及足部是最为明显的部位。最初，心力衰竭只能影响心脏的一个部分，随着时间的推移，心脏的两个部分都会发生衰竭。

症状

很多患有心力衰竭的患者并没有表露明显的症状，特别是在初期阶段。后期出现的主要症状如下所述。

肌力变弱，易疲劳。

食欲不振。

手脚发冷。

踝关节肿胀。

呼吸困难（心脏左半部分衰竭时尤为严重）、气短、平躺和运动时呼吸更为困难。

病因

任何能够影响心脏供血能力的心脏紊乱都会引发心力衰竭，70%～80%的病例都是由心脏病发作造成对心肌的损坏而导致的。高血压是另一个较为常见的病因：心脏长期在压力较大的情况下运输血液，最终会因为负担过重而伤及心肌组织。其他导致心力衰竭的病因包括瓣膜关闭不全或狭窄。贫血症、肥胖症、甲状腺功能亢进等也有可能引发心力衰竭，但较少见。

诊断

医生诊断病情时会向你询问有关症状，并且进行彻底的检查，他会进行如下几个检查。

心电图——这个检查用来测试心电反应能力。

胸透——这个检查用来检测心脏体积大小，并且观察肺部是否出现水肿。

超声心动图——这个检查能够观察心脏内部的结构以及功能运作。

治疗

应鼓励心脏病患者经常到医院就医。如果条件允许对任何可能形成心力衰竭的诱因，如贫血，都应给予治疗。

治疗药物主要包括如下几种。

（1）利尿剂——使尿量增多以降低血压、缓解水肿和呼吸困难。

（2）β受体阻滞剂——有助于心跳变得平缓，但必须要在监控下使用。

（3）血管紧张素转换酶抑制剂——有助于慢性心衰和心肌梗死患者缓解症状降低死亡率，首次剂量需在监控下服用。

（4）血管紧张素转换酶Ⅱ受体拮抗剂——同血管紧张素转换酶抑制剂相似，但引起的副作用更小。

（5）地高辛——通常会引起恶心，且给药剂量很难确定。主要用于在心房搏动超过正常范围时以稳定心跳

许多患者需同时联用几种药物。

在家护理

一旦确诊了心力衰竭后，患者应对自己的生活方式稍做改变，这样有利于病情的恢复。缓和的运动对病情有好处，但是一定要防止过于剧烈的运动。吸烟是绝对禁止的，避免过于肥胖以免对心脏造成不必要的负担，防止进食过咸的食品。

心包炎

心包炎是指包裹心脏的心包发炎。有时发炎的心包会增厚，以致压缩心脏，这种心包炎称为缩窄性心包炎。有些患者可能是因积聚液体而胀大起来，称为心包积液。

症状

病毒性心包炎病情发展十分迅速，症状可以在几小时内出现。

急性症状

（1）位于胸骨后的胸部中央区疼痛，疼痛可蔓延至双肩及颈部。此疼痛的特点是深呼吸、平卧和吞咽时疼痛加重，坐立时疼痛会得缓解。

（2）低热。

（3）心包积液，心包内蓄积大量液体妨碍了心脏泵血的功效。渗出液会使患者感到胸骨后有压力感。它也可导致心衰，同呼吸困难和踝部肿胀也有明显的联系。

慢性症状

在少数病例中，心包炎过后心包长期有炎症反应，这是受病毒或细菌性肺结核或类风湿性关节炎影响所致。心包会变肥厚结疤并将心脏缩紧。患者会感到不适。长期出现这种情况就称为缩窄性心包炎，其症状包括：

（1）疲劳。

（2）踝部肿胀。

（3）心房纤颤（心跳快而不规律）。

病因

心包炎可引起胸部疼痛。心包里含有一些液体以润滑心包膜，使它们在心脏收缩时可以自由移动。这些心包膜同时也起到了限制心脏大小和作为屏障保护心脏不被感染的作用。

心包炎有急性的也有慢性的，有时还伴有心脏壁上的心肌感染，称之为心肌炎。

急性心包炎最常见的病因如下。

（1）某种病毒感染所致。

（2）心肌梗死。

（3）被细菌感染的血液通过血流感染心包或直接从肺部感染（相对少见）。

比较少见的病因如下。

（1）某些自身免疫功能混乱的疾病，如类风湿性关节炎。

（2）癌症——最典型的是肺部或乳腺的肿瘤细胞扩散到心包。

（3）胸部受损伤。

（4）肾衰。

诊断

疑似急性心包炎的患者应进行下列检查。

（1）急性心包炎的心脏症状就是有心包摩擦音出现，当被感染的心包移动时用听诊器可以听到典型的沙沙声。

（2）记录心电活动的心电图（ECG）显示有某种改变发生。

（3）胸部 X 线片检查有病变发生，如有可能应再做超声心动图。在超声心动图检查中使用超声来观察器官的结构和移动。在此病中，检查目的是为评估心包的厚度以查找是否有过多的体液包绕心脏。

（4）另外还可以做血液检查，以检出发生自身免疫性疾病的痕迹。

渗出液检查

通常在临床体检中很难查出心包渗出液，但有时使用听诊器却可以感觉到心音变得比平时弱。

若真有渗出液存在则用心电图检查会出现特征性变。连续拍摄胸片可发现心脏在几天或几小时内快速增大。心电图技术可用来确诊有无渗出液，还可用于确诊缩窄性心包炎。

治疗

心包炎需住院治疗。可使用阿司匹林或作用更强的非甾体类抗炎药以缓解疼痛。有时使用皮质类固醇以缓解症状。在某些病例中需针对疾病的形成原因进行治疗。例如，细菌引起的心包炎就需要使用抗生素以治疗，必要时对心脏周围的液体进行引流。

若真有渗出液存在，可通过从胸壁下探针将积液引流。可选择将渗出液完全引出或只抽取一小部分样品供诊断用。若渗出液被引流后又重新生成聚集则需重复引流，或移除一小片心包组织便于液体连续排出。

对于缩窄性心包炎，可手术切除大部心包以使心脏恢复正常的功能。

预防

心包炎是无法预防的，但尽早确诊却可避免并发症，防止疼痛对人造成生命威胁。

预后

病毒性心包炎通常在数天或数周后就有可能痊愈，但有些人却可在数月后复发。

有几种类型心包炎的病情比较严重，在少数病例中，会危及患者生命安全，急性细菌性心包炎和缩窄性心包炎都在此列。

心肌病

心肌病是一组影响心肌的、罕见的慢性病症的统称。其中最常见的就是扩张型心肌病，占发病总人数的 4/5 强，而肥厚型心肌病和限制型心肌病则相对少见。

症状

扩张型心肌病

扩张型心肌病患者有一个或多个心房室增大（扩张），心脏收缩效率低下。此病可发作于任何年龄的患者，但多见于 45 岁以上的男性。早期症状只是患者体力下降，而随病情的发展可引发下列症状。

呼吸困难和与心衰有关的水肿、肿胀。

胸痛。

僧帽瓣疾病

有时，肥厚的心肌使位于左心房和左心室之间的僧帽瓣变形。这样当左心室收缩时僧帽瓣无法完全关闭，使血液倒灌回左心房，导致患者呼吸困难和心力衰竭。

肥厚型心肌病

在此种类型中，心脏壁变肥厚并发生变形，心跳变得无力，从而很难满足机体对氧的需求，特别是在运动时。许多心肌细胞肥大或变形。儿童和青少年罹患此疾可发生下列症状：

晕厥。

用力时感觉胸痛。

心悸。

呼吸困难。

大多数肥厚型心肌病患者都只有轻微症状，但偶见患者发生心律失常而猝死。

限制型心肌病

在限制型心肌病中，由于某种原发的病症，心脏壁部心肌被其他异常组织侵入，结果心肌变得僵硬，无法正常收缩。引起的主要问题就是心脏不能供应身体增长的需求，特别是在运动时加重。症状包括呼吸急促、劳累和血液循环中有血栓形成。

病因

扩张型心肌病似无明显诱因，但可能与家族遗传有关。至少有25%的患者有家族史。对于疑似患者，下列诱因可诱发扩张型心肌病发作。

（1）饮酒过度。

（2）某些化疗药物的使用。

（3）病毒特别是柯萨奇病毒的感染。

获得性免疫缺陷综合征（AIDS）患者也可偶发此症。肥厚型心肌病是一种遗传性病症。有些病例是自然发生的但通常伴有家族史。患病者的后代有50%的概率染上此病。

限制型心肌病的病因包括如下：

淀粉样变性病——异常蛋白（淀粉样物）在各器官中沉积。

血色素沉着症——一种遗传疾病，大量多余的铁淤积在体内组织中。

肉样瘤病——一种原因不明的慢性疾病。小血管和结缔组织在身体各部分形成一个个肉芽肿。

诊断

心肌病必须与其他病因引起的心脏疾病相区别，比如冠状动脉疾病、高血压、先天性畸形、心脏瓣膜病或心包炎等引起的心脏疾病。通常询问病史和临床检查即可确诊。

检查项目包括如下几种：

胸部 X 线片。

心电图。

超声心动图：使用超声波显示心脏跳动时心脏的结构，提示产生的不规律变化。

心肌组织活检。

治疗

对扩张型心肌病的治疗主要以缓解心衰症状为目的，治疗方法主要包括如下几种。

（1）使用 β 受体阻滞剂和血管紧张素转换酶抑制剂。

（2）使用利尿剂以减轻液体潴留。

（3）使用抗凝血剂以降低扩张的房室发生血栓的危险。

（4）若心脏传导受影响可安装起搏器，它通过将电极插入到心肌中以提供电刺激。

对肥厚型心肌病治疗方法包括使用乙胺碘呋酮、β 受体阻滞剂比如普萘洛尔或钙通道阻滞剂如维拉帕米以防止因心律失常所致的晕厥，缓解呼吸困难，在必要时安装起搏器。如果可能应针对限制型心肌病进行对因治疗。某些扩张型心肌病对皮质类固醇激素敏感。

手术治疗

有很多通过手术治疗心肌病的病例，特别是当药物治疗无效时。

重度扩张型心肌病是心脏移植最常见的指征。但由于供体短缺，导致在手术中不得不缩减心室壁的尺寸或使用骨骼肌来包绕心脏给予电刺激以产生心跳。

通过外科手术可修补或替换受损的心脏瓣膜或移除过于肥厚的心肌。

预防

幸存的心肌病患者应提高对早期疾病的认识，对那些没有症状但仍属易感者的家族成员也要进行治疗，有心肌病家族史的患者应避免从事体育训练和重体力劳动。一旦确诊，心肌病患者必须避免消耗体力的运动和饮酒。对于限制型心肌病的预防主要依靠对其形成原因的预防和治疗。例如，血色素沉着病的患者进行定期放血就可以减少体内淤积的铁。

预后

有 25% 的扩张型心肌病患者病情发展较稳定或有所改善。心脏移植术后 5 年存活率为 70%。

在出生时很难查出肥厚型心肌病，但在 10 岁左右却可发作，在青春期发展速度加快出现些微病变。它引起的症状较少，但可使少数患者发生猝死。儿童和青少年中曾复发昏厥且有两名以上的兄弟姐妹也罹患此疾者，其发生猝死的概率很高。有家族遗传史者的长期预后同疾病之间的关系目前尚不清楚。

重度限制型心肌病患者的前景很不乐观——许多人在确诊后 1 ~ 2 年内死亡。

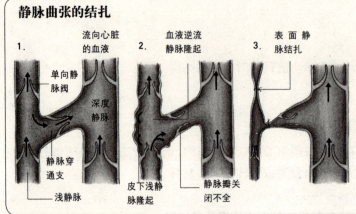

静脉曲张的结扎

1. 流向心脏的血液　单向静脉阀　深度静脉　静脉穿通支　浅静脉

2. 血液逆流静脉隆起　皮下浅静脉隆起　静脉瓣关闭不全

3. 表面静脉结扎

1. 单向阀能确保血液的正确流向——从浅静脉流向深静脉，最终流向心脏。

2. 浅静脉瓣膜受损或浅静脉和深静脉移行处的瓣膜受损，血液会倒流，导致静脉鼓起。

3. 对出现问题的静脉进行结扎是最有效的防止血液倒流的方法。

静脉曲张

静脉曲张是一种较常见的家族遗传病，是指下肢浅静脉扭曲扩张。静脉曲张时，浅静脉或深静脉的静脉瓣发生病变，使血液能够从深静脉向浅静脉逆流，从而使小静脉淤血。站立会恶化病情，但不会引发静脉曲张。

女性更易患静脉曲张，如果体重较大就会对下肢浅静脉血管产生压力，从而导致静脉曲张。

症状

静脉曲张患者会有疼痛感，偶尔会流血，严重的静脉曲张会导致脚踝处的皮肤发生改变，最初引起皮疹，渐渐地出现棕色的色素沉着，最后则破裂发生溃疡，难以治愈。

治疗

静脉曲张使腿部外表不雅观，而且患者时常感到疼痛，病情严重的可能会导致溃疡，可以进行手术治疗。一些人做静脉曲张手术便是为了改变不雅的外观。

有以下4种基本的治疗方法。

（1）症状较轻的患者穿有弹性的袜子可改善病情。

（2）发生疼痛的静脉可实施硬化剂注入疗法，但该疗法会产生副作用。

（3）结扎浅静脉，防止血液流向表面静脉。

（4）最后的方法是完全切除静脉。在静脉的上端和下端各做一个切口，切除静脉。

预防

防止过久站立。

运动或散步使腿部血液循环顺畅。

如果可能，将腿抬高。

如果你超重，需要减肥。

第二章

消化系统疾病

胃食管返流病

胃食管返流病是胃内的胃酸、胆汁和食物的持续性返流，它可引起食道末端的炎症反应。典型症状多发生于饭后、弯腰、举物、负荷过重或平卧时。症状的严重程度与反应的严重程度无关。

症状

心口灼热——胸骨后有灼热感或疼痛感，通常开始于上腹部逐渐向喉部延伸，有时病情极为严重则发生心绞痛。

口腔中出现酸液。

比较少见的症状

呕吐。

牙釉质被酸破坏而引起牙痛。

喉部炎症引起声音嘶哑。

由于吸入胃内容物引起肺炎复发或喘息。

病因

当机体不能正常防止返流时就会发生胃食管返流病，其病因如下。

患者本身异常体弱。

腹内压异常增高。

反流机制

抑制胃内容物返流进入食管的主要机制是食管末端有一个特殊的环形肌（下食管括约肌），它关闭了进胃的入口。其他消除返流的机制包括食管壁的波状收缩和横膈肌的收聚运动。这些机制迫使食物向胃内涌入。由于饮食因素、药物因素或怀孕使括约肌张力下降，饭后某些胃内容物就可能返回食管发生胃食管返流病。

诱因

（1）肥胖。

（2）怀孕——腹内压升高时释放的激素导致括约肌松弛。

（3）某些药物比如钙通道阻滞剂（用于治疗心脏病）和β2受体抑制剂（用于哮喘）。

（4）吸烟。

（5）饮用咖啡、茶或酒精饮料。

（6）食用油炸食物或脂肪类食物。

食管裂孔疝

胃食管返流病患者有可能出现食管裂孔疝。胃的一部分通过食管穿越横膈肌的开口进入胸腔。

这一般不会引起症状，且大多数食管裂孔疝患者也不伴有胃食管返流病，但是大多数食管炎患者都会罹患食管裂孔疝。

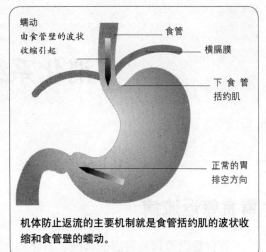

机体防止返流的主要机制就是食管括约肌的波状收缩和食管壁的蠕动。

诊断

若患者比较年轻则只要通过典型的症状就可以确诊胃食管返流病：饭后或改变姿势（比如弯腰或平卧）时有烧心的感觉。45岁以上第一次出现症状的人，以及那些出现其他较少见症状比如胃肠道出血或吞咽困难的人需进行进一步检查，特别是要排除癌症的可能性。常见的检查包括如下几种。

检查

内窥镜检查法——将观察工具从患者的喉部插入，以便于直接观察食管和胃的内膜。活组织检查能从胃和食管壁中取样以进行显微镜检查。

X线钡餐检查——吞咽一种X线无法穿透的物质，然后进行一系列的X线检查。若真的发生返流就可以观察到。

治疗

下列治疗方法在治疗胃食管返流病中取得了良好的疗效。

（1）减肥。

（2）避免暴饮暴食。

（3）避免食用洋葱、辛辣的调料或富含脂肪的食物、茶、咖啡、果汁和柑橘类的水果。

（4）避免穿紧身衣。

（5）夜晚枕头高度不低于15厘米。

（6）减少对酒精的摄取。

（7）戒烟。

（8）调整治疗药物，避免药物对食管括约肌产生影响。

药物治疗

抗酸药可以中和胃酸，能够有效地缓解症状。当与一种称为藻酸盐（一种海藻）

的物质联合应用时，能起到防止返流的屏障作用。还可使用抑制胃内胃酸分泌的药物。这类药物分为下面两大类。

H2 受体阻滞剂——比如雷尼替丁或西咪替丁，对于短期、间歇性发病非常有效。

质子泵抑制剂——比如奥美拉唑。这类药用于严重的顽固性疾病。

由于治疗停止后易复发，所以胃食管返流病通常需要持续治疗。

手术治疗

手术治疗用于除肥胖以外其他原因引起的顽固性疾病。手术部位主要是食管末端附近的胃上部。

预后

胃食管返流病是一种典型的反复发作的慢性病。约 2/3 的患者需持续服药或间断性服药数年以控制症状。胃食管返流病的主要长期并发症为食管末端出现瘢痕和继发性狭窄 (限制)，多见于 60 岁以上的患者，可引起长时间的吞咽困难。

少数病例中，长期存在的食管炎会导致食管发生癌前病变，但通过药物治疗这些情况是可以改变的。

食管癌

这是世界上常见的 8 种癌症中的一种，在伊朗食管癌的发生率较高，这是因为他们食用的面粉中含有硅酸盐成分。引发食道癌的主要因素是吸烟以及喝酒。

症状

食管癌的主要症状是食物难以下咽，起初是固体的食物难以下咽，渐渐地，下咽流质食物也会疼痛。通常是癌细胞发生了扩散才会出现疼痛的现象。

病因

可能与吸烟太多和酗酒有关。

成年人的乳糜泻未得到治疗。

贲门弛缓不能。

诊断

医生在询问和检查后，会建议患者做内窥镜检查或者 X 线造影检查来确定是否患有癌症。

治疗

治疗食管癌的唯一方法便是手术，但是这种癌症的扩散能力很强，确诊后即使是手术，也不一定能达到预期的效果。化学疗法和放射疗法能够控制病情的发展，其他的一些治疗方法可以使食管处于扩张状态，只有这样患者才能进食。

胃及十二指肠溃疡

胃及十二指肠溃疡交替发生于胃壁和十二指肠壁。大多数溃疡是由于胃内分泌的胃酸和胃蛋白酶不平衡产生的腐蚀性作用引起的，因此也称之为消化性溃疡。十二指肠溃疡的发病率大概是胃溃疡的 3 倍，年龄为 20 ~ 45 岁的人容易受十二指肠溃疡的影响；而年龄大于 50 岁的人则容易患胃溃疡。

症状

一般来说不会有什么症状，但有时也会引起下述症状。

反复出现上腹部疼痛。

消化不良。

缺乏食欲，消瘦。

呕血和便血，便中包含部分被消化的血液，其颜色为黑色或柏油色。

出血——当溃疡穿透血管时就会发生出血；有时这是溃疡的第一个症状。

背痛——可能是十二指肠溃疡扩散到胰腺引起的。

剧烈的腹痛、休克和虚脱——当溃疡引起肠壁穿孔时发生。特别是肠内容物引起的急性腹膜炎或脓肿。

将数小时前进食的食物呕吐出来。

病因

大部分消化性溃疡都是因为受螺旋杆菌感染而引起的，人们生活在不卫生的环境下特别容易发生这样的感染，其他可能引发消化性溃疡的因素还包括如下几种。

长期服用阿司匹林或者非甾体抗炎药。

过量饮酒或者摄入过量的咖啡因。

吸烟。

压力也是导致消化不良的因素之一，因为压力过大会促进胃酸的分泌。基因也是因素之一，因为这些疾病在家族遗传病例中也较为常见。

诊断

医生在听取患者对症状的描述后，会建议做进一步检查。检查包括血液检查，检测患者的身体里是否含有抵抗细菌的抗体。医生同时还会建议患者做内窥镜检查，获取溃疡的切片样本，切片样本会送往实验室进行分析，检测螺旋杆菌含量的指数，看是否有患胃癌的可能性。如果内窥镜检查还不够准确，那么可以进行尿液检查，来检测螺旋杆菌含量的指数。

治疗

意识到螺旋杆菌是导致溃疡的主要原因后，我们就有了直接的治疗方法。要消除螺旋杆菌需要服用两种抗生素药和质子泵抑制剂，持续服用7天，并且配合6个星期的酸拮抗剂药物帮助恢复受损的部位。如果螺旋杆菌存在，大约90％的溃疡通过第1个疗程的治疗都能康复。第2疗程的治疗通常能够治愈溃疡。

由于服用阿司匹林或者非甾体抗炎药等药物引起的溃疡在停止服用药物后通常能够痊愈。但是，对于患有骨关节炎的人来说，服用抗生素类药物也非常重要。医生会让患者服用抗生素药来防止胃和十二指肠发生溃疡。最近，一种环氧化酶2抑制剂被用做抗炎药使用，因为它对胃肠道的影响非常小。

为了防止溃疡复发，医生会建议患者改变生活习惯，比如减少高压力的工作，戒烟或者少喝酒。

受消化性溃疡影响的区域

胃

十二指肠

消化性溃疡通常发生在十二指肠，也有可能发生在胃部。

胃癌

胃癌是第二大癌症，仅次于肺癌。胃癌在日本和中国较为普遍，主要是饮食原因所致，胃癌发病的速度极快，因此通常的治疗只能减缓癌症的扩散速度而不是治愈。在日本有大规模的健康普查，因此这种疾病在早期就能被诊断出来，治愈率高达90％。

胃癌通常发生在胃壁膜，很快会在身体其他器官扩散，大多数患有胃癌的人年龄都在50岁以上，男性患胃癌的概率是女性的2倍。

症状

上腹部疼痛。

食欲不振，体重减轻。

胃部肿胀。

呕吐。

胃出血及呕血。

贫血。

风险因素

引发胃癌的危险因素有很多，比如由于长期受螺旋杆菌的影响引起的慢性胃炎（胃壁膜感染）。此外，还包括下列因素。

吸烟。

食物中缺乏纤维。

食物中含盐量过高（腌制和熏过的食物）。

饮酒过量。

饮食中含有高纤维对消化系统非常有益，能够降低患胃癌的可能性。消化性溃疡并不会引发胃癌，但是医生很难分辨消化性溃疡和胃癌早期的症状。

诊断

在听取患者对症状的描述后，医生会检查患者的上腹，之后，医生会建议做内窥镜检查来检查患者体内的情况。通过内窥镜检查可以获得切片样本，切片样本会被送往实验室做进一步分析。也许患者还需要做 X 线造影检查，这个检查能让医生清楚看到胃部结构以及各种异常现象。

胃就像一个大"袋子"，有很多房室会受癌细胞侵袭，且症状不明显。即使症状显现，也是轻微且没有任何异常。就因为这样，当医生发现是胃癌的时候，它已经向身体其他部位扩散了。

治疗

如果在早期检测到癌症，可以通过手术进行肿瘤切除——大约 20% 的癌症病例可以接受这样的手术。该手术包括摘除部分或者全部的胃以及胃周围的淋巴结，因为淋巴结是癌细胞最容易扩散的部位。当癌细胞扩散到其他器官时，手术可以缓解病情。患者通常需要通过化疗和放射性治疗来控制肿瘤的生长或者延缓疾病恶化，有时也能减轻患者剧痛的感觉。

胰腺炎

胰腺的炎症并不常见，可能是突然出现感染（急性胰腺炎）所致，也可能逐渐形成（慢性胰腺炎）的。一旦胰腺发生炎症，它会直接将一种消化酶分泌到腹腔，而不是小肠，这种酶有非常强烈的化学成分，会腐蚀胰腺周边的组织，导致患者疼痛、发热或者呕吐，严重的甚至可以致命——患者中有 1/5 的人会死于胰腺炎，但是大多数患者经过治疗都能康复。

症状

上腹剧痛，患者移动时疼痛更为剧烈。

发热。

恶心、呕吐。

腹部表面的皮肤有青肿现象。

急性胰腺炎发作时，症状突发，非常严重。慢性胰腺炎的症状则逐渐表露，通常患者在患病晚期才能意识到。

病因

急性胰腺炎通常都是由于结石、饮酒过量、服用药物（比如利尿剂等药物）所导致，由病毒所导致的可能性极小，大多数病例原因不明，慢性胰腺炎会使胰脏的功能慢慢减退，通常是因为饮酒过量导致。

诊断

医生会通过患者对症状的描述检查胰腺，或者提取血液样本进行检查。有时，患者需要接受腹部超声波检查和 CT 扫描，以及检测血液中的糖分。

治疗

治疗胰腺炎主要是为了缓解病痛以及其他的症状，患者可以接受静脉注射，也可以服用抗生素类药品来防止感染。一旦急性胰腺炎得到治疗，引起胰腺炎的根本原因也就找到了，假如是结石引起的胰腺炎，那么就需要切除胆囊，并且戒酒。

胰腺炎复发对胰腺的破坏很大，最终会影响消化功能（难以消化食物）或者分泌激素的功能（导致糖尿病）。患者需要补充体内的酶，如果引发糖尿病的话，还要注射胰岛素治疗。

胰腺癌

胰腺癌是比较少见的癌症，症状直到晚期才能显现。现在并不清楚引发胰腺癌的具体原因，但是初步推断与患者的饮食相关，特别是饮食中含有高脂、低纤维的食物。吸烟也是导致胰腺癌的原因之一。

症状

腹部疼痛。

体重减轻。

皮肤呈黄色，眼部呈黄色（黄疸现象），这是由于引发癌症后，胰腺分泌胆汁的导管受到阻塞，胆汁不能流出。

诊断

医生对胰腺癌疑似患者进行检查可发现黄疸、肝肿大、胆囊膨胀。这时提示肿瘤阻塞了肝脏中排出的胆汁，但胆结石也可能引发相似症状。可行的检查方法包括如下几种。

（1）血化验肝功。

（2）超声检查——可探测是否有肿瘤，还能引导探针收集组织样本供活组织检查用。

（3）CT(计算机断层扫描)或MRI(磁共振成像)——这些都是可以得出腹内情况的计算机化图片。

（4）内窥镜检查——通过它可直接观察到小肠内部。

（5）内窥镜逆行性胰胆管造影——一个易弯折的导管经喉入胃进到小肠中，然后将放射线无法穿透的介质物注入总胆管中以检测发生阻塞的情况。

（6）腹腔镜——腹腔镜可以通过腹壁的切口进入腹内，且可以利用它取样进行活组织检查。

病因

胰腺癌的确切病因尚不清楚，但却有几种确知的诱因。

吸烟使发病的危险加倍。

慢性胰腺炎。

糖尿病患者，特别是本身肥胖者。

接触工业污染物和DDT(一种杀虫剂)。

多年前做过胃部分切除术也会增加日后发生疾病的危险。

预后

胰腺癌患者预后较差，因为确诊时80%患者的病灶已蔓延到淋巴结。胰腺癌的术后存活率有2%，而无法切除肿瘤的患者，从确诊之日起平均存活时间只有9周，若肿瘤可以切除这一数字还可提高约10%。

治疗

胰腺癌的治疗与患者的年龄、身体状况、肿瘤的大小以及是否扩散到其他器官有关。

手术

若肿瘤体积较小只限于胰腺，可通过手术切除全部或部分胰腺来治疗。病灶区域的部分胃和小肠、胆管、胆囊、脾和淋巴结也可以切除。

对于无法切除的肿瘤，治疗目的只是缓解症状而非治愈。若肿瘤阻塞了总胆管可以使用金属支架搭建旁路以保证通路的开放。可以在进行内窥镜逆行性胰胆管造影时插入支架以缓解皮肤的瘙痒和黄疸。

药物治疗

在某些病例中放疗或化疗可能会杀死癌细胞使肿瘤收缩，但通常情况下它们也仅能起到缓解作用而非治愈。另外使用强效止痛药比如吗啡口服长效制剂或注射阻滞疼痛传导的药物，也可作为治疗的一部分。

肝硬化

肝硬化是正常肝组织结构的破坏，特征是形成放射状无功能瘢痕组织围绕有功能的肝组织。在大多数亚洲国家，慢性肝炎是肝硬化的主要原因。

症状

伴随着皮肤表层的损伤出现黄疸、瘙痒以及血色素沉着。

缺乏凝血因子会导致原发性淤伤。

上身出现蜘蛛痣（静脉扩张引起皮肤出现的小红斑），以及眼睑部脂肪沉积。

腹部肿胀（腹水），并伴有典型的静脉扩张。

腹痛、食欲差、恶心、呕吐（若食管静脉破裂还会出血）。

男性由于激素紊乱可能会发生女性化。由于威尔森症的影响角膜上将出现棕色环（凯－弗环）。

肝硬化的临床特征就是门静脉高压和肝细胞死亡。门静脉高压可引起脾肿大、食管静脉曲张以及腹腔内腹水聚积。开始时肝可能会增大，但是随着病情的发展又渐渐缩小。肝功能衰竭最终导致血中蛋白和凝血因子水平降低，体内废弃物的排泄效率降低。

诊断

血液学检查——全血细胞计数检查可以发现贫血（由于出血引起），血红细胞体积增大，凝血异常。

微生物检查——检查是否有乙型肝炎病毒、丙型肝炎病毒或丁型肝炎病毒。

免疫学检查——出现免疫球蛋白和抗体可以预示有自身免疫性疾病发生。

影像学诊断——超声、CT扫描或MRI都可显示有异常。

生化检查——白蛋白（血中的一种蛋白）水平降低。

肝药酶和胆红素（血红素的退化产物）水平升高——血清中的铁和铜元素可能引起血色素沉着（铁升高）或威尔森症（铜升高）。

病因

严格来说肝硬化并不是一种疾病，而是由于肝损坏形成的症状。肝的受损细胞可以再生，以维持未受损时的基本结构。若由于疾病或酒精中毒引起肝细胞持续受损，则组织会结痂愈合，引起肝结构受损。当瘢痕组织多于正常肝组织就会发生肝硬化。肝内血供发生变化，使器官功能降低。

虽然肝硬化主要是由于酒精中毒引起的，但它与其他病理过程也有关系。

慢性肝炎——乙肝和丙肝。

自身免疫性疾病——原发性胆汁性肝硬化、狼疮样肝炎。

血色素沉着症——一种遗传性疾病，身体吸收了太多的铁。

威尔森症——一种影响铜代谢的疾病。

小静脉闭塞症——多发于饮用含有毒性生物碱的药茶者。

肝静脉受阻塞。

受某些药物影响。

囊肿性纤维化。

糖原过多症。

长期心力衰竭者（心源性肝硬化）。

治疗

肝硬化必须针对疾病的成因进行对因治疗。

（1）使用药物 α–干扰素可以控制慢性乙型或丙型肝炎病毒，它可有效地降低病毒的活动。

（2）使用免疫抑制剂皮质类固醇激素强的松，咪唑硫嘌呤可治疗自身免疫性肝炎。

（3）由于肝血压增高，引起食管中扩张的静脉出血，可使用药物奥曲肽、血管加压素和心得安。

（4）胆管中的胆结石引起胆汁郁积性肝病，可行移除结石的手术，术中可使用胆酸制剂。

（5）血色素沉着是由于体内蓄积了大量的铁所致的疾病，可导致肝脏损伤，需要反复放血或使用螯合剂进行治疗，螯合剂能与铁相结合，安全地将其排出体外。

（6）若想有效治疗由酒精中毒引起的肝硬化，患者需要戒酒。必要时可使用物理疗法帮助患者戒酒，还可补充所需的维生素。

预防

假如有酗酒的习惯，则需预防肝硬化的发生。若能尽早意识到这一问题并进行治疗，有可能将其治愈或将疾病控制在某一阶段。但是，有些疾病，比如原发性胆汁性肝硬化和一些遗传因素却是无法预防的。

文身是传播肝炎病毒的一个常见途径。所以喜欢这种装饰的人应格外注意。

并发症和预后

由于肝功下降无法破坏和清除各种毒素，还会引起其他的并发症。预后主要与起病原因有关，但大多数都能得到令人满意的治疗。

移植手术

肝移植手术对象主要是那些据评估无法生存一年以上，或生活质量极差而无法耐受的患者。在某些情况下并不推荐进行移植手术。这些人包括原发或继发性肝癌患者、长期酗酒者、获得性免疫缺陷征患者、乙型肝炎患者或有典型精神疾病者。

肝炎

肝炎是由酒精、药物（毒性反应或过量）或病毒感染引起的肝脏弥散性炎症。病毒引起的肝炎类型很多。传统意义上的病毒性肝炎是对肝炎病毒感染引起的一系列疾病的总称。目前它至少有 6 种已知分类：甲型、乙型、丙型、丁型、戊型、己型。其中临床症状最具典型特征的是甲、乙、丙三型。

症状

急性肝炎无论是否由病毒引起都有相似的临床表现，患者会出现轻微的流感样症状，比如恶心、呕吐、食欲差，有时还会感到全身不适。其他症状包括如下几种。

发热。

疲劳。

腹痛。

腹泻。

由于病毒损坏了肝细胞，通常会发生黄疸（皮肤呈黄色）和小便赤黄。

诊断

在肝炎的急性期会产生 IgM(G 免疫球蛋白) 抗体，但接下来它又被保护性的 IgG 抗体所取代。因此检查 IgM 可以诊断肝炎活动期，若检查中发现 IgG 则提示此人曾经患过甲型肝炎现在正处于恢复中。

乙型肝炎抗原

由于自身对疾病的免疫性以及曾使用过有效的疫苗等原因，乙型肝炎至少有三个表现特殊的抗原抗体标志物可被用来识别疾病是否处于活动期。

（1）表面抗原——HBsAg——通常是感染的第一证据，到了恢复期就慢慢消失。恢复期后出现抗 –HBs 抗体并持续终生，提示曾经被感染过。持续性出现 HBsAg 而缺乏抗 –HBs 会导致慢性肝炎或处于肝炎病毒携带状态。HBsAg 是乙型肝炎的诊断标志。

（2）核心抗原——HBeAg——可从被感染的肝细胞中发现，而不是血中。抗 –HBc 在疾病发作时出现，继而逐渐消失。它有时可作为近期感染的指征。

（3）HbeAg 只有在 HBsAg 阳性的情况下才能被发现，提示感染的风险较大且很可能成为慢性疾病。

疫苗

丙型肝炎的多个亚型呈地域性分布，且随着时间的推移病毒也更加个体化。抗 –HCV 并不对身体起保护作用，因而可以用来诊断疾病活动期。

现已开发出针对甲型肝炎和乙型肝炎的疫苗，它们可单独给药，也可联合应用以激活机体的免疫能力。但是想要开发出针对有多样性抗原的丙型肝炎疫苗却仍是任重道远。

治疗

同甲型肝炎和乙型肝炎病毒接受后立即进行被动免疫（注射免疫球蛋白以预防感染）可以降低发病的危险。使用自动免疫接种技术可以预防急性肝炎及与此有关的其他慢性疾病。

丙型肝炎的唯一治疗手段就是使用干扰素（抗病毒的蛋白物质），但它作用有限且不乏较严重的副作用。

预后

肝炎持续 6 个月以上者被定义为慢性，其病情轻则只有轻度的炎症反应，重则发生肝硬化——由纤维瘢痕组织来替代受损肝细胞的一种疾病。1/3 的慢性肝炎是由急性肝炎发展而成，但大多数患者起病隐匿并不出现典型症状，只出现一些身体不适，比如疲劳、缺乏食欲和全身不适，不经过任何明显的急性期而直接发病。许多患者并不知道自己患有慢性肝炎且这种状况经常可持续数年，甚至数十年。但是，越来越多的证据显示这些患者最终会发展成肝硬化和原发性肝癌。

胆结石

胆囊是一个梨形的囊腔，用来贮藏和浓缩胆汁；它位于肝右叶下。胆结石形成于胆囊内，由大量胆固醇、胆色素和钙以各种不同的比例结合而成。结石可能是单发的，也可能是多发的，它可能大如胆囊，也能小如沙粒。在发达国家，80% 的患者的胆结石是以胆固醇为主要成分的。

只有约 20% 的胆结石患者最终会出现症状。大多数人只有在进行其他检查时才会发现这一问题。

症状

急性胆囊炎——胆囊的急性炎症可能会引起右肋区轻微或剧烈的疼痛，且有可能放射到后背和肩胛。还可能出现呕吐、发热和轻度的黄疸。90% 以上急性胆囊炎患者检查都会发现胆囊中有结石。严重的并发症包括胆囊穿孔、脓肿和腹膜炎（腹腔周围的黏膜发生炎症）。

胆绞痛——胆绞痛是胆结石最常见的症状。当结石阻碍了胆汁从胆囊中流出或妨碍其通过胆总管时就会发生胆绞痛。患者会感到右肋区间歇性疼痛。疼痛的程度可能是轻微的，也可能是剧烈的，可以持续几小时，且多发于饭后。

慢性胆囊炎——胆结石可以增加发作慢性胆囊炎（胆囊的慢性炎症）的概率。胆囊会结痂而无法正常收缩。患者的右肋区会出现慢性的疼痛。

胆总管中的结石——引发上腹中央和右部的疼痛，发热和黄疸伴尿赤以及浅色粪便。

胆管炎——胆结石的一个严重并发症就是胆管发炎。患者病情较重，常伴高热。

胰腺炎——胰腺发炎是胆结石的一个并发症之一。其症状包括上腹部和后背疼痛，通常伴有恶心、呕吐。

病因

饮食中摄入太多的胆固醇时，胆汁和胆固醇就会形成胆固醇性结石，从而导致胆囊难以有效地排出胆汁。

诱因包括：

女性——青年女性胆结石的发病率要高于男性。

饮食——节食可降低胆囊的活动，而快速减肥时大量分解脂肪又会增加胆固醇的排泄；饮食中含有大量的动物脂肪也会增加发病的概率。

药物因素——服用降低血中胆固醇含量的药物会使大量的胆固醇进入到胆汁中。

怀孕、避孕药和激素替代疗法都可能会增加疾病的危险。

肥胖。

糖尿病。

色素石

当胆囊中胆红素过多时浸泡其中的结石就会形成色素石，多发于胆囊切除术后的胆总管中，并伴发胆道感染，或其他血红细胞分解过度的血液疾病，比如镰状细胞性贫血。

诊断

通过对患者进行检查并询问病史通常就可以发现结石。检查时若发现胆囊肿大或胆囊刺激痛提示有胆囊疾病发生，且很有可能出现胆结石。

其他检查包括：

超声检查——检查胆囊中的胆结石。

闪烁扫描——使用同位素跟踪的方法检查胆囊中的胆结石。

内窥镜逆行胰胆管造影——将一种 X 线无法穿透的颜料直接注入到胆管中以确诊胆总管中是否有结石，必要时还可通过内窥镜移除结石。

静脉胆囊造影——注入一种 X 线无法穿透的介质便于在 X 线下将结石的轮廓显出来。

腹部 X 线检查——X 线下可以看到钙化的结石。

治疗

胆囊内的结石若不引发症状，可以不用治疗。对有症状的胆结石患者通常是通过切除胆囊来治疗（胆囊切除术）。腹腔镜检查（微创）或开腹手术都是可供选择的常用疗法。使用内窥镜可以将胆总管中的结石切除。若太大了无法全部移除，可以使用药物冲击或用体外冲击波碎石器将结石先行击碎。若无法进行手术，可以使用口服胆酸制剂的方法来治疗结石，但这只适用于患者症状较轻、结石体积较小且未钙化的情况。5% 的患者有可能会复发结石。

急性胆囊炎患者需要使用抗生素，之后也可以进行胆囊切除术。对于急性胆囊炎患者可以使用抗生素及减少胆管压力的方法治疗。

慢性胆囊炎的治疗并不理想，切除胆囊有时也起不到缓解症状的作用。

预后

约 10% 的患者在确认后 5 年内从无症状发展到有症状。若结石位于胆管中，20%

无症状者会形成并发症，比如胆囊炎或黄疸。

阑尾炎

阑尾位于大肠第一部分末端的盲肠处，阑尾发生炎症后如果不给予治疗，会危及生命。有时引发阑尾炎的原因不明。

症状

恶心、呕吐。

痢疾。

轻微发热。

食欲不振。

起初，疼痛限于脐周，之后，右边的腹部会感到轻微的缓解。

病因

阑尾腔内压升高使其内部黏膜受损，正常寄居于肠道的细菌因而有机可乘开始攻击阑尾壁，引起感染。后来分泌的黏液进入腔内又进一步引起内压升高，最终血供被彻底阻断，产生坏疽，阑尾壁破裂。

常见病因

有证据表明最初的病因是由于耶尔森氏菌感染而形成黏膜溃疡所致。最常见的阻塞物是卡在阑尾中的粪石。

其他病因

·肠道寄生虫。

·肿瘤。

·病毒感染引起腺组织肿胀。

诊断

诊断主要基于患者的病史及其临床表现，急性阑尾炎的典型症状出现得非常快，通常不超过 24 小时。若症状持续 48 小时以上，则不太可能是阑尾炎。

阑尾炎并无特定的诊断方法，只有在无法确诊时才使用其他检验方法辅助诊断。

可选的诊断方法

实验室检查和影像学检查并不能确诊阑尾炎，但却有助于排除其他可引起疼痛的疾病。

腹腔镜检查——使用装配有摄像仪器的工具对腹腔进行检查。

超声波检查法（使用超声波成像）有时也会有所帮助，特别是无法确诊或疑似有其他妇科疾病时。

有经验的医生都擅长于根据病史和临床表现来诊断阑尾炎，但是 15% 的急性阑尾炎患者接受手术时很难发现病因。

治疗

急性阑尾炎唯一安全的治疗方法就是手术切除阑尾，通常这是一种开腹手术，但是现在腹腔镜（微创）手术也变得越来越常见。

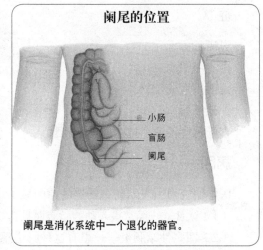

阑尾的位置

小肠
盲肠
阑尾

阑尾是消化系统中一个退化的器官。

快速康复

正常情况下恢复是比较迅速的。通过在术前和术中静脉注入抗生素可大大降低术中发生感染的概率。脓液必须吸出。若体积较大或影响了盲肠和小肠，则必须切除整块脓肿并行回肠造口术（术中将小肠牵引至皮肤开口处，肠内排泄物可排到可移动的口袋中）。

预防措施

手术期间，腹部和肠道必须做仔细检查以排除任何其他疾病。一个很少出现但却有可能出现的病因就是 Meckel 憩室（小肠上的囊性突起）炎症。即使并不出现炎症反应，切除这种囊状物也会预防日后发病。

预后

急性阑尾炎的进展很快。一旦漏诊会导致被感染的阑尾破裂，肠内容物进入腹部引发腹膜炎。

后果

当突然发生破裂时，炎症反应向四处扩散感染腹腔（穿孔），这会威胁到患者的生命。

在病情发展较慢的情况下附近的网膜（特殊的骨膜）会将穿孔部位包裹起来形成脓肿，这种情况较少见。

结肠直肠癌

结肠直肠癌是比较常见的癌症，但是到现在为止，关于结肠和直肠为什么这么容易受癌细胞的攻击还没有确切的解释。40 岁以下的人很少患结肠直肠癌，但是随着年龄的增长发病率有所升高，特别是 60 岁以上的患者较为常见。大多数跟大肠有关的癌症都发生在结肠的末端（乙状结肠处）或者直肠，所以结肠直肠的检查极为重要。虽然结肠直肠癌可以成为家族遗传病，但是 90% 的患者发病并不是家族遗传。

症状

腹痛。

排泄习惯改变。

大便出血或较软。

食欲不振。

直肠感到不适，排泄后感觉不畅。

病因

医学研究对引发结肠直肠癌的原因做了定义，原因包括如下几种。

（1）饮食——经常摄入动物脂肪而且食物中缺乏高纤维物质容易引发结肠直肠癌。

（2）溃疡性结肠炎——患有这种肠道感染性疾病的人更容易患上结肠直肠癌。

（3）大肠息肉遗传病——这种遗传病会引起大肠内部生长出息肉。这种息肉会引发癌症，此病患者需要经常做切片检查，检查大肠的健康状况。

（4）基因——DNA中的基因改变引发结肠直肠癌这一理论现在已经得到证实。正常的器官组织转变成癌细胞要经过一系列的过程，其中一些演变便是由遗传引起，所以有家族病史的人比较容易患上此病。医学专家现在正在寻找到底哪个基因变化引发结肠直肠癌的可能性最大。阿司匹林和其他一些抗消炎的药物能够防止结肠直肠癌的发生。

诊断

在症状显现前，结肠直肠癌就可以通过扫描发现。如果出现症状后就医，医生可能会对患者进行腹部检查，通常会戴上手套后为患者检查直肠。医生还会询问通便的状况，在血液化验后，还要进行大便化验。

医生通常会建议患者到医院进行一系列检查，比如乙状结肠镜检查（这种检查是指用一根管子插入直肠来检查乙状直肠），X线检查或者结肠镜检查（结肠镜检查是运用一种灵活的内窥镜来检查整个结肠）。通过以上几种检查，可以准确地检查出结

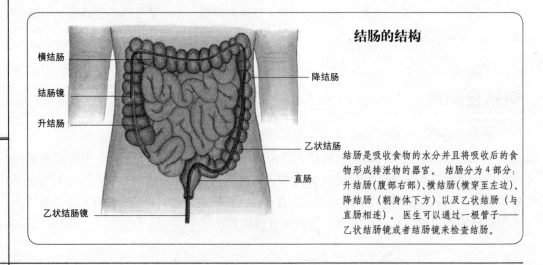

结肠的结构

横结肠

结肠镜

升结肠

降结肠

乙状结肠

直肠

乙状结肠镜

结肠是吸收食物的水分并且将吸收后的食物形成排泄物的器官。结肠分为4部分：升结肠(腹部右部)、横结肠(横穿至左边)、降结肠（朝身体下方）以及乙状结肠（与直肠相连）。医生可以通过一根管子——乙状结肠镜或者结肠镜来检查结肠。

肠中是否有肿瘤。

进行内窥镜检查时，医生会提取组织切片用来化验以确定是否存在癌细胞。如果确定癌细胞存在，医生通常会对患者进行 CT 扫描，观察癌细胞生长的速度以及是否扩散到身体其他器官。

治疗

如果结肠直肠癌得到确诊，那么唯一的治疗方法就是将长有肿瘤的部位切除。大肠中受感染的地方切除（手术称之为结肠切除术）后，医生会将两端重新进行连接。大多数情况下，医生会将切除后的两端进行连接，有时医生也会将切除的一段连接到腹腔壁，建立一个暂时的通便管，这称为结肠造口术。不是所有的结肠造口术都是长久的手术，大多数造口术都是在做第 2 次连接手术前暂时使用的。

如果癌细胞在大肠壁上，约有 90% 的患者能够在 5 年后恢复。如果癌细胞已经扩散到淋巴结，特别是肝脏部位的淋巴结，生存的概率就大大降低了。

最近几年，化疗对于早期发现的病例比较有效，但是最好的治疗方法仍然是手术。越早进行手术，存活的机会就越大，研究表明，耽误癌症治疗的主要原因是患者犹豫是否应该就医。如果有类似的病情，请不要拖延时间，赶快就医。

预防

对高风险人群进行定期筛查。

在癌变前将息肉切除。

低脂肪、高纤维饮食。

雌激素替代疗法 (HRT)——可降低女性结直肠癌的发病率。

非甾体类抗炎药——可减少遗传性腺瘤性息肉病患者的息肉数量，降低结直肠癌的死亡率。

溃疡性结肠炎

溃疡性结肠炎是一种发生于肠黏膜内侧的非传染性疾病。它多发于直肠，且会蔓延到大肠，并影响部分或全部结肠。在一些比较严重的病例中会形成炎性息肉。

症状

溃疡性结肠炎急性发作时的症状如下。

频繁发生出血性腹泻。

发热。

身体不适，食欲差、消瘦。

腹部绞痛。

腹部左侧肠道发生溃疡裂口处疼痛。

直肠疼痛、出血和黏膜病变。

里急后重（持续且急迫的排尿或便，但却只能排出少量的血液和黏液）。

贫血——由于出血所致。

水肿（组织肿胀）——由于蛋白大量流失所致。

口腔溃疡。

心动过速。

有些人还可能出现：

皮疹。

眼部炎症。

关节疾病。

肝、肾和胆囊疾病。

形成血栓。

在急性发作期会出现一些威胁患者生命的并发症：

毒素引起扩张——大肠扩张，肠壁被拉伸而变薄。

大肠穿孔——腹部变得僵硬，且患者会感到极为疼痛，有可能发生重症休克。

大量出血。

病因

虽然引起溃疡性结肠炎的真正原因还未弄清，但却有很多与此相关的理论，包括：

环境因素

有观点认为溃疡性结肠炎是由于遗传原因所致或是对某些特定的饮食或微生物产生反应而引起的疾病。

家族遗传史

大量事实证实溃疡性结肠炎可能与遗传因素有关，有10%～15%的患者其直系亲属（例如父母或兄弟姐妹）罹患溃疡性结肠炎或克隆氏病。后者是种影响整个胃肠道的炎症性疾病，其病灶可位于从口腔到肛门的任何部位，它的病原体与溃疡性结肠炎相似。另一个支持溃疡性结肠炎是遗传性疾病的迹象是患者经常患有其他的家族遗传性疾病，比如：

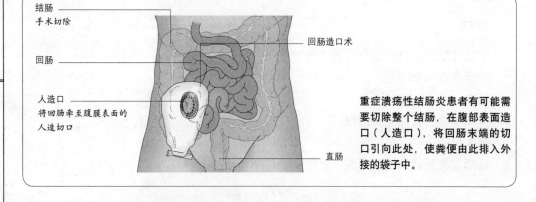

结肠
手术切除

回肠

人造口
将回肠牵至腹膜表面的人造切口

回肠造口术

直肠

重症溃疡性结肠炎患者有可能需要切除整个结肠，在腹部表面造口（人造口），将回肠末端的切口引向此处，使粪便由此排入外接的袋子中。

过敏性疾病，比如哮喘或湿疹。

自身免疫性疾病，比如系统性红斑狼疮或慢性肝炎。

与病毒之间的联系

从溃疡性结肠炎患者身上提取的组织中可以分离出病毒，预示着二者之间可能有某些关联，但还缺乏切实的证据。

吸烟所带来的影响

溃疡性结肠炎在不吸烟者或已戒烟者中的发病率反而更高，这种现象的原因尚未完全弄清。

诊断

溃疡性结肠炎并无特殊的体征，除了腹部可能会感觉到轻微的胀痛和压痛。

检查

· 对粪便进行实验室检查以排除感染。

· 做腹部 X 线检查。

· 钡餐——X 线无法穿过硫酸钡，可以用作肠道 X 线检查的对照物。

· 直肠检查——可能会检查到出血。

· 结肠镜检查。

· 超声或 CT 检查。

· 化验血流以检查贫血和肝功能。

在诊断溃疡性结肠炎前应先排除下列疾病。

· 由细菌、病毒、寄生虫或原生动物比如阿米巴虫引起的感染性结肠炎。

· 使用某些抗生素后造成的假膜性结肠炎。

· 克隆氏病，有时二者之间根本无法区别。

· 憩室炎——肠道下部肠壁虚弱处的肠袋形成炎症反应。

· 结肠和直肠肿瘤。

治疗

药物治疗是最主要的治疗手段，可以通过口腔和直肠给药。

5- 氨基水杨酸衍生物。

皮质类固醇激素类药物 (用于危重病例中，大剂量应用以挽救生命)。

某些病例中由于使用了硫唑嘌呤，可以适当地减少激素的用量。对于病情极为严重者可使用环孢霉素。由于压力以及某些抗生素和抗炎类固醇药 (nasids) 的影响部分患者的病情经常出现反复，则需要使用柳氮磺胺吡啶或 5- 氨基水杨酸制剂进行维持治疗。

对于病情较重的溃疡性结肠炎患者，必要时可切除部分或全部结肠 (这一过程称为结肠切除术)，或者大部分直肠和结肠。若患者对某些疗法不敏感或治疗带来难以接受的副作用也可接受手术治疗。术后，某些患者可能永远需要回肠造口将回肠牵引至腹壁，并造一人造开口允许大肠内容物由此排泄至袋子中。

　　另一个可供选择的方案是施行回肠结肠吻合术来避免回肠造口术。手术过程中将小肠的一个憩室缝合到直肠上，作为一个液体粪便的贮存器。这些粪便可以一天数次地照常通行。

痔疮

　　痔疮实际上是肛管的静脉曲张。其表现为肛管壁组织的异常肿大，有的甚至会从肛门中突出。痔疮最早出现的常见症状为排便时出现鲜红的血液。通常症状较轻，但也可能加重并持续数月。

症状

　　其他少见的症状包括肛门瘙痒、不适及疼痛，特别是当痔疮发生炎症时，直肠也会有沉重感，并伴有肛门部发生黏液样改变。

痔疮的等级

　　一级——痔核位于肛门内，但排便时会出血。

　　二级——排便时痔核会伸出肛门，排便结束后又重新返回。

　　三级——除非用手推回，否则痔核总在肛门外。

　　四级——始终位于肛门外。

病因

　　慢性便秘是痔疮最常见的诱因，这通常与饮食中缺乏纤维有关，长期剧烈活动会使腹内压增高，且肛门区域的血管充血。

　　其他诱因包括：

　　怀孕和分娩。

　　排尿困难——因为许多男性可能会发生前列腺肥大。

　　肥胖症。

　　从事抬举重物或长期久坐的工作。

　　严重腹泻。

诊断

　　最重要的是一旦发生行动时出血应立即就医以查清出血原因。

　　医生应先检查患者的腹部、腹股沟和生殖器，而后再使用直肠镜和乙状结肠镜等金属器械观察肛管和下段肠道的内膜。

　　若无法确诊可使用内窥镜切除一小片组织在显微镜下进行活组织检查，还需做血液检查是否贫血，因为痔疮导致持续性出血引起血液中铁大量流失，从而出现贫血。

治疗

许多症状较轻的患者可以进行自我治疗，治疗时需要注意饮食并使用轻泻剂，便后用温水清洗肛门周围，并用棉布轻轻擦干有助于减轻刺激感。

可以涂抹药膏、使用栓剂以及激素类软膏以缓解瘙痒和疼痛，若发生剧痛则可进行局部麻醉治疗。但只能使用几天，因为它会刺激肛门的皮肤。

若症状持续出现，则需手术治疗。手术目的为彻底去除痔疮或将引起疾病的栓块切除，最终使其萎缩。可选的方法比较多，包括硬化疗法（将硬化剂直接注射于痔核内使痔核硬化萎缩或使痔栓坏死脱落）和凝固疗法（使用各种手段）以及使用手术刀或激光刀进行手术治疗。

大量脱垂患者伴有皮垂，可能需要行痔切除术。术后使用非甾体类抗炎药可以缓解不适。

预防

建议患者做到如下几点以降低痔疮的发病率：

食用含有新鲜水果、蔬菜以及全麦谷类的高纤维饮食。

补充足够的液体。

将体重控制在正常范围中。

避免长期用力。

不要延迟肠道排空。

第三章
呼吸系统疾病

感冒

感冒是世界上最普通的感染性疾病，它由总称鼻病毒的一组病毒引起，同时出现大量的上呼吸道症状。

症状

感冒病毒的潜伏周期为 1 ~ 4 天，症状多发生于固定部位，比如咽部。48 小时后症状开始有较大变化，此时出现明显的诊断指征。这些症状是由于发炎和鼻黏膜肿胀引起的。如果没有更复杂的发展，症状会持续 2 ~ 4 天，包括：

流鼻涕。

打喷嚏。

鼻塞。

流泪。

鼻窦充血引起面部疼痛。

喉咙肿痛，发干，咳嗽。

发热——少见于儿童，罕见于成人。

脓性鼻分泌物 (疾病后期)。

疲劳。

病因

伤风和感冒发热 (有些感冒常伴发热) 绝大多数是由如下各组病毒感染引发的。

鼻病毒。

腺病毒。

冠状病毒。

副流感病毒。

艾柯病毒。

呼吸道合胞体病毒。

柯萨奇病毒 A。

甲、乙型流感病毒。

主要传染途径为鼻与口腔的传染，但有时也可通过肌肤相互接触而传染。比如手指不小心接触到了携带病毒的鼻分泌物，当它再与健康人的口、鼻接触，健康人就可能被传染。因此患者咳嗽、打喷嚏或同他人直接接触都易导致疾病传染。

通过患感冒而得到的免疫期通常较短。这是因为感冒病毒通常并不进入血液循环，因而机体很难建立免疫应答来抵抗感冒。

诊断

临床诊断是必需的。感冒经常引起上呼吸道感染，例如，鼻、眼（鼻泪管）、咽和胸部的不适。导致喉头发炎（张开嘴可以看到咽部）、咳嗽（气管炎）或者支气管炎的相关症状。

众所周知，鼻分泌物本来就包含各种类型的鼻病毒，所以实验室检查并不是确诊所必需的。

大多数的感冒都会自己痊愈。也有些病例会由于两种细菌感染而变得复杂，导致鼻窦炎、中耳炎（中耳部感染），及下呼吸道感染。

治疗

治疗仅以缓解症状为目的，没有对感冒病毒敏感的抗生素。常用的治疗手段有服用止痛药（例如阿司匹林）、鼻塞患者使用雾化吸入剂、喝热水缓解咳嗽等。止咳糖浆之类的药物收效甚微。患者应戒烟以免过度刺激黏膜。

至今尚无特效疗法和免疫学方法对感冒有效。因此最近的研究重点多放在如何研制出能够缩短病程、限制疾病传播的药品上，但还未有切实成果。也有某些抗病毒药在临床上使用，但它们大多价格昂贵，而且即使不用药，感冒也不过持续4天左右。

高危人群

某些特定的个体得流感后出现并发症的风险很大。并发症包括：支气管炎、侵犯气管的细菌感染和肺炎。流感流行期间肺炎导致的死亡很常见。

因流感而出现并发症的高危人群包括下述几种。

（1）早产儿和低体重的新生儿和幼儿。

（2）老年人。

（3）吸烟者。

（4）哮喘患者。

（5）糖尿病或艾滋病引起的免疫力低下患者。

（6）营养不良及健康状况不佳的患者。

高危人群如果出现了流感并发症，则不能在家里接受治疗，必须在症状发生时尽快就医。

流行性感冒

流行性感冒(俗称流感)是由接触高传染性病毒引起的呼吸道疾病。尽管它的某些症状与感冒相似,但二者之间还是容易区分的。

感冒的特征是起病较缓,仅限于流鼻涕、喉咙痛和低热等症状,通常持续3～5天。而流感则恰恰相反,起病较急,症状较重,在经过1～4天的潜伏期后,患者经常感到头痛、背痛、肌肉痛和寒战,或伴有鼻塞、气管炎(喉咙发干)、声音嘶哑、没有食欲、腹泻、呕吐、失眠等症状。

不同类型的流感病毒引起的流感可以根据不同症状来区分。例如,除上呼吸道症状外,有时也伴有消化道症状,包括腹痛、腹泻、呕吐等(肠胃感冒)。

症状

高热。

食欲不振。

喉咙发炎。

全身酸痛。

烦躁不安,身体虚弱。

急性期症状一般持续3～4天。病程越长,愈后所需恢复时间也越长。

病因

流感病毒分为甲、乙、丙三型。这三型病毒逐年发生抗原变化,不断产生新的病毒株。

人与人之间传染途径主要有咳嗽、打喷嚏或与潜伏期病毒携带者直接发生皮肤接触等。

诊断

通常临床诊断时只要问一下患者的病史及现状就可以了。

流感可以是个体偶发,也可以发展为群体流行病。如果一批患者均呈相似症状就可以推断有流感爆发。

通过对患者血清的检查可以确定病毒种群类型,但这仅在流感爆发时才有意义。

治疗

卧床休息。

补充足够多的水分。

顿服扑热息痛或阿司匹林以退热。

抗生素对流感本身无效,但常被用来治疗细菌引起的继发感染。如流感嗜血性杆菌、肺炎链球菌都对特定的抗生素高敏。也有一些抗病毒药在临床上使用,如金刚烷胺,但这仅用于身体虚弱或危重患者。在流感爆发时很少有这种需要重症监护的患者。

哮喘

症状

深夜、清晨和运动后，气喘和咳嗽较为严重。

胸闷。

气急。

恐慌和焦虑。

呼气困难。

哮喘是指气管间歇性缩窄导致的呼吸困难。病情较轻的患者会遭受偶发性的气喘和气急，然而有些患者则可能每日都要经受会致残或危及生命的哮喘发作。在过去的20年里，哮喘得到了广泛的认识，得到诊断的病例数目也增加了2倍——有可能是因为人们将轻微病症也归类为哮喘。

哮喘在任何年龄段都可能发作，但普遍认为儿童时期更易患哮喘。哮喘通常与过敏症相关，引发过敏性哮喘的刺激物有——尘螨、花粉、霉菌以及动物的毛发，还有一些食物过敏也能引发哮喘。人在儿童时期所患过敏性哮喘通常会发展成湿疹或过敏性鼻炎。

诊断

一些患者患有偶发性气喘，然而有些患者会由于受刺激物的刺激产生频繁且严重的哮喘反应。对于医生来说，要诊断哮喘并不容易，最明显的征兆就是在运动时和运动后气急或者深夜咳嗽。

如果医生怀疑患者患有哮喘，则需要做进一步检查。诊断哮喘的检查包括肺量计检查和肺活量检查，这些检查监测呼吸的频率和深度；此外还需要接受对不同物质过敏性反应的检测，以确定可能会引起哮喘的刺激物；有时候，还需要接受血液检查，以检测血液中的氧含量。

治疗

到目前为止，还没有发现治愈哮喘的方法，但是可以通过药物治疗和避开诱发因素来防治哮喘，很多患有哮喘的患者都能正常地生活。另外，许多儿童时期的哮喘症状会随着年龄的增长而减弱，到20岁后症状就会消失。

医生常常会检查患者的症状。根据病情的严重情况，医生会要求患者每天早、晚对自己肺活量峰值进行自我评估，

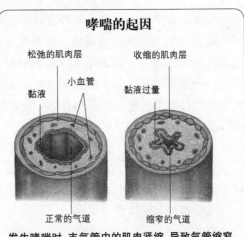

哮喘的起因

松弛的肌肉层　　　　　收缩的肌肉层

黏液　　小血管　　　　黏液过量

正常的气道　　　　缩窄的气道

发生哮喘时，支气管中的肌肉紧缩，导致气管缩窄，同时保护气管的黏液分泌过量，最终导致气管壁发炎。

对着峰值流量计呼气,监测每分钟呼出的气体总量。将这些得出的数值绘制成一个图表,以帮助患者了解自己是否准确地服药,以及哮喘是否得到有效的控制。

几乎所有的哮喘药物都以喷雾的形式摄入,能使肺部直接吸收,药效持久。"间隔装置"能够使肺部更有效地吸收药物。

现有两种主要的吸入器——一种能缓解哮喘,另一种能防止哮喘发生:

(1)缓解型吸入器——这种吸入器通常为蓝色,内含药物为支气管扩张剂;这种药物能够使气管得到放松并且扩张气管,能暂时缓解病情。

(2)预防型吸入器——这种吸入器中的药物通常是低剂量皮质类固醇,呈棕色。按规定的时间每天服用 2 次,能够对肺部起到良好的保护作用,减少发炎和黏液过多的情况。

皮质类固醇也可以用做药物服用以缓解长期严重哮喘患者的严重病情。

预防

患有哮喘的人应该按时服药,防止哮喘发作。

要防范刺激物如烟雾、受污染的空气或者冷空气。

如果对宠物皮毛过敏最好不要养宠物。

吸烟会使病情恶化,所以最好不要吸烟。

应该经常锻炼,因为锻炼能提高肺活量,使呼吸顺畅。

只要带上装好药物的吸入器,哮喘患者也可以适当运动,如有疑问,可以咨询医生。游泳对于哮喘患者来说是非常好的运动,练习瑜伽、学习放松的技巧也可以控制紧张的情绪,这样就能减少哮喘的发生。

肺炎

肺炎是由严重的胸腔感染导致肺部的肺泡发炎,而氧气需要透过肺泡壁进入血液,因此肺炎对生命有潜在的威胁,特别是当两肺都受到感染时。肺炎是最常见的致命的医源性感染,尤其威胁老年人。多数情况下,用抗生素进行治疗可以使患者完全恢复健康。肺炎可见于任何年龄段的人群,最常见的是年龄很大和年龄很小的患者。致病的微生物可以是病毒、细菌和真菌。大多数肺炎是细菌引起的。

症状

肺炎会逐渐发展,尤其是病毒性肺炎。细菌性肺炎一般发展迅速,数小时内病情就可能变化很大。肺炎症状如下。

咳嗽咯痰,液体中可见血丝。

高热。

呼吸急促,甚至休息时也如此。

吸气时胸痛。

精神极度兴奋或混乱。

病因

多数肺炎都是由细菌感染引起的，极少数是由于病毒感染引起。

· 肺炎链球菌——它常伴随副流感病毒(该病毒可引起感冒)感染引起继发性肺炎。

· 肺炎支原体——多见于青年患者。

· 流感嗜血杆菌——多见于已患有肺部疾病如慢性支气管炎或肺气肿的患者。

· 肺炎衣原体——引起一种少见的肺炎，这种肺炎被称为鹦鹉热，这是由于同已被感染的鸟类接触而患病。

· 金黄色葡萄球菌——引起重度肺炎，多为病毒感染后的继发感染。

· 嗜肺军团杆菌——引起一种罕见的肺炎，这种肺炎被称为军团病，是一种可威胁患者生命的疾病，它通过空调系统和淋浴喷头来传播。

· 卡氏肺囊虫肺炎多发于免疫系统比较弱的患者，最常见的就是 HIV 携带者(病毒可引起 AIDS)。

· 肺结核。

诊断

医生会根据病史和胸部检查，来诊断患者是否得了肺炎。患者需要做 X 线和血液检查，也可以进行痰检来查明病因。

治疗

身体素质好的肺炎患者可以在家里接受抗生素治疗，可以用止痛药减轻发热的程度并控制疼痛，要多喝水。

孩子、老人以及肺炎病情迅速恶化的成人需要即刻送往医院接受静脉注射和抗生素治疗。有时，患者需要使用氧气面罩吸氧。肺炎患者也可以使用换气扇，保持空间内有足量的氧气。患者康复后即可停止使用。

预后

通常患者数周就会恢复，儿童会非常迅速地完全康复。肺炎有很多并发症，比如胸膜会红肿发炎形成胸膜炎，严重的还会形成败血症。对于年老或者免疫力低下的患者，感染会深入肺深处从而导致肺衰竭。

预防

推荐接种 BCG(卡介苗) 对肺结核进行免疫。

免疫抑制的患者需进行肺功能检查。

应避免烟、酒过度。

体弱者应接种流感疫苗。

与动物接触时要多加小心。

肺癌

肺癌是癌症中最常见的致死原因，最易侵犯年龄在 50 ~ 70 岁的人群。肺癌在很大程度上可以预防。

肺癌发展缓慢，数年才可见临床症状。有些肺癌直到晚期才出现症状，结果肺癌发展到很严重的程度时才得到确诊，而此时可用的治疗手段已经非常有限。

症状

慢性的持续性咳嗽，有时痰中可见血丝。

呼吸急促。

不明原因的体重下降。

胸痛。

气喘。

支气管炎或肺炎。

有些肺癌直到高度恶化后才出现症状。

病因

吸烟——吸烟的时间过长，数量过多会使发病的危险增加，戒烟之后发病率也随之下降。被动吸烟者吸入了他人喷出的烟雾，发病率会增加约 15% 左右。

污染——少数肺癌是由于大气污染，工业粉尘比如石棉、砷、铬、氧化镁、煤、沥青以及燃烧产物等引起的。

继发性癌变——身体其他部位比如乳腺或前列腺发生肿瘤通常会继发引起肺部肿瘤，其症状与原发肿瘤相似。

诊断

如果医生怀疑患者得了肺癌，他会要求患者做 X 线检查，通过肺部的不正常阴影来确诊。医生可能会把患者的痰样送去分析，从而检测其中是否含有癌细胞。医生也可能会要求患者做支气管镜检查。

治疗

手术——如果癌症还没有扩散到其他器官，那么临床常用手术清除肿瘤，去除受侵犯一侧的全肺或被侵犯的那部分区域的肺组织。

化疗——化疗药物对肿瘤的杀伤作用非常强，通常作为手术后的补充疗法来帮助清除肿瘤。

放射疗法——这种疗法可以减缓肿瘤的生长速度，但是并不能彻底地破坏它们，常被用来对付较小的肿瘤如转移性肝肿瘤——指癌细胞已经从肺扩散到了大脑、骨骼和肝脏。患者在接受放射疗法后还需进行化疗。

预防

彻底戒烟会降低患肺癌的风险。研究显示已戒烟的人群患肺癌的概率只比不吸烟者稍高一点。

预后

癌症早期就得到诊断的患者预后较好。这类患者可以保全整个肺部。但是总体来讲，肺癌患者预后很差，只有 5% 的患者在治疗后可以再活 5 年以上。对于那些肿瘤已经扩散的患者，积极治疗通常只能控制症状以及提高生活质量，但是无法延长生命。

结核病

结核病是一种传染性疾病，它通常影响肺部，也可影响身体的其他器官。

症状

肺结核一般是在常规普查时才被检出，但它可引起如下症状：
长期身体不适。
食欲不振及身体消瘦。
发热，盗汗。
咳嗽——通常在早晨加剧。
咳痰且痰中带血。
胸痛。
气喘。

病因

结核病是由结核分支杆菌（结核菌）引起的。大多数患者是因为接触了被感染个体传出的飞沫而被感染。初次感染肺结核的病灶部位通常为肺部及其周围腺体。初期损伤随着瘢痕的形成而愈合，但结核菌却可能在体内存活。通常它们处于潜伏状态。一旦身体对疾病的抵抗力下降，可在数月或数年后复发，引起初次感染后结核病。

成人罹患结核多为疾病再活化的结果，原发性或再次感染性结核比较少。疾病诱因包括：
年龄较大。
酒精过度与药物滥用。
糖尿病。
接受免疫抑制剂治疗。

诊断

诊断通常以临床表现为基础，但是要确诊则需要做下列检查。

（1）X线检查——在X线下可以看到肺部和骨骼形成的结核损伤。

（2）实验室检查——使用显微镜对痰液、被感染的组织、尿液或脑脊液进行检查。

（3）培养——可以在实验室内对细菌进行培养。使用聚合酶链反应技术可以很快得出结果。

（4）结核菌素皮试。于注射48～72小时后检查前臂注射处的反应。若反应比较明显，可以看到红色结节，证明对结核病有免疫能力或结核菌处于活动状态。若没有反应，则证明个体对结核病的免疫能力低下或没有结核菌感染。患有免疫抑制疾病的患者可以出现假阳性的结果。

预后

许多感染了结核病的人可能永远也不会出现症状。结核菌处于活跃期的患者若能得到相应的治疗，一般会得到良好的反应。药物会引起少数患者出现药疹和发热。如果发生这种副作用，应该改变治疗方案用其他的药物替代引起过敏的药物。

治疗与预防

大多数结核患者在家中就可以接受治疗，除非患者不能按时服用药物，或有其他问题。

为避免结核病对药物产生耐药性，应联合用药。大多数的治疗方案都联合使用利福平、异烟肼、吡嗪酰胺和乙胺丁醇，此外，链霉素、氧氟沙星和阿奇霉素也有疗效。

对结核病患者应及时治疗以防止感染蔓延。同结核病患者亲密接触的人应该进行排查，对于高危人群则应给予药物进行预防治疗。

同初次感染结核的儿童接触后也要做检查，因为该儿童很可能是近期才获得感染，接触获得感染应给予治疗。

第四章
运动系统疾病

骨质疏松症

骨质疏松症是一种骨组织中钙流失的常见疾病。这意味着骨很脆弱并且易于折断。人一生中骨头因老化而失去功能，然后重新成骨，这个过程促进了骨的生长和修复。刚进入成人期的人群形成新骨的速度比骨老化的速度快，进入中年期后，骨老化的过程加速而重建过程速度减慢，于是骨开始变得疏松，不再坚固。

约 5% 的人患有骨质疏松症，并且其对于女性的威胁是男性的 4 倍。这可能是由于女性的雌激素水平在更年期后下降引起的。这种情况通常会导致严重的骨质疏松症。很多人直到骨折才意识到自己患有骨质疏松症。骨折比较常见的发生部位是手腕和臀部。其他的骨质疏松性骨折如粉碎性骨折、脊柱压缩性骨折以及股骨骨折都是老年女性致残的主要原因，甚至会威胁生命。

风险因素

·因年龄问题导致的骨质疏松症具有个体差异。一般情况下病情总是在 15 ~ 20 年内逐渐发展形成。绝经后骨质疏松症的发展只需要 10 年左右，尤其是那些较早绝经的女性。

·体重过低。

·吸烟。

·饮酒过量。

·长期进行皮质类固醇药物治疗。

·缺少锻炼。

·甲状腺活动频繁。

·骨质疏松症家族史。

·风湿性关节炎。

·慢性肾衰。

诊断

医生在用 X 线给患者做检查时，可能只发现了骨质疏松症的征兆。患者可以通过做骨扫描来检测骨密度的水平，这些数据通常从股骨和腕骨中得到，用以明确诊断。

治疗

理疗医生建议患者通过锻炼来帮助重建骨骼。如果骨折是由骨质疏松症引起的，那么患者将接受如下治疗。

（1）激素替代疗法，它可以缓解女性患者的病情。

（2）钙片和一种特殊药物结合使用，可以促进骨骼吸收更多的钙。

（3）维生素 D 补充剂也有一定的效果，但是必须在血液检查的监控下使用。

预防

日常活动对骨质疏松症的预防和治疗很重要。它们包括：定期进行负重训练、跑步、打网球、有氧运动。

预后

骨质疏松症引起的骨折会带来疼痛、功能障碍等不便，甚至会威胁人的生命。一旦有某个部位因骨质疏松而发生骨折，那其他部位很容易继发骨折。如果髋骨骨折后，20% 的患者在 1 年内死亡，50% 的患者失掉独立行走的能力，25% 的患者需要专门机构照料。

关节炎

关节炎是一种无菌性炎症症状。炎症导致疼痛并且会引发一处或多处关节的僵硬。关节炎可能是急性的，比较典型的症状是急剧的、严重但是短期的疼痛；也可能是慢性的、持续存在的疼痛。关节炎可能会引起其他疾病，比如克隆氏病或者银屑病。治疗主要依据病情的严重程度和关节炎的类型来进行。通常是依靠止痛药来缓解疾病导致的不舒服的感觉，而且至今没有药物可以使之痊愈。

关节炎有以下几种类型，每种类型都有自己的特征。

骨关节炎——骨末端的软骨被磨损而且被骨刺状的结构取代，影响负重关节，比如膝关节、臀部和手的关节。多发生在超过 60 岁的人群中，女性的发病率是男性的 2 倍。

风湿性关节炎——导致（关节）滑膜肿胀。关节肿胀僵硬，最终变形。最常见于年龄在 40 ~ 60 岁的人群，女性的发病率是男性的 4 倍。

痛风——由关节中的尿酸结晶沉积而引起，最容易发生在大脚趾的根部。男性罹患此病的概率是女性的 20 倍。

假痛风——和痛风类似，假痛风也和关节中的沉积结晶有关。女性比较多见。

银屑病性关节炎——银屑病可以诱发一种关节炎，体征类似于风湿性关节炎。

强直性脊椎关节炎——会侵犯关节，可能伴有肠炎如克隆氏病以及溃疡性肠炎。

男性罹患此病的概率是女性的 4 倍。

化脓性关节炎——由关节感染引发。很多细菌都可以成为感染源。受累关节发热、肿胀、疼痛、难以运动。此病容易发生在小孩和老年人身上。

暂时性滑膜炎——多见于儿童，暂时性滑膜炎导致髋部不适，跛行数月后即可自然恢复。但是也有可能是儿童股骨头缺血性坏死病造成的，这就需要及时就医。

治疗

医生总会开药性强的药物为患者减少疼痛，但是事实上患者也可以考虑一些自助性的措施。

（1）尝试脊椎指压疗法或者针灸疗法，尤其是电针灸疗法。

（2）尝试不太剧烈的运动比如瑜伽、太极和气功。这些对关节炎患者能起到积极的作用。

痛风

痛风性关节炎是一种结晶导致的关节炎，极其常见，它是由过量的人体排泄物——尿酸导致的关节炎症，患者中男性多于女性。它是一种会引起疼痛和致残的慢性关节炎，而且，这个难题至今没有被攻破。而且，不幸的是，由于患者和医生得到有效治疗信息的速度比较慢，很多痛风性关节炎患者不得不长期忍受着疾病的折磨。

症状

痛风会导致关节非常疼痛，可能发生在任何关节上，但是原因至今未明。它通常侵犯大脚趾关节的根部。出现此类关节炎关节会发热、红肿，摸起来很软。有时痛风会侵犯耳垂以及关节周围的皮肤，特别是指关节或者足跟后缘。

病因

体内尿酸过多会导致痛风。尿酸过量的原因是由于肾的尿酸代谢能力下降，或是由于摄入了过多含有嘌呤的食物所致，嘌呤会在体内被代谢成尿酸。某些肉类、海味、干豌豆以及大豆里都含有嘌呤。饮酒也是引起体内尿酸水平增加以及导致痛风的重要诱因。

血中尿酸水平增加，在关节处沉积，最终形成针状结晶，诱发急性痛风。尿酸也可能在皮下聚集成袋状（称为痛风石）也可能会沉积在泌尿道形成肾结石。

尽管痛风一般多见家族史，但是多数突然发生的痛风并没有直接的明显诱因。临床多见肥胖的痛风患者，他们常有高脂饮食或者大量饮酒的习惯。心脏病或者高血压患者也常患痛风。痛风的发病率会随着年龄的增长而增加，临床常见 30 ~ 50 岁的人群患病。

其他情况如肾病、甲状腺功能减退以及利尿药物的使用都可能诱发痛风。

诊断

从体征上诊断此病并不难，但是区分痛风性关节炎和其他类型的关节炎就不是那么容易了。血液检查可以查明关节中是否存在尿酸结晶，可以此确诊。但痛风患者体内的尿酸水平并不总那么高，而非痛风患者血中尿酸水平指数可能也很高，这就增加了确诊的难度。

治疗

幸运的是，非固醇类抗炎药物的使用可以迅速缓解痛风，并且大多数患者只要接受这一治疗就可以。

对于再次受到痛风侵犯或者出现了痛风石的患者，医生会开一种促进肾代谢的药物，阻止尿酸在体内的沉积。初次进行这种治疗要小心，否则可能诱发急性痛风。

预防

单纯的尿酸水平升高并不能作为需要进行药物治疗的指征，因为绝大多数尿酸增高的人可能终其一生都不会有症状出现。有些人可能会断断续续地发病，但只要依照下面的预防建议，服用大剂量的非类固醇抗炎药物就可以了，不需要终生进行药物治疗。

应避免高嘌呤饮食；注意不要脱水，特别是天气炎热时；不要做不熟练且高强度的训练；对于利尿药和小剂量的阿司匹林应慎用。

药物预防的目的主要是预防那些易被引发的长期性并发症，比如关节炎和慢性肾病的少见并发症。伴有尿酸升高的年轻人、明显患有慢性痛风的患者、经常有急性痛风发作的患者和肾病患者易罹患这些并发症。

别嘌呤醇是一种最常用的预防药，它安全、有效、维持时间长，某些患者使用后可能会出现皮疹，停药后自然消失。

使用黄嘌呤氧化酶抑制剂，防止它将黄嘌呤转化为尿酸。其他预防药物包括丙磺舒和苯磺唑酮，它们加速了肾脏对尿酸的排泄。

骨髓炎

骨髓炎是一个用来描述所有骨骼感染性疾病的术语。它可能是急性也可能是慢性的，儿童罹患骨髓炎者多发于长骨，而成人则多发于脊椎、髋骨和足部骨骼。

症状

根据感染位置不同、个体年龄差异以及传播至骨组织的方式不同，其症状也不相同。

- 骨骼本身有痛感。
- 被感染的骨骼上方红、肿、热。
- 运动受限。
- 疲劳且全身不适。
- 体温升高。

骨髓炎可能突然起病，特别是儿童，也可能缓缓发作而无任何明显症状。起初症状是由于损伤或软组织感染引起的。但若未对骨髓炎做出诊断任其发展则会发生骨坏死而变成慢性感染。慢性骨髓炎的第一个迹象就是有并发症出现，比如出现疮口、流脓、伤口破裂或难以治愈的骨折。

病因

细菌可以通过软组织直接感染骨骼，也可以通过血液传播。感染途径包括如下几个。

- 局部感染，比如被感染的伤口或脓肿。
- 由远处病灶传播而致感染，比如感染泌尿道的细菌可引起脊椎的骨髓炎。
- 分支杆菌，比如引起肺结核的结核杆菌。
- 静脉滞留物（比如要长期进行肾透析的患者）或人造移植物感染。
- 向静脉内输入药物——使用被感染的针头和注射器会将细菌引入血液中。

特殊群体，比如免疫系统受抑制的个体，糖尿病患者和镰状细胞贫血病患者都属易发骨髓炎的高危群体。

诊断

骨髓炎的早期诊断是十分重要的，因为及时给予抗生素治疗可以防止骨坏死和慢性骨髓炎的发生。初步诊断通常是对被感染的骨骼做 X 线检查，但若发现有明显异常则表示疾病已发展了一段时间。

超声、CT 和放射核素扫描都可以发现疾病的早期改变，但要确诊则需综合各种检查结果。

治疗

骨髓炎通常需要使用大剂量的抗生素来治疗，以便于药物能渗透入骨，治疗时间为 4 ~ 6 周。若能根据引起感染的细菌种类来选择对其敏感的抗生素当然理想，由于在取样结束后要立刻给予抗生素治疗，所以此时只能依靠经验疗法，当结果出来后再进行调整。初期可在医院里静脉给予抗生素，但最终需要在家里继续注射或口服抗生素来结束治疗。

在某些病例中，特别是局部蔓延性感染或骨脓肿，需要进行外科手术以移除坏死的组织，或利用手术方法进行取样以便于确诊。患者要注意休息和避免患处骨骼移动。若移除骨骼面积较大，则有必要进行骨移植。慢性骨髓炎的治疗非常困难，所以对任何诱病因素，比如血管疾病、潜在的骨骼疾病和营养不良等都需要先给予纠正。

预防

骨髓炎的预防主要是对下列情况下的伤口和创口进行适当的护理。

- ·跌打损伤。
- ·外科术后创口。
- ·糖尿病足部溃疡。

在处理伤口的同时如有需要可以同时联合应用抗生素。

尽早、完全地对感染进行治疗可以防止感染蔓延到骨，特别是对于下列易感人群尤为重要。

- ·儿童。
- ·老年人。
- ·身体免疫力低下者，比如镰状细胞贫血症和糖尿病患者。
- ·脾切除者。

体内有异物或其他移植物的患者尤易感染骨髓炎。因而，对这类患者医生应提高警惕，注意他们出现的任何可能与感染有关的症状。

预后

根据患者年龄、健康状况的不同，骨髓炎患者的预后情况也不相同，但可以肯定的，是尽早确诊、积极治疗会使病情得到很大改善。

背痛

人们很容易背痛，尤其是下背部，因为这里的椎骨承受了最大的身体的大部分重量。

低位椎骨或称腰椎是身体的重要结构。它们使身体灵活运动（包括转向、扭转和弯曲的动作），使身体可以站立、行走以及抬举物体。腰椎功能的稳定保证了身体日常运动的正常进行。此部位的疼痛和关节僵硬将严重影响身体的正常功能，影响患者的工作能力及生活质量。

症状

下背部的疼痛可能是剧烈的急性痛，也可能是持久的钝痛。下背痛有时也称为腰痛。背部疼痛沿着大腿向下传递，形成坐骨神经痛。提起或举起重物时用力不当，会导致背部肌肉损伤而产生疼痛。但是更常见的导致背痛的原因其实是韧带、关节、关节盘以及较软的骨组织的长期磨损。

诊断

大多数类型的背痛都可以通过问诊辅以检查而得到诊断；如果疼痛严重并且治疗无果，或者有严重的腿疼，那么患者需要做成像检查；如果出现软组织痛，比如腰椎间盘痛或者神经痛，那么需要进行 CT 扫描或者核磁共振协助确诊。骨扫描可用以评估骨活动情况；肌电图有助于了解神经和肌肉损伤情况。

治疗

多数患者的背痛可在几天内得到缓解。人们普遍认为卧床或者躺在硬物表面能够治疗背痛，但事实上这并不完全正确。休息只会使背部变僵，延长愈合过程，最好持续做舒缓的锻炼，结合止痛药物以缓解症状。

尽管很多人咨询了脊椎指压疗法医生、整骨疗法专家，但是，对付反复发作的背痛，最好的方法仍然是物理疗法。对某些患者来说局部麻醉结合皮质类固醇注射疗法也会奏效。外科医生会用手术除去导致严重神经痛及腿痛的椎间盘。

预防

背痛是主要的致残原因，并且治疗方法有限，所以，预防至关重要。

捡东西时身体绝对不要过度前屈。可以弯曲膝盖，运用你的大腿肌。注意保持背部挺直。

坐的时间不可太长。坐姿使背部肌肉处于紧张状态，不好的坐姿会加剧这种紧张。如果需要坐很长时间，那么保持背部挺直。驾驶员可以将靠垫放在腰部来支持背部肌肉。理疗医生可能会用特殊的器械给腰部提供良好支持。

减去多余体重。下背部骨骼承受着身体的大部分重量，所以低体重相当于低压力。

选择坚固的、支持性好的床垫。过于柔软的床垫常会导致背部疾病。

尝试常规的拉伸和伸展运动，比如瑜伽。

肩周炎

肩周炎是肩关节周围的一种慢性肌腱及滑液炎症。许多患者发病无明显原因，创伤可以导致此病。如果患者长时间不活动肩膀（比如中风后），关节就会变得僵硬，持久疼痛，关节活动受到严重限制，并且活动后病情加重。这种情况多见于 40 岁以上的人群，女性患者多于男性，糖尿病患者易患肩周炎。

肩膀处的球窝关节因为活动范围很大，所以易于受伤。发生在肩关节的任何外伤和损坏都可以导致肩周炎。

肩周炎患者肩关节周围的关节囊炎症导致了关节的活动空间减少。关节活动受限制的程度越来越重，关节处无论静止还是运动时都会出现严重疼痛。

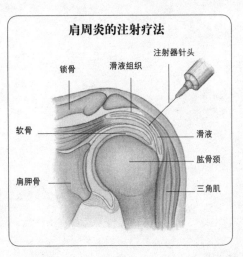

肩周炎的注射疗法

注射器针头
锁骨
滑液组织
软骨
肩胛骨
滑液
肱骨颈
三角肌

症状

起初疼痛较轻，后逐渐加重；关节活动困难，并且睡觉时可能无法用受累关节躺卧。之后疼痛可能会减轻但是关节日渐僵硬。

治疗

包括物理疗法和相关操作的治疗可以帮助缓解关节的僵硬程度，帮助提高关节的运动能力，由整骨疗法专家或者脊椎指压疗法专家实施。非固醇类抗炎药物可以用来解除疼痛和减轻炎症。医生会给往患者的关节注射皮质类固醇，它会迅速见效，帮患者完全地解决问题。但是，对于严重的患者，注射疗法只能暂时缓解病情，仍然需要进一步的处理。

多数的肩周炎可以在 3 个月内得到缓解，但是关节僵硬会持续很长时间。

第五章
神经系统疾病

头痛

头痛是十分常见的——调查显示每年有 80% 的人出现过头痛的症状。虽然它不造成什么伤害，但却长期困扰着人类。

病因

引起头痛的病因很多。例如，任何一种病毒感染都可能引起头痛。

（1）紧张性头痛。这是最常见的一种头痛，多是由头皮和颈部肌肉痉挛引起的。疼痛程度由轻度到中度不等，且头部两侧都有疼痛感。患者经常感觉头部有被绷紧的绷带按压的感觉。可以持续数天且白天加重。

（2）丛集性头痛。多见于男性。疼痛较为严重且通常为单侧疼痛。可以持续 20 ~ 60 分钟，夜间有可能使患者痛醒数次。头痛有一定的季节性。眼睛红肿流泪，并伴有鼻塞感。

（3）慢性每日头痛。每月发作时间超过两周。还可发生紧张性疼痛和偏头痛。这可能与服用过多的安眠药片有关。

（4）偏头痛。发作可持续 4 ~ 72 小时。事先会有先兆出现，症状从中度到重度不等。光亮、噪音或简单的日常活动都有可能使疼痛加重。

重症疾病

患有持续性头痛的患者可能会有比较严重的病因，比如脑出血或肿瘤。这些重症疾病可能会出现如下征兆。

（1）呕吐且头痛无法缓解。

（2）神经错乱（包括抽搐）。

其他的症状也可以帮助诊断病因。

（1）儿童持续性头痛。

（2）颞部有触痛感。这是颞动脉炎的特征（耳上部脑侧面血管发生炎症反应）。

诊断

为了能对头痛做出准确的诊断，医生应多了解一些与头痛有关的细节。比如发病的时间、确切的位置、发作的强烈程度、持续时间以及对患者的大体印象。

治疗

最常用的治疗药物包括阿司匹林、扑热息痛和布洛芬。某些包含可待因的治疗药物一般比较昂贵，且有一定副作用，若使用过度有可能引发慢性每日头痛。良好的生活习惯包括：饮食、有规律地用餐、有规律地睡眠、减压。

使用正常的止痛药比如扑热息痛很难控制头痛，特别是那种疼痛部位经常变化的头痛。医生可以使用某些特殊的药物，比如：多潘立酮——可以减轻恶心的感觉；阿米替林——一种抗抑郁药，多用于紧张性头痛；丙戊酸钠——一种抗癫痫药也用于紧张性头痛。

头痛患者可以试用其他辅助治疗法，比如整骨疗法、针刺疗法、芳香疗法、推拿和顺势疗法等。

预防

若偏头痛发作频繁、对治疗不敏感或干扰了患者的正常生活，应定期服药以减少发作的次数。多用心得安、阿替洛尔和苯噻啶等药物。有一半的患者用药后效果明显。钙通道阻滞剂维拉帕米可以减少丛集性头痛的发作次数。

预后

慢性头痛患者的预后难以预料。好的方面是它对治疗敏感，而不好的方面则是它易于复发。例如，偏头痛患者的一生中疾病发作的时间约有 20 年。女性在某一生理阶段比如青春期、怀孕期间和绝经期比较容易发生头痛。

偏头痛

这种严重的头痛会使人异常虚弱。每年，全世界有成千上万的人忍受着偏头痛的折磨。

偏头痛的高发人群通常在 30 岁之前，小到 3 岁的孩子都有可能患上偏头痛。40 岁之后的人患病率就比较小，而且随着年龄增长，发病的频率也会减少，症状也会减轻。

偏头痛患者通常会有其他症状，如视觉模糊等。偏头痛的原因尚无法确定，但很可能是由大脑血管扩张引起的。发病前，大脑中的小静脉收缩导致血流量减少；发病时，这些小静脉又再次扩张，但这其中的原因还不清楚。

症状

医生通常认为偏头痛分为典型的偏头痛和普通的偏头痛。

典型的偏头痛通常只影响大脑一侧。大多数患者在头痛发作前有征兆，比如觉得有灯光闪烁、眼冒金星或者眼前出现 Z 字。大约 20% 的偏头痛患者都为典型性偏头痛患者。

对于普通的偏头痛来说，唯一的症状便是大脑一侧疼痛。

病因

下列是一些可以导致偏头痛的因素。

· 压力。
· 巧克力、咖啡、奶酪一类的食物。
· 红酒。
· 不吃饭。
· 避孕药。
· 月经。
· 性生活。

治疗

预防和治疗偏头痛首先要避免已知的诱发因素。写日记记录下自己的饮食和其他可能引发疾病的因素有助于你找到病因。在很多情况下，只要稍稍改变一下饮食习惯就可避免疾病复发。

偏头痛发作时，用于大脑血管的止痛药和偏头痛药都能有效止痛。医生可能会推荐抑制恶心呕吐的止吐药，或者用于长期预防治疗的处方药。

中风

中风是大脑由于供血受阻而受到损伤，从而引起大脑缺氧，这是发达国家人们死亡或终生残疾的主要病因。70岁左右的人患中风的情况比较普遍，中风的发病率随着年龄的增长而有所增加。中风发作前没有任何预兆，根据大脑受影响部位的不同，产生的后果也有所不同，但是后果都非常严重。在医生的帮助下，大多数中风患者都可以痊愈，只有1/3左右的患者可能会留下残疾。

症状

失去知觉。
身体一侧的行动迟缓。
视力模糊或者其中一眼出现失明。
身体的一侧出现麻痹的情况。
做细微动作时失去控制，或者颤抖。
言语障碍。
共济失调，眩晕。

病因

脑梗塞——这是中风最常见的一种病情，是由于大脑中的血管受阻引起的。血管受阻是大脑血管本身产生的斑块（血栓）或者身体其他部位的血管斑块随着血液流动堆积在大脑血管中引起的，因而需要该血管供应血的大脑组织会衰竭，功能会受影响。

中风的主要潜在原因是动脉血管粥样硬化——在血管黏膜处形成脂肪斑块（血栓），促成大脑血管中硬块的形成。脑梗塞是其次的常见病因，主要包括功能的紊乱，如镰状细胞贫血。发生这种疾病后，血液形成硬块的速度非常快，同时还会导致心律失常或者心脏瓣膜功能紊乱。

脑出血——这种情况的中风只是大脑血管破裂，导致血液从血管中流出，渗到大脑其他组织。这种情况会导致潜在的大脑血管衰竭，如果有高血压或曾经用手术或药物治疗移除过血管斑块的人脑出血的情况会恶化。

风险因素

生活方式的改变能够减少患有动脉粥样硬化以及中风的可能性。有很多产生中风的危险因素我们都可以控制。

高血压——高血压增加了患动脉粥样硬化的可能性，它对大脑的血管产生极大的压力。

吸烟——其他很多疾病的危险因素也都包括吸烟，吸烟会导致血管变窄，促成血管斑块的生成。

高血胆固醇——这种病情可能是遗传或者是摄入高脂肪所导致，能够引发动脉粥样硬化。

高酒精摄入量——适量饮酒对血液循环能够产生好处，但研究表明经常过量饮酒会增加中风的可能性。

缺乏运动——有规律的运动能够减少动脉粥样硬化形成的可能性，维持健康的血压值。

糖尿病——这种疾病会增加患动脉粥样硬化的可能性。所以患糖尿病的人要密切关注自己的血压水平。

肥胖——肥胖与循环系统的一系列问题存在着很大的关系。

诊断

中风的发作没有明显预兆，即使是经历过多次脑血管意外或者小中风的患者也很难察觉到预兆。有任何中风症状的患者都需要立即就医，医生会根据患者的一些明显症状做判断或者在经过仔细的体检后查看身体是否有功能异常。精确的检查有 CT 和核磁共振成像检查。

治疗

发现脑梗塞后要尽量控制损伤不再扩大，减少长期影响。虽然服用药物能够降低血压或者控制感染，但将中风完全治愈的特效方法基本不存在。

长期的药物治疗脑梗塞的方法包括长期服用低剂量的阿司匹林，防止血栓进一步形成。一旦患者的病情得到稳定，那么治疗的主要内容便是在康复中心进行，确保患者能够重回到正常的生活中。

康复治疗在中风后马上就可以进行，运用物理疗法可以使身体行动自如。要尽快使患者恢复行动，因为这样才有机会让神经细胞开始运动，恢复原有的功能。专业的介入式疗法还包括水疗法和语言疗法。

一旦患者能够出院，就要展开主导性的治疗，帮助患者适应生活，比如抓扶手、坐电梯，使患者重获更多的自由。如果有必要，语言疗法和物理疗法在患者出院后仍然需要跟进，从而达到治疗的最佳效果。

预后

中风时受损的身体功能在发作后的 6 个月内会逐渐恢复。但是行动不便的问题可能持续一段时间。一些人会因中风发作而严重致残，这就需要护士长期全面的护理。

癫痫症

癫痫发作是由于大脑的部分神经细胞产生难以控制的电信号。如果只发作了 1 次癫痫，这并不意味着就患有癫痫症。医生认为癫痫发作 2 次或 2 次以上才能确诊为癫痫症。癫痫是很常见的疾病，发达国家中大约有 2% 的人受癫痫的影响。大多数患有癫痫的人都能过正常的生活，除了一些活动可能需要禁止，比如跳水等。

病因

癫痫具有家族遗传性，其病因仍然不为人所了解。大多数癫痫病患者的第 1 次发作都是在儿童时期，且很多患者在青春期时期症状会消失。如果患者第 1 次癫痫发作是出现在青少年时期，那么他（她）就需要做进一步的检查。

其他引发癫痫的原因包括：

·脑损伤或脑手术。

·脑瘤。

·药物和酒精。

·阿耳茨海默氏病（早老性痴呆病）。

·中风。

·高热——如果儿童发高热，可能会引发癫痫，称为热性惊厥，这是很常见的反应，在儿童成年后不会出现癫痫的症状。

很多事情都能引发癫痫病的发作，比如闪光灯、过度的压力以及缺乏睡眠。

诊断

癫痫可以通过检查脑电波而确诊，称为脑电图。有时也会进行大脑扫描的检查，这种检查可以发现大脑的任何引发癫痫的异常，比如脑瘤。

治疗

一旦诊断明确，患者应立即使用抗惊厥药治疗。虽然可以使用的抗惊厥药很多，包括卡马西平和丙戊酸钠，但并没有一种药物对所有类型的癫痫都有效。所以药物的使用要根据癫痫的类型、患者的年龄以及是否有其他限制性因素如怀孕等来确定。

开始时要给予小剂量的药物，然后逐步增加用量直到能控制住为止。若使用的剂量过大则有可能出现意外的副作用，比如嗜睡和体毛增生。有时需要重复进行测试以准确发现体内的药物水平，因为相同剂量的药物在不同个体之间所起的作用不同。

现今只有在极少的情况才有使用手术治疗的必要。比如药物治疗失败，脑部有明显的引起刺激的病灶。

癫痫患者上路开车对于其他驾驶人员来说非常危险，所以很多国家规定癫痫病患者需要经过 3 年的康复时间后，才能驾车。一些以驾驶为生的司机，比如货车和公共汽车司机，如患有癫痫，则不能再从事驾驶的职业。任何患有癫痫的人都需要在做危险运动前咨询医生，这些运动包括登山、潜水等。

预后

大多数经历过癫痫发作的患者在两年内都有可能再次发作。多见于首次发作数周之后。估算复发的严重程度及其是否会影响患者的生活和工作以选择相应的治疗方案。1/3 的癫痫患者通过药物治疗后发作完全被控制住，另 1/3 的患者通过使用药物可使发病的频率降低。病情已被控制住的患者可以停止治疗，但停药需按部就班地缓慢进行，因为随着体内药物水平的降低，癫痫有复发的可能。

脑膜炎

脑膜炎即脑膜发生炎症，它通常由感染所致。病毒性脑膜炎是较为常见、危害较小的一种脑膜炎，它易发于青少年人群；而细菌性脑膜炎则比较严重，易发于儿童。这种危及生命的疾病，早期症状类似于普通伤风流感。但是，儿童一旦得病，病情则快速恶化，并且出现此类疾病的典型症状。

症状

如果是由于病毒而感染的脑膜炎，症状发展得比较慢。细菌性脑膜炎的症状则发展得很快。脑膜炎的症状如下。
- 发热。
- 头痛。
- 颈部变硬。
- 厌光（恐光症）。
- 有时皮肤会出现皮疹。

儿童和婴儿可能出现的症状：

- 昏昏欲睡、精神不振。
- 懒散。
- 高声哭喊。

病因

脑膜炎是由不同病毒和细菌感染所导致的，能引起脑膜炎的细菌有以下几种。
- 脑膜炎球菌属。
- 肺炎球菌属。
- 流感嗜血杆菌属。
- 链球菌属。
- 葡萄球菌属。

有时还可能有其他病因：
- 极小的婴儿可能从肚脐引入细菌，罹患由大肠埃希杆菌引起的感染。
- 其他病因包括病毒和真菌感染。

诊断

医生通常根据对患者的检查和症状的观察，做出一个临时性的诊断。治疗过程中再做进一步的调查，其中包括一个腰椎的穿刺手术。手术中，从患者腰椎脊柱中抽取骨髓液作为样本，在显微镜下观察，寻找感染的迹象。有时，要做脑部扫描。

治疗

病毒性脑膜炎要用止痛剂来缓解疼痛和减轻发热，一般不需要其他特殊治疗。全面康复需要 1 ~ 2 周。

对于疑似细菌性脑膜炎，必须做快速的静脉抗生素皮试，时间就是生命。有时，要用皮质类固醇来治疗。细菌性脑膜炎比滤过性毒菌引发的脑膜炎康复起来要慢得多，康复时间也因人而异。即使经过最好的治疗，细菌性脑膜炎的死亡率大约也有 15%。

预后

虽然大多数病毒性或细菌性脑膜炎的患者都能完全康复，但是仍有一些细菌性脑膜炎的患者会留下一些后遗症，包括失聪、记忆力减弱等。

预防

很多人都担心周围人脑膜炎的爆发会影响自己的孩子，但其实细菌性脑膜炎很难传染给他人。即使和患者待在一起数小时，感染的可能性也非常小。服用 2 天抗生素类药物就能有效地防止受到细菌性脑膜炎的感染。

许多国家的孩子都需要接种 B 型流感嗜血杆菌多糖疫苗，这种细菌正是引发脑膜炎的主要原因。现在已经有针对 C 型脑膜炎的疫苗，这种疫苗的接种是儿童疫苗接种的项目之一。

椎间盘突出症

脊椎下部与骶骨相连的 5 节椎骨构成了脊椎的根部。每节都由一个椎体和一个半圆形的背拱组成。穿过拱部而形成的通道称为椎管，里面有脊髓和神经根通过。每两节椎骨被椎间盘分隔开，椎间盘分为内外两层，外层为纤维软骨盘，内层为柔软的胶样物质（髓核），随着人的年龄增长，它逐渐变薄、变硬。

椎间盘疾病可以引起下背部剧痛，但有时也并不引起症状或只引起微小的症状，只是偶然做 X 线检查才被发现。

症状

急性椎间盘突出症状

突然感觉到后背痛（腰痛），经常会以为好像后背有什么东西被抽走了；疼痛出现的时间多半是在做了后背弯曲的动作之后。

咳嗽或打喷嚏会使疼痛加剧。

脊椎移动受限。

坐时突感不适。

站立时身体倾斜，使脊椎离开疼痛侧。

慢性椎间盘突出症状

劳动使下背部疼痛加剧是最典型的症状，有时伴有清晨感觉发僵。可能还有椎间盘突出的病史。

病因

引起椎间盘退行性变的确切原因目前尚未查清，但可能与那些引起骨关节炎的病因有关。遗传因素、脊椎损伤、肥胖、饮食和生活方式、姿势不当、床垫下陷以及搬举重物的姿势不正确都有可能引起某种腰部疾病。

诊断

诊断主要依靠后背痛的典型病史，以及有可能发生的坐骨神经痛。身体检查会发现脊柱移动受限，有时还伴生理反射变化，比如膝、踝反射，以及神经损坏的体征和肌肉无力。若患者以背着地卧倒，检查者笔直地举起患者的一条腿会发现这一活动因疼痛而受限。这是神经根受膨出的椎间盘压迫的典型表现。

对于急性椎间盘疾病 X 线检查经常

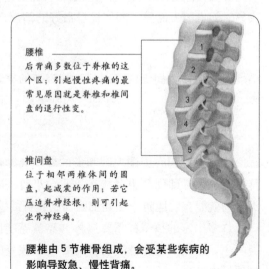

腰椎
后背痛多数位于脊椎的这个区；引起慢性疼痛的最常见原因就是脊椎和椎间盘的退行性变。

椎间盘
位于相邻两椎体间的圆盘，起减震的作用；若它压迫脊椎神经根，则可引起坐骨神经痛。

腰椎由 5 节椎骨组成，会受某些疾病的影响导致急、慢性背痛。

没有用处，因为椎间盘一般不会露出，但两椎骨之间的空隙会变狭窄。

对于慢性椎间盘疾病椎骨间的空隙扭曲变窄，X线下显示变形的严重程度同患者症状的轻重并无联系，反之亦然。

治疗

急性椎间盘损伤

最初的一两天可能需要卧床休息，但要尽快使患者移动，因为长期卧床会迁延病程。抗炎药可以缓解疼痛，短期使用安定有助于缓解肌肉痉挛。

物理治疗可帮助缓解疼痛、改善患者的姿势并恢复其活动能力。进行自助性的系统训练对身体很有好处。硬膜外注射皮质类固醇也会有一定的帮助。

这些治疗对大多数患者都有疗效，但极少数患者(1%以下)因疼痛加剧或出现神经损坏的体征而需要进行手术治疗。最常用的就是利用显微外科的方法移除椎间盘突出的部分。

慢性椎间盘损伤

止痛药、消炎药、物理疗法以及对后背进行护理都可以缓解疼痛，有时也可用手术的方法。对于肥胖患者减肥是很重要的。按摩、针灸或其他形式的辅助疗法，以及经皮神经电刺激疗法也有一定疗效。

预后

急性椎间盘突出通常可以完全恢复，但这可能需要1年的时间。硬膜外注射会产生一些副作用，而且它只能使病情得到短期的改善，并不能避免手术。

手术切除部分椎间盘(椎间盘切除术)的短期效果较好，但从长期角度看，其疗效同非手术治疗相比只是稍好一点点。

慢性背痛引起的最大问题就是无法行动。治疗时几乎不可能彻底解决疼痛，但是却有很多方法可以缓解病情，医生对患处采取的积极治疗是很重要的。

多发性硬化症

大脑和脊髓中的大多数神经细胞都由于髓鞘的存在而与外界绝缘，而髓鞘能加速信号在神经中的传播。多发性硬化症会破坏髓鞘，这是由免疫系统的异常运作导致的，导火线也许是病菌感染，与遗传因素也有关系。患病后神经细胞不能正常地运作，通过服用类固醇和β干扰素能够降低病情发作的严重性和持久性，但是至今为止没有长期有效的治疗方法。

症状

虚弱、肢体麻痹。

失去协调能力。

尿频，有时失禁。

视力模糊。

病因

迄今为止，尚未查出多发性硬化症的确切病因。一些研究人员相信，这是一种自身免疫性疾病，组织是被自身的免疫系统毁坏的。有一半病例中的多发性硬化症损伤与免疫系统的细胞有关。

诊断

在多发性硬化症发病之初医生很难做出诊断。症状通常为阵发性的，许多症状在几周之内就会消失。因此确诊须慎重，必须在两次或两次以上不同时间的检查中发现中枢神经系统至少有两处出现斑状损伤。

对多发性硬化症做出诊断，需参考下列检验结果。

（1）腰椎穿刺——脑脊液（被封闭在脑部和脊髓中的液体）能反映出血清检查无法检出的免疫系统异常。

（2）电生理学检查——多发性硬化症患者的视力和脑干的反应明显减慢。

（3）脊髓或脑部的核磁共振成像检查可以找到病灶部位。

（4）可进行膀胱镜（进入膀胱中）检查、排尿动力学检查（记录膀胱的压力），肾及膀胱的超声检查，对出现泌尿道症状的患者做出评估。

因为没有一种检查方法可以得到肯定的结果，所以确诊可能要花费数月甚至几年的时间。医生应常对患者进行随诊直到得出可靠的结论。

治疗

物理疗法、定向康复治疗和社会心理咨询都可以帮助患者治疗多发性硬化症。尽可能地让患者能够生活自理，医生会对其行为能力做出评估，比如是否能独立地上卫生间、洗澡，还要定期检查这些功能以保证患者获得最大得益。虽然多发性硬化症无法治愈，但使用类固醇类药物却可以使复发的患者迅速进入恢复期，并相对延长两次复发之间的间隔。

下列药物对治疗某些症状有特效。

（1）卡马西平片可治疗三叉神经痛。

（2）氯苯氨丁酸、替扎尼定可以用来解痉（使用腰椎穿刺针将氯苯氨丁酸注射到患者脑脊液中）。

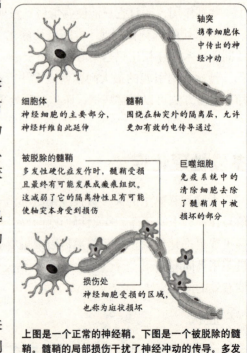

轴突
携带细胞体中传出的神经冲动

细胞体
神经细胞的主要部分，神经纤维自此延伸

髓鞘
围绕在轴突外的隔离层，允许更加有效的电传导通过

被脱除的髓鞘
多发性硬化症发作时，髓鞘受损且最终有可能发展成瘢痕组织。这减弱了它的隔离特性且有可能使轴突本身受到损伤

巨噬细胞
免疫系统中的清除细胞去除了髓鞘质中被损坏的部分

损伤处
神经细胞受损的区域，也称为斑状损坏

上图是一个正常的神经鞘。下图是一个被脱除的髓鞘。髓鞘的局部损伤干扰了神经冲动的传导。多发性硬化症的症状与受损的神经细胞类型有关。

（3）使用抗胆碱能药物治疗膀胱功能障碍。

（4）使用泻药治疗便秘。

（5）β 受体阻滞剂、氯硝西泮或异烟肼可以治疗震颤。

（6）短期使用甲强龙并口服激素类药物抑制疾病的活动。

（7）使用金刚烷胺（也用于帕金森症）治疗疲劳。

（8）富含亚油酸（在谷物和大豆油中发现的一种化学物质）的食物对患者可能有些益处。

预后

多发性硬化症是一种无法预测的疾病。其典型表现可能在数周内复发，持续数月或数年后而缓解。少数病例从发病之初病情就不断恶化，无法预知随着疾病的发展是否会出现机体功能障碍。其结果有可能得到部分恢复，也可能还继续缓慢进展，或者二者兼而有之。

运动神经元病

运动神经元病是一种较为少见的慢性病，它会影响大脑神经和控制行动的脊髓——运动神经元，也称肌萎缩性侧索硬化症，这种疾病通常在 40 岁以上的人群中发生，男性发病者较为常见。

症状

起初，患有运动神经元疾病的人可能不会意识到任何异常，症状发展得很慢。随着时间的推移，患者开始变得迟钝、握力变弱或者肌肉僵硬。病情进一步恶化后，吞咽的肌肉和语言功能都会受到影响。疾病会引发严重的残疾，但患者的感知能力和智力并不会受到影响。

病因

约 90% 的运动神经元病患者无家族遗传史，称之为散发型运动神经元病，病因不详。而在剩余的 10% 中，则认为存在某些遗传因素（家族型运动神经元病）。1993 年研究人员锁定了一个称为 SOD1 的突变基因，约 1/15 的家族型运动神经元病与之有关，它的突变导致了一种缺陷蛋白的产生。在健康人中，这种蛋白通过清除自由基之类的物质而保护运动神经元。

诊断

患者也许需要多次就医，才能确诊患有运动神经元病，因为症状不明显，通常医生会误诊为其他疾病。

确诊前患者需要进行大量的检查，这些检查包括核磁共振检查和腰椎穿刺（提取脑脊液样本检查是否受到感染）。检测肌肉电子活动情况的脊液电图可以检查出为肌肉提供支持的神经是否受到损伤。

治疗

运动神经元病的治疗目的主要是缓解症状。

· 当患者出现吞咽困难后，其饮食结构应予以改变，对于某些病情极为严重的患者，可使用鼻胃管或行胃造口术给予流质食物。

· 使用便携式吸引器和抗胆碱能药以治疗过度流涎。

· 使用奎宁作为肌肉松弛剂以解除肌肉痉挛。

· 发声受影响的患者需接受语言治疗，某些患者可能还需接受帮助以便于沟通。

· 患肌肉痉挛性麻痹的人需接受缓解肌肉痉挛和僵硬的药物治疗。

· 物理治疗对呼吸衰弱患者有所帮助。

· 使用药物治疗抑郁症。

· 若患者日常行动不便可接受专业治疗，还可使用轮椅和轮椅升降机等辅助器械。

· 四肢无力者需要使用夹板和颈托或更高级的控制系统。

预后

运动神经元病是很难预防的。运动神经元的退化导致了上位和下位运动神经元的功能障碍不断加重。从出现症状起，大多数运动神经元病患者的平均预期存活时间约为5年。约10%的患者其存活时间可超过10年。若发病早期就使延髓（大脑中枢负责呼吸的部位）受到影响，则预后会更差。

阿耳茨海默氏病

阿耳茨海默氏病属于痴呆病中的一种，是由于脑部疾病逐渐发展而引起的慢性精神失常。多见于老年人，特别是80岁以上者，但偶尔也见于年轻人。

症状

记忆力短暂，是指患者对几分钟前刚发生的事还能记清，但是长期记忆力会退化，特别是对近期发生的事情容易遗忘。阿耳茨海默氏病的患者能够大体回想起去年的事，但对于前一阵子发生的事可能忘得一干二净。

学习新知识以及利用学过的知识的能力受限。

语言能力丧失。

即使肌肉的功能仍然正常也难以做复杂的肌肉活动。

认知物体的能力下降。

情绪波动很快。

个性改变。

迷路，即使是在家的附近也会出现迷路的现象。

诊断

阿耳茨海默氏病并无直接的诊断方法，通常是排除其他可引起痴呆的潜在诱因而确诊。检验包括血、尿检查，心电图和脑电图。扫描可以发现大脑萎缩，为诊断提供线索。精神状态的检查也很重要。

病因

许多患者受基因影响有易于发生阿耳茨海默氏病的倾向，但他们中的大多数还是要在其他诱因的诱导下才有可能发病。只有15%的患者有家族性病史，所以并无证据表明阿耳茨海默氏病与遗传有直接关系。

治疗

现在没有任何药物可以找回已经丧失的记忆力。当患者的精神状态和身体状态都有所下降时需要接受大量的支持治疗。对于痴呆病情较严重的患者，可使用药物以控制焦虑、不安、妄想和幻觉。

预后

阿耳茨海默氏病的症状会逐渐发展，患者会慢慢地开始健忘，精神恍惚。随着病情的恶化，到病情最严重时，患者的个性会发生改变，不能认出家人和朋友。

虽然药物能够缓解阿耳茨海默氏病的症状，减缓病情的发展，但是大多数阿耳茨海默氏病的患者确诊后只能再活10年左右。

帕金森病

帕金森病是一种常见的神经系统疾病，主要影响老年人，诱发这种疾病的主要原因是大脑区域部分控制运动的神经细胞退化受影响的大脑区域不再产生足够的多巴胺，多巴胺是一种化学神经递质，它和另一种神经递质乙酰胆碱共同作用，调整和控制人体肌肉。这种化学物质的失衡就是造成典型的帕金森病的主要原因。

症状

身体一侧的手、臂、腿不自主地颤动，而做事时这种颤动会停止，随着时间的推移，两侧身体都会出现颤动的现象。

肌肉僵硬。

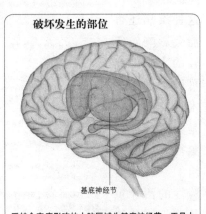

破坏发生的部位

基底神经节

受帕金森病影响的大脑区域为基底神经节，正是大脑的这个部位控制人们的行动能力。

难以做出动作。

走路弯腰、拖沓。

面无表情。

口齿不清。

抑郁。

病因

导致基底神经节处的神经细胞逐渐退化的原因不为人知，而基底神经节是帕金森病直接影响的大脑区域。能够确定的是这种疾病具有家族遗传性，且男性受影响的可能性大于女性。震颤性麻痹的症状与帕金森病的一些症状极为相似——这种疾病可能由特定的药物或者头部损伤引起。

诊断

因为帕金森病的症状发展得较慢，医生需要一定的时间，通过了解和对患者进行体检来确诊。要确诊病情，还需要长期地对肌肉进行观察，血液化验能够排除其他疾病，还有其他的一些检查如脑扫描可以判断症状是否由中风和脑瘤引起。

医生还会询问患者服药的记录或者是否受到过病毒感染，从而确定疾病是否为震颤性麻痹。

治疗

帕金森病通常通过药物治疗，最常见的药物为左旋多巴，它能够转换大脑中的多巴胺或者储存多巴胺的成分。如果服用过量的左旋多巴会产生副作用，所以每个患者服用的剂量都不同。一些患者过量使用这种药物导致难以控制的副作用，这时就需要另一种药物治疗疾病。另一种治疗帕金森病的药为抗胆碱药，能够促进乙酰胆碱的作用，从而提高多巴胺的含量。制定适合个人的用药剂量需要一段时间，可能产生副作用，包括口干和视力模糊等。这种疾病还可能会影响较年轻的人，因此可以考虑动手术治疗。治疗是为了破坏大脑控制震颤的组织。其他实验性的治疗包括脑细胞移植以及大脑电刺激。

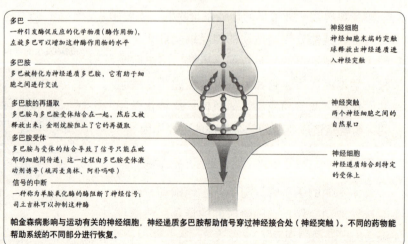

多巴
一种引发酶促反应的化学物质（酶作用物），左旋多巴可以增加这种酶作用物的水平

多巴胺
多巴被转化为神经递质多巴胺，它有助于细胞之间进行交流

多巴胺的再摄取
多巴胺与多巴胺受体结合在一起，然后又被释放出来；金刚烷胺阻止了它的再摄取

多巴胺受体
多巴胺与受体的结合导致了信号只能在毗邻的细胞间传递；这一过程由多巴胺受体激动剂诱导（硫丙麦角林、阿朴吗啡）

信号的中断
一种称为单胺氧化酶的酶阻断了神经信号；司立吉林可以抑制这种酶

神经细胞
神经细胞末端的突触球释放出神经递质进入神经突触

神经突触
两个神经细胞之间的自然裂口

神经细胞
神经递质结合到特定的受体上

帕金森病影响与运动有关的神经细胞，神经递质多巴胺帮助信号穿过神经接合处（神经突触）。不同的药物能帮助系统的不同部分进行恢复。

预后

1817 年，詹姆斯·帕金森第一次将这种疾病描述为"震颤性瘫痪"，这个病名准确地描绘了典型的帕金森症状——震颤和僵硬，病情逐渐发展。这种疾病使行动能力逐渐减弱，最终患者对日常简单的工作都难以完成。大多数帕金森患者会患上抑郁症和痴呆。

抑郁症

悲哀是所有人都会在某种程度上经历的正常情感。当这种感觉加剧并开始干扰日常活动时，这种心理状态就是抑郁。这是最常见的心理健康疾病之一，受其影响的女性人数为男性人数的 2 倍。通常在几天或者几周内抑郁会自动解除，但是有时候则需要专业的帮助指导和支持。重度抑郁的人可能要被送进医院，以保护他们免于自残。

症状

兴趣和感情的缺失。

缺乏能量。

应对能力丧失。

持续的情绪低落。

清晨很早醒来。

性欲低落。

食欲不振。

缺乏自信。

有负罪感。

焦虑。

病态的全神贯注。

自残的想法。

病因

导致抑郁的原因是多种多样的。有证据表明，有些人因为遗传基因比其他人更易患抑郁症。然后因受到某件或者一系列刺激性事件的诱发而发病。常见的诱因有：

（1）失去亲人。

（2）人际交往受阻或者人际关系破裂。

（3）健康状况不佳。

（4）长期扮演照顾他人的角色。

（5）经济紧张。

（6）与工作相关的问题。

（7）无法解决的纠纷。

抑郁症有时候是由于一系列问题的累积，形成一个人无法承受的重担而发作的；有时候则是由于生理因素，如甲状腺激素问题（甲状腺功能减退）、生育后或绝经期前后的激素紊乱诱发的；有时候则是由生活方式的问题如过量摄入酒精或者滥用药物引起的。但是，抑郁症也有可能在没有明显可辨的危险因素或者没有任何刺激性事件的情况下突然发作，也叫内生性抑郁。

治疗

如果经常觉得抑郁，那么最好是向医生咨询。而对于自杀未遂的人来说，首要的也应该是寻求医生帮助。

与医生交谈有助于患者理清自己的思路。让一个保持中立态度的人来聆听自己的问题而不加以评判，也能达到治疗效果。

医生可能会建议患者找个顾问或者心理学家做个测试。两者的测试方法存在大量的重叠交叉。区别是顾问主要会针对患者的感受并帮助患者理解它们，而心理学家则着重于改变消极的思维方式，并将之引导到积极的方向。

各种支持都是有帮助的。直系亲属和朋友能每天为患者提供必要的支持、鼓励和帮助。但是，并不是每个人都如此幸运，能在这种时刻拥有这么一群帮助他支持他的亲友团。

医生可能会开一个疗程的抗抑郁剂，与心理治疗结合使用。种类各异的抗抑郁剂可以改变大脑中化学物质的平衡。医生会选择一种适合患者的药物。虽然患者可能会立即感受到一些改善，比如说睡眠的改善，但是大部分抗抑郁剂都需要至少2个星期来改善精神状态。同时，也会出现一些小的副作用。如果认为这些副作用给自己造成了麻烦，则应该跟医生联系，他会帮患者找到更适合的药物。

一旦抗抑郁剂开始起作用，情况将会得到持续改善，患者会逐渐提高应对日常生活的能力。很多医生建议抗抑郁剂要连续服用至少4～6个月。什么时候停止服用药物取决于反应的良好程度以及其他一系列因素。如果最初诱发抑郁的诱因没有被解决，或者一段时间的咨询证明紧张的情绪和压力依然存在，那么请继续服用药物。

抗抑郁剂并不会使人失去感受一系列天然情感的能力，也不会让人上瘾。人们经常会把它们跟镇静剂混淆，而实际上镇静剂能使人上瘾并且对抑郁症没有任何疗效。

除了找医生开适当的药物治疗外，很多情况下，注意生活方式和日常工作有助于提高抑郁症各种治疗方式的疗效。很重要的一点是，每天要进行大量的锻炼（最好是户外的）并且选择健康的饮食。使每天都充满有趣的、愉快的活动很重要，但是要确保这种活动不能太多太快。

预后

绝大多数情况下，抑郁症可能无需任何治疗或者通过一些支持性治疗如咨询和服药就能解决了。但有些人在以后的生活中还会继续遭受间歇性抑郁的折磨，并且需要长期接受专家的治疗。

第六章
内分泌系统疾病

糖尿病

糖尿病是高血糖综合征的一种通俗说法。由于缺少胰岛素或者不具备降低血糖的能力，糖尿病会使人体内的血糖浓度日渐升高。目前，糖尿病已经成为一种非常普遍的疾病，全世界约有3000万人受它的影响，并且在发展中国家的发病率不断升高。在过去，糖尿病患者从外表上看相当虚弱，但是现在随着改良胰岛素的出现和其他药物对这种疾病的控制，糖尿病患者也能够拥有相对正常和健康的生活。

胰岛素是由一些特殊细胞分泌出来的，这些细胞位于胰脏中称之为朗罕氏岛的小块上。胰岛素使身体中的每个细胞能够从血液中获得血糖，同时能利用肝脏暂时存贮过量的血糖。所有的糖分都将被最终转换为身体的主要能量之一——葡萄糖。

糖尿病分为两种类型，也就是通常说的Ⅰ型糖尿病和Ⅱ型糖尿病。

Ⅰ型糖尿病——在这种类型的糖尿病中，胰脏停止分泌胰岛素或者只分泌极少的胰岛素。这种情况一般发生在儿童和青年人身上。大约5%的人群患有Ⅰ型糖尿病，这些患者通常十分瘦弱，并可能出现多尿、易渴和体重下降等病状。

Ⅱ型糖尿病——当胰脏分泌正常量或者过多的胰岛素，但身体对此毫无感觉或者有所抵抗时，Ⅱ型糖尿病就会随之发生。Ⅱ型糖尿病更加普遍，各个种族群体中的老年人都容易受到它的影响。（但是目前医生在发达国家的儿童中也发现了这种类型的糖尿病）。与Ⅰ型糖尿病相比，Ⅱ型糖尿患者一般超重，但其他症状是相同的，例如多尿并且感到口渴。除了这些，大多数患者会出现全身疲倦乏力、昏昏欲睡的症状。

症状

Ⅰ型和Ⅱ型糖尿病的主要症状列明于下，其中Ⅰ型糖尿病的病情发展得较快。

口干舌燥。

多尿。

瞌睡。

视力模糊不清。

由于起夜，睡眠质量差。

诊断

首先医生会询问患者的症状，并且可能进行一些身体检查。通常情况下，医生会要求患者提供一份尿样进行化验。如果检测出尿样中有葡萄糖成分，主治医生需要患者再提供一份血样，这份血样会被送到实验室去确定葡萄糖的含量。一般来说，医生会做 2 次连续的化验来确定该次诊断，这些化验也同样用于调整进一步的治疗。

治疗

所有治疗手段的目的是将葡萄糖浓度保持在一个正常的范围内，避免过高或是过低。改变饮食习惯并终身保持是非常必要的，如果有需要，还可以和胰岛素注射或者药物治疗结合起来。

饮食——糖尿病患者的食谱也是普通人的健康食谱，饮食中应该含有大量的水果和蔬菜，而降低对脂肪及复合碳水化合物的摄入（比如面食和米饭等）。复合碳水化合物释放的葡萄糖（比如蔬菜水果中的葡萄糖）要比提炼糖中的葡萄糖（比如糖果和饼干中的糖）稳定得多。一些患有Ⅱ型糖尿病的患者只要通过饮食调整就可以控制他们的血糖浓度。

药物治疗——针对糖尿病有许多不同种类的药片，它们的功效大都是为了增加胰岛素的数量或者是增加个人对胰岛素的敏感性。Ⅱ型糖尿病患者必须服用一种以上的药片。

胰岛素注射——所有Ⅰ型糖尿病患者都需要按时注射胰岛素，一部分Ⅱ型糖尿病患者也需要这么做。这种注射用的胰岛素有 2 种，一般一天注射 1 次或 2 次长效胰岛素，而短效胰岛素则在用餐时间注射。如果某些患者不小心注射了过量的胰岛素，会导致血糖浓度极低，也就是众所周知的低血糖。在这种情况下，他们会感到疲劳乏力，大汗淋漓，头脑发昏，甚至晕倒。为了治疗，必须通过摄入甜食、饮料或者静脉注射来紧急补充葡萄糖。

甲状腺功能减退

甲状腺功能减退会造成甲状腺分泌的激素 T3 和 T4 的水平减少，而垂体分泌的促甲状腺激素的水平仍很高。

症状

甲状腺功能减退有很多症状，一些症状比较常见。典型的症状是疲劳、耐寒性下降、抑郁消沉以及虽然患者食欲下降但体重反而增加。

患者可能头发干燥、稀疏、脉搏缓慢、颈部肿大。这些仅仅是疾病的一些体征而已。当无法确诊时，医生通常会给患者做甲状腺功能血液检测。

病因

有很多种原因可以造成甲状腺活动能力的下降，其中包括：

自身免疫性的甲状腺活动能力下降——这是造成甲状腺活动能力下降的最常见的原因，指自身的免疫系统攻击并且破坏甲状腺。女性患者比男性患者多见。

桥本甲状腺炎——是一种自身免疫性疾病，攻击性抗体导致甲状腺腺体变大变软。而腺体结构的改变直接影响腺体功能的发挥。

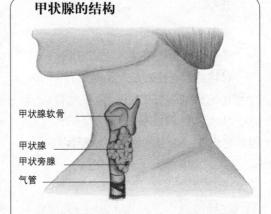

甲状腺的结构

甲状腺软骨
甲状腺
甲状旁腺
气管

甲状腺包绕着气管，有 4 个甲状旁腺位于甲状腺的背侧。

碘缺乏症——这种病在饮水和饮食缺碘的地方很常见，甲状腺因缺碘而变大。

垂体病变—— 垂体腺不活跃的话不能产生足量的促甲状腺激素来刺激甲状腺腺体，因此导致了甲状腺功能减退。

甲状腺肿瘤——甲状腺肿瘤很少见，肿瘤的生长会损坏腺体。

诊断

为了评估甲状腺的功能，医生会取患者血样送到化验室做具体的检查和分析。这些检查可以检测甲状腺激素 T3 和 T4 的水平，以及脑垂体激素促甲状腺激素的水平。这些数据可以帮助医生做出正确的诊断。不过有时患者还需要接受放射性核素扫描。

治疗

可用人工甲状腺素制成的药片替代本来应该由甲状腺自身制造的 T3 和 T4。开始时使用小剂量，然后增大剂量，直到血液检查显示甲状腺功能已经恢复到了正常水平。医生要针对每个患者的情况找到最理想的药剂量。这非常重要，它决定了治疗的成功与否。患者需要终身服用甲状腺素。

甲状腺功能亢进

甲状腺功能亢进的情况很常见，以女性患者多见。最常见的诱因是格雷氏病，这是一种自身免疫性疾病，有攻击性的抗体刺激甲状腺释放 T3 和 T4 进入血液，从而使二者在血中的浓度升高。

非肿瘤的肿块或者甲状腺因自身生长而产生过多甲状腺激素的情况很少见。非肿瘤的脑垂体肿块产生过多促甲状腺激素的概率也很小。

症状

烦躁。

尽管食欲大增但是体重却下降。

对热的耐受性降低（怕热）。

其他症状包括颤抖、脉搏加快以及脖子肿大。格雷氏病的症状呈阳性，即眼球突出症，患者眼球突出呈凝视状。

治疗

一旦病因明确，可采用下列 3 种方案治疗甲状腺功能亢进。

（1）抗甲状腺药物，可以阻止甲状腺激素的形成。

（2）利用放射性碘减少甲状腺激素的生成。有一点需要注意：这种治疗很容易引起甲状腺功能减退。

（3）只有当药物使用无效或者副作用过多，或者患者的甲状腺肿大很严重的情况下才使用手术去除部分甲状腺。手术的成功率不高，只作为最后的处理措施。

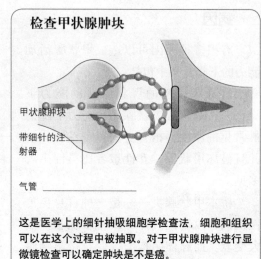

检查甲状腺肿块

甲状腺肿块

带细针的注射器

气管

这是医学上的细针抽吸细胞学检查法，细胞和组织可以在这个过程中被抽取。对于甲状腺肿块进行显微镜检查可以确定肿块是不是癌。

第七章

血液及免疫系统疾病

贫血症

贫血症是指血液中所含的红细胞过少，导致可以运输氧气的血红蛋白过少从而造成的一类疾病。贫血症可以根据红细胞的大小和外观来进行分类，常见的类型有溶血性贫血、巨幼细胞贫血、小细胞性贫血。它们具有相似的症状，如容易疲劳、虚弱等。患有其他疾病（比如咽喉炎）的人如果同时贫血的话会更容易发病。所以血液供应足够的氧的能力对于健康的身体来说是必不可少的。

症状

（1）疲惫。

（2）头痛。

（3）衰弱。

（4）肤色苍白。

（5）运动过后喘不上气。

（6）心悸 (贫血的人通常心率很高)。

病因

血红细胞里包含血红蛋白，它可以向身体各处传送氧分，任何原因引起的血红细胞数量减少或其中包含的血红蛋白减少都会导致缺铁性贫血，这也是最常见的一种贫血。

地中海贫血是一种导致血红细胞被破坏的遗传性疾病。

许多慢性疾病都会引起继发性贫血，例如感染、癌症、结缔组织疾病和肾衰。

当处于经期血液减少严重，以及其他原因引起身体对铁的需求增多，比如怀孕，就有可能发生贫血。

由于自身免疫性疾病损伤胃黏膜壁而导致内因子缺乏引起的恶性贫血。

在发展中国家，钩虫寄生侵扰人体是引起贫血最常见的原因 (50% 的病例是由此引发的)。

诊断

医生可通过以下几个常规检查来判断是否贫血。

（1）全血计数检查——检查血液中血细胞总数。

（2）血膜测试——检查红细胞的颜色和形状。

（3）检查低含量的维生素 B12 和叶酸的测试。

（4）估算身体中铁的储量。

（5）网状细胞的检查——医生可以了解骨髓中有多少新生的细胞。

治疗

根据诊断，不同类型的贫血其治疗方法也不同。对于缺铁性贫血，可以通过口服片剂铁以补充体内的贮铁，或者肌肉注射山梨醇铁。若出血后导致严重贫血则在必要时可以给予输血。

预防

应注意饮食中要有富含铁和维生素 C 的食物，以预防营养性缺铁性贫血的发生。

诊查是否有持续性和反复发作性出血，或"隐性"出血，以防止慢性出血引起的缺血。怀孕期间有必要补充叶酸和维生素 B12 以防止缺血。孕期饮食较差及本身对铁的需求有所增长也可能导致贫血。

溶血性贫血

正常的红细胞的寿命约是 120 天，而溶血性贫血患者红细胞死亡的速度比正常人快得多，所以其红细胞寿命要短得多。造成这种结果的原因很多，而且该病是可遗传的。

症状

和普通的贫血症一样，红细胞死亡产生胆红素，而胆红素水平过高会使患者看起来似乎像得了黄疸病。由于脾是红细胞死亡的主要场所，这种情况下脾不得不以超常的速度工作，所以患者的脾脏可能会肿大。

病因

细胞表面组织的遗传物质的功能紊乱以及细胞的内容物出了问题。例如：

其他遗传病。

输血时起的反应。

药物，比如抗疟药。

烧伤。

传染，比如疟疾。

人工心脏瓣膜。

治疗

强的松对自身免疫性贫血有效，必要时可切除脾（它可分解红细胞）。

血友病

血友病通常是一种家族遗传性出血性疾病，非常罕见。血友病患者血液中缺少一种必需的凝血因子。其症状是创伤或正常的手术会导致非正常的严重的流血不止或者在一般的日常活动中出现非创伤性出血。

症状

血友病的症状与体内凝血因子的水平有关。

轻度血友病正常情况下是无法诊断出的，只有在外伤或手术后创口出血才能被发现。

中度血友病偶尔会导致自发性关节出血，少数情况下会导致内脏出血。还可引起手术或创伤后创口流血。

皮肤容易出现淤伤。

重度血友病即使没有明显诱因也可能发生内脏出血。

口腔治疗、手术和创伤过后都有可能引起出血。关节出血是一个比较严重的问题，它不仅会引起疼痛，还会造成持久的损伤和行动不便。

一部分女性患者可能并不出现症状，但也有一些会出现体内因子水平降低、月经不调、磕伤及其他出血性疾病。

病因

血友病是一种遗传获得性疾病，即它是通过母体传到儿童身上的。血友病甲和克里斯马斯病多发于男性。这是因为女性有两条 X 染色体，一条染色体出现问题，另一条还是正常的，而男性只有一条 X 染色体。约有 1/3 的病例是由自然突变引起的。

诊断

为了确诊血友病，医生需要预先采集患者的血液样本，然后送往化验室检测。该检测项目包括：全血计数、血涂片观察和凝血实验。

治疗

治疗血友病患者需要注射凝血因子 VIII 进行治疗。原来用于治疗注射的凝血因子取自捐献的血浆，但现在我们可以通过对酵母进行基因修改来得到重组因子 VIII。轻度血友病患者可以服用药物 1– 脱氨基 –8– 右旋精氨酸加压素促进患者体内凝血因子 VIII 的合成，从而达到正常的血凝要求水平。

预后

血友病的主要并发症是由血液进入关节引起的慢性关节疾病。重度血友病患者随时都有生命危险。研发人员对基因治疗的可行性非常感兴趣，希望能将正常的基因传送到患者体内，使其产生出缺少的凝集因子。

急性白血病

白血病是白细胞的癌症，非常罕见。急性白血病一般有两类：一类是急性淋巴细胞白血病，与淋巴细胞有关且主要在儿童身上发生；另一种是急性髓细胞白血病，影响原粒细胞，多发于成人。急性白血病通常很快恶化，而慢性白血病则发展缓慢。患急性白血病的人需要定期输血与血小板。若只用化疗无法治愈该病，可以考虑骨髓移植。

症状

白血病是由于骨髓失去造血功能造成的，正常的骨髓被癌细胞所占据，症状包括：
（1）贫血导致面色灰白、呼吸短促、易疲劳。
（2）反复感冒。
（3）易擦伤或易流血。
（4）淋巴结、肝脏、脾脏偶尔体积增大。

诊断

白血病患者的血检结果通常会显示出红细胞、白细胞与血小板数量的减少，也可能检验出典型的癌变的白细胞。血检包括：
（1）全血计数。
（2）从骨髓中取一些组织做骨髓活检。

治疗

治疗方法分为一般性治疗与针对不同种类白血病的专门疗法。一般性治疗分为：
（1）输血与输血小板。
（2）静脉注射抗生素快速治疗感染。
针对不同类型白血病的专门疗法一直在不断地发展进步，主流的疗法包括化疗（药物杀死癌细胞）以及骨髓移植。针对各种类型白血病的专门疗法包括：
（3）急性髓细胞白血病——这种疾病可依靠化疗治愈。化疗也可以抑制疾病的复发，但是成功率较低。
（4）急性淋巴细胞白血病——多侵袭儿童，可以用多种化疗药物暂时缓解。约90%的患者接受这种治疗后会有效果，而50%～60%的患者则可以恢复健康。治疗通常要持续2～3年。若病症复发，则可以用骨髓移植的方法挽救生命。医生会用特殊的药物注射入患者骨髓中以减少疾病对神经系统的影响。

预防

因为在大多数的病例中病因无法确知，所以预防也是无法实现的。超声波的大量应用以及在使用 X 线时所采取的适当防护措施，现在由于放射线原因引起的白血病已经十分少见。

慢性白血病

这些疾病通常发生于成人身上，慢性白血病同急性白血病一样，有两种类型——慢性淋巴细胞白血病和慢性粒细胞白血病，其中慢性淋巴细胞白血病是世界上最常见的白血病。慢性白血病症状发展缓慢，开始时患者只有疲乏感，随后逐渐出现更多具体的症状。放射性物质、一些病毒和工业化学物质都与这种疾病的产生有关系，但是导致各种慢性白血病的确切原因目前尚未知晓。

症状

多数慢性白血病患者没有症状，这就为日后疾病的加重埋下了隐患。症状包括：
（1）贫血迹象——皮肤苍白、气短、疲乏。
（2）反复感染。
（3）流血。
（4）淋巴结肿大。
（5）腹部由于肝脏和脾增大而肿胀。
（6）发热和夜间盗汗。

诊断

各种类型的白血病都是进行性的，慢性白血病的症状是逐渐显现出来的。患者中老年人较多见，因此老年患者一有明显症状就应该请医生诊治。同急性白血病一样，医生会通过全血计数检查患者血液里红细胞和白细胞的量，然后做出诊断。

治疗

针对慢性白血病的不同类型，有以下几种治疗方法。

慢性淋巴细胞白血病——很多患者多年都没有症状，只有在症状逐步显现出来时才需要治疗。很多患者会用如输血等方法来治疗，很多患者在确诊之后还能生存 10 多年。最普遍的最终致死病因是感染。

慢性粒细胞白血病——这种病起初症状往往不太明显，3 年或 4 年内症状都不会突显。但它可能会发展成急性白血病，很难治疗。在过去，患者的寿命大约为 5 年，药物治疗的进步延长了患者生命，而骨髓移植对年纪较小的患者比较有效。

再生障碍性贫血

再生障碍性贫血会造成以下症状：贫血、多发性感染和流血，身体各部位的骨髓制造的细胞的数量都会下降。

病因

大约有一半的患者致病原因不明，其他患者的病因一般包括：

（1）化疗药物和临时使用的磺胺类药物。

（2）放射性治疗。

（3）妊娠。

（4）化学试剂，如苯。

（5）感染，如麻疹、结核和肝炎等。

治疗

罹患再生障碍性贫血的患者前景不容乐观，一些患者会随着时间的推移而康复，但多发性感染可能会造成生命危险。输血和抗生素可以用来防治贫血和感染，当骨髓功能不能恢复时，就要靠骨髓移植来解决问题了。

败血症

败血症是一种由于血液中出现细菌而引起组织被破坏的疾病。它与休克有一定的联系，患者通常病情十分严重。

症状

寒战，发冷。

恶心、反胃，意识错乱。

心动过速，血管舒张手足变暖（温性休克）。

血压过低，外周血管变冷（冷性休克）。

体温异常，体温有可能高于（发热严重）或低于正常温度（37℃）；后者体温降低，预后多数不好。

在这种情况下，患者有可能出现肾衰和呼吸窘迫综合征，以及头痛、颈强直、意识错乱等症状。脑膜炎球菌性败血症的典型症状就是皮疹。

病因

细菌内毒素——革兰氏阴性菌凋亡时释放出的毒素——和其他的细菌产物引起炎症反应串发，导致大面积细胞被损坏、血压降低、休克、多器官衰竭和死亡。

细菌感染性败血症的病原体包括淋球菌、葡萄球菌、肺炎链球炎、化脓性链球菌、沙门氏菌、粪链球菌、脑膜炎奈瑟氏菌、李斯特氏杆菌、大肠杆菌和假单胞菌。所有这些病菌都可能引起重度感染，所以应采取谨慎的措施以预防进一步的感染。

大多数医院获得性败血症都是由于留置在体内的导管引起泌尿道感染所产生的大肠杆菌在全身组织内传播引起的。现在妊娠中止很少引起败血症感染，但频繁使用宫内避孕器和产后滞留物的感染以及子宫感染却经常引起败血症。青年女性经常由于子宫感染性疾病而引发败血症。此外，烧伤和免疫系统不全的患者发病率较高。

诊断

注意力应集中在识别病原菌、确定感染位置、了解疾病严重程度以及革兰氏阴性菌脓血症的并发症上。

当多种原因引起个体发生休克时，应先排除其他的休克原因和其他感染。其他感染（例如，革兰氏阴性菌、真菌、疟疾、葡萄球菌或链球菌）也可以引起中毒性休克综合征。

对血、尿、脓液和体液可以进行培养以确定出病因。做胸部 X 线检查和血液检查（包括白细胞计数、血小板计数和血凝固检查）以检验是否发生血栓。进行动脉血气分析以测定呼吸道功能，代谢中酸的水平和发生缺氧症的可能。

治疗

治疗目的是控制感染，维持器官所需的血液供应，向组织中传送必要的氧分。还可将脓排出或用手术的方法将被感染或坏死的组织切除。根据感染的位置来选择抗菌药物。

（1）泌尿道感染——阿莫西林克拉维酸钾或先锋霉素。

（2）肺炎——头孢噻甲羧肟，氧哌嗪青霉素加庆大霉素。

（3）腹腔内感染——头孢噻肟加灭滴灵，或氧哌嗪青霉素加庆大霉素。

（4）胆道感染——氧哌嗪青霉素加庆大霉素。

重度感染特别是革兰氏阴性菌所致休克需要在重症监护病房进行监护治疗。治疗方法包括：

（1）监测血压，中心静脉压和血氧饱和度。

（2）心输出量。

（3）使用导管插入术测量尿排出量。

治疗时需要输血、使用升压药物、使用维持肾灌注压的药物、吸氧和营养支持等手段。

预防

对感染者进行隔离，采取一定的卫生措施，为患者换衣裳和导管时要注意洗手、换无菌手套，做手术时也要注意避免感染，所有这些措施都是为了避免医院内感染。葡萄球菌肠毒素 F 会引起中毒性休克综合征。最初认为这与止血棉球的使用有关。

预后

疾病的预后主要与病情的严重程度和所出现的并发症有关，比如：

（1）肾衰。

（2）弥漫性血管内凝血（凝血机制受到过度刺激）是一种较重的并发症。

（3）肝功能衰竭。

（4）15% ～ 40% 的成年患者有可能发生呼吸窘迫综合征。

获得性免疫缺陷综合征

随着 CD4 淋巴细胞的数目降低，获得性免疫缺陷综合征（AIDS，艾滋病）患者变得容易被传染性疾病感染，比如肺结核、念珠菌病和疱疹等。他们经常同时伴有几种疾病的感染，但是由于其免疫系统有缺陷，所以通常并不出现那些典型的症状。疾病诊断比较困难，导致在很长时间内无法采取正确的治疗方法，而使危险增加。

症状

疾病早期经常出现疲劳、消瘦、盗汗和腹泻等症状，还可出现皮疹、皮肤感染、口腔疼痛以及腿部感觉疼痛、刺痛、无力。智力也可能受损并伴有情绪沮丧。

通常第一次感染人体免疫缺陷病毒（HIV）并不会出现症状，也有 10% 的患者有可能出现短暂的流感样症状，有些还可能出现腺体持续肿大。一旦被感染上，就会终生携带，并对其他人构成威胁。差不多所有的 HIV 感染最终都会出现获得性免疫缺陷综合征，但获得性免疫缺陷综合征可以在初次感染 10 年或更长时间之后才发作。

病因

获得性免疫缺陷综合征并不是一种单一的疾病，而是所有与免疫系统缺陷有关的症状和体征的统称。它是由 HIV 引起的。HIV 于 1983 首次被发现，它属于逆转录酶病毒中的一种。其中包括 RNA、HIV 的遗传物质。病毒感染并损坏了参与人体免疫应答的关键细胞 (CD4 淋巴细胞)，因此抑制了患者抵抗感染的能力。

诊断

对于获得性免疫缺陷综合征并无特效疗法。血液检查能显示人体内是否有对抗该病毒的抗体，出现抗体是被感染的标志。在初次 HIV 感染 2 ～ 3 个月或更长时间后才能出现抗体，所以 HIV 检查应在确定感染后延迟 3 个月再进行。阳性结果可以确定已被感染。但偶尔也会出现假阳性的结果，所以一旦出现阳性结果要进行再次检查，并接受专家咨询。

治疗

至今，HIV 感染还是无法治愈的，但有几种药物可以减少血液中病毒粒子的数目，降低免疫系统的损伤速度。但是，患者不得不服用大量的药片，这会带来大量的副作用。同时还需要治疗感染或肿瘤。最初，只是在发展成获得性免疫缺陷综合征后才使用抗逆转录酶病毒药，但是现今在出现症状之前就已经开始使用了。有证据显示早期治疗可以延迟获得性免疫缺陷综合征的发病。

获得性免疫缺陷综合征患者常见的机会感染

类型	病原体	疾病
原生动物	肺炎肺囊虫 弓形虫 隐孢子虫	肺炎 脑炎和脑脓肿 严重的腹泻
真菌	小孢子菌 隐球菌 念珠菌	腹泻 脑膜炎，肺疾病口、咽 和外阴、阴道感染
病毒	细胞巨化病毒 疱疹病毒 乳多空病毒	失明，结肠、食管、脑和肺部的感染严重的口腔和 生殖器溃疡 进行性神经疾病
细菌	普通细菌 结核杆菌	复发细菌感染 肺部感染
肿瘤	卡波西肉瘤 淋巴瘤	通常影响下肢 淋巴细胞癌

主要使用三种类型的药物：

核苷类药物——司他夫汀、拉米夫汀

蛋白酶抑制剂——沙奎奈维、利他奈维

新型的非核苷逆转录酶抑制剂——奈韦拉平

有时需要联合用药以增强药物的有效性。

药物治疗

随着现代医疗技术的提高，意味着许多获得性免疫缺陷综合征患者发生感染和患癌症后可以得到有效的治疗。

抗逆转录酶病毒药物虽然不能将病毒彻底清除但却可以减弱它们的力量，这可以延迟获得性免疫缺陷综合征的发作或相对延长健康时间。

第八章
泌尿生殖系统疾病

肾结石

一般情况下，身体的代谢产物从肾产生的尿中排出。如果尿中的废弃化学物质达到了饱和状态，它们会结晶成石头状物质并沉积在肾脏。肾结石的大小不一：小的结石可以从尿道被排出，大一点的可能会留在肾脏，也可能会转移到输尿管内，这会导致剧痛。半数的肾结石患者在数年内体内还会生成更多的结石。

症状

小的结石可能没有症状。大一点的结石会造成急性输尿管痉挛，导致患者疼痛。这就是肾绞痛，症状如下：

（1）从后背（通常从一侧）发散到腹股沟的剧痛，有时会伴有生殖器疼痛。

（2）尿频以及排尿疼痛。

（3）血尿。

（4）恶心、呕吐。

只要结石被清除，肾绞痛会马上缓解。肾绞痛可能只发作一次，但是有些人可能再次生成肾结石并随之发生肾绞痛。

病因

肾结石主要是由正常溶解于尿液中的盐的晶体集合而成。如果尿液中含有过饱和的盐，它们就会从溶液中析出形成结晶。虽然正常情况下尿液中也有某种物质可预防这种情况的发生，但是一旦功能发生障碍，系统就会形成肾结石。

代谢紊乱可能会引起尿液中的盐含量过高，比如甲状旁腺功能亢进和高草酸尿症（尿中草酸水平过高）。这当中有些属于遗传性疾病，有肾结石家族病史者其本身的发病率增高。肾小管性酸中毒是一种相对少见的疾病，70%以上的患者会形成肾结石。低柠檬酸尿症是一种柠檬酸盐水平降低的疾病。它可加快结石的形成。

其他因素诸如阳离子水平和饮食都会影响到肾结石的形成，但这只对有发病倾向者起作用。其他能增加结石发病率的诱因包括肾脏疾病、肠炎、肠旁路手术、尿路感染、化学疗法、维生素 D 摄取过多、尿路阻塞、某些利尿剂和含钙的抗酸制剂。

诊断

了解病史后，如果医生怀疑患者得了肾结石，就需要做更进一步的检查，包括 X 线以及静脉内尿路造影检查。这些检查都有助于确定结石是否存在以及所处的位置。有些肾结石由钙盐沉积形成，可以在 X 线片上很直观地显示出来；其他的比如草酸盐、磷酸盐或者尿酸形成的结石都不能在 X 线片上清晰显示。此时需要做其他尿检，观察是否有其他感染以及尿中是否有血，从而确定肾功能情况。

治疗

大多数的肾结石体积都比较小，可以自然排出，并不产生特殊的影响。对于这种病例，应采取下列措施。

（1）给予强效止痛药。

（2）遵医嘱饮用大量的水。如果正在医院中接受治疗，可以通过静脉补充液体。

（3）即使已经排出结石，还应坚持作进一步的检查。

如果结石体积过大而引起尿液蓄积或者感染，则需将结石击碎或将其切除。最佳方法当然是无损伤性的超声波碎石术，术中使用超声波锁定结石并将其击成小碎片后从尿中排出。

体积较大的结石也可通过手术去除：

膀胱镜取石术——将一根可视的管子通过尿道插入肾脏，同时用镊子击碎或移除结石。

经皮肾镜取石术——使用内窥镜（可视管）通过患者的背部到达患侧肾脏，将沿此通路取出结石。

若结石体积巨大，比如鹿角状肾结石，可以行开放性手术进行治疗。

预防

（1）多喝水，每天 2 ~ 3 升为宜。

（2）热天以及运动后为身体补充水分。

（3）避免过量食用大黄、菠菜和芦笋等能促进草酸盐结石形成的食物。

（4）询问医生，看是否需要减少钙的摄入，比如奶制品或者含钙的抗酸剂。

预后

肾结石很少会对肾脏造成长期损伤。大多数的结石都会在不引起并发症的情况下从体内移除或排出，但是复发的风险很高。因此预防复发的措施是很重要的。

肾炎

肾炎是肾脏炎症反应的总称。每一侧的肾脏都包含约 100 万个能起过滤作用的单位，称为肾单位。每个肾单位中又包含一个由小血管组成的网络（肾小球）和一个连接到输尿管的细管，它将尿液从肾脏导至膀胱。

肾小球起到了从血液中滤出液体和废物的作用，细管则再次吸收了大多数人体所需的液体和物质。正常情况下，每天会形成180升滤出物，但从尿液中排出的却只有1.5升。

症状

肾小球性肾炎：当肾小球被感染后过滤的能力就有所下降，使体内产生的废物、蛋白和血红细胞渗漏到尿液中。重病的患者排出的尿液比正常的时候要少，且尿液可能颜色赤红，下肢和后背肿胀，眼睛水肿和高血压。严重的肾小球性肾炎可能会因为血中含氮物过多（尿毒症）引起嗜睡、恶心和呕吐。

肾病综合征：尿液中含有大量的蛋白而患者则出现严重的水肿。

肾盂肾炎：由于细菌感染引起单侧或双侧肾功能受损。疼痛并伴有高热寒战。尿中可能会包含血液，而肾脏则会发生萎缩、结痂甚至肾功能衰竭。

病因

急性肾小球肾炎可能会有许多病因，其中许多病因是由于异常的免疫应答引起神经纤维球损伤造成的。许多类型的肾炎其病原体尚未弄清。但是，已知的病原体包括细菌、寄生虫和病毒。

诊断与检查

与其他肾病相比，对于肾炎患者应做细致的检查以得到精确的诊断。对肾功能的检查包括：

尿液的检查——蛋白、血红细胞和管型（显微镜下可见的由凋亡细胞或脂肪物质组成的团块）。

尿液流出量的检测。

血液检测——测量的蛋白和垃圾产物的水平，比如血中尿素和肌酸酐的含量。

从喉咙、皮肤或耳朵采取标本进行细菌感染分析。

胸部X线检查——可能会看到肺部积液以及继发性的心包积液。

肾脏的影像学检查——使用X线或CT扫描进行检查（经常复发尿路感染的妇女、初次发病的男性和儿童有进行此检查的必要）。

肾脏活组织检查——以探针获取一小片肾脏的活组织用显微镜进行检查。

排尿时的膀胱造影照片——一种影像学技术用以测定膀胱排空的效率。

治疗

应密切观察急性肾小球肾炎患者的病情进展，要记录每天摄入和排出的尿量以及体重，还要定期测量血压。如果血压过高应给予药物治疗。使用抗生素治疗感染。此外，保持低钠饮食也很重要，病情较严重者还有可能需要限制蛋白饮食。某些患者需要马上使用皮质类固醇激素和环磷酰胺（一种抗癌药用于治疗肾炎引起的肿瘤）进行治疗。

与肾小球肾炎有关的肾衰可能需要接受透析治疗。

肾炎综合征患者应保持低钠饮食，同时还要使用大剂量的皮质类固醇激素以阻止蛋白向尿液中渗漏。如果水肿比较严重则要使用利尿剂以增加尿量。

使用抗生素对急性肾盂肾炎患者进行治疗。儿童尿路感染的早期治疗最重要的就是防止以后发作高血压和肾衰。手术纠正尿液流量可以起到预防慢性肾盂肾炎的作用。

预后

链球菌感染后肾小球肾炎。大多数的儿童预后都很好，但是某些成人却无法完全康复，而形成肾衰和高血压。

不明原因的肾小球肾炎。预后并不是很好，需要进一步仔细观察。有些病例会在数周或者数月之内发展成为肾衰。

肾病综合征。儿童使用激素治疗之后预后良好，但某些成人的预后却较差。

急性肾盂肾炎。对抗生素治疗比较敏感，可能需要手术修复任何可以阻塞尿液流动或造成膀胱输尿管返流的缺陷。

慢性肾盂肾炎。患者需注意治疗高血压和肾衰。

尿路感染

症状

正常情况下尿路是无菌的，不能寄居任何感染微生物。但是，尿路感染却是十分常见的，特别是多见于女性。尿路感染可能会影响全部或部分的泌尿系统，包括肾脏、输尿管、膀胱、尿道。下尿路感染的症状主要涉及膀胱和尿道，包括：

（1）排尿痛，有刀割样痛。

（2）尿频，但每次尿量却不多。

（3）血尿。

（4）尿液散发难闻的气味。

（5）发热。

急性的尿路感染经常影响肾脏以及相应的骨盆组织的发炎，这是一种更为严重的典型感染，会引起：

（1）高热。

（2）寒战。

（3）下背部疼痛。

（4）恶心呕吐。

某些人尿路感染的症状很轻微，病灶范围也未扩散，只有通过例行检查才能发现。

病因

大多数的尿路感染都是由通过尿道进入尿路中的细菌引起的，通过血液和淋巴循环引起的感染较少见。一旦膀胱被感染，细菌很容易上行至肾脏引起感染。任何能阻碍尿液流动的异常都会增加感染的危险。下列群体属尿路感染的高发人群。

女性——尿道较短，经常在性交时被感染。

老年男性前列腺肥大——膀胱无法完全排空而引发感染。

有生理缺陷的儿童——尿道与膀胱衔接处有先天性异常，导致尿液有机会返流到上尿路（膀胱输尿管返流），随着年龄的增长这种返流现象也会逐步改善。

孕妇。

糖尿病和免疫系统受抑制的患者。

尿路、腹部或盆腔中有肿瘤的患者。

长期使用置留于膀胱中的导尿管排尿的人。

诊断

由于某些患者的膀胱或尿道被感染后（膀胱炎或尿道炎）其尿液中并无明显证据，所以确诊尿路感染只能通过对尿液进行细菌培养。对疑似尿路感染的婴儿、儿童或男性应进行尿液培养，但若患者为性交过频的女性，出现轻微的膀胱炎症状则没有必要进行尿液培养。

采集到的尿液标本应放入使用清洁技术灭菌的瓶子中，以免皮肤上的细菌污染标本，然后送交实验室或冷藏。对尿液进行检查通过检测白细胞和炎症产物来确定儿童的尿路感染。

其他检查包括：超声扫描、静脉尿路造影检查或肾盂造影检查、膀胱尿道镜检查、排尿性膀胱尿道造影检查。

治疗

（1）抗生素——通常治疗膀胱炎只需使用抗菌药物，如甲氧苄氨嘧啶或阿莫西林进行短期治疗就足够了。而急性肾盂肾炎使用抗生素治疗的疗程则较长，甚至可能需要住院治疗。

（2）液体疗法——摄取大量液体冲洗尿路以减轻疼痛。

（3）止痛剂。

对特定患者群的特殊管理措施包括：

（1）尿路感染的即使并不出现症状也应给予抗生素。

（2）上了年纪的妇女尿液中经常出现细菌，若无症状最好不予治疗。

（3）因性交频繁而反复出现尿路感染的妇女可长期坚持服药，每晚睡前或每次性交后服用小剂量的抗生素。年龄较大者使用激素替代疗法会对其有所帮助。

（4）儿童应给予治疗至尿液中无菌为止。有可能需要长期使用抗生素以预防复发。

预防

排尿时要尽力保证膀胱被全部排空。

每天按定量饮用大量的水以冲洗尿路，水是最理想的选择，特别要注意避免饮用太甜的饮料。

排完尿、便后要注意从前向后擦洗。

性交时使用阴道润滑剂。

在性交后立即将膀胱排空。

避免在生殖器官处使用除臭剂或香皂。

穿宽松的棉制内衣而替代人造纤维制成的内衣。

如果想使用子宫帽避孕套避孕，应请医生检查是否适合自己。如果是因为这种避孕方式而引起感染，那就应该考虑换一种不同的避孕方式。

如果感染经常复发，也可以长期服用抗生素作为预防手段。

预后

尿路感染通常是易于治疗的。但是某些人群，如儿童、孕妇和糖尿病患者则极有可能因尿路感染而影响到肾功能进而引发严重的疾病。若在每一阶段都能得到相应的抗生素治疗，预后情况还是不错的。在某些病例中，还需长期使用抗生素以预防发病，在极为严重的病例中可考虑使用手术的方法修补尿道进入膀胱处。

膀胱炎

膀胱炎是膀胱的一种炎症，细菌是引起膀胱炎最常见的原因。如果是感染引起的膀胱炎，则多与尿路感染有关。此病十分常见，患者多为女性，好发于青春期到中年期。

症状

（1）尿频。

（2）尿痛。

（3）血尿。

（4）小便浑浊。

（5）患者也可能主诉下腹部疼痛，且许多患者的尿液有秽味。

婴儿和儿童出现的症状不是十分典型，包括：

（1）排尿时哭泣。

（2）发热。

（3）模糊的腹痛。

（4）呕吐。

（5）发育迟缓。

儿童发热时应考虑罹患膀胱炎的可能。老年人的尿路感染可能并不出现症状，也可能出现明显的下腹部疼痛或精神错乱。

诊断

膀胱炎的诊断主要依据患者的临床表现以及尿液显微镜检查和尿液培养的结果。显微镜可以发现尿液中的脓液（尿脓），通常还可以识别出引起这种情形的微生物。还可做进一步的检查以便发现其他可能引起膀胱炎的病因，比如静脉尿路造影或排尿时膀胱 X 线检查。后者主要是静脉尿路造影检查出现异常的 4 岁以下儿童用来排除尿液返流到输尿管的情况。

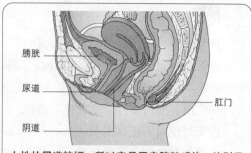

膀胱 —
尿道 —
阴道 —
— 肛门

女性的尿道较短，所以容易罹患膀胱感染，特别是那些正常寄居在肠道中的细菌引起的感染。

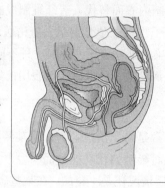

男性不仅通过较长的尿道来保护他们不受尿路感染的影响，而且其前列腺液也有杀菌的作用。

病因

大多数的膀胱炎都是由经尿道进入膀胱的细菌引起的。易使女性罹患感染的诱因很多，包括性交、萎缩性阴道炎（绝经后）和怀孕。而引起男性尿路感染和膀胱炎的病因则为膀胱无法完全排空（比如前列腺增生）或尿路结构异常。

引起膀胱炎的常见微生物如下：

大肠埃希氏杆菌——68% 的感染病例与此有关。

奇异变形杆菌——12% 的感染病例与此有关。

表皮葡萄球菌——10% 的感染病例与此有关。

粪链球菌——6% 的感染病例与此有关。

克雷伯氏菌——4% 的感染病例与此有关。

治疗

通常病情严重时则需立即使用抗生素进行治疗。如果可能的话可以取尿液标本对引起感染的病原微生物进行显微镜检查以及微生物学检查。

在实验室中对病原菌进行培养并做药敏实验以确定适当的治疗方案。有时需在尿液检查结果出来之前或者在疾病发作之前就使用药物进行治疗。简单的生活方式上的改变，比如每日摄取大量的液体也有助于控制膀胱炎的症状。此外，良好的卫生条件也很重要。

经常使用下列抗生素进行治疗：

甲氧苄氨嘧啶、磺胺甲基异噁唑、阿莫西林、呋喃妥因和萘啶酸。有时单独使用阿莫西林就足以保证治愈。

预后和预防

大多数细菌性膀胱炎对抗生素都很敏感。发作频繁的女性、儿童或男性有必要进行检查来确定疾病的真正成因以排除或预防严重的肾脏并发症。

尿失禁

尿失禁主要有 4 种类型——张力性尿失禁、紧迫性尿失禁、溢出性尿失禁以及完全性尿失禁。张力性尿失禁是最常见的一种,用力(但并无排尿意愿)、咳嗽、打喷嚏或者大笑时都有少量尿排出;紧迫性尿失禁是由膀胱的自发性收缩造成的,膀胱会在没有尿意的情况下突然大量排尿;溢出性尿失禁是由膀胱无法自主排空而引起的持续的尿淋漓;完全性尿失禁指因膀胱的排空功能完全丧失而导致的尿失禁。

病因

膀胱功能部分或完全的丧失是令人十分烦恼的事。尿失禁随着人年龄的增加变得越来越普遍,多见于女性患者,可由以下原因导致:

任何影响膀胱颈肌肉的情形,比如过重的体力劳动和分娩。

尿道和盆底肌肉张力减弱,通常发生在怀孕期间、产后以及绝经期后,也可能由妇科病导致,比如子宫脱垂。

膀胱口阻塞,通常由一些相关疾病比如前列腺肥大或膀胱结石造成。

由反复发生的感染、神经系统疾病或者焦虑引起的过度的膀胱兴奋(膀胱兴奋指膀胱容易收缩和扩张)。

糖尿病、脊髓损伤或者脊柱裂引起的神经控制方面的问题。

中风或痴呆引起的大脑功能方面的问题。

治疗

有很多种处理尿失禁的方法。盆底锻炼有助于解决膀胱肌肉的问题,理疗或者外科手术都有助于膀胱恢复应有的控制力。绝经后的女性可以用激素替代

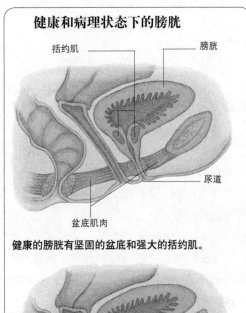

健康和病理状态下的膀胱

括约肌　　　膀胱

尿道

盆底肌肉

健康的膀胱有坚固的盆底和强大的括约肌。

下垂的盆底肌肉

这张图显示了下垂的盆底肌肉,这意味着膀胱颈下降,会导致膀胱肌肉失去控制力。

疗法治疗，也可以用导尿管排空膀胱。

如果是神经问题导致了尿失禁，治疗将困难得多。常用反副交感神经生理作用的药物来放松膀胱壁上的肌肉，以减少尿意。

月经不调

在大脑和卵巢的控制下，女性在每个月经周期内雌激素和孕激素的水平升降一次，这引起卵巢每 21 ~ 35 天排卵一次。若未能受孕，子宫内膜就会脱落形成月经。正常的初潮时间多为 10 ~ 16 岁，在 50 岁左右绝经。

症状

经血过多或出血时间过长。

月经次数过多。

月经次数过少。

闭经，无月经。

痛经，经期中过度疼痛。

病因

（1）内分泌异常，卵巢、下丘脑和垂体腺产生激素的功能紊乱导致经血过多、停经或经期不规则。这些紊乱与许多因素有关，比如压力、肥胖、厌食或进行了过多的身体运动。

（2）产生了过量的催乳激素，这可能与压力、垂体瘤（通常为良性）或药物（比如治疗消化不良的药物）有关。

（3）其他器官比如甲状腺产生的激素紊乱。当妇女停止服用避孕药时经常会出现一过性的停经。

（4）多囊卵巢综合征。

（5）产生过多的前列腺素（激素样物质），这可能会引起使用宫内节育器者出现痛经或子宫内膜异位症（组织的异常生长）、盆腔炎、子宫息肉或纤维瘤（子宫壁上的良性肿瘤）。

（6）先天性异常，比如双角子宫（子宫的上部被分为两部分），内膜表面积的增大引起了更多的经血。

（7）某些型号的宫内避孕器会引起经血过多、经期过长。

（8）盆腔内慢性细菌感染，比如淋病奈瑟氏菌和衣原体感染，可能会引起痛经。

（9）子宫内膜上的纤维瘤（良性）和息肉。

（10）子宫内膜异位症。

（11）凝血缺陷——长期接受抗凝剂治疗的妇女，其凝血机制受影响引起经血过多。

诊断

仔细询问病史。

身体检查——包括盆腔内的检查，年轻女性可以不检查此项。

贫血和激素水平的血液检查。

尿液检查。

盆腔感染的检查。

子宫内膜活检——从子宫内膜上切除一小块组织进行检查。

子宫镜检查 (使用一种可伸缩的器械来观察子宫内部的情况)。

经阴道的超声检查——可以对子宫内膜的厚度做出评估并探测是否有息肉。

腹腔镜检查 (通过一个有照明设施的可视镜来检查异常组织)。

垂体扫描——只有在持续出现催乳素水平升高的情况下才有必要进行。

40 岁以下的女性出现癌症的可能性较小，若经期规律只是经血过多，可不进行组织活检和子宫镜检查。

治疗

若排除肿瘤或感染，则随着时间的推移或只进行简单的治疗经期就可恢复如常。但是失血过多会引起贫血，服用铁片会对患者有所裨益。另外需控制体重，许多月经不调比如多囊卵巢综合征就可能与肥胖有关。

常用的治疗药物包括：

甲灭酸 (一种非类固醇抗炎药)——经常被用来缓解痛经。

止血环酸——能够使出血减半。

避孕药——可用来缩短经期而且能缓解多囊卵巢综合征或轻度子宫内膜异位症的症状。

炔诺酮 (一种激素，非避孕药)——口服可减少出血。炔羟雄烯异唑和促性腺激素释放激素类似物属强效激素制剂。用于治疗重度子宫内膜异位症等疾病。

携带黄体酮的宫内避孕器——通常在数月之内就可使经血过多得到缓解。

经血过多的手术指征为持续出血且无法用药物控制。已生育的妇女可行子宫切除术，而那些希望保留生育能力的人则可施行范围较小的手术。小范围的手术包括：

子宫内膜切除术——这是一种相对较新的技术，使用激光或其他方法切除整个子宫内膜。

子宫肌瘤切除术——用于纤维瘤引起的月经不调。对于严重的纤维瘤必要时可行子宫切除术。

预防

压力、肥胖、厌食和过劳等因素会打破激素的平衡状态，避免出现上述因素可起到预防月经不调的作用。

预后

大多数的月经不调都可自动痊愈或经治疗后得到缓解，经血过多与盆腔内器官的疾病并无太大联系，且多数病例最终都可自愈。在极少数病例中，老年女性持续大量出血可能与子宫内膜的改变有关，所以一旦发现必须要把原因弄清楚。服避孕药后导致的无月经，通常在停药后 6 个月内缓解。

经前综合征

经前综合征非常常见，约 1/3 的女性一生中都会出现。30 岁以上的女性出现这种症状的情况更加普遍。一些人会问经前综合征是什么，目前医生认为这是由月经来前的性激素失衡导致的。即使症状只在月经来前或者刚来时持续 1～2 天，也会让人变得虚弱。此病的症状包括头痛、严重的情绪不稳定和沮丧。

症状

易怒、沮丧、情绪不稳定。

疲劳、头痛。

经期出血不畅和腹部胀痛。

乳房变软。

背部和肌肉疼痛。

如果患者出现了经血不畅等症状，医生会给开些利尿的药。一般的镇痛剂和抗炎药能减轻头痛和肌肉疼痛，抗抑郁药对情绪的改变和抑郁有作用，患者可以在经期的后半段服用，也可以按常规服用。各种孕酮制剂也可以起到一定作用。

更年期综合征

更年期是女人一生中的一个必经时期，基本上在 45～55 岁出现。在这个阶段月经逐步停止。激素替代疗法能控制更年期的症状，不过先要和医生仔细商讨一下。

症状

很多女性在更年期只有轻微的症状，可是有些人却会出现很多情况，包括：

潮热和过度出汗。

情绪的改变，如忧虑和沮丧。

疲劳和性欲减退。

阴道干涩。

对泌尿道感染的敏感性增加。

几乎所有的更年期综合征都可以用激素替代疗法来治疗。医生会给患者使用少量的雌激素和孕酮，将更年期雌激素下降对身体的影响降到最低。药片、皮肤外贴以及皮下植入等方式的激素替代疗法已经试行了多年。治疗期间患者需要定期测试体重、血压和一般健康状况。

预后

长期使用激素代替疗法是有好处的，雌激素能预防骨质疏松症，同时也能降低罹患心脏疾病的风险。不过弊端还是有的，7年以上的激素替代疗法有可能增加女性患乳腺癌的概率。

乳房肿块

乳房肿块非常多见，大多数是良性的，但最重要的一点是若肿块持久不消，则应立即对其进行检查。

症状

良性的乳房肿块包括纤维腺瘤、囊肿和脓肿。

纤维腺瘤是乳房中的腺体和纤维组织过度增生造成的，它们可能是无痛的，也可能有一定疼痛感，特别是经期之前过多的液体蓄积在乳腺组织中时。其触感平滑、坚韧且可以在乳房组织中自由移动。

乳腺囊肿可能是单发的，但也常会出现多发；触诊可硬可软，有时会全无症状，但也有时会带来疼痛感。

乳房脓肿会使乳房变红，有触痛感，充满脓液的肿块会引起剧痛。

乳腺恶性肿块更为坚硬，形状也更不规则且移动性比纤维腺瘤更差。有时可能会毫无痛感，有时皮肤会起皱并形成溃疡。腋下的腺体会增大且有可能出现乳头溢液。

若肿瘤扩散到身体的其他部位，就会出现某些症状，如背痛、头痛、气促和腹部肿胀。

病因

良性肿瘤如纤维腺瘤和乳房囊肿的发展可能与某些激素有关。囊肿多见于未生育的女性和经期不规律者。乳腺脓肿大多数是由金黄色葡萄球菌感染引起的。能增加乳腺癌发病概率的诱因包括：

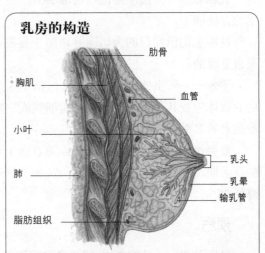

乳房的构造

肋骨
血管
胸肌
小叶
肺
乳头
乳晕
输乳管
脂肪组织

乳房由脂肪组织、分泌乳汁的小叶以及一系列的疏导管构成。导管可以将乳汁传送到乳头。乳房组织受到激素的持续刺激，为孕期和哺乳期做准备。所以，乳房组织是不断变化的。

先天性易患乳腺癌。多达 10% 的乳腺病例被认为与基因有关。

有原发性卵巢癌、子宫癌或乳腺癌病史者。

初潮年龄过小者。

首次怀孕的年龄超过 35 岁。

服用避孕药——可能会略微增加发病的危险，但停药数年后可恢复如常。

激素替代疗法 (HRT)，绝经 10 年以上的女性服用雌激素——这会将乳腺癌的发病率增加 50%。

绝经后的肥胖妇女发病率是正常人的 2 倍。

吸烟时间超过 30 年。

接受放射治疗的霍奇金病患者。

诊断

若发现女性乳房上有肿块出现，应对肿块的特征进行检查并对患者身体的整体状况做出评估。还可做进一步检查，检查方法包括：超声扫描检查、乳房 X 线照相术和针吸细胞学检查。后者在门诊就可进行，在显微镜下使用一种特殊的探针切除小部分肿块以供检查用。

治疗

三种良性的乳房肿块的治疗方法各不相同：

纤维腺瘤——如果肿块增长过快或引起患者不安，可以手术切除。

乳房囊肿——通常可使用注射器将内容物抽出。若再次形成囊肿可手术切除。

乳腺脓肿——抗生素治疗可能会有一定效果，比如使用氟氯西林。但脓肿需用手术的方法抽干。

乳腺癌的治疗目的为切除肿块防止复发和转移。使用药物或手术降低雌激素水平是很重要的。

手术——可供选择的手术方法包括切除全部或部分乳房 (乳房切除术)。对于腋窝内的腺体应视其是否含有恶性肿瘤细胞而决定是否切除。推荐进行卵巢切除术以降低雌激素的水平。

放射治疗和化学治疗——现在随着摄生学治疗的成功，患者可以有一个相对较长的存活期。例如，使用环磷酰胺、5- 氟尿嘧啶等进行化疗可以将未绝经女性的死亡率降低 25%。

预后

良性肿瘤——约有 20% 的纤维腺瘤不需治疗就可以自行消失，且体积很少增大。大多数持续到绝经期后才慢慢变得不明显。约有 10% 的囊肿吸干内容物后会再次充盈，且约有 50% 身上有囊肿的女性会再形成另外一处囊肿。

乳腺癌——最近 10 年来摄生学治疗已有效地将乳腺癌的死亡率降低了 30%。早期治疗十分重要，肿块越小，预后越好。

肿块直径小于 2 厘米的女性其 5 年存活率高达 90%，但是一旦肿块在 2 ~ 5 厘米之间这一数字就会下降到 60%。

乳腺癌

乳腺癌女性最常见的一种癌症。常见于超过 50 岁的女性，也会出现在年轻的女性身上。乳腺癌的特殊的致病因素包括年龄、家族史、肥胖以及何时开始采用激素替代疗法。

症状

乳腺癌在早期的时候一般没有什么症状，不会被轻易察觉，除非出现以下症状：

乳房肿块疼痛。

乳头有渗血。

肿块周围的皮肤呈橘皮状。

乳头凹陷。

诊断

假如怀疑得了乳腺癌，那么需要找专家做乳房扫描。医生会排空囊泡内的液体，其中的细胞会被拿去做检验。大约 5% 的肿块是癌性的，一旦确诊，患者需要接受其他扫描，医生会判断癌细胞是否已经转移到了身体的其他部位。

治疗

乳腺癌有很多种不同的治疗方法，包括外科手术、放射线疗法、化疗和激素疗法。

如果肿块比较小，那么可以手术去除。大的肿块如果施行手术就会涉及很大面积的乳房组织，有时甚至整个乳房都要被切除（乳房全切术）。如果癌症扩散了，那么相应部位的淋巴结也要被切除。

放射疗法一般 6 周可以除去整个肿块。

如果癌细胞已经转移，可以使用化疗和其他的治疗方法相结合。

减少雌激素分泌的药可以使肿块缩小或者减缓其生长的速度。

子宫肌瘤

子宫肌瘤不是恶性的瘤，它是由肌肉组织构成的，在子宫壁内生长。大约 1/3 的女性会在生育前后的几年内长子宫肌瘤。35 ~ 55 岁的女性长子宫肌瘤的概率很高，患者的症状随着肌瘤的长大而逐渐变化。小的肌瘤基本上没什么症状，有时可以同时出现多个肌瘤，会引起经期的延长和经期疼痛。肌瘤长到一定尺寸会导致不孕或流产。

症状

经期延长以及经期出血增多。
经期的严重疼痛。
不孕。
流产的危险性增加。

诊断

骨盆检查有时可以检查出肌瘤。一旦医生怀疑患者得了纤维性瘤，他会建议患者做骨盆超声波检查以确诊。

治疗

小的肌瘤一般没有什么症状，可以不用处理，让它留在体内。子宫肌瘤如果长大就会引起很多问题。药物只能让肌瘤缩小，一旦这个办法不成功，就要用其他方法将它取出：

子宫镜检查——长在子宫壁内的小肌瘤可以在进行子宫镜检查时被除去。子宫镜可以伸入子宫，医生通过它就可以看见下腹内肌瘤生长的位置，从而准确地将其取出。

腹部的外科手术——医生会在患者的腹部开一个切口，从这里进刀把大的肌瘤从子宫内取出。

子宫切除术——如果肌瘤引起很多严重的问题且肌瘤的位置和尺寸大小都增加了手术的难度，那么通常会采用子宫切除术。一般当肌瘤给患者带来了严重的疼痛和不适时才会实施这种手术。

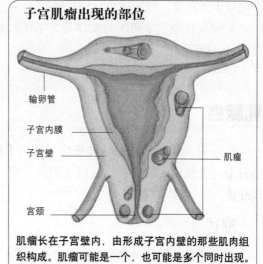

子宫肌瘤出现的部位

输卵管
子宫内膜
子宫壁
肌瘤
宫颈

肌瘤长在子宫壁内，由形成子宫内壁的那些肌肉组织构成。肌瘤可能是一个，也可能是多个同时出现。

子宫内膜异位

子宫内膜是子宫内壁的膜，其在月经期内脱落，有再生能力。如果子宫内膜在骨盆内其他组织（如卵巢或是输卵管）的表面增生，则称为子宫内膜异位，这通常受经期变化的激素的影响。子宫内膜异位也许还会发生在骨盆外——会影响到肠甚至会影响腹腔和肺。

30岁以上才生育以及未生育的女性多患此病，造成这种情况的原因目前并不清楚。

发生在骨盆外的子宫内膜异位的症状取决于哪个器官受到侵犯。肠道内的子宫内膜异位会引发腹部疼痛和直肠出血。

症状

痛经和经量过多。

性交的时候疼痛无比。

尿道不适感。

不孕。

治疗

激素疗法可通过抑制月经周期从而减少雌激素的分泌以影响子宫内膜的生长。用这种方法治疗一年之后症状就会消失。

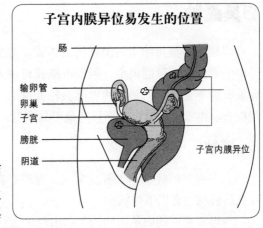

子宫内膜异位易发生的位置

肠

输卵管
卵巢
子宫
膀胱
阴道

子宫内膜异位

医生可以通过腹腔镜检查术对小面积的子宫内膜异位进行修复。腹腔镜检查术是用一个坚硬的仪器伸入腹部并照亮整个腹部区域。这样医生可以看到整个腹部区域，对相应的器官实施相应的操作。如果患者是年纪比较大的女性或情况严重的话，可以采用子宫切除术。

子宫内膜异位会降低怀孕概率，而且以后可能还会复发。

子宫癌

子宫癌在 55 ~ 65 岁的女性中较为常见，在未孕和绝经期推迟的女性中发生的概率更高。引起子宫癌的原因没有人知道，但是早期的诊断和治疗是非常必要的。

子宫癌经常会引起异常的阴道出血。如果发现子宫癌的症状，需要立即去妇产科检查。医生会取子宫内的一些组织做化验，通过子宫镜检查可以很容易地找出病因。假如确诊是子宫癌，则需要做一些其他的检查来确定癌细胞是否已经扩散到其他器官。

症状

月经量大。

性交后出血。

绝经后阴道异常出血。

治疗

子宫癌通常采用子宫全切术来治疗。如果癌细胞已经扩散到了子宫周围，可以采用化疗和激素疗法。

如果早期接受治疗，预后还是很好的，至少有 80% 的女性可以再活 5 年甚至 5 年以上。

卵巢囊肿

卵巢囊肿是指卵巢内出现的液体囊，通常发生在女性的生育期内。这些囊泡可能是单个或几个，可能很小，但也可能长得很大（后者就被称之为卵巢多囊综合征）。卵巢囊肿不是癌，但是有些可能会转变成癌。鉴于这个原因，医生会建议患者做个详细检查。由于囊肿时有时无且迹象不易察觉，所以很难诊断。

症状

大多囊肿的症状不太容易察觉，有些会自然地生长，自然地消失。大个的、一直存在的囊肿会有以下症状：
与形成囊肿的卵巢同侧的腹部出现疼痛。
腹肌紧张和腹部胀痛。
性交的时候感觉十分疼痛。
月经不正常。

诊断

医生在进行骨盆检查的时候可以察觉到囊肿的存在。为了确诊，医生会要求患者做超声波检查和血样检测。囊肿会产生一种蛋白质，这种蛋白质会进入血液中，可以通过血液检查发现。当囊肿持续变大或者给患者带来了很多麻烦的时候，可以用监视器观察患者的囊肿，看它是在继续长大还是开始消退。治疗大的囊肿要用排空或摘除的方法去除。当囊肿恶化成癌时就要用外科手术摘除。

卵巢癌

每年有数千人死于卵巢癌。卵巢癌不容易被发觉，大部分的患者直到后期才出现症状，但是症状出现的时候，肿瘤已经在卵巢周围扩散开了。鉴于这个原因，如果你出现了下面罗列的这些症状,尤其是当你是高危人群时,寻求医生的帮助就非常重要了。目前，对于这种癌症没有有效的办法进行早期检查和发现。

症状

腹部胀痛。
尿频。
月经失调。
抑郁和体重减轻。

高危人群

终生未生育的女性。
绝经期延迟的女性。

家族中有人曾经患过这种病的女性。

各个年龄段的女性都有可能得卵巢癌，但是 50 ~ 60 岁的女性出现卵巢癌的概率比其他年龄段的女性高。相对来说，使用口服避孕药的女性得卵巢癌的概率较其他女性低。

诊断

一旦出现了癌症的症状，需要立刻去妇产科做个详细的检查，包括骨盆的超声波检查、血样检查和外科检查（腹腔镜检查）。如果确诊是癌，医生会让患者做其他的检查来检查癌细胞是否已扩散到其他的器官比如肝脏和肺。

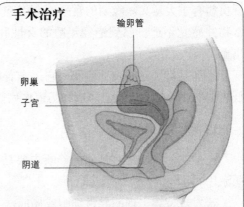

手术治疗

输卵管
卵巢
子宫
阴道

如果恶性的肿瘤从卵巢扩散到盆腔其他器官，那就需要手术切除子宫、输卵管、卵巢、阴道顶部和淋巴结。

治疗

如果癌细胞仅存在于一个卵巢里面，而且患者仍然希望怀孕的话，就得用子宫切除术以外的办法来医治。此时，手术仅限于去除被癌症侵犯的部分。

如果肿瘤从卵巢扩散到骨盆的其他器官，而且患者不再有生育要求，那么，子宫切除术是去除整个癌组织的最安全的方法。在这个手术中，子宫、两个卵巢和两个输卵管连同其他组织一起被切除。多数情况下还会进行化疗和放射治疗。

病情在早期就被诊断出来而且病情只局限在一个卵巢内是最好的情况。然而，要做到及早诊断却很难，因为它根本没有症状，除非到了后期，但这时肿瘤已经扩散到骨盆中的其他器官了。约 3/4 的女性在病情得到确诊时通常已经出现了癌细胞的转移。

眼前最要紧的是找到这种疾病的检查方法，只要可以及早确诊，患者就可以得到及早治疗，病情也不会被延误。

宫颈癌

宫颈癌是世界上最常见的一种妇科癌症，但它通常发病缓慢，若能尽早发现，还是可以得到有效的治疗。在发达国家由于宫颈筛查的普及，晚期的宫颈癌已经很少出现了，但在发展中国家筛查尚未完全普及，宫颈癌依然是最常见的引起人类死亡的癌症之一。

症状

由于宫颈的癌前病变和早期的宫颈癌并不引起症状，所以宫颈筛查对于能尽早发现疾病有重大意义。晚期的宫颈癌会引起月经期间阴道异常出血，性交后阴道分泌异常物并感觉不适。已到绝经年龄的女性和由于其他原因已绝经的女性都有可能再次出血。

疼痛是宫颈癌的晚期症状，它标志着癌症已在骨盆中扩散，疾病晚期还可能出现低热、消瘦、贫血以及泌尿道和肠道疾病。

诊断

在最初的阶段里宫颈癌的诊断主要是通过对从宫颈表面获取的细胞进行检查（宫颈涂片）。

若发现持续出现的异常细胞或癌前病变或癌细胞，则会要求进行阴道镜检查。阴道镜检查也是一种门诊就可以做的检查，使用一种放大仪器来观察宫颈，还可从宫颈中取下小片组织送交实验室进行检查。

晚期癌症无法通过涂片检查来确诊，但通过窥阴器观察宫颈会帮助确诊是否患有宫颈癌。此时需进行阴道镜检查和组织活检以确诊疾病并确定病灶范围。

进一步检查的项目包括：血液检查、X线检查和超声检查以及CT扫描或核磁共振检查。某些病例中还可能需要对盆腔进行麻醉下检查。

病因和预后

宫颈癌的诱因包括性行为、发生性行为的年龄过早以及滥交。这些都使宫颈感染人乳头瘤病毒(HPV)的概率增高。人乳头瘤病毒感染本身并不能引起宫颈癌，但感染HPV16分离株却是宫颈癌的重大诱因，还有一些女性属先天性易患宫颈癌。吸烟和影响免疫系统的疾病也可增加发病的概率。宫颈癌患者的预后主要与疾病所处的阶段有关。若处于早期并未向淋巴系统扩散则治疗效果比较理想。如果癌已扩散，则预后较差。晚期宫颈癌治疗后5年存活率仅为65%。

治疗

根据确诊时所处的阶段不同，其治疗方法也不相同。若癌症已不属于初级阶段，必要时可考虑手术切除子宫（子宫切除术）和放射治疗。研究显示，若同时使用抗癌药将会提高放射治疗的疗效。还可使用抗生素以改善患者的身体状况，或者对引发疾病的相关病因进行对因治疗，比如改善贫血。这样做有助于提高疗效。

前列腺肥大

男性的前列腺随着年龄的增长而变得肥大（也可能由于细菌性感染而引发的，医生把这种情况称为前列腺肥大），50岁以上的男性为前列腺肥大高发人群。疾病是否会显现症状取决于肥大的程度。前列腺肥大会导致尿道受挤压，使得膀胱不能完全地排泄尿液，所以一个明显的症状就是尿频。避免摄入流体食物有利于控制症状。

症状

尿频。

感觉排尿不净。

滴尿。

经常夜起排尿。

尿少。

如果不治疗，尿液不能完全排空，会聚集在膀胱从而引起泌尿道感染。

病因

前列腺炎症通常是由细菌感染引起的。排尿的时候会引发疼痛并且尿频，有时疼痛难忍、精液中带有血、阴茎底部和睾丸会疼痛、发热且全身不适。在感染期间，前列腺会红肿发炎（前列腺炎），中年和老年的男性有癌变的可能。前列腺癌的症状与前列腺肥大的症状较为相似，有时也会伴有背部、臀部疼痛。

诊断

医生会根据病历和检查来诊断患者的病情，前列腺的大小可以通过手指深入直肠来测量。

治疗

当病情开始影响生活质量的时候就需要治疗了。可以通过药物控制病情，常用药包括 α 受体阻滞剂（利尿）、抗雄性激素物质（用于收缩前列腺）、口服抗生素（治疗感染）。

当症状日益恶化、药物没有办法控制病情时，可以采用许多种外科手术治疗，主要包括：

部分性经尿道前列腺切除术——这是个非常普通的手术，手术嵌入镜通过尿道到达前列腺，然后嵌入镜顶端的受热金属丝就会切除部分前列腺组织。一次手术只能切除小部分前列腺，需要重复手术再次进行切除，大多数男性在术后会非常虚弱。

全前列腺切除术——当前列腺肿大过度时，就需要全部摘除。手术可能会导致不育和阳痿。

科学研究仍然在探索新的治疗方法，比如前列腺激光手术。

前列腺的位置

尿道　　　膀胱　前列腺

前列腺如同栗子般大小，位于男性膀胱基部，被尿道包围。前列腺产生的分泌物会和精子一起被喷射出去。

前列腺癌

前列腺癌常见于 50 多岁的男性，这种肿瘤生长缓慢，一般几年都不会出现明显的症状。前列腺肿瘤得到确诊后，经过治疗，约有 90% 的男性的生命可以得到延长，存活时间至少是 5 年甚至更长。对于癌症患者来说，及早诊断和正确的治疗是非常必要的。治疗会根据肿瘤的不同尺寸和扩散的程度来进行。放射疗法可以防止病情的发展，但是目前还没有普及。

症状

前列腺癌通常不会有什么症状，如果有症状出现，则为：

尿少。

尿频。

尿液中有少量的血。

诊断

医生会给患者做直肠检查来估定前列腺的大小和匀称度，同时，需要进行血样化验检测前列腺特种抗原，前列腺特种抗原是一种检测癌的物质，它会把癌变的迹象显示出来。此外，医生还会做更详细的检查，通过显微镜可以分析前列腺组织的切片。癌症扩散后可采用化疗的方法治疗。

治疗

定期检查。

用激素疗法来降低对前列腺癌有刺激作用的雄性激素。

基本的前列腺切除术。

放射疗法。

对于老年人来说，局部的前列腺癌是没有明显症状的，最好是经常接受检查，这样病情才不会加重。

前列腺癌发生在年轻人身上时，扩散的可能性很大，可通过外科手术治疗，放射治疗法也是可以选择的方法之一。治疗的方法包括：

外科手术——基本前列腺摘除术，这种手术会导致患者术后极度虚弱，一些患者还会出现排尿不便的现象。

放疗——目前的放疗技术日渐成熟，使放射源能够被植入前列腺。这样不仅降低总的辐射量，还能准确地将辐射传递到前列腺上。

睾丸癌

睾丸癌多发于青年男性，且近年来治疗水平的提高使疾病的死亡率大为下降，特别是那些已得到早期诊断并能及时治疗的人死亡的危险极小。睾丸癌的第一个症状可能与睾丸有关，也可出现在身体的其他部位。

症状

睾丸肿胀——大多数男性首先会注意到自己的睾丸肿胀。肿胀部位通常比较平滑但外形可能会不很规则。阴囊可能有沉重感。

睾丸疼痛——大多数男性都是先发现睾丸肿胀然后才会感到疼痛。

病因

下列因素会导致睾丸癌的发病率升高：

睾丸未正常下降——正常情况下在出生时或出生后不久睾丸应降至阴囊内，而约有 2% 的男婴一侧或双侧睾丸停留在腹股沟区。睾丸仍滞留于腹部或手术牵至阴囊者发生睾丸癌的概率是睾丸正常下降者的 30 倍。

产前意外——在胎儿期曾受到激素或较强放射线影响的人罹患睾丸癌的概率增高。

睾丸萎缩——睾丸受外伤、扭伤、感染或手术影响而失去功能后变得极易形成肿瘤。

饮食——饮食中富含饱和脂肪而蔬菜和水果却较少的人发病率高。

诊断

确诊并评估癌细胞是否扩散的检查包括：

活组织检查——将瘤体切除一小片送交显微镜下检查，也可从相邻的淋巴结取样。

检查血液中是否有肿瘤的标志物。

X 线检查肺部是否有继发性肿瘤。

超声扫描以确定肿瘤是否扩散到腹部或脊柱。

治疗

治疗主要依据肿瘤的类型和确诊时疾病所处的阶段。可采用手术、放射治疗和化学治疗等方法联合治疗。

早期的精原细胞瘤单独使用放射治疗就可以成功治愈且复发的风险较低。而晚期的疾病则需联合进行化疗。继发性（癌转移）精原细胞癌对化疗十分敏感。早期非精原细胞瘤通过手术切除睾丸的方法（睾丸切除术）就可彻底治愈，但 1/4 的患者可能会出现复发。因此对这种复发的情况经常会使用化学治疗法。对于晚期肿瘤，推荐进行大面积的手术切除，包括切除淋巴结节，同时辅以化疗。

预后

现在大多数患有睾丸癌的男性都可治愈，据估计，现在通过适当的治疗 95% 以上的患者都可以存活下去。随着在化学治疗上取得了较大的进展，晚期癌症患者的预后情况也得到了大幅度的改善。

早期诊断可以使患者的预后情况更好，当然即使是晚期肿瘤通过手术和化学疗法联合治疗也有治愈的希望。疗效同第一次发现肿瘤时肿瘤的大小和肿瘤标志物的水平有关。

有些患者发现单侧睾丸患有睾丸癌，那么他们的另一侧睾丸很可能也已患有癌症，或者不久后也会发展成睾丸癌。所以最重要的就是要密切注意健侧睾丸的情况，一旦发现有任何变化要马上报告。

阳痿

阴茎软弱无力不能勃起影响了大多数男性的正常生活，阳痿通常频繁地发生于中年和老年男性中，然而也会发生在男性的其他年龄段。偶尔发生阳痿是正常的，一般由于压力、沮丧造成。如果阳痿出现的频率高，患者就需要去医院做个详细的检查，严重的疾病包括血管的疾病，还有糖尿病也可能引起阳痿。

病因

引起阳痿的原因包括生理上的和心理上的，心理的因素往往是跟性行为和感情紧密相关的。有些男性要面对抑郁、焦急、疲惫这些问题，而这些问题又往往对心理造成一定的压力。导致阳痿的常见生理因素包括：

血管的疾病。

药物（包括一些用于治疗高血压和低血压的药物）。

糖尿病。

在前列腺手术的时候神经受损。

肝脏的疾病。

多重硬化症。

众所周知，吸烟会引起动脉硬化，它会影响阴茎的血液供给，最终导致阳痿。长期过量饮用含酒精的饮料会损坏肝脏，因此会阻碍男性激素分泌从而影响性功能和阴茎勃起。

治疗

如果是心理上的原因则要请心理专家来解决。在性交时得到配偶的支持和认同会使压力减轻，也就不会害怕失败了。

壮阳药（伟哥）的出现，是一个重要的药物革命。它能够使小的动脉膨胀，给阴茎提供更多的血液使得阴茎勃起。还有一些药可以用于那些不能使用伟哥的心脏病患者。所以选择适合自己的药是非常重要的。

现在已经有许多可以选择的药了，还有一些正在研究中。这些药物包括：

氢氯化阿朴吗啡——这种药刺激脑部使得生殖器兴奋。使用效果比伟哥好，可以使阴茎勃起超过 20 分钟。

前列地尔——用一个小的涂抹器把这种药物嵌入阴茎，使其勃起。

男性不育症

当一对夫妻无法生育时有一系列的检查方法用来确定是否为男性的原因。

病因

男性不育症主要与产生的精子数量、质量以及其在释放过程中是否受阻有关。一些人精子的外形或其移动能力可能会受损，或者无法射出足够多的有效精液。有许多因素会诱发这些情况，然而有时不育的原因却无法解释。

环境因素和生活方式——近些年来人们越来越重视环境因素和生活方式与不育症之间的关系。杀虫剂被怀疑会产生抗体攻击精子，同时还认为饮用水中的雌激素和清洁剂的水平增加，也影响了精子的产生。另外现已确知，酒精和药物的滥用也会降低生育能力。

激素平衡——精子的产生依赖于激素的产生，主要与垂体有关，同甲状腺和肾上腺素也有一定关系。若这些激素减少，也就无法生产出足量的精液，这就导致了不育。

精索静脉曲张——精索静脉曲张是指阴囊和睾丸的静脉扩张，据估计，40% ~ 70% 的男性不育与精索静脉曲张有关。

抗精子抗体——正常情况下，抗体并不会与精子相接触。但是，约 10% 的不育症男性的精液样本中发现了抗精子抗体。它们把精子当为外来异物对待。由此精子的运动能力减弱，精子形成聚集在一起的趋势；同时抗体也使精子难以进入卵子中。

诊断

这些检查充分考虑了患者的病史和性交史，包括：

身体检查——检查阴囊和睾丸以及使用直肠指检的方法检查前列腺。

精液分析——在显微镜下检查精液中的精子形状和移动力是否正常，还要对精液进行计数（每毫升精液中应包含 3000 万个精子）。

性交后检查（PCT）——精子穿过女性宫颈黏液的能力也应进行测定。

精子头粒蛋白试验。

抗精子抗体化验。

激素水平检验。

治疗

如果各种治疗方法无法见效，精子的数量或质量仍然很低，则需采用辅助生育技术。包括：

子宫内辅精（IUI）——这种技术主要用于精子数量偏低但精子的穿透力还是很强的病例。在女性的排卵期直接将精子注射到子宫内。这样在精子与卵子结合前只有一小段距离要走。

体外受精（IVF）——这种技术用于精子的数量和质量都很差的情况。在实验室中将精子与卵子放在同一试管里。

胞质内精子注射（ICSI）——将健康的单个精子从精液中或者直接用手术的方法从睾丸组织中取出，然后再直接注入到卵子中。

女性不孕症

婚后同居3年以上，性生活正常，未避孕而未曾妊娠，称为原发性不孕。曾经流产、生育或有宫外孕后，未避孕而连续2年以上不孕，称为继发性不孕。

病因

无法排卵。

卵子无法顺利到达输卵管中，导致卵子无法与精子相会。

宫颈的环境对配偶的精子有排斥作用。

已经受精成功的卵子无法附着到子宫壁上。

诊断

利用排卵试纸是对尿液进行检测以识别即将排卵时促黄体生成激素（LH）的水平。进行试验的日期可选在月经中期偏前2～3天。

超声检查——超声检查可能会发现卵巢疾病，它也用于监测即将排卵时卵泡中的变化。

激素分析和活组织检查——对血液中的激素水平进行分析，不仅对无法排卵有意义，还可以起到检查子宫内膜的作用——通过使用激素黄体酮对子宫内膜异位症进行治疗后子宫内膜是否还能接受受精卵。对子宫内膜进行活组织检查以确定血管的情况。

性交后检查 (PCT)——这个试验用来检查宫颈黏液的异常（同时也可用于评估男性精子的质量）。

子宫输卵管造影 (HSG)——这个试验用于检查输卵管是否畅通。将造影剂注射入子宫中，然后在X线下观测它们在输卵管中的流通情况。

腹腔镜检查——将可视纤维管通过一个微小的手术创口插入女性的腹部。术者可借此观察到生殖道外部的情况，并检查粘连、子宫内膜异位症和其他的异常。

治疗

若无法对不孕症的病因进行对因治疗或治疗的效果不理想，可以使用下列辅助生育技术以达到受孕的目的：

子宫内辅精（IUI）——在排卵时将男性的精子直接注射到子宫内。

试管内受精——用腹腔镜从女性的卵巢中取出一个卵子同男性的精子一起放到试管中，然后将胚胎移植到子宫中。

输卵管内配子移植（GIFT）——将精子和卵子一起放到输卵管中。

输卵管内合子移植（ZIFT）——在试管中给卵子受精，然后在它们形成合子后一起放到输卵管中。

卵子捐献——当女性无法自己产生卵子则只能采用他人的卵子与自己配偶的精子受精。

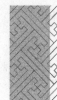

第九章
眼、耳、鼻、喉疾病

结膜炎

结膜是眼睛前部眼睑内的薄的细胞层。结膜炎是结膜的炎症。结膜炎会使患者很不舒服，虽然看起来很严重，但是其实它并没有那么严重。结膜炎通常是感染引起的，过敏也可以引起结膜炎，像花粉热这样的过敏性疾病可以造成结膜的严重肿胀。结膜炎可以在几天内自愈，抗生素对病毒性结膜炎无效。

症状

患者最初可能是在某个早上一觉醒来的时候发现自己患上了结膜炎，双眼都可能会受到感染，出现下面的症状：

眼白变红发炎。

眼睛疼痛、痒或者眼内有水样分泌物。

患者感觉眼睛内似乎有沙粒，不舒服。

眼睑可能会被异常分泌物粘在一起。

病因

感染——细菌以及病毒都可以导致结膜炎，其中病毒性结膜炎比较常见。

过敏——可以造成过敏性结膜炎的因素其实有很多，最常见的是花粉引起的过敏。

刺激——化妆品中的刺激性化学物质、隐形眼镜的护理药水以及一些眼药水都可能会造成结膜感染。另外还有一些刺激性因素包括灰尘、吸烟、空气污染以及紫外线灯都可能会造成结膜炎。

只要去除致病因素，再辅以适当治疗，大多数的结膜炎都可以很快痊愈。

诊断

医生会先检查患者的眼睛，然后分析出病因并进行诊断。如果医生怀疑是感染引起的，他会给患者开抗生素药膏或者眼药水；如果他认为可能是过敏引起的，他会给患者使用一些抗过敏的眼药水。其他类型的结膜炎一般都可以在 5 ~ 7 天内痊愈。

预防

像结膜炎这样的疾病很可能是通过手传染给眼睛的（比如手上的细菌通过揉眼睛的动作进入眼睛）。大家都应该注意卫生，确保不会从一个人传染给另一个人。以下是一些注意事项：

（1）用自己的毛巾和脸盆洗脸，不要与人共用。

（2）洗完眼睛或者揉过眼睛后要洗手。

（3）用温水或人工眼液清洗眼睛。

白内障

白内障患者因晶状体模糊或者不透明而导致视物模糊。年龄因素是白内障最常见的原因，因为构成晶状体的纤维会随着年龄的增长而逐渐老化。65 岁以上的人群中约有 75% 的人患有白内障。通常双眼都会发生病变，但是一只眼睛的视力下降程度会比另一只重得多。虽然晶状体纤维的改变无法恢复，但是白内障通常不会导致患者失明，即使非常严重，患者仍然有光感。

症状

视物模糊并且视力逐渐消失。

因为不透明的晶状体分散了光线，导致患者眼中的物体边缘不清。

患者色觉弱化，只能看到暗淡的色彩。

如果患者只有一只眼睛患了白内障，那么他判断距离的能力可能会出现问题。

病因

绝大多数的白内障是年龄因素引起的，多数患者的年龄都在 65 岁以上。除此之外还有一些其他原因，如下：

糖尿病——糖尿病可以引起眼睛的并发症。患有糖尿病的人需要做血液检查和尿检来了解血糖水平。

风疹——如果孕妇得了风疹，那么她的孩子可能会出现白内障。

眼创伤。

长时间暴露在阳光下。

包括 X 线在内的辐射。

长期使用类固醇药物。

吸烟。

诊断

白内障可能只发生在一只眼睛中，此时患者能明显地发现两眼视力的不同。

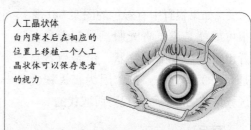

人工晶状体
白内障术后在相应的位置上移植一个人工晶状体可以保存患者的视力

晶状体移植物的种类很多，包括聚甲基丙烯酸甲酯人工晶状体（pMMA）和硅凝胶折叠式人工晶状体等，通过一个微小的创口将其植入。

如果医生或者验光师怀疑两眼视力的不同是由白内障引起的,那就需要做一下检查了。医生会用眼底镜检查,验光师还可能先用眼药水使瞳孔张大,然后用裂隙灯显微镜来做检查,这样可以更充分地了解病情。

治疗

只有当白内障导致视力下降到严重影响患者的生活时,才有必要治疗。当然,每个人的情况毕竟不同。比如说,一个50岁的卡车司机,虽然他的晶状体只出现了一点混浊,但是他需要治疗;而一个80岁的不看书的老年人如果患了白内障,相对来讲,他并不需要治疗。

没有任何治疗措施可以使白内障患者的晶状体恢复到从前的状态。目前唯一的治疗方法是帕克超声乳化术——在角膜和晶状体囊上开一个小的切口,先用超声探针击碎患者的晶状体,再把柔软的人工晶状体嵌入患者的晶状体囊。这个手术只需要1天时间,多数患者都在局部麻醉的情况下接受手术。术后患者驾驶或者看电视时需要戴眼镜。

青光眼

视网膜在眼球背面,当这个部位的视神经被破坏时就会形成青光眼,通常是眼压升高所导致的。突然发生的青光眼是急性青光眼,在临床上慢性青光眼相对常见一些。青光眼是眼睛失明的主要原因。定期做眼睛检查可以保证及早发现疾病,治疗起来会比较容易。

青光眼通常发生在双眼上,但是一只的症状会比另一只严重一些。青光眼会慢慢地损害患者视力,如果没有得到治疗,患者的眼睛就会失明。

症状

青光眼只有当发展到一定程度时才会出现明显症状,所以,定期检查非常重要。如果视野中有彩色的图案(虹视),很可能就是患了青光眼。早期青光眼患者也可能出现虹视症状,但是患者自己是无法了解这一点的,因为丧失视觉的区域是被两眼的重叠视野所取代的。

病因

眼压高会影响视神经的血供,从而使神经纤维受损,这样就形成了青光眼。

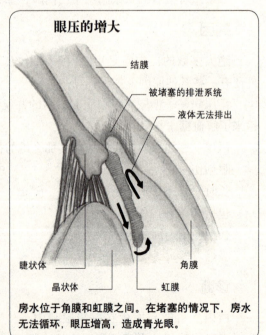

眼压的增大

结膜
被堵塞的排泄系统
液体无法排出
睫状体
晶状体
虹膜
角膜

房水位于角膜和虹膜之间。在堵塞的情况下,房水无法循环,眼压增高,造成青光眼。

眼压是由眼内液体的水平决定的，这种液体被称为房水。房水的产生和排出有一定的比率，这样才能保持正常的眼内压。眼内的非正常高压是由于眼睛的排泄系统的障碍引起的。

高危人群

有青光眼家族史的人。

超过 80 岁的老年人，患病概率约为 10%。

近视患者。

糖尿病患者。

上述人群需要定期做眼睛检查，需要检查眼压、视神经以及视野。

治疗

治疗的目的是通过降低眼压来缓解症状，眼药水就可以很容易地解决这个问题。眼药水可以通过减少眼内液体的生成以及促进眼内液体的循环来降低眼压。如果眼药水不起作用，可以用手术或者激光疗法促进循环。不过视神经的损伤是终生性的，没有任何办法能令其恢复。

预防

对于有家族慢性青光眼病史的人来说进行定期检查尤为重要，这可以保证在发病初期就能及时做出诊断。此外还可应做定期复诊，这样有助于避免失明。尽早确诊增大了治疗的成功率，及早查明其他可引起慢性青光眼的诱因，如心肌缺血等，也会有助于疾病的预防。

预后

若不加治疗，青光眼可能会发展为彻底失明，若能及时使用对抗青光眼的滴眼液，则眼睛不会造成过度的损伤，预后也比较好。只有在及早发现疾病的情况下，药物治疗才能取得最佳疗效。青光眼患者特别是有家族遗传史的人在进行周期性测量眼压和使用眼底镜检查的前提下可立即接受局部和系统的激素治疗。

黄斑变性

黄斑变性和年龄有关，患者通常是老年人，但有一些儿童也会患病。这种病是由视网膜黄斑区域的光敏性视锥细胞的变性引起的。黄斑是眼睛中最敏感的部位，可以分辨事物的颜色和其他具体特征。黄斑变性患者眼睛的中心视野会逐渐减小，眼睛接受到的事物的具体信息逐渐减少。临床可见双眼黄斑变性，通常一只眼睛会比另一只早几个星期发病。

要发现黄斑变性有一定的难度，因为其发展非常缓慢，常常需要几年的时间。如果发现自己看到的影像的中心有缺口或者变形，应该马上就医。

症状

很难看清书上的字。

不能分辨人的脸。

看电视时无法看清具体的影像。

诊断

医生用眼底镜检查患者视网膜上的黄斑区域就可以发现黄斑有没有改变。另外，荧光素血管造影术可以帮助医生得到患者眼睛血管的图像，从而了解患者黄斑的损伤范围。

治疗

激光手术可以用来治疗黄斑变性。它可以阻止疾病发展，但是不能修复已经受损的黄斑。

耳聋

耳聋，可能是先天性的，也可能是后天性的；可能是全部失聪，也可能只是听力减弱；可能是单侧耳聋，也可能是双侧全部失聪。我们能听到声音的机制实质上是很复杂的，这中间任何一个环节出现问题都有可能造成耳聋。耳聋分为两大类型：传导性耳聋和感觉神经性耳聋。

病因和症状

传导性耳聋

传导性耳聋主要是由于声波从外耳向内耳传导的道路发生故障所致。病因包括：

传导阻塞——耳垢、耳内膜的炎症或耳内分泌物蓄积（外耳炎）都有可能引起传导阻塞。

耳膜穿孔——感染造成的损伤、创伤或仅仅是压力的改变都有可能引起耳膜

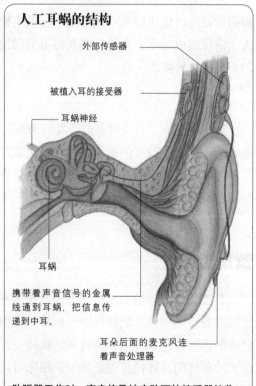

人工耳蜗的结构

外部传感器

被植入耳的接受器

耳蜗神经

耳蜗

携带着声音信号的金属线通到耳蜗，把信息传递到中耳。

耳朵后面的麦克风连着声音处理器

助听器工作时，声音信号被皮肤下的接受器接收，然后沿着一条电线到达被植入耳蜗的电极。

穿孔。

中耳小骨的疾病。

儿童的咽鼓管堵塞，成人的呼吸道感染或创伤。

感觉神经性耳聋

感觉神经性耳聋的病因为耳部结构受损引起的从内耳向大脑的神经冲动传导较差。发病形式为以下三种中的一种：

（1）双侧进行性发病——通常是年老导致的听力减退。

（2）单侧进行性发病——发生听神经瘤、梅尼尔病和风疹时都有可能出现。

（3）突然发作的耳聋——药物因素或者承受过大的噪音或压力也会引起感觉神经性耳聋。通过彻底检查可以确定病因并决定治疗方案。

诊断

耳语试验——在单侧耳边固定距离处对患者耳语有助于测定耳聋程度。

双音叉试验——用于在单侧听力减退时区分传导性耳聋和感觉神经性耳聋。

纯音听力测验——每一侧的耳内都通过耳机导入音量、频率各不相同的噪音，而这样可以对每一侧的声音传导进行准确测量。

鼓室压测量——测量在不同压力下鼓膜的振动有助于发现咽鼓管功能不良。

MR扫描——单侧感觉神经性听力减退的患者需进行MR扫描以排除听神经瘤。

治疗

移除耳垢。

镫骨切除术以纠正耳硬化症。

鼓膜成形术以修复穿孔的鼓膜。

听小骨成形术——可能会修补听骨链的缺损。

鼓膜切开术，用于抽取中耳炎产生的分泌物或鼓室通气管中的插入物。

使用助听器。

可供选择的助听器很多，包括那些戴在耳内和别在耳后的助听器。随着科学技术的发展，现在的助听器体积更小，效率更高，还很人性化。使用助听器的前提条件是患者至少能听懂谈话的一半内容。

有些患者，由于耳蜗的缺陷即使是放大的声音也听不清，这可能需要选择助听器进行辅助。双侧耳聋者，通常对听力较好的一侧优先选择助听器。

骨听力传导助听器可能会对某些患者有所帮助，特别是骨锚式助听器通过手术固定在患者的颞骨上。某些双侧严重耳聋的成人和儿童可接受耳蜗移植，还可以用电子仪器刺激听神经使其更有活力。对于那些耳聋严重但仍残存些许听力者应教给他们学习读唇术。

鼻出血

鼻腔内部有很多小静脉，这些小静脉容易破裂出血。

鼻出血最常见的情况是挖鼻引起的，此时鼻内的小血管会受到损伤。儿童和某些成人会习惯性地挖鼻，甚至在睡觉的时候都会这样。

鼻部受到强力攻击或者有异物进入鼻孔都可以导致流鼻血。鼻出血作为器官功能失调征兆的情况非常少见，如鼻咽癌（鼻咽是连着鼻子和咽喉的那条通道）或者出血性疾病。所以，如果你的鼻子持续出血或者出血反复发作的话，赶快去医院。

诊断

内窥镜检查可以让医生了解患者持续流鼻血的原因。这种检查是用一根细管插进鼻孔探测里面是否有肿块或者静脉血管的损伤，同时医生还可以得到鼻内组织的样本。

病因

几乎所有的鼻血都来自于鼻内的黎氏区，通常按住鼻末端可以止血。

鼻背部出血很少见，但是如果这里出血，那意味着存在更严重的原因。这种情况很难处理，因为患者无法通过直接按压来止血。而且，患者可能出现严重的血液流失。

患有出血性疾病（比如血友病）或者服用血液稀释药物的患者出血的时间较长。

治疗

如果鼻子出血持续时间超过半小时，那就要赶快去医院。血液的大量流失会导致患者眩晕而且脸色苍白，十分危险。

用纱带包住鼻子都可以起到止血的作用。尿袋上的气袋本来是用来储存从膀胱排出的尿液的，但是现在，可以用膨胀的气袋对鼻内出血部位加压止血。另外一种办法是用热处理或者冷处理来破坏鼻内的某些组织。如果再次流鼻血的话，可以再次用热处理来解决。

花粉热和常年性鼻炎

花粉热是一种急性的过敏性反应，临床表现为鼻内组织、咽喉以及眼睛出现炎症，通常是因为患者对花粉敏感，来自各种植物的花粉都可以导致过敏。花粉热是一种季节性疾病，春夏季发病。有些人全年都可能会出现类似花粉热的症状，医学上称之为常年性鼻炎，也是由过敏引起。如果可以做到避免接触过敏原并结合药物治疗，症状可以得到控制。

症状

常年性鼻炎和花粉热症状相同，只是比花粉热要更严重一点。其症状和体征包括：

（1）流鼻涕。

（2）眼内有水状分泌物，眼睛红肿，发痒。

（3）咽喉有干涩感，不舒服。

（4）喷嚏。

（5）不舒服和过敏的感觉。

治疗

治疗花粉热和常年性鼻炎主要在于控制症状，措施如下：

抗组胺剂——口服抗组胺剂可以缓解花粉热和过敏的急性症状，可以作为花粉热间歇发作时缓解症状的方法，也可以作为常规的预防措施。如果是常年性的，那么可以用抗组胺药进行预防。一般的服用量是每日1次，几乎没有副作用。

滴鼻剂和滴眼剂——这些措施是预防性措施，要想达到一定的预防效果，患者至少每日要使用2次。类固醇滴剂吸入疗法有助于控制让人烦恼的鼻部症状。

预防

以下措施可以帮助患者避免春夏期间受到花粉的影响。

（1）避免去有很多草或者草被除掉的地方。

（2）在太阳快要升起和刚刚进入夜晚的那段时间，患者最好待在室内不要出来，因为那时的花粉浓度比较高。记得把门和窗户关紧。

（3）外出的时候带上眼镜，这样可以减少眼睛过敏的机会。

下面的一些措施可以帮助常年性鼻炎患者减轻症状：

（1）避免接触可能的过敏原。比如：如果对猫过敏，那就不要养猫。

（2）保持室内干净无尘。最好用木地板而不用地毯，用百叶窗而不用窗帘。

（3）经常清洁床垫和寝具上的皮屑，以免滋生尘螨。

鼻窦炎

鼻窦是头骨内眼睛和鼻子周围部位充气的腔。医生并不清楚鼻窦的确切功能，但是普遍认为它和声音的调节有关。鼻窦的感染，也就是鼻窦炎，常常和上呼吸道的炎症有关，比如由感冒或者花粉热引发的炎症。会有些疼，不舒服，令人沮丧。它可以不经处理即自愈，但是有可能更严重地复发。严重的鼻窦炎可以持续好几个月。

很多人会有鼻窦处疼痛的感觉。某些患者的鼻窦炎可能会有规律地发作。临床很少见到儿童出现鼻窦炎，因为他们的鼻窦还没有完全发育。儿童在4～5岁时的鼻窦才基本发育完全。

症状

头痛。

发热。

鼻塞和流鼻涕。

鼻窦处疼痛以及质地变软。

有时可见眼周发红。

病因

鼻窦炎通常是由普通的感冒病毒引起的，多数情况下鼻窦炎在感冒后 3 ~ 10 天内出现，此时窦内会因有液体而被堵住，同时还伴有面部疼痛。最好是用止痛药和蒸汽吸入疗法来放松。同时，如果患者发热并且觉得不舒服，要注意休息。

如果症状持续了 3 天，那就需要去咨询医生了。如果症状再次出现，并且伴随着更严重的疼痛和发热，那患者还需要了解一些用药方面的知识。这种再次发作一般是由细菌感染引起的。

诊断

医生会通过按压患者的脸颊和前额来检查，还会用一束光线照在患者的脸上察看鼻窦是否清晰可见。如果医生觉得有二次细菌感染的可能，他会给开一个疗程的抗生素，通常这些抗生素就足以解决问题了。但是如果医生怀疑患者得了慢性鼻窦炎，他会安排患者做鼻窦的 X 线检查。

治疗

在家进行自我治疗即可。

服用解充血药片 (可以在药店买到)。

不要待在烟雾缭绕的环境中，也不要长时间待在有灰尘和刺激物的地方。

不要在感冒时用力拍打鼻子，这样会使鼻窦发炎。

湿疹（皮炎）

湿疹患者皮肤会发炎，皮肤干燥并伴有痒的感觉，也可见小的水疱。本病的病因仍然不明，但是普遍认为其和过敏因素有关。对于皮肤而言，感染是很常见的。皮肤很容易变得干燥，出现鳞片和开裂，所以很容易受到微生物的侵犯。湿疹会侵犯身体的任何部位，但是比较常见的部位是手、腿和脚。治疗主要是为了缓解患者痒的感觉，使患者不会抓挠患处，因为那样会使情况变得更糟。一般的方法是涂抹一些药膏，患者可以戴棉手套。

症状

皮肤干燥、有鳞片并且开裂。

皮肤发红发炎。

痒和易激惹（皮肤比较敏感，比如一碰就痒）。

皮肤起水疱，内含有液体，水疱会裂开，其内液体外溢。

病因

约80%的接触性皮炎由刺激物引起，20%与过敏原有关。重要的刺激物包括：

（1）水。

（2）清洁剂。

（3）溶剂。

（4）对于身体不适宜的化学物质。

（5）摩擦。

常见的过敏原包括：

（1）镍、铬和水银。

（2）香水、橡胶和某些植物。

（3）某些药物也可能会引起过敏反应。

此外，饮食也会引起湿疹（皮炎）。某些儿童，当然并不是全部儿童，可能在去除食物中的乳制品后症状会有所改善。可以先将这些物质从饮食中剔除以观察患者的反应，然后作为一种刺激物再次导入。

诊断

正常情况下根据炎症带来的典型表现就可以确诊。疾病主要分为几种不同的类型：

遗传性过敏性湿疹——多见于婴儿和初学走路的孩子，但随着时间的推移很快会痊愈。但患者常有过敏性疾病的家族史，比如湿疹、花粉热或哮喘。

钱币状湿疹——多见于成人身上形成的圆形斑块，有起鳞的表现还有强烈的瘙痒感。易与癣菌病混淆。

手湿疹——很多病例发病于患者手掌，主要表现为瘙痒。足底有时由于与鞋上染料或鞋底接触而出现湿疹。

接触性皮炎——可发作于身体的任何部位。皮肤与刺激物或过敏原接触后引起刺激感和炎症反应。接触物包括化妆品、首饰上的镍、胸罩的带子或洗衣粉。

脂溢性皮炎——某些部位的皮肤（头皮、面部、背部和胸部）由于分泌油脂而容易形成脂溢性皮炎。当出现脂溢性皮炎时这些部位会出现红色、起鳞、瘙痒的皮疹。头皮屑与这种皮炎有一定的联系。

静脉曲张性湿疹——静脉曲张性湿疹患者其静脉血从腿部返回心脏的效率过低。腿部皮肤变红、变痒、容易受损，还可能会引起踝部和腿部的水肿。

治疗

软化剂——软化剂可以为皮肤保持水分。患者可以使用软化剂药膏，或者在洗澡的时候在水里添加一些软化剂。

皮质醇药膏——皮质醇药膏可以有效地减轻炎症。但是，如果使用过量或者使用的时间过长，都会造成皮肤变薄并容易受到伤害。因此使用皮质醇药膏应在医生指导下谨慎使用。

类固醇药膏——它很湿润，可以保持水分，对于湿疹的治疗非常有效。

抗生素药膏——这种药膏对于抗感染很有效，尤其是和类固醇药膏一起使用时。

类固醇药物——这种药物很少让湿疹患者使用，除非是极其严重的患者。

预防

因为所有皮炎都是由特定物质引发的，所以预防的唯一方法就是避免与这些物质接触。理发师和汽车修理工暴露于化学物质机会较多，发生皮炎的概率也就更高了。有易发生皮炎倾向的人应避免从事这些行业。经常使用润肤霜可以帮助皮肤抵抗这些刺激物质。

预后

治疗的目的是控制而不是治愈疾病，能使患者特别是儿童过上正常的生活。此病通常会自然痊愈。

荨麻疹

荨麻疹又名风疹块，通常是由过敏引起的。患者皮肤发红并发痒。它可以由感染以及物理性刺激，比如感冒、压力、热或者紧张引起，大多数患者发病原因不明。荨麻疹的发展很迅速，有时只需要几分钟的时间就能出现在身体的任何部位，可能只有一块，也可能发生在全部皮肤的表面，持续的时间从几分钟到几小时不等。通常荨麻疹不需要治疗，可以自行消失。

荨麻疹在广义上属于过敏反应，可与过敏性休克（一种威胁生命的过敏反应）并发。

诊断

要找到荨麻疹的确切病因很难，医生会用过敏性物质做皮肤试验，看它是不是罪魁祸首，这是最常用的诊断皮肤并发症的方法。但是有时候试验的结果并不准确。

治疗

荨麻疹通常会在几小时内消失，但是仍然会使患者觉得很苦恼。医生会开一些抗组胺片（会产生一些副作用，比如困倦）。类固醇药对持续时间较长的荨麻疹很有效。

痤疮

痤疮在青少年中非常常见，约90%的青少年会出现痤疮，且男性比女性常见。因为青春期是人对自己的外表比较敏感的时期，所以长痤疮后患者会非常苦恼。痤疮多发于面部和胸背，这些区域有非常多的皮脂腺，皮脂腺分泌的皮脂可以保持皮肤的湿润。痤疮也可见于成人（酒糟鼻），这种痤疮和发生在青少年身上的情况相反，女性患者多于男性。

症状

皮脂溢出——皮脂分泌过多，虽然这可以导致皮肤滑腻而易发痤疮，但它本身并不是引起痤疮的病因。

黑头粉刺——皮肤表面上的小结节，首先出现的是位于毛孔和毛囊上的粟粒疹并形成黑头。

丘疹（突起的红斑）——出现于黑头破裂后，引起皮肤刺激感。

皮肤结痂（脱皮后的痤疮）——抓破和挤压受损处的结果。

化脓性皮损——女性特别容易出现此症状，会形成严重的炎症性脓疮。

皮肤囊性痤疮——形成于脓疱破裂之后，通常皮肤还会结痂。

病因

形成痤疮的因素很复杂。皮脂腺过于活跃而会产生大量的皮脂，这些皮脂无法自动清除，因而被细菌感染。腺体内的脂肪酸降解导致炎症反应。皮脂腺的活跃程度与雄性激素有关，现已发现 50% ~ 60% 的女性患者出现激素水平紊乱。化妆品、皮肤用制剂和洗发水都可有引起痤疮，特别是年轻女性更易受此影响。某些药物的副作用就是产生痤疮，这些药物包括溴化物、皮质激素、雄性激素、口服避孕药和巴比妥类药物。由于母体激素紊乱，婴儿有可能会发生新生儿痤疮，但是这种疾病十分罕见。

治疗

治疗痤疮通常需要 6 ~ 12 周时间，而且以后仍然需要继续治疗。病情通常 2 ~ 3 周就可以好转，但治疗仍然要持续一段时间。治疗方法包括：

（1）开始时可用含有过氧苯甲酰的药膏或凝胶对付细菌。

（2）如果过氧苯甲酰效果不明显，那么换用抗生素药膏。如果单独使用抗生素药膏作用缓慢的话，可以配合口服抗生素制剂，观察几个疗程。

（3）女性患者可以服用某些类型的避孕药来防止痤疮的复发。

（4）如果情况非常严重，则需要找医生看看，医生也许会开类维生素 A，这种药物在使用过程中需要严密监视，因为它会产生副作用。孕妇服用类维生素 A 有造成胎儿死亡的风险。

预后和预防

虽然痤疮主要发生于青春期，但根据不同的诱因各个年龄段的人都有可能罹患此病。不过此病的预后很好，大多数患者都对药物治疗敏感，这有助于减少疾病带来的令人厌恶的损伤，比如治愈之后形成的瘢痕。大多数病情较重的病例中，患者都有可能需要进行心理咨询。痤疮是无法预防的，很多人在十几岁的时候都会出现。但是大多数都只出现轻、中度症状，只有少数人才会继续发展出现其他症状。某些措施可以减轻痤疮带来的影响。保持良好的卫生状况和饮食习惯都有助于预防痤疮的发生。

皮肤癌

皮肤癌有很多不同的种类，最常见的 3 种分别是基底细胞癌、鳞状上皮细胞癌、恶性黑素瘤。此病多数和长期暴露在阳光中有关，阳光中的紫外线会损伤皮肤，尤其是对于那些肤色白皙的人群而言。皮肤癌非常常见，全世界每年都有大量的患者发病死亡。但是只要发现得早，多数的患者都可以被成功治愈。多数的皮肤癌发展缓慢，并且只发生在皮肤上，不会扩散到身体其他部分。但有一种是例外的——恶性黑素瘤。

皮肤癌是所有癌症中最有可能治愈的一种。患者需要做的是及早发现并及早寻求医生的帮助。

症状

皮肤的部分区域出现小点、斑点或起鳞，继而出血或结痂。

皮肤出现难以治愈的溃疡。

皮肤出现一个不断增长的黑痣，逐渐突起、结痂或瘙痒，继而开始出血，最终发生颜色的变化或肿块的界线变得模糊。

病因

大多数皮肤癌都是由于长期暴露于日光下接受紫外照射 (UVA 和 UVB) 引起的。统计显示定期接受日光浴的人发生皮肤癌的概率增高，因为这些人都有可能受到免疫抑制。

诊断

皮肤癌的诊断通过临床体检来确诊。如果发现可疑皮损，则应从异常部位取活组织进行检查以确诊。其他检查方法包括 X 线检查和 CT 扫描，可以测定癌细胞是否已经扩散到身体的其他部位 (癌转移)，基底细胞癌可以除外，因为它本身很少发生转移。

治疗

（1）手术。

（2）电干燥法——使用高频电流烘干组织。

（3）刮除术——使用一个匙样的器械将癌组织挖出。

（4）使用液态氮进行冷冻 (冷冻手术)。

（5）激光治疗。

（6）放射治疗或化学治疗。

（7）使用含有抗癌药物的软膏或乳液。

（8）光学疗法——使用一盏特制的灯来杀灭癌细胞。

新的治疗方法

新的治疗方法包括使用干扰素 (一种细胞产生的物质) 和类维生素 A(从维生素 A 中分离出的药物) 进行治疗。目前研究人员正在调查药物三苯氧胺在治疗恶性黑色素瘤中所起的作用。

显微外科手术

Mohs 显微外科手术是一种用于治疗鳞状细胞癌和基底细胞癌的专门技术。在局部麻醉条件下，癌组织被逐渐刮除，每一层都用显微镜做认真的检查，直到所有的癌细胞都被彻底切除。这种治疗方法十分有效，且可以预防复发。如果切除的癌组织面积较大，则需进行皮肤移植以促进愈合减少结痂。

预防

使用防晒指数 (SPF)15 以上的强效防晒霜。

在太阳光线最强时要待在阴凉处。

穿着长袖长腿的衣裤，且所选布料应比较细密。

穿戴可以覆盖到耳朵的宽边帽子。

预后

皮肤癌的预后通常较好，很少引起死亡，其死亡者的数量还不到所有癌引起死亡者总数的 1%，且 85% 以上的病例都可以治愈。

基底细胞癌和鳞状上皮细胞癌的彻底治愈率与开始治疗时疾病所处的阶段有直接关系。

恶性黑色素瘤的预后主要依靠肿瘤在皮肤上浸润的深度。如果浸润深度为 0.76 毫米，则 80% 的患者存活率都超过 5 年，但是如果浸润深度超过 3.5 毫米，则存活率降至 40%。

脱发症

脱发症是一个医学术语，用来描述秃顶和头发稀少。脱发症分为几种类型：原发型脱发症、继发型脱发症。

脱发症还可以根据病灶区域进行分类：弥散型、斑片型。

脱发症还可以进一步分为瘢痕型和非瘢痕型，主要依靠是否形成皮损或者只是毛囊受损。

病因

弥散型脱发的病因

男性型脱发——这是一种正常的遗传性过程，脱发通常始发于鬓角。有些女性还可能发生女性型脱发。

内分泌疾病——比如甲状腺疾病、糖尿病或垂体功能减退症。

静止期脱发——这种疾病发作时，毛囊全部同时进入静止期（脱落）；一般常见于怀孕、严重的疾病、大手术或者承受的压力过大者。

药物诱导——癌症化疗药物、抗凝血药或抗甲状腺药所产生毒素引起的副作用。

红皮病——某种皮肤疾病的后果，比如牛皮癣和湿疹。

营养因素——比如铁或蛋白缺乏。

斑秃。

斑片型脱发的病因

斑秃。

损伤——可能包括拔毛发癖，患者被迫用力地抓、扭、拉头皮上某一特定区域的头发。

物理损伤，比如灼伤或皮肤疾病，可能引起瘢痕性脱发症。

重症感染——细菌、病毒或真菌引起的感染都能引起脱发。

诊断

只在少数情况下，需要用显微镜观察毛发或皮肤活组织以确定病因。荧光照片可能会显示出头皮上的癣。使用紫外光可以很容易地识别出真菌感染。

治疗

女性型脱发无法治疗。在头皮上应用米诺地尔可以减轻脱发症状，但却无法治愈。斑秃可能会对激素片剂敏感，但却不推荐使用，因为激素停药后毛发会再次脱落。在已知病因的情况下必须针对病因进行治疗。瘢痕型脱发症通常与反复发作的皮肤病有关。对于那些患有牵引型脱发的女性，则应劝告其避免使用滚筒卷发，也不要做出头发拉得过紧的发型。如果脱发是由于甲状腺疾病、缺铁等因素引起的，通常治愈这些疾病就能缓解。内分泌疾病也可以采取适当的方法进行纠正，比如甲状腺疾病、垂体功能减退症和糖尿病。

斑片型脱发症对于在病灶部位内注射(可能起刺激毛囊的作用)皮质类激素和使用皮肤无针喷注器这种无痛的方法进行治疗都很敏感。通常治疗后头发应可以再长回来。但是某些形式的瘢痕性脱发症即使只有一小点区域受损也有可能需要整形手术。

其他类型的弥散性非瘢痕型脱发对于适当的治疗方法都比较敏感。由于湿疹和银屑病引起的脱发通常都可以治愈。

预后

通过对因治疗后脱发症大都可得到缓解。许多病例可以自然恢复，但持续发作的斑秃患者的毛发再生状况却不乐观。

第十一章
感染性疾病

百日咳

众所周知，百日咳是由百日咳博尔德氏杆菌感染引起的喘息性咳嗽，传染性非常强，可以通过空气中携带病原体的颗粒传播。这些颗粒里含有被百日咳患者咳嗽和喷嚏时排出体外的病原体。百日咳是一种流行性传染病，常常隔几年发作1次。现在由于人们在2岁以前普遍接种疫苗，百日咳已经很少发生了。

百日咳可见于任何年龄的人群，但多发于5岁以下的儿童身上。由于细菌和病毒的共同作用，出现在成人身上的百日咳会严重得多。

感染的孕育期是7～10天。在初期（患者出现流鼻涕的症状），患者具有高度的传染性，症状为疲乏、没有食欲、流鼻涕和流眼泪，同感冒的症状非常相似。

发作期的百日咳以咳嗽为典型症状。儿童患者深吸气后呼气时会伴有咳嗽，可以听到典型的喘息音，患者有可能会呕吐。发作期可以持续2周，并且患者不正常的呼吸方式可能导致严重的并发症。

症状

疲劳、食欲下降。

像感冒一样的症状。

严重的咳嗽并且持续时间比较长，咳嗽后伴有急促的吸气。

呕吐。

诊断

对于儿童，只要通过其典型的临床表现就可以确诊百日咳。而婴儿由于通常不出现吼音，这使诊断变得较困难。由于缺氧会引起痉咳、喂食困难、心率减慢和皮肤变蓝等症状，可据此进行诊断。年龄较大的儿童症状更明显。

成人长期咳嗽或重度咳嗽持续7天以上者应考虑有发生百日咳的可能。另一个典型症状就是血中白细胞数量增多，且以淋巴细胞为主。

百日咳的实验室检查包括：

使用鼻咽采检棒经鼻取样进行培养。

要求患者向装有培养基的咳碟中咳嗽（咳碟法）。

治疗

如果在疾病初期就医，用抗生素就可以有效治疗或者在一定程度上缓解病情。百日咳没有有效的治疗方法，一旦患者出现了咳嗽的症状，那么只能听任感染继续发展了。

破伤风

破伤风是一种世界范围内常见的急性致命疾病，多发于那些卫生状况较差的发展中国家。它是由破伤风杆菌引起的，该细菌可以产生一种侵袭中枢神经系统的毒素。

症状

一般是在伤口被污染后约 10 天（也可能是 3 ～ 21 天）左右出现发作症状，潜伏期较短，同被重度污染的伤口有关。

破伤风会引起肌肉僵直和肌肉痉挛性疼痛，经常始发于头部和颈部的肌肉，尤其是颌部；这种颌无力张开的疾病通称为"牙关紧闭症"。

肌肉痉挛通常是局部的，只停留在身体的某一个地方，但一般都会进一步发展而影响全身。

膈肌和肋间肌是主要的呼吸肌，它们受影响而痉挛会干扰正常的呼吸，因此这种患者需额外的人工呼吸。

面部肌肉痉挛时会引起面部形成特征性的表现，眉毛上挑，好像一种凝固了的"微笑"。背部和腹部的肌肉会变得很僵硬，使身体摆出一种扭曲的不舒服的姿势。

病因

在任意环境的土壤中几乎都可以找到破伤风细菌，尤其是在那些用马或其他哺乳动物的粪便做肥料的地方。在土壤中的破伤风细菌处于静止期，它形成一种生命力极强而耐热的孢子，孢子经常同一些土壤颗粒或尘埃一起通过伤口进入人体，这些物质又掩护了孢子使其不受机体防御系统的攻击。

在机体内孢子开始发育并生长为细菌，开始释放一种毒素，毒素又被释放到组织中，进而扩散入神经系统。在这里它可以刺激各种肌肉引起肌肉痉挛，如果呼吸肌受到影响，那就有生命危险。

诊断与治疗

一个医生根据患者的临床症状做出的诊断要比实验室检查有效得多。一旦怀疑破伤风，患者要立即肌注入破伤风免疫球蛋白（一种对于破伤风毒素的特效抗体），它可以在任何毒素到达靶位之前将其压制住。

对于开放性伤口清洁时要除去所有的坏死组织以及出现的那些土壤颗粒或其他外来物质。

青霉素可以杀死任何残留的细菌，接下来可以将患者送入监护病区对患者进行监护直到患者的生命指征都已脱离危险范围。

预防

与许多其他疾病不同，感染过破伤风后的机体并不能获得终生免疫，所以即使已经患过此病的人也要进行破伤风免疫。破伤风免疫已被列为儿童常规免疫中的一项。如果能做到每隔 10 年就进行一次辅助给药，就可以从根本上预防破伤风感染。

腮腺炎

腮腺炎是急性传染性疾病，多发于 15 岁以下儿童。成人被感染的概率很小。

症状

成人的腮腺炎症状要比儿童严重得多，所有患者的常见症状包括：

腮腺疼痛肿胀，在两耳前就可发现肿胀的腮腺，通常两侧都有症状。咀嚼和服食酸性食物会加剧疼痛。腮腺部位的皮肤也会肿胀、变红、变热。腮腺肿胀通常在 3 ~ 7 天内消失。

下颌下腺和舌下腺也有可能受波及。仅约 10% 的患者只有单侧腺体受影响。

成人罹患腮腺炎后会更感不适，同时伴有更多的其他症状：如发热、肌痛、头痛、心肌炎、甲状腺炎和肾炎。

病因

腮腺炎是由一种叫作小黏液病毒的 RNA 病毒引起的，多发于春季。病毒存在于唾液中，通过飞沫传播。由于接种疫苗，此病现已少见。不过一旦传染发病十分迅猛。潜伏期 18 ~ 21 天，但有 30% 的患者并不出现临床症状。

诊断

最明显的症状是腮腺或其他唾液腺的肿胀和疼痛。

其他腺体的肿胀和疼痛，如胰腺、甲状腺。

暂时性耳聋。

近 1/3 的患者无明显症状以辅助诊断。在这些病例中，实验室检查就十分必要。

治疗

对于已感染腮腺炎的患者并无特效疗法，但对疼痛等症状却可以控制；对于成人必要时可使用止痛药如阿司匹林和扑热息痛缓解疼痛；在腮腺旁放置冰袋也有助于缓解疼痛和肿胀。

预后

由于接种了疫苗，腮腺炎现在已经变成了一种少见的疾病。疫苗的有效率很高，

95% 的接种者可以终生免疫。但是，人群中必须有 85% 的人具有这种免疫力才可以避免腮腺炎爆发。一旦人群中总体免疫水平下降，感染人数就会增加，且发病首先从老年人开始。

水痘

带状疱疹病毒是引发水痘的主要原因。 水痘可以通过空气传播，也可通过皮肤接触传播。感染通常在童年时期出现，之后产生终生免疫力。

症状

儿童感染水痘的第一个标志是出现疱疹，除此之外并无其他不适。而在成人中病情就变得严重得多。在被病毒感染到疱疹出现前就已经出现许多症状。包括发热、身体不适、头痛、偶见急性红斑 (大斑点)。

无论是成人还是儿童，得水痘后的疱疹都是一样的，是粉红或红色斑丘疹，并伴有小水泡。这些斑丘疹呈椭圆形，几天后破裂。这些痂最后会完全脱落，不留痕迹。皮疹分批出现，同一部位可见斑丘疹、水疱疹、脓疱、结痂同时存在。

尽管疱疹发病部位密集而且向心分布，在发病高峰期仍可遍布全身。口腔、喉部、鼻、眼结膜等部位的黏膜上也可能有水泡生成，引起诸如喉咙痛、咳嗽及流泪等症状。这些随着病情痊愈会逐渐消失。

水痘患者在未结痂并脱落前都具有传染性。

病因

水痘是一种由带状疱疹病毒引起的疾病。该病毒可引起两种截然不同的疾病——水痘和带状疱疹。它可以通过飞沫传播，且只有在患者身上结痂脱落后才失去传染性。

带状疱疹多发于成人，是由脊髓神经细胞中处于睡眠期的病毒被激活后引起的。普遍认为睡眠期的病毒是在成人免疫力降低时被激活的。

诊断

诊断的主要临床依据就是疱疹的出现，必要时可做电子显微镜检查、病毒培养或验血。

大多数孩子都会在年龄小时患上水痘，近 90% 的人曾经得过水痘。因此最佳的方法是在儿时接种水痘疫苗以获得抵抗力，从而避免在青壮年期染上水痘。

治疗与恢复

水痘无特效疗法，炉甘石洗液或爽身粉等可用作止痒剂以缓解症状，抗生素软膏和片剂只能治疗皮肤的继发感染。

若病情严重，如患者免疫力较差，可口服或注射给予抗病毒药阿昔洛韦。预防措施，比如在与患者接触 48 小时内使用带状疱疹免疫球蛋白 (从患者身上分离出来的水痘抗体) 可能阻止或延缓水痘的发生。对于自身免疫力弱且有被传染机会的患者可采用预防剂量的阿昔洛韦。

皮肤会有瘙痒感，切忌用手抓挠患处，以免留下瘢痕。抓挠还会导致化脓性链球菌和金黄色葡萄球菌感染。

在出现明显症状 14 ～ 21 天后有望痊愈。因此建议儿童休学两周。

预后

儿童患水痘通常可以痊愈，但此病发生在成人身上就变得十分凶险。并发症如肺炎、脑炎和出血性疾病都有致命的可能，其产生的大量毒素会加重病情，但通常也可痊愈。

对于免疫力低下的患者，水痘的危害极大。因此有必要采取其他的措施。免疫球蛋白和阿昔洛韦有助于病情的缓解。水痘复发者极少。

麻疹

麻疹是儿童病毒性感染中较为严重的一种疾病，患者中约有 0.2％ 会死亡。在一些国家和地区，由于及时接种疫苗，发病率较低，但是也有一些父母因为担心接种的疫苗会给孩子带来各种疾病而放弃接种，从而使儿童可能感染麻疹病毒。

症状

麻疹的症状在初次感染 8 ～ 14 天后出现。麻疹分为两个不同阶段：有传染性的前驱期、无传染性的出疹期。

麻疹的前驱期持续 1 ～ 2 天，主要症状有咳嗽、流泪、结膜炎和发高热。口腔黏膜上可见细小白点，这种小点是麻疹最早最可靠的特征，被称为"麻疹黏膜斑"。

起病 3 ～ 5 天后出现皮疹，自头、颈部逐渐向下蔓延全身。此时起为出疹期。

初期皮疹色红而平，为互不相连的斑点。一周后会彼此融合扩大，同时褪色成棕色，直至完全消失。

在出疹的同时体温开始下降，4 ～ 5 天内恢复正常体温。

病因

麻疹是一种高传染性疾病，且易在人群中造成流行。在免疫预防措施完善的国家发病率较低。而在条件较差的发展中国家则常引起 1 ～ 5 岁儿童死亡。

诊断

诊断通常以临床症状为依据。

当医生接诊的患儿浑身不适有与流感类似的症状并伴高热时，只有发现麻疹黏膜斑才能确诊麻疹。

随着全身出疹，诊断变得简单多了，通常起自耳后，有时也起自前额，麻疹逐渐向下蔓延全身，形成斑丘疹。所有斑疹和丘疹都呈红色。

如有必要可通过如下手段确诊：免疫荧光检验法（一种可观察取样组织中抗原和抗体数量的技术）、病毒分离、血清学（血液检查）。

治疗

对麻疹只能对症治疗。正常情况下病程长 2～4 周。但症状通常 7～10 天就可消失。

单纯的解热镇痛药如扑热息痛可缓解不适，降低体温。儿童及 3 个月以上幼儿可口服液体扑热息痛，比如温克痛。用温毛巾擦身也有助于物理降温。

结膜炎可通过洗眼、使用适当的抗生素眼药水来治疗。各种体表疼痛，如鼻周部疼痛，可以在患处涂抹凡士林。

对于身体健康营养良好的儿童来说，麻疹是一种温和的疾病。但是由此而引发的肺部和耳部的细菌感染却是严重的，需要给予相应的抗生素治疗。

预防

在 20 世纪 80 年代可以预防麻疹、腮腺炎和风疹的三联疫苗（MMR 疫苗）成功问世。该疫苗是从三种活病毒的减毒株上提取出来的，它通过皮下注射进入人体，刺激机体的免疫系统产生抗体对抗病毒。其疗效可持续一生。

MMR 疫苗首次给药时间为出生后 12～15 个月，4～6 岁时第二次辅助给药。成人在充分估计到风险性的情况下也可给药。

风疹

风疹，又称德国麻疹，其实同麻疹没有联系。它是一种病毒感染引起的疾病，会引起皮疹和发热。

症状

风疹通常在感染 2～3 周后发病，典型症状包括：

出现一种粉红色皮疹，从面部开始向下蔓延。它经常是此病出现的第一个症状，50% 的病例中都有此症状。在起病的第一天，它同麻疹类似，但并不伴有流感样症状。第二天皮疹会融合成片，颜色亮红。通常在第三天皮疹就消失了。

淋巴结肿大——耳后和颈后淋巴结肿大，伴轻度压痛。

发热——出现在儿童身上时发热症状并不严重，但在成人中会发展成为高热并伴头痛。

诊断

现在医生在确诊风疹时面临着以下几个问题：

（1）很容易同其他病毒感染如柯萨奇病毒和腺热引起的皮疹相混淆。

（2）没有典型的诊断特征，即使产生淋巴结肿大也没有临床意义。

（3）一些个体可能根本不出现皮疹。

孕妇可以通过检验血中抗体升高水平来确诊。

治疗

对风疹治疗并无特效药，只能控制症状。可以用下列手段来缓解发热和全身不适：

大量饮水。

口服解热镇痛药如扑热息痛以缓解疼痛和降低体温。

洗眼以润滑结膜，适当上点抗生素眼膏。

预防

风疹疫苗包含了活的减毒株，会产生轻微的风疹样症状。12 ~ 15 个月的幼儿应接受 MMR 常规免疫接种。风疹抗体检查显阴性的所有育龄妇女都应接种疫苗。

在怀孕之前妇女要接受风疹免疫力检查，如有必要还要补种疫苗。每位孕妇的风疹抵抗力是产前体检的必检项目。下列情况下禁止接种疫苗：

怀孕期间。

免疫系统受抑制。

对新霉素和多粘杆菌素这两种相对少见的抗生素中的一种或两种过敏者。

预后

一般而言，风疹很少引起并发症，可能出现的并发症如下：

成人和青少年很少出现的关节炎。它通常影响掌、指部关节，同类风湿性关节炎相似。一般两周内自动缓解也不留后遗症。

脑炎发生的比例接近 1 ∶ 6000。很少有人因此病死亡，大多数人都可获得痊愈。

单纯疱疹

单纯疱疹是通过与单纯疱疹病毒接触而引发的疾病。单纯疱疹的症状通常在初次感染的 2 ~ 10 天后出现，时间也可能会更长。症状会持续几个星期。起病初期病情较缓，几乎难以察觉，但后来发展的症状却很严重。

症状

皮肤变红，有光敏反应，有灼烧感、瘙痒感及刺痛。

很快就会出现一个或多个小水疱，水疱破裂后会流出含有病毒的液体分泌物。

水疱过后形成溃疡样伤口，但愈后一般不留瘢痕。

病因

单纯疱疹主要是由单纯疱疹病毒引起，单纯疱疹病毒分为两种：HSV1 和 HSV2。HSV1 多发于腰部以上，而 HSV2 型多发于腰部以下。在口腔四周受感染多称之为单纯疱疹，若感染发生在生殖器四周则称之为生殖器疱疹。口腔四周和生殖器周围是单纯疱疹最易感染的区域，这是一种常见的感染性疾病，但其预后通常良好，它会引起疼痛，生殖器周围感染者疼痛尤为严重。

诊断

大多数病例中依靠患者主诉加上伤口的表现就足以使医生确诊单纯疱疹，但要注意有时此病复发会有非典型性表现。

实验室检查。用棉签取水疱的含水液体分泌物在电镜下检查病毒微粒以判断病毒类型(1 型或 2 型)，如果夫妻二人都是 2 型病毒那就不介意互相传染了，反正都是同样的问题。

做血清学检查也可以确定病毒类型是 1 型还是 2 型。

治疗

生殖器疱疹是最让人感到头痛的，不只是因为它带来的身体不适，更是因为它会影响夫妻之间的性和谐。去咨询一下性病专家可能会帮助那些初患生殖器感染的患者解开心结。

用泻盐的温水溶液洗患处，将有助于水疱的收敛。同时要多穿宽松的衣服。

虽然单纯疱疹并无特效疗法，但若起病较重应在这几天给予药物治疗。

药物治疗已被证实可以降低发病频率并缩短病程。阿昔洛韦软膏对唇疱疹有确切疗效。生殖器疱疹患者可口服阿昔洛韦片。阿昔洛韦软膏属非处方药，在药店就可以购得。

预后和预防

第一次被感染后，人体内会产生抗体，它虽起不到防止复发的作用，却可改变复发的程度，比如减少伤口数目、缩短病程。复发引起的身体不适程度较轻。HSV2 比HSV1 更具攻击性也更易复发。在不同个体中生殖器疱疹的发作情况，也有较大差别。有些人发病频率较高，另一些人却较低。生殖器疱疹人均复发频率是 4 次／年。复发部位通常在原发部位附近。年龄越大发作次数越少。

有可能被感染的患者需要了解疾病特有的诱发因素以避免罹患疾病或将损伤降到最小。对于发作期的患者应注意下列事项：

（1）不要抓挠患处，以免病毒通过手指传播到其他部位包括眼睛。

（2）勤洗手。

（3）避免不安全的性行为；使用避孕套会使安全性大大提高。

在发作间歇期，患者应注意全身健康状况。

带状疱疹

带状疱疹之名起源于拉丁语"belt"，形容病毒感染后出疹形如带状。

症状

带状疱疹起病时患者常有灼痛感，俗称发麻。在被感染的表皮区（受来自单一脊神经的感觉纤维支配的某一表皮区域）这种疼痛会加重，有刺痛感。当感染部位在胸部时引发的疼痛感常与心脏病引起的放射痛相混淆，而当疼痛分配在其他区域时，则易与肾结石、胆结石或阑尾炎等相混淆。

胸壁是最容易感染的部位，面部的感觉神经和运动神经也很容易被感染。分管眼睑部的第五对颅脑神经（三叉神经）尤为易感。

诊断和预后

水痘和带状疱疹都是由同一种病毒即带状疱疹病毒引起的。它和单纯疱疹病毒(HSV)属于同一病毒种属。

带状疱疹的诊断很简单，只要依据患者的临床症状包括病史、刺痛感和典型的疱疹及损伤分布就行。与单纯疱疹不同，带状疱疹并不复发。

患过急性水痘的患者，病毒会在神经细胞中潜伏数年，最后以带状疱疹的形式复发。尽管水痘和带状疱疹是一种病毒所致，但水痘常引发流行而带状疱疹却不会。血液检查可确定患者对带状疱疹的易感程度。取自感染部位的涂片在显微镜下可见多核巨细胞增多。

感染持续两周左右，大多数患者可恢复如初。老年患者可能罹患疱疹后神经痛。免疫力低下者，由于其免疫功能不正常病情会较正常人严重得多。在这些病例中需给予抗病毒药。只要伤口上的痂是自然脱落的，皮肤上就不会留下长期瘢痕。

疾病持续时间同患者的年龄有关。儿童患者出疹时间极短，而成人却可持续 5 ~ 8 天，老年人病情更加严重，常可持续数周，并伴中枢神经的重度感染。

治疗

为有效治疗疾病，应口服阿昔洛韦——一种对疱疹病毒有效的抗感染药，若能及时服药可缓解病情缩短病程，在有并发症形成的带状疱疹中有必要给予阿昔洛韦之类的药物。如果三叉神经眼支被感染，可能会并发结膜炎，显示在这些病例中有眼部感染。可以使用阿昔洛韦滴眼液或抗生素软膏，必要时可适当服用止痛药以缓解疼痛。

大剂量的类固醇会缩短急性疱疹引发疼痛的持续时间，但它也有可能引起疱疹的全身蔓延，所以许多医生只有在不得已的情况下才出此下策。急性症状缓解后，可使用类固醇治疗疱疹后神经痛。当带状疱疹引起的皮肤感觉过敏较重时，可用卡马西平来缓解疼痛。5% 利多卡因油膏也可以暂时缓解这种症状。疱疹净也是一种典型的抗病毒药，偶尔敷于皮肤上有水疱处。

第十二章
儿童疾病

感冒、喉痛

儿童都经常会得感冒和喉痛，通常一个健康的儿童一年至少会得五六次感冒，如果他（她）进入托儿所，那么患病的次数会更多。大部分的感冒和喉痛通常由病毒引起，并会产生一系列相关症状，不过这些都会自行消失。一般只需要进行简单的治疗来退热并缓解其他症状即可。当儿童发高热、出现例如皮疹或头痛等症状时就需要关注了。

症状

儿童患感冒和喉痛后可能会没什么不适感，也可能会出现如下症状：
发热。
疲劳，身体沉重，感觉疼痛。
流鼻涕。
耳痛。

治疗

感冒和喉痛一般经过相应的治疗就会好转，例如：
止痛糖浆，比如扑热息痛糖浆，它对退热很有帮助。
在枕头上滴几滴解充血药液或者在胸部做按摩以缓解鼻塞。
多喝水，避免儿童脱水。

支气管炎

支气管炎是由肺里面的细支气管感染引起的，它通常是由通过咳嗽和打喷嚏传播的呼吸道细胞病毒 (RSV) 导致的，在冬季流行病期间，一周岁左右的婴儿容易受到支气管炎的侵害。如果他们生活在拥挤的环境里或者他们的父母抽烟，孩子得此病的概率会增加。这种情况是非常严重的，呼吸道受到感染会阻碍呼吸，如果孩子呼吸困难，就需要紧急就医。

症状

最初感冒或咽喉痛。

干咳。

喘鸣。

呼吸急促。

呼吸困难。

进食困难。

治疗

如果孩子出现细支气管炎的症状，家长应该去咨询一下医生，轻度流感可以在家里用定量的止痛糖浆控制发热来解决，让孩子坐在充满蒸汽的浴室里有助于使呼吸顺畅。如果更严重的话应该将孩子送去医院并采取静脉注射液、吸入支气管扩张剂和氧气等方法进行治疗和缓解。

许多婴儿在患支气管炎后伴随一两年的反复性喘鸣，这些通常在他们咳嗽或感冒时出现。

儿童偏头痛

偏头痛是非常让人困扰和伤神的疾病，对儿童的影响和对大人的影响几乎一样。儿童偏头痛的症状与成人的偏头痛症状有所不同——主要的症状通常是腹痛，头痛和其他成人偏头痛的症状随着儿童长大也会出现。 两岁大的儿童就有可能患上偏头痛，且会复发。引发偏头痛的原因不明，通常有家族遗传因素。 据统计，女孩患上偏头痛的可能性大于男孩。

症状

年龄较小的孩子患上偏头痛的症状与成人的症状有相当大的不同，主要的症状有：

（1）腹痛。

（2）恶心、呕吐。

（3）晕厥。

（4）皮肤苍白。

年龄较大的儿童患者则有与成人相似的症状：

（1）半侧头痛。

（2）恶心、呕吐。

（3）视力下降，比如看见闪光或者微光。

（4）对亮光反应强烈。

（5）偶尔腿、臂无力。

病因

15 岁以下的儿童中大约有 5% 患有偏头痛，甚至 2 岁的儿童也会患偏头痛。偏头痛的主要病因仍不为人知，但是可能与大脑中的血液循环相关，大脑中化学物质暂时的改变也可能是引发偏头痛的原因之一，这个原因还会引发身体其他不适症状。

压力和焦虑能够引发偏头痛，特殊的食物也能引发偏头痛——最常见的引发偏头痛的食物有香蕉、巧克力、柑橘以及奶酪。香水、汽油、烟草以及其他的一些气味也能引发偏头痛。

与成人相似，儿童偏头痛通常在几小时内逐渐发作，症状可能持续几天。大多数儿童的偏头痛容易复发。

诊断和治疗

医生通常根据儿童的症状判断其是否患有偏头痛，通常不需要进一步的检查。有时，医生会让患者接受 CT 扫描和核磁共振的检查，寻找其他的病因，年龄较小的孩子通常还需要接受腹部超声波检查。

如果发作持续的时间较短，患者可以服用一般的止痛药来缓解症状，最好在病情开始发作时就服用止痛药；让患者在安静、光线弱的房间里平躺也有助于缓解病情。

如果孩子偏头痛频繁发作，医生会建议孩子服用抗偏头痛的药物，要按规律服药以防止发作。

将近有 10% 的偏头痛患者是由于饮食的原因而发病的，这种情况下医生会安排孩子咨询营养学家，营养学家能够指出哪些食物会导致偏头痛的发作，父母只要注意不要给孩子进食这些食物即可。

一些儿童长大后偏头痛会消失，但还有一些偏头痛患者要终生忍受疾病的折磨。

热性惊厥

热性惊厥由高热而引发，在 6 个月到 5 岁大的孩子中，大约有 5% 患有热性惊厥，且此病男孩患病的概率大于女孩。热性惊厥通常具有家族遗传性，大约 1/3 的患儿发作过一次后还会再次发作。虽然目击患者发作的人会感到非常害怕并且父母会感到比较担心，但是这种疾病并不严重。热性惊厥通常是由于身体感染而非大脑紊乱或者癫痫症引起。

症状

热性惊厥通常与上呼吸道感染相关，比如流鼻涕或者喉咙痛，症状主要有：
失去知觉。
肢体僵硬。
四肢抽搐。
异常的眼睛朝上翻。

诊断

发作后孩子通常会入睡，此时可以让医生进行检查。医生会检查病因，为孩子降温并让孩子服用止痛糖浆。如果发作的原因不明，医生会建议孩子做进一步的检查，包括抗体检测、血液和尿液的检测以及腰椎穿刺检查。

治疗

热性惊厥通常持续 2 ~ 4 分钟，主要的急救措施有：

让孩子侧躺。

确保孩子周围有可以保护他（她）的垫子，或者收起周围可能伤害孩子的任何物品，不要试图阻止病情的发作。

如果孩子是第一次出现热性惊厥，需要立即就医。

用带有温水的海绵来为孩子降温。

发作后，让孩子服用止痛糖浆来帮助孩子降温。

儿童湿疹

5 岁以下的儿童大约有 20％ 容易患上儿童湿疹，儿童湿疹病因不明，可能与基因相关，通常在家族中遗传。饮食方面的问题比如对牛奶敏感，也是导致儿童湿疹的原因之一。

症状

皮肤瘙痒以及感染。

婴儿脸部、脖颈、手肘以及膝盖处出现红肿的皮疹。

年龄较大的儿童皮肤的红肿会更严重。

患有湿疹的儿童同时也会患有哮喘和过敏性鼻炎。

儿童湿疹症状可能会持续几年，但是孩子长大后症状会消失，抓挠发病处皮肤会导致皮肤感染，使病情更为严重。

治疗

如果孩子患有湿疹，应防止孩子接触香水类皮肤用品，尽量使用润肤补水的肥皂来洗手洗澡。医生会开一些皮质类固醇软膏来治疗顽固性红点，也会建议患者使用两周抗生素来处理湿疹。

儿童泌尿道感染

尿道感染是指肛门附近的细菌顺着尿道进入了膀胱，尿道发生异常会导致肾的感染。泌尿道感染不容易发现，特别是儿童，但是治疗非常重要，如果错过了治疗时机，就会伤及肾，容易增加儿童将来患肾病的可能性。

只要及早发现泌尿道感染，服用抗生素可以很快痊愈。如果你怀疑自己的孩子患有泌尿道感染，请及时就医。

症状

婴儿和儿童的泌尿道感染症状与一些其他疾病的症状很难区分，这些症状包括：

（1）发热。

（2）呕吐。

（3）全身不适。

（4）成长缓慢。

（5）热性惊厥。

年龄较大的孩子的症状与成人相似：

（1）尿频。

（2）排尿时感到疼痛和灼热。

（3）下腹感到不适或者疼痛。

（4）不管白天还是晚上尿道在干燥一段时间后又变得潮湿。

诊断和治疗

医生会要求孩子提供尿液样本，从而进行蛋白质、红细胞和白细胞的化验来检查感染。如果得到确诊，医生会开具抗生素让孩子服用，尿液样本还需要转送到化验室做进一步化验，检测出引发感染的细菌。一旦细菌得到确认，可能要更换抗生素药物治疗。

如果肾受到了感染（肾盂肾炎）孩子就需要住院接受抗生素药物的治疗。婴儿和年龄较小的孩子也需要到医院进行治疗。大多数孩子能够完全康复，但是这种感染可能会复发。要确保孩子多喝水。

孩子需要在医院接受进一步治疗，确定引起泌尿道感染的异常原因以及肾损坏的程度。

显像法检查能够检查肾部是否有损伤，在这个过程中，要将一种染料注射到孩子的静脉中，然后利用特殊的照相机照出肾内情况，也可以用超声波检查肾部。

其他的检查包括 X 线检查尿道感染。这需要将染料导入孩子的膀胱，在孩子排尿时进行 X 线照射。这种检查的方法能够确定孩子是否患有尿倒流的情况，尿倒流是指排尿时尿倒流回膀胱而不是排出体外。这时，医生会让孩子服用低剂量的抗生素直到感染的可能性被排除。

婴儿猝死综合征

婴儿猝死是最令人伤心的事情，最让人难过的是婴儿猝死综合征的发生没有任何的预兆，通常是在最安全的地方——家中，发生这样的悲剧。1 周到 6 个月大的婴儿极易出现这种情况。我们虽然还不知道引发婴儿猝死的最终原因，但是医生已经定义了一些危险因素。自从父母了解了一些关于婴儿猝死症的知识后，婴儿猝死的发生率大大降低了，现如今有许多方法可以将这种危险降到最低。

虽然进行了大量的科学研究，但婴儿猝死的原因仍然不明确，医生认为这种现象与不正常的呼吸方式相关。婴儿猝死通常在早产儿（怀孕后 37 周内出生的孩子）中比较常见。

危险因素

父母吸烟。

父母滥用药物。

近期出现上呼吸道感染，比如感冒。

让婴儿睡在父母身边。

让婴儿睡在过热的房间或者婴儿遮盖的东西过多，特别是孩子生病的时候极易出现这样的情况，孩子会因为过热致死。

用奶瓶喂奶而不是母乳喂养。

预防

研究表明很多危险因素会引发婴儿猝死综合征，也有很多方法能够降低这些因素，这些方法包括：

（1）让婴儿睡在自己的床上。

（2）小床上应该使用坚固的床垫。

（3）在孩子 1 岁后再使用枕头。

（4）不要使用太多的毯子，孩子可能会因为过热而产生危险。

（5）不要在家中吸烟，劝说来访的人也不要吸烟，不要带孩子出入吸烟者较多的地方。

（6）孩子出生后的前几个月最好用母乳喂养，用母乳喂养能够增强孩子的免疫能力，防止孩子受到婴儿猝死综合征的危害。

很多家长用婴儿监视器来检查孩子的呼吸是否顺畅，但是没有研究能够表明这样的仪器能够减少婴儿猝死的可能性。相反，这种仪器反而会让父母更加担心孩子，而不是让父母放心。

一些父母学过心肺复苏法，所以在遇到婴儿猝死的情况时能够及时处理。万一你的婴儿不幸遭受了猝死的威胁，你需要立即向医院请求急救或者让懂得医学的人帮忙，在等待他们到来时为孩子做心肺复苏。急救医生通常会在孩子到达医院前给孩子做心肺复苏，但是这种治疗通常没什么用。

如果婴儿不幸猝死，父母需要大量的支持和安慰。特殊的心理顾问能适当降低父母伤心的程度。

家庭急救篇

家庭急救的意义

我们都知道，危险在任何情况下都可能出现。孩子在学校上课，就可能因为活动过多出现摔伤；老人出门散步会友，也可能路上有什么磕碰导致骨折；自己上班，也说不定就有什么头疼脑热的；即便是一家人好好吃顿饭，也说不定就消化不良了。这当然不是要我们谨小慎微，草木皆兵。而是说，我们应该有应对的办法。学会了这些办法，就可以随时随地应对危险，解救我们自己或者他人。那么这些方法是什么呢？就是家庭急救。

对于突发的疾病和伤害，如果处理不当，往往会使小伤、小病变成重伤、大病。如果懂得一些急救与护理的基本知识，当身边的人发生意外时，就能有条不紊、分秒必争地加以救治与护理。正确的施救是避免造成伤者更大损伤的关键。它可以帮助伤者维持生命，促进恢复，保证伤员的生命安全。但是，错误的方法会延误治疗，甚至造成二次伤害，给伤者和家庭带来不可弥补的损失。家庭急救就是在遇到突发急症、意外和灾难时，采取有效、快速的急救措施，进行自救和互救。如果我们每一个人掌握了基本的家庭急救知识和技术，在危急时刻就不会束手无策、手忙脚乱，而能争分夺秒有条不紊地对家人进行施救，所以说，懂得家庭急救，就拥有了保护家人，挽救家人生命的能力。

消除家中危险因素

现实生活中，其实有很多意外伤害就发生在我们认为最安全的家里，比如失火、煤气中毒、触电、外伤等，每一种致命伤害都源于平时不经意造成的隐患，所以在日常生活中，应及时消除家中潜在的危险因素，防患于未然。

（1）居室内和楼道里不堆放易燃杂物，防止火灾的发生。

（2）离开家时关闭家用电器的电源，防止电器短路或温度过高引起火灾。

（3）做完饭或长时间离家外出，要检查是否关闭了厨房中的煤气开关，防止煤气泄漏。

（4）不要把有毒液体装在饮料瓶里，以免孩子误饮中毒。

（5）药品、清洗剂、热水瓶、剪刀、刀具、缝衣针、刚用过的熨斗等要放在儿童接触不到的地方，以免儿童不慎中毒、烫伤、切割伤、刺伤等。

（6）儿童在玩耍、跑跳的时候，嘴里不要含着糖块、笔帽、玻璃球、果冻等小物件或食物，以防进入气管，造成窒息；也不要让婴幼儿玩塑料袋，以防蒙住头、遮住口鼻，阻碍呼吸。

（7）刚会翻身的婴儿睡觉时，成人要加强看护，以免婴儿翻身成俯卧位时口鼻被枕头蒙住，导致窒息。

（8）家中电源插座要安装电源安全保护锁，以防止宝宝碰触或将异物插入插座孔，从而防止触电。

（9）家中电器不用时要放在儿童触摸不到的地方或者关闭电源，如电风扇，儿童可能会因为好奇将手伸入保护罩内，容易造成手指损伤。

（10）应该在家中每扇门上安装上门卡、门挡等，使用门卡可以防止门关上，而使用门挡则可以固定门的位置，不让门随意晃动。因为风大或者宝宝好奇玩门时，很容易夹到手或胳膊。

（11）家中的家具边缘应该贴上防撞条、防撞贴，如墙角及桌角边沿等。防撞条的材质一定要柔软，让儿童在撞上时减轻冲击力，减少伤害。

（12）烹制油炸食品，要预备锅盖及大块湿毛巾，一旦起火，可以用来灭火；不要向油锅上泼水；炉灶要经常检查、清洗，确保操作正常。此外，炉旁不应放置易燃物品，更不要张挂窗帘、布块、塑料袋等。

（13）密封容器（如奶瓶）或鸡蛋切勿放进微波炉加热，否则可能发生爆炸。万一着火，应立刻截断电源。不要打开微波炉，应待火焰自动熄灭。

（14）如果浴室地面是滑溜溜的，应铺上浴室专用的橡胶垫，或黏上防滑的添加材料，以防滑倒；在浴缸旁的墙上装设扶手，对上了年纪的人以及一些浸浴后站起时会头晕的人，尤其有用。

（15）不要把小孩儿独自留在浴缸或浴盆里。如必须暂时离开，须把小孩也带出来，用毛巾包裹，以免着凉。

（16）洗衣机门要经常保持关闭，避免小孩儿伸手进内接触机件。

（17）如在浴室、厕所的门装插销，位置要高些，以免小孩儿触摸，把自己反锁在里面。钥匙也得收起来。

（18）不要把漂白剂或以漂白剂为主的洗涤剂和其他厕所清洗剂混合，否则可能产生有毒气体。

（19）电灯和其他电器的电源软线不可随地散布，以免把人绊倒。电线也不可藏在地毯下面，否则可能过热，引起火灾。

（20）家中的地毯要平，不可有翘曲，而且要固定在地板上；磨破了就得修补。木地板要用防滑地蜡。

（21）客厅如放置大型金鱼缸，应有盖子，以防儿童溺水。

（22）窗帘、百叶窗的拉绳要小心缚好，以免小孩儿玩弄，缠绕颈部，引致窒息。

（23）摸黑走动也很危险，尤其是家中有腿脚不便的人容易绊倒，床边应该常备小手电筒用于照明。容易绊脚的电线或家具要移开。

（24）小孩儿卧室的窗栅要装上安全锁。不要靠窗放置家具，以免小孩儿由此爬上去摔到窗外。

（25）楼梯旁至少要安装一条结实连贯的扶手。如家有老人，梯级两边都应该装上扶手。梯间应有充足光线；梯级扶栏竖杆间距不可太阔，以免小孩儿把头伸进去；也可用木板封住竖杆间所有空隙；不要在楼梯上放置杂物，以免绊脚，同时可以减少摔下楼梯的危险。

（26）玻璃门应装上安全玻璃（韧化或层压玻璃）。普通玻璃一旦打破，碎片可能伤人。如不能装安全玻璃，可贴上韧性透明胶膜，这样玻璃即使破裂，也不会碎成大块割伤家人。

怎样呼叫急救车

当遇到以下危急情况时，要拨打"120""999"急救电话请求医疗急救服务：

（1）意外灾害，如溺水、雷击、交通事故、触电、瓦斯爆炸、烧烫伤、塌方及意外创伤等。

（2）急性中毒，如药物中毒、食物中毒、误服毒药或自杀等。

（3）脑血管病：如病人突然昏迷、丧失意识、恶心呕吐不止等。

（4）突发病症：如不明原因的大出血、大量咯血、便血、尿血等。

（5）严重窒息：如小儿误食异物进入气管而使气道堵塞、鱼刺卡喉或气管哮喘等。

拨打急救电话时，要对接线员说清楚以下信息：

（1）事故地点：准确、明了地说明病人所在的具体地址、附近的明显地标等。

（2）具体情况：说明病患的身体情况、病因或事故原因等，如出血、急性中毒、交通事故等。

（3）联系方式：讲清呼救人的姓名、现用的呼救电话号码，随时保持电话畅通，以便联系。

在急救车还没到之前最好在救护车的必经之路留个人等候，以便及时给医务人员带路，争取更多的抢救时间。

如果急救车的必经之路上有杂物堆积，要尽量移除障碍物，如胡同、楼梯、走廊上影响急救车进出和病人搬运的杂物暂时搬掉，以节省时间，尽快将病人转移到急救车上送往医院。

带好病人的病历卡，如病人可能住院，则需带好其内衣、牙膏和其他生活必需品；

再次呼叫，当呼救 20 分钟后仍不见救护车到来，可再次向急救中心询问。

其他事项请参照第一章"如何拨打'120'医疗急救电话"一节内容。

急救人员到来之前应该怎样做

当我们身边有急需救助的病患时，并非拨打一个急救电话就可以放心了。众所周知，创伤急救的黄金时间是伤后 1 小时内，猝死急救的最关键时间是心跳、呼吸停止后的 4 分钟内。如果坐等救护车的到来，一些危重病人的病情即会加重、恶化，甚至死亡。因此，在呼救的同时，家庭人员就应给自己的亲人做必要的急救，在救护车到来之前，先利用所学的急救知识尽己所能，积极施救，一直要坚持到救护人员或其他施救者到达现场接替为止，这可提高一些危重病人的生存率。

在专业的急救人员到来之前，我们应该先初步检查病患的脉搏、呼吸、血压、体温、瞳孔和角膜反射的改变等生命体征，以判断病人的病情轻重和危急程度。

呼吸、脉搏、体温、血压四大生命体征是维持机体正常活动的支柱，学会判断它们的正常和异常，应该是每个人的必备知识和技术。急救人员对四大生命体征进行认真观察，做出正确判断，有利于辨别疾病的安危以及采取针对性的抢救措施。关于如何判断病患的生命体征，将在下面的章节详细说明。

如何判断病患是否有呼吸和心跳

测量标准

人类通过呼吸活动呼出二氧化碳并摄取新鲜氧气。一旦呼吸停止，大脑和其他脏器就会低氧，威胁生命。一般认为，成人的正常的呼吸频率为每分钟 12 ~ 20 次。但年龄不同，呼吸频率也不同。新生儿的呼吸频率应该为每分钟 40 ~ 50 次；1 岁以内的小儿呼吸频率应该为每分钟 30 ~ 40 次；2 ~ 3 岁的小儿呼吸频率应该为每分钟 25 ~ 30 次；4 ~ 7 岁的小儿呼吸频率应该为每分钟 20 ~ 25 次；7 岁以上的小儿同成年人。

成人的呼吸频率在每分钟 12 次以下为呼吸减慢，超过每分钟 24 次为呼吸增快。呼吸减慢常见于代谢率降低、麻醉过量、休克以及明显颅内压增高等；呼吸增快主要见于肺炎、肺栓塞、胸膜炎、支气管哮喘、充血性心力衰竭、代谢亢进以及神经精神障碍等。另外，情绪变化可影响呼吸频率。因此，测定呼吸频率时，要注意转移病人的注意力，可以在摸脉搏的同时测定其呼吸频率。一般测 15 秒钟，再乘以 4，每日应记录 3 ~ 4 次。正常呼吸节奏应该是规整的。一旦发现病人的呼吸过快、过慢甚至骤停等频率异常情况，应及时找出原因并就医。

判断方法

迅速让病人仰卧，解开病人的衣领，急救员一手放在病人前额上使其头部后仰，另一手的示指与中指抬高病人的下颌，采用看、听、触摸、感觉的方法来判断呼吸是否停止。

（1）看。急救员耳朵贴近病人口鼻处，头部侧向病人胸腹部，眼睛观察胸、腹起伏情况。呼吸停止者的胸、腹部没有起伏活动。

（2）听。急救员在病人口鼻处听呼吸道有无气流响声。

（3）摸。触摸病人的颈动脉看是否搏动，颈动脉在喉结旁约 2 厘米处，可触摸单侧，力度适中，用 10 秒时间触摸进行快速判断。

（4）感觉。急救员以自己面部接触病人口鼻，感觉有无气体排出。

急救措施

心搏骤停是指心脏搏动突然停止，呼吸、心搏骤停就是指心脏和肺停止活动，血流失去心脏的泵动力，不能自然地流出和流入心脏，从而全身器官和组织的血液供应和氧气供应随之停止，造成各种器官损伤甚至死亡。呼吸、心搏骤停常常具备不可预测性和突发性，一旦发生心跳、呼吸骤停，需要及时专业的救援才能使病人转危为安。

在进行呼救后，迅速将病人摆放成仰卧位，直接放在地面或硬床板上。开始进行心肺复苏术：

（1）开放气道。急救员将一手置于患者前额用力加压，使头后仰，另一手的示指、中指抬起下颌，使下颌角与耳垂连线垂直于地面。1 ~ 8 岁儿童头后仰程度为下颌角与耳垂连线与地面呈 60° 角，婴儿则呈 30° 角。

（2）胸外心脏按压。在病人胸骨正中线的中、下 1 / 3 段交界处，左右两手重叠，十指交叉扣压在一起，最好采用跪姿，双膝平病人肩部，垂直向下按压，将胸骨按下至少 5 厘米，按照每分钟至少 100 次的频率，先压 30 下，并大声数出来。

（3）口对口人工呼吸（对自主意识丧失者）。保持呼吸道畅通是人工呼吸的重要前提，握紧病人两侧鼻翼，堵住鼻孔，不让漏气，急救员的嘴巴尽量张大，包住患者的嘴吹气，患者的口应略张开，5 秒钟内连吹两口气，但每次吹气之间要松开鼻翼，离开嘴唇，让病人出气。

在心肺复苏实施过程中，胸外按压与人工呼吸要按 30 ：2 反复交替，每做完 5 个周期要检查评估一次，看病人是否恢复呼吸和心跳，心肺复苏术的实施要坚持到抢救成功或者救护车到达。

如何判断病患是否有脉搏

测量标准

脉搏即动脉搏动，是指在每个周期的心脏收缩与舒张过程中，动脉血管壁的规律性搏动。脉搏在一定程度上可以反映心血管的功能，如心搏的节律性、心率、心室收缩力、外周阻力及动脉管壁的弹性等。

正常人的脉搏和心跳是一致的。正常成人为每分钟 60 ~ 100 次，常为每分钟 70 ~ 80 次，平均约 72 次 / 分。脉搏的频率受年龄和性别的影响，婴儿每分钟 120 ~ 140 次，幼儿每分钟 90 ~ 100 次，学龄期儿童每分钟 80 ~ 90 次。老年人较慢，为每分钟

55 ~ 60次。正常人脉率规则、脉搏强弱均等，不会出现脉搏间隔时间长短不一或强弱交替的现象。

临床上有许多疾病，特别是心脏病可使脉搏发生变化。因此，测量脉搏对病人来讲是一个不可缺少的检查项目。中医更将切脉作为诊治疾病的主要方法。脉搏如果跳动得时快时慢，这提示存在心律失常，心脏可能有提前跳动，医学上叫期前收缩（早搏），也可能是心房纤颤，但是最常见的是病态窦房结综合征。病态窦房结综合征是由于窦房结或其周围组织的器质性病变导致其起搏功能及传导功能障碍，产生多种心律失常和多种症状，如乏力、头晕、眼花、失眠、反应迟钝、甚至晕厥等。

另外，运动和情绪激动时可使脉搏增快，而休息，睡眠则使脉搏减慢。成人脉率每分钟超过 100 次，称为心动过速；每分钟低于 60 次，称为心动过缓。

判断方法

脉搏的测量方法有多种，凡身体浅表靠近骨骼的动脉，均可用以诊脉。常用的有桡动脉，其次有颞浅动脉（耳屏前）、颈动脉（颈前气管两旁）、肱动脉、腘动脉、足背动脉（足背正中）、胫后动脉、股动脉等。

诊脉前，病人情绪应稳定，避免过度活动及兴奋；将病人手腕放于舒适位置，检查者以示、中、无名指（三指并拢），指端轻按于桡动脉处，压力的大小以清楚触到搏动为宜，一般病人计数半分钟，并将所测得数值乘 2 即为每分钟的脉搏数。异常脉搏（如心血管疾病、危重病人等）应测 1 分钟。

注意事项

（1）不可用拇指诊脉，以免拇指小动脉搏动与病人脉搏相混淆。

（2）偏瘫病人测量脉搏时应选择健侧肢体。

（3）当人在运动、体力劳动后或情绪激动时，脉搏可暂时增快，当人发热时脉搏也增快。一般是体温每升高 1℃，脉搏每分钟就增加 10 ~ 20 次。

（4）摸不到脉搏时，也可能是桡动脉位置变异，走行于腕关节的背侧（反关脉），但一般认为心脏停止了跳动。结合病人的一般情况判断，如果心脏确实停止，必须马上进行心肺复苏。

（5）正常人脉搏节奏快慢是有规律的，如果脉搏忽快忽慢，或者时有时无，则称为心律不齐。要是经常出现这种现象，应去医院检查诊治。

如何测量病患的体温

测量标准

人体温度相对恒定是维持人体正常生命活动的重要条件之一，如体温高于 41℃ 或低于 25℃时将严重影响各系统（特别是神经系统）的功能活动，甚至危害生命。临床上对病人检查体温，观察其变化对诊断疾病或判断某些疾病的预后有重要意义。

一般来说，人体的温度是相对恒定的，正常人的口腔温度在 36.5 ~ 37.5℃之间，腋下较口腔温度低 0.5℃，肛门温度较口腔高 0.5℃。小孩儿的体温调节比成人差，受外界环境的影响也较大，正常时体温可比成人高 0.5℃，所以小孩儿肛温为 37.0 ~ 37.8℃也是正常的。正常人在 24 小时内体温略有波动，一般相差不超过 1 度。正常生理状态下，早晨体温略低，下午略高。运动、进食后、妇女月经期前或妊娠期体温稍高，而老年人体温偏低。体温高于正常称为发热，37.3 ~ 38℃为低热，38.1 ~ 39℃为中度发热，39.1 ~ 41℃为高热，41℃以上为超高热。

判断方法

在测量体温时，要根据病人的情况和现实条件采取不同的测量方法，体温正常值也依据不同的测量方法而有所不同：

（1）口测法。先用76％酒精消毒体温表，将口表的水银端斜放于病人舌下，令其紧闭口唇，牙不咬紧，放置 5 分钟后拿出来读数。口温正常值为 36.3 ~ 37.2℃。若剧烈劳动后或刚吃过冷热饮食者，要等 15 分钟以后再用此法。昏迷者及小儿不宜采用口腔内测量法。

（2）腋测法。此法不易发生交叉感染，是测量体温最常用的方法。擦干腋窝汗液，将体温表的水银端放于病人的腋窝顶部，让病人用上臂把体温表夹紧，不要乱动，10分钟后取出读数。腋温正常值为 36 ~ 37℃。

（3）肛测法。多用于昏迷病人或小儿。病人仰卧位，将肛表头部用油类润滑后，慢慢插入肛门，深达肛表的 1 / 2 处为止，放置 3 分钟后读数。肛温正常值为 36.5 ~ 37.7℃。检查时应把持肛表，以免脱落或折断。

注意事项

（1）体温表分为口表与肛表两种。但不论使哪种，每次测量体温后均应将体温表擦净，将水银甩到35℃以下，并浸泡于消毒液内备用。

（2）看体温表数字时，要横持体温表缓缓转动，取与眼等高的水平线位置看水银柱所至的温度刻度。

（3）精神异常、昏迷及幼儿不可用口测法测量体温，测量时应有人在旁守护，并用手扶托，防止体温表被撞碎；对不合作、口鼻手术或呼吸困难者，也不可测口腔温度。进食或面部作热敷或冷敷者，应间隔 30 分钟后，方可测温。

（4）腹泻、直肠或肛门手术的患者不可用肛测法测量体温；病人坐浴或灌肠后，须待 30 分钟后方可用肛测法测量。

（5）发现患者的体温和病情不相符合时，可在患者床旁监督测量，必要时，可同时作肛温和口温对照。

（6）若患者不慎咬破体温计而吞下水银时，可立即口服大量牛奶，以延缓汞的吸收，最后排出体外。在不影响病情的情况下，给服大量韭菜等粗纤维食物，使水银被包裹而减少吸收。

（7）切忌把体温计放在热水中清洗或放在沸水中煮，以免引起爆破。

如何测量病患的血压

测量标准

血压指的是血液在血管内所呈现的压力。正常的血压是血液循环流动的前提，血压在多种因素调节下保持正常，从而提供各组织器官以足够的血量，借以维持正常的新陈代谢。血压过低过高（低血压、高血压）都会造成严重后果，血压消失是死亡的前兆，所以说血压数值是一种判断人体状况正常与否的标准。

在有足够的血容量条件下，心脏收缩，射出血液，动脉血压上升，血压上升时所达到的最高值称为收缩压；心脏舒张，动脉血压下降，血压下降所达到的最低值为舒张压。正常人的血压随着年龄的增长而逐渐增高，并且在不同的生理状态下也有一定幅度的波动，例如人在睡眠时血压下降，而活动时血压上升。一般认为正常人安静时的收缩压在 90 ～ 140 毫米汞柱，舒张压在 60 ～ 90 毫米汞柱。如果收缩压大于 140 毫米汞柱和（或）舒张压大于 90 毫米汞柱则为高血压。如收缩压低于 90 毫米汞柱和（或）舒张压低于 60 毫米汞柱则为低血压。

判断方法

动脉血压的测量有直接测量法和间接测量法两种。

（1）直接测量法是一种创伤性的血压测量法，常用心导管插入血管内，尾端接特殊的压力传感器，在 X 线透视的监控下将心导管送入血管或心腔内，测量血管腔内或心腔内的压力。直接测量法所测得的结果准确，但是有创伤，并需无菌操作，不能多次反复检查。

（2）间接测量法就是我们平时所常用的方法，一般使用的是汞柱式血压计或电子血压计等，主要测量上臂的动脉血压，测量方法如下：

测量前，让病人休息 10 分钟以上。然后让病人取坐位或平卧位，露出右上臂，衣袖与手臂之间不应过分束缚，伸直肘部，掌面向上，使手臂、心脏、汞柱的 0 点位于同一水平。之后，开放橡皮球颈部的气门，将血压计的袖带内气体驱尽，平整无折地缠于上臂中部，松紧适宜，袖带下缘距肘窝 2 ～ 3 厘米，并将袖带上的皮管连接于血压计的

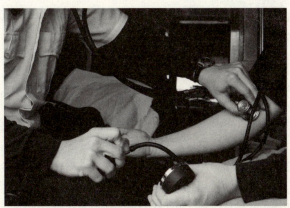

测量血压需要读两个数值，这两个数值代表了心脏搏动和休息时血管内的压力。测量血压时，上臂绑上充气套囊。当套囊缓慢放气的时候，医生用听诊器听上臂血管搏动的声音

皮管上。在肘窝摸到肱动脉后，将听诊器头部放上。测量者握住气球，关闭气门打气，至动脉搏动音消失为止，普通为汞柱上升到160左右（高血压患者应升至200以上），然后打开放气阀，使气囊以每秒钟2～3毫米汞柱的速度放气。注意第一个声音的出现，何时出现变音以及何时声音消失，当听到第一个声音时，应以每搏动2毫米汞柱的速度放气。当搏动声变得清晰有力时，记为收缩压；当听到最后一次声音时（记为舒张压），应继续缓慢放气达到10毫米汞柱以查明是否存在听诊间隙，然后快速放气。分别记录收缩压和舒张压。休息至少30秒后，再重复测量同侧或对侧上肢的血压。

注意事项

（1）血压计要定期检查，以保持其准确性，并应放置平稳，切勿倒置或震荡。

（2）打气不可过高、过猛，用后驱尽袖带内的空气，卷好。橡胶球须放于盒内固定位置，以防玻璃压断，凡水银柱下有开关者，用毕应将开关关闭。如水银柱里出现气泡，应调节或检修，不可带着气泡测量。

（3）如发现血压计听不清或异常时，应重测。使汞柱降至"0"点再测，必要时测双上臂以资对照。

（4）须密切观察测血压者，应尽量做到四定：定时间、定部位、定体位、定血压计。

（5）对偏瘫病人，应在健侧手臂上测量。

（6）防止血压计本身造成的误差：水银不足，则测得血压偏低。水银柱上端通气小孔被阻塞，空气进出有困难，可造成收缩压偏低、舒张压偏高现象。

（7）为了避免血液流动作用的影响，在测量血压时，血压计"0"点应和肱动脉、心脏处在同一水平，座位时，肱动脉平第四肋软骨；卧位时，和腋中线平。如果肢体过高，测出的血压常偏低；位置过低，则测得的血压偏高。

（8）因为人的血压可受多种因素影响，因此不能凭一次偶然测得血压升高（除非是很高）就得出高血压的结论。通常第一次测量血压大于正常值时，需在以后几天内再次进行重复测量1～3次。不同日期的测量中，有两次血压升高，方可确诊为高血压。

配备家庭急救箱

虽然生活在看似安全的城市里，但我们每一个人都应该有危机意识，要在平时准备好一个家庭急救箱，以备不时之需。而对于普通家庭来说，即使不能拥有一个专业的急救箱，也至少应备齐下列物品：

酒精棉：用来给双手和急救工具消毒。

棉花棒：用来清洗面积小的出血伤口。

手套、口罩：可以防止施救者被感染。

0.9%的生理盐水：用来清洗伤口。

消毒纱布：用来覆盖伤口；绷带：绷带具有弹性，用来包扎伤口，不妨碍血液循环。

三角巾：可承托受伤的上肢、固定敷料或骨折处等。

安全扣针：固定三角巾或绷带。

胶布：固定纱布或绷带。

创可贴：覆盖小伤口。

圆头剪刀：圆头剪刀比较安全，可用来剪开胶布或绷带，必要时，也可用来剪开衣物。

钳子：钳子可代替双手持敷料，或者夹去伤口上的污物等。

手电筒：在漆黑环境下施救时，可用它照明，也可为晕倒的人做瞳孔反应。

哨子：遇到紧急情况时可以呼救。

除了上述物品之外，常用药也是必不可少的，如云南白药、解热镇痛药、抗生素、口服补液盐、葡萄糖粉、氯苯那敏等抗过敏药、医用酒精或碘酒等；如果家中有特殊病人，在置备急救箱时还应当进行特别的安排。例如心脏病人家中应当备有速效救心丸、硝酸甘油等药品；高血压患者家中则应当准备硝苯地平（心痛定）、卡托普利等快速降压药；糖尿病人家中的急救箱应该准备饮用水和糖块。

注意：家庭急救箱内的药品要保持定期检查和更换，注意放在阴凉干燥处保管，碘剂避免暴晒，酒精及碘酒注意密封，其他药品注意保质期及包装破损情况。

急救箱不能上锁，并且应放于显而易见的、小孩子摸不到的地方，里面的物品应容易拿取。此外住所中的所有人都应知道急救箱的放置地点。

安全用药

选药的方法

去药店买药的时候，要注意以下几个方面：在买药之前要先问医生；不可轻易相信坐堂医生推荐的药；不要瞎买替代药品，应先去咨询医生，然后再去买药；谨防买到假冒伪劣药品。

购买药品时，应注意识别所购药物是否为伪劣药品。可从以下几个方面加以鉴别：先看标签印刷是否正规，尤其是商标和批准文号最为重要。如果没有或印刷得不规范，即可视为假药；其次要看药品，无论针、片、丸、粉和水、酊剂以及药材，凡有发霉、潮解、结块或异臭味、色泽不一致，即可视为劣药。凡超过有效期的药品，也可视为劣药。

家庭选药要遵循以下四个原则：疗效高、毒性低、对症选药、价格适中。

购买时要看清说明书，关注以下几个方面：看清药物的使用方法、剂量和疗程等；看清所购药物是否可以治疗自己的病症；看自己是否有用药禁忌证；弄清药物有哪些不良反应；看药品批准文号，我国所有的药品都有药品批准文号，没有批准文号的药品是伪劣药品；检查药品包装有无破损。记住药店的地址、电话，有问题便于查询。

对于药物是否变质，可通过色、形、味等形态来加以辨别：

（1）丸药。变形、发霉、有臭味、变色。

（2）注射剂。色度异常、沉淀、发浑、有絮状物。

（3）片剂。表面粗糙或潮解、变色、发霉、虫蛀、发出臭味、药片变形或松散、表面出现斑点或结晶。

（4）胶囊。胶囊变软、发霉、碎裂或互相粘连等。出现变色、色度异常、发浑、有沉淀物。

（5）糖衣片。出现黏片或见黑色斑点、糖衣层裂开、发霉、有臭味。

（6）冲剂。糖结块、溶化、有异臭等。

（7）粉针剂。药粉有结块、经摇动不散开、药粉粘瓶壁，或已变色。

（8）混悬剂及乳剂。有大量沉淀，或出现分层，经摇亦不匀。

（9）栓剂、眼药膏及其他药膏。有异臭、酸败味，或见明显颗粒干涸及稀薄、变色、水油分离。

（10）中成药丸、片剂。发霉、生虫、潮化、蜡封丸的蜡封裂开等。

服药的方法

服药时间的掌握：每日服用1次的要固定时间，每天要在同一时间服用；每日服用2次是指早、晚各1次（通常指早8时、晚8时）；每日服3次指的是早、中、晚各1次；每日服4次是指早8时、午1时、下午4时和晚8时；每4小时服1次所指的是每间隔4小时服1次。

下列药物在饭前服用将达到最佳疗效：硫酸钠、蓖麻油等泻药；左旋咪唑等驱虫药；大黄、龙胆等制剂的苦味健胃药；阿托品等胃肠解痉药；氢氧化铝、三硅酸镁、碱式碳酸铋、碳酸钙、甲氢咪胍等胃壁保护药及抗酸药；肠溶片剂与丸剂；淀粉酶、胃蛋白酶等消化药；人参蜂王浆等滋补药。

下列药物在饭后服用将达到最佳疗效：如硫酸亚铁、阿司匹林、吲哚美辛、氯化铵、复方新诺明、甲硝唑、红霉素、小檗碱、布洛芬等，可减少对胃肠道的刺激。同时灰黄霉素也可在饭后服用，因油类食物有助于它的吸收。

服药不能干咽，饮水至少应在100毫升以上，以便于药物入胃，并加速药物的溶解、发挥效应。服药应采取站或座位，不要躺着吃药，也不要吃药后立即躺下，最好保持站立或坐姿数分钟。久病卧床或吞咽困难者，应选用液体制剂，或口服后扶起半卧数分钟，以避免药物滞留于食管。

服药应注意以下禁忌：忌饮酒，除药物说明书注明可以用酒服用外，一般都不应用酒服药。因为药物可增加机体对酒的敏感性，严重者可造成中毒或死亡；忌吸烟，烟碱可增加肝脏酶的活性，从而加速药物的降解过程，使血液中药物的有效成分降低；忌茶水，茶水会破坏或减低铁剂补血药、多酶片、安定和维生素C的药效；忌牛奶或羊奶，牛奶或羊奶中含有钙、镁等金属元素，可与某些有机碱类药物生成络合物，妨碍机体对药物的吸收。

妊娠期或哺乳期妇女服药应该注意以下问题：妊娠初期孕妇由于生理的敏感性，会出现妊娠反应，如恶心、呕吐、食欲不佳等，此时最好不要吃药，特别是在妊娠的前 3 个月（也叫胚胎期），药物引起畸形胎儿都发生在此期。妊娠期间，孕妇用药对胎儿有影响的药物很多，如磺胺药、四环素、苯妥英钠、安定、咖啡因、可待因、维生素 A 和维生素 D 等。哺乳期用药时，母亲不能随便用药，如红霉素在乳汁里的浓度比在血液里的浓度高 20 倍，而新生儿肝脏的代谢和解毒功能还不完善，药物容易在体内蓄积引起中毒。

储药的方法

家中不要存放很多药物，否则管理起来会很困难。每隔 3～4 个月对药箱中的药品进行一次常规检查。药品一旦有异味或变色，即使在保质期内也必须丢掉。记住过期的药物不但已经失效而且可能有毒。

（1）药品不能扔到垃圾箱中，最好送到药房或回收厂处理。

（2）药品应放置于清洁、干燥、阴凉的地方，避免阳光直射，避免昆虫及动物触及，某些药品应放于冰箱中保存。保存时尽量使用药品自带的包装。

（3）药品不要放在浴室或厨房中，因为这些地方的湿度和温度经常变化会使药效降低甚至降解而破坏药物。

（4）须冷藏的药品如胰岛素、利福平滴眼液等，要放在冰箱的冷藏室内，绝不要放在冷冻室内；须避光的药品，在空气中易氧化变质的药品，如维生素 C、硝酸甘油等，要放在密闭的棕色瓶中；须防潮的药品，如干酵母、维生素 B_1、复方甘草片等，要放在密闭的容器里，用后拧紧瓶盖。

（5）用剩的药如没有必要保存则做垃圾处理。在丢弃前应把药物自包装中倒出（不要整包丢弃，以防他人误食误用）。请将药品放在儿童不能接触的地方，不要把药品给儿童当玩具玩。药品最好分类存放，如内服药和外用药，应分类存放。

急需送医院抢救的情况

（1）已经摸不到伤者的脉搏。

（2）伤者的呼吸非常困难或已经停止呼吸。

（3）伤者的出血状况非常严重或已经持续出血超过 4 分钟。

（4）如果怀疑伤患急危重症发作，例如突发心脏病、脑溢血、急性阑尾炎、胃穿孔、肠穿孔、严重窒息等，需紧急治疗。

（5）如果伤患出现严重外伤，如大面积烧烫伤、冻伤、割裂伤、溺水、骨折等。

（6）如果觉察到伤者有中毒现象，如煤气中毒、食物中毒、被毒蛇咬伤等。

（7）伤患的瞳孔对光反射反应异常，正常情况下，当用光照射人的眼睛时，瞳孔应该缩小。如果对光反射消失，是心脏停止跳动的征象；如果在照射之前瞳孔已缩小，证明存在脑的损伤；如果瞳孔比正常时大，这可能是出血、中暑或服用可卡因、安非他明类物质的征兆；如果用光照射瞳孔时，其中一个瞳孔不收缩，或两个瞳孔大小不一，则表明头部可能有损伤或瘫痪。

如果伤患的意识水平处于昏迷状态，即当呼唤甚至强烈的刺激也不能清醒时的严重的意识障碍。根据昏迷的严重程度，分成三种情况：浅昏迷、中度昏迷、深昏迷。

（1）浅昏迷。患者没有随意活动，处于被动体位。对周围的事物及声、光刺激均无反应，但强烈的刺激如压迫眶上孔、针刺，可有痛苦的呻吟或表情，有躲避动作。呼吸、脉搏、血压可以正常，大小便可能失禁或者潴留。

（2）中度昏迷。介于浅昏迷和深昏迷之间，对强烈的刺激少有反应，各反射均减弱或迟钝。病情极不稳定。

（3）深昏迷。患者肌肉松弛，对各种刺激均无反应，吞咽反射、咳嗽反射、瞳孔对光反射均消失。大小便失禁或潴留，基本上仅能维持最基本的生命活动。

用力掐一下伤者的臂部或大腿的内侧，如果伤者没有任何反应，则说明他已经处于深度昏迷状态。如果仅仅是浅度昏迷的话，伤者的肢体应该有收缩反应。

生活习惯与急症

突发的疾病迅疾而猛烈，可以在瞬间夺走一个人的生命和健康，给当事人和家人造成伤害。事实上，猝不及防的急症常常隐藏在日积月累的生活习惯中，每一个坏习惯都可能给健康埋下隐患，比如如暴饮暴食常会引起消化系统急症，熬夜、过于劳累、吸烟、酗酒常引发心脑血管疾病，等等。因此，预防急症的发生要从改正不好的生活习惯、培养良好的生活习惯做起。以下即列举一些需要改正的生活习惯：

（1）一日三餐需要定时定点进食，不要暴饮暴食，长期饮食无规律，将会造成营养不良以及消化紊乱，会引发消化系统疾病。

（2）不要空腹跑步，空腹跑步会增加心脏及肝脏的负担，极易出现心律不齐，甚至导致猝死。

（3）不吃早餐，会造成低血糖，易患胆石症、胃病。若长期不吃早餐，还会引起便秘，增加中风风险。由于人体的健康长寿靠人体生物钟的支配，不吃早餐打乱了生物钟的正常运转，机体所需营养不能得到及时补充，生理功能会减退，再加上不吃早餐带来的种种疾病对机体的影响，必然会影响人的健康长寿。

（4）常常久坐不动，不利于血液循环，会引发很多新陈代谢和心血管疾病；坐姿长久固定，也是颈椎、腰椎发病的重要因素。

（5）不要长时间吹空调、常年窝在空调房中，更不要让空调直吹脖颈和脚心，容易受凉并使自身机体调节和抗病能力下降。

（6）不要在电脑前工作玩乐太久，过度使用和依赖电脑，除了辐射外，还使眼病、腰颈椎病、精神性疾病在办公室群体中十分普遍。

（7）饮食不宜过咸，长期吃过咸食物容易造成血压升高。因为影响血压的主要是钠，盐的主要成分是钠。但是钠不仅存在于食盐中，而且存在于味精、鸡精等调味料中。这些调味料在烹调的时候放太多也会让机体的钠摄入超标而影响血压。

（8）饭前半小时和饭后一小时之内都不宜喝茶。酒足饭饱后喝茶，不利于脂肪肝的预防。吃荤后喝茶，容易造成便秘。另外，茶叶中含有大量的单宁酸。饭后喝茶，会使胃中未来得及消化的蛋白质同单宁酸结合成一种不易消化的凝固物质，影响蛋白质的消化和吸收。更重要的是，茶叶妨碍了机体对铁元素的吸收，如果饭后喝了用15克干茶叶冲泡的茶水，会使食物中铁的吸收降低50%。

（9）酒后不要用浓茶解酒，茶会使人兴奋，酒精本身就可以令人兴奋，二者相加会让人在短时间内感觉精神亢奋，而之后会感觉非常疲劳，对身体特别是心脏损伤很大。

（10）不要饭后立即吸烟，这样会使有毒物质更易进入人体。饭后，胃肠蠕动加强，血液循环加快，这时人体吸收烟雾的能力进入"最佳状态"，烟中的有毒物质比平时更容易进入人体。

（11）不要饭后立即睡觉，因为饭后就睡会使大脑的血液流向胃部，由于血压降低，大脑的供氧量也随之减少，造成极度疲倦，易引起心口灼热及消化不良，还会发胖。

（12）上厕所时不要长时间看书玩手机等，长久如此易患便秘及痔疮。因为坐在厕所里阅读，由于全神贯注地看书，老想着书中的故事情节，这时很容易忽略直肠及肛门区对"便意"的感受，其后果是出现功能性的便秘便结。当大便秘结时就会去强行排便，促使直肠下段及肛门区静脉瘀血加重。肛周静脉瘀滞及扩张的结果是发生痔疮，继而出血及脱垂。

（13）不要总跷二郎腿，这会使腿部血流不畅，影响健康。如果是静脉瘤、关节炎、神经痛、静脉血栓患者，跷腿会使病情更加严重。尤其是腿长的人或孕妇，很容易得静脉血栓。

心态情绪与急症

情绪与人们的健康和疾病有着重要的关系。中医对此早有认知，将情绪分为喜、怒、哀、思、惊、恐、忧七情。中医不仅分出了情绪的种类，而且分别列出了健康与脏腑的关系，以及七情间的相互辩证关系。七情是人体对外界环境的生理反应，一般而言是不会致病的。若情志活动过度或持久而影响脏腑气血功能时，就可成为疾病发生的条件。一般来说，良性的情绪对于健康而言，无疑是个积极的、正性的反应，有益于健康。如果人们能经常保持乐观的情绪，人的免疫机制能够活跃旺盛，就会减少感染疾病的机会，达到"精神免疫"。因此，积极的情绪可以增进健康、延缓衰老过程。而劣性情绪对人的健康影响很大，它会使人的免疫功能低下，容易罹病，使人早衰、短寿。所以说，有害的劣性情绪是人们的大敌。

拒绝悲伤情绪。悲伤既有高度紧张，又有无法释怀的抑郁和忧伤，甚至还包括愤怒与敌意。长久地沉浸在悲伤的情绪中，人体的交感神经系统分泌出大量的压力激素，使心跳加速、动脉收缩，进而导致某些心脏病发作时的症状，比如心痛、气短和休克等；特别是一些人，平时健康状况良好，没有心脏病史，无器质性心脏病症，其本身不引起临床症状，但会因为遇到了一些突发事件，比如亲人的死亡，发生了严重的心律失常，感觉胸痛、气促和休克。如果同时存在其他疾病，就可能增加猝死的危险。这些人患上了"应激综合征"。这种病症被称为压力性心力衰竭，其诱因不是血管栓塞，而是突发性打击。它使肾上腺素和其他压力激素的分泌在短时间内激增，毒素流向心脏，降低了心脏泵血功能。

避免愤怒情绪。在人们感到愤怒和绝望时，身体会大量分泌诸如皮质醇和肾上腺素之类压力激素，从而诱发高胆固醇血症和高血糖。此外，许多证据表明那些性情急躁易怒的人很容易出现房颤。

切勿长时间在过大压力下工作生活。与时间相关的工作压力，枯燥乏味的流水线作业，劳累过度，责任过大等因素都会导致胆固醇水平的上升。比方说，尽管会计们保持着规律的饮食习惯，但在每个会计年度的末尾时，他们的胆固醇水平都会达到顶峰。有可能导致高血压、各种炎症以及血管损伤。

急救处理

（1）注意伤病者受伤过程，以确定伤病者是否脊椎受伤。如在交通意外中受伤或由高处坠下，怀疑脊椎受伤，切勿随意搬动伤病者。尽量采取确信有帮助的措施，若施救做法不恰当，甚至可能会加重伤者的病情时，不确定时最好不要采取任何行动。

（2）脑出血病人忌随意搬动：如有在活动中突然跌倒昏迷或患过脑出血的瘫痪者，很可能有脑出血，随意搬动会使出血更加严重，应平卧，抬高头部，即刻送往医院。

（3）虽然多数伤者能够被安全移动，但是对颈部或背部重伤患者，切记不能随便移动，除非环境还在危及伤者的生命。

（4）轻柔地检查患者的伤情。必要时，可将其衣服剪开，以防止因伤者突然做出动作而增加其额外的痛苦。在烧伤情况下，不可从烧伤处拿掉衣服，除非衣服还在燃烧。

（5）不要给不省人事或半昏迷的患者喂食流质的东西，因为流质的东西有可能呛入气管引起伤患者窒息。不要试图用拍打或摇晃的方法把不省人事的伤患者弄醒。

（6）如果急救对象是不认识的人，可检查伤患者可能随身携带的病历卡片或某种证件、标志，以便了解伤患者需要特别护理的过敏症及其他疾病的情况。

（7）衣物接触敌敌畏、美曲膦酯（敌百虫）等烈性药水时，不要用热水或酒精来擦洗，以防促进这些烈性药水吸收。正确的处理方法是立即脱去污染衣服并用冷水冲洗干净。

（8）对于触电的患者，切忌旁人用手去拉救。应立即切断电源或用绝缘物挑开触电部位。

（9）出现急性腹痛症状时，不要服止痛药。因止痛药会掩盖病情，延误医生诊断，应立即送医院做详细检查。

（10）心脏病患者发生气喘时，不要让患者平卧，以免增加肺部瘀血和心脏负担，应将其扶坐起，并尽快送往医院诊治。

（11）发生脑出血症状时，不要随意搬动患者，否则很容易扩大患者脑出血的范围，应立即让其平卧，把患者头部抬高就地治疗。

（12）小而深的伤口忌马虎包扎：若被锐器刺伤后马虎包扎，会使伤口低氧，导致破伤风梭菌等厌氧菌生长，应清创消毒后再包扎，并注射破伤风抗毒素。

（13）不要用手、嘴或任何未经消毒的物品接触伤口，若必须接触，如果可能在任何时候都要使用消毒纱布。不要向伤口吹气。

（14）昏迷的患者，不要进食饮水，以免误入气管而引起窒息或肺炎，应使患者侧躺，防止口腔分泌物、呕吐物吸入呼吸道引起窒息。

（15）腹部外伤内脏暴露时，应立即用干净纱布覆盖，以防感染，并送医院做抢救处理。

（16）抢救时勿舍近求远。抢救患者应争分夺秒，立即送往就近医院抢救。

（17）在现场捡到伤患的财物，要小心保管，清点登记，将其交给警察或医务人员。

救护员在救护伤病患者的同时更要保护好自己，勿受感染。因为在处理伤病者的时候，有被伤病者传染疾病的可能。为了减少感染机会，在条件许可的情况下，救护员应该执行标准防感染程序：第一，戴上口罩；第二，戴上一次性手套；第三，避免被伤病者身上或现场的尖锐物品刺伤；第四，处理严重出血（如救助动脉破裂出血）的伤病者时，应戴上保护眼罩；第五，在进行人工呼吸时，使用人工呼吸面膜、袋装面罩、气囊及面罩复苏器；第六，在处理伤病者后，使用肥皂水清洁双手，并清洗和消毒急救用品。

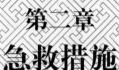

第二章
急救措施

搬动伤者

急救人员在实施急救时首先应该做的就是保护好伤者的身体，让伤者的身体处于舒适位置。如果处理马虎，可能会导致伤者伤势恶化甚至带来生命危险。

何时需要搬动伤者

一般说来，只有在确实无法获得医务救援或伤者当时有生命危险时才能搬动伤者。如以下几种情况。

- 在车流量大的马路上，为避免造成交通阻塞。
- 在危险的建筑物里，如房屋着火或倒塌等。
- 在充满煤气或其他毒气的房间里，如充满一氧化碳的车库。

搬动伤者之前的准备工作

- 如果不得不搬动伤者，急救人员必须首先判断一下伤者伤势的性质和严重程度，尤其是脖子和脊柱部位的伤。如果伤者的头部、脖子、胸部、腹部和四肢等部位受伤，必须用物体支撑住受伤部位再进行移动。

- 如果无法确定（仍然有意识并能自由呼吸的）伤者的伤势严重程度，就按伤者被发现时的姿势来移动伤者。

! 不要移动因挤压而受伤的伤者，否则会给伤者带来更大的伤害。

! 在只有一个急救人员在场的情况下，尽量寻找外援，不要擅自移动伤者。

搬动伤者的基本规则

在伤者需要搬动的情况下，急救人员必须严格按照下面的步骤来搬动伤者。

- 靠近伤者。
- 两脚分开，保持平稳站立。
- 双膝弯曲，半蹲，不要弯腰（图1）。
- 背部挺直（图2）。
- 双手紧紧抓住伤者身体。
- 双腿（而不是背）用力，将伤者背起，同时用肩膀支撑住伤者的身体。

◆如果伤者身体向下滑，就让其轻轻滑落在地上，以免对伤者造成进一步伤害。

！不要阻止伤者下滑，否则可能会弄伤你的背。

！不要试图单独搬动体重过重的伤者，如果能获得帮助的话，最好几个人一起搬动伤者，可以避免对伤者造成额外的伤害。

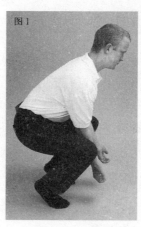
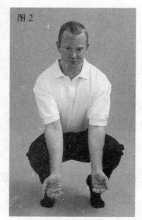

搬动伤者的方式很多。无论何时，使用这些方法时都必须注意以下要点：

· 寻找帮手。
· 确定伤者的身高和体重。
· 确定伤者需要被搬动的距离。
· 搬动伤者时要经过的地方的地形。
· 伤者伤势的类别及严重程度。

只有一个急救人员时如何搬动伤者

拖动伤者

在伤者无法自己行走，也没有足够的人手抬伤者，又必须马上转移伤者的情况下可以采用以下措施。

拖动伤者

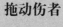

1. 将伤者的手臂在其胸前交叉（图3）。2. 解开伤者身上的外套，卷到伤者头部下方（图4）。3. 蹲在伤者身后，抓住他肩膀上的衣服，慢慢地拖动伤者（图5）。

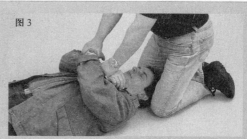

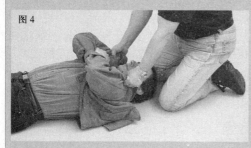

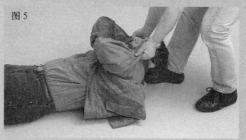

◆如果伤者没有穿外套，你可以两手顶住伤者的腋窝拖动他。

搀扶伤者

当伤者在旁人搀扶下可以自己行走时，采用以下方法。

1.站在伤者受伤的一侧。2.将伤者的一只手臂绕在你的脖子上，并抓住这只手。3.用你的另外一只手绕过伤者的腰，抓住伤者的衣服，搀扶伤者前进。

！若伤者的上肢受伤，不能采用以上方法。

手呈摇篮状抱起伤者

将一只手臂放在伤者腘窝处，另外一只手臂放在伤者后背上，抱起伤者。这个方法只针对儿童或体重较轻的伤者。

背起伤者

如果伤者仍有意识，体重较轻，并且有足够的力量支撑起上身趴在急救人员的背上，可以将伤者背到目的地。

像消防人员扛升降机一样扛起伤者

如果急救人员无法采用以上方式，而又必须立刻转移伤者时，可以采用这个方法。这时不要求伤者有意识，但伤者必须是儿童或体重很轻者。

扛起伤者

1.帮助伤者站立起来。2.用右手握住伤者腰的左侧（图6）。3.膝盖弯曲，身体向前倾，小心地将右肩放在伤者的腹股沟下，将伤者的身体扛起来，并使之自然地从你的肩和背俯下去。用右臂从伤者腘窝处绕过去并握住（图7）。4.站起身，调整伤者的姿态，让其平稳地趴在你的肩膀上（图8）。

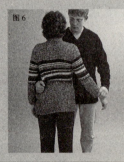
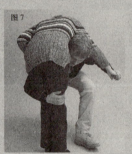
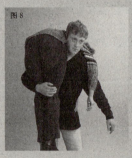

图6　　　　　　　　　　图7　　　　　　　　　　图8

◆如果伤者无法站立，不得已时可以翻转他的身体，让他面部向下，并使他双膝跪地支撑住身体呈直立姿态。然后急救人员从正面靠近伤者，用两只手臂穿过伤者腋窝使他站立起来。

有两个急救人员时如何搬动伤者

如果现场有两个急救人员，可以用手为伤者搭一个座椅来搬运。

四手"扶椅"

在伤者能够用手臂配合急救人员的情况下可以采用这种方法。

四手"扶椅"法搬动伤者

1. 两个急救人员分别用右手抓住自己的左手腕，左手抓住对方的右手腕（图9）。2. 二人同时蹲下。3. 伤者坐在急救人员的手臂上，并用两只手臂搂住两位急救人员的脖子（图10）。4. 两个急救人员同时站起身。5. 同时迈出位于外侧的一只脚，然后步调一致向前进。

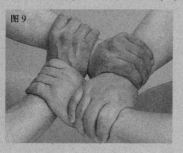
图9

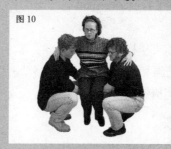
图10

两手"扶椅"

在伤者手臂受伤、无法配合急救人员行动的情况下，通常可以采用这种方法。

两手"扶椅"法搬动伤者

1. 两个急救人员面对面蹲在伤者的两侧。2. 二人各伸出一只手臂，交叉放在伤者的背后，同时抓紧伤者的衣服（图11）。3. 二人各自将另外一只手臂放在伤者大腿下，同时握紧对方手腕，轻轻抬起伤者（图12）。4. 两位急救人员同时站起，并同时迈出外侧的一只脚，然后步调一致向前进。

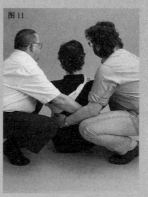
图11

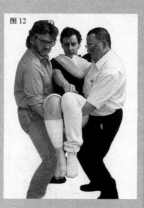
图12

◆如果伤者没有穿可供急救人员抓握的衣服，必要时，可以互相抓住对方的手腕。

利用椅子搬运

如果需要将伤者搬动很长距离，或需要上下楼梯，那么使用椅子来搬动伤者是最合适的了。但是，该方法只适合有意识且伤势轻微的伤者。

用椅子搬动伤者

1. 确保椅子可以承受伤者的体重。2. 确保搬动途中没有任何障碍物。3. 用桌布或者大绷带将伤者的躯干和大腿固定在椅子上（图13）。4. 两位急救人员分别站在椅子的前后位置。将椅子向后倾斜（离开地平面约30°角），然后抬起（图14）。5. 一个急救人员支撑住椅背及伤者；另外一个面对伤者，抓住椅子前腿，顺着走廊或楼梯小心地往后移动。

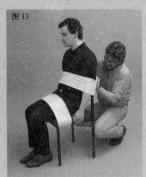
图13

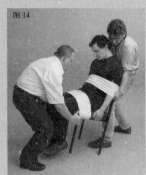
图14

◆如果楼梯或者走廊足够宽敞，急救人员可以站在椅子两侧，两人各自抓住椅子的一条前腿和一条后腿，向前移动。

！将椅子倾斜前要告诉伤者，避免伤者进一步受伤或受惊吓。

担架

如果要将伤者移动很远的距离，可以使用担架。如果现场没有担架，可以利用外套等物品制作一个简易担架。在使用担架时，最基本的原则是：使伤者的头、脖子和身体的位置在同一条直线上，并确保伤者的呼吸道畅通。

◆如果有毛毯，可以将毛毯铺在担架上。当伤者躺上去之后，再用毛毯把他包裹起来。

制作简易担架

1. 找2～3件外套。2. 将衣服的袖子往里塞进去，将两根棍子分别从两侧袖筒里穿过去（图15）。3. 把外套的扣子扣上或拉链拉上，简易担架的制作就基本完成了（图16）。4. 试用担架。可以先让一个没有受伤的人躺到担架上试一下，确保它能够安全地承受一定的重量。

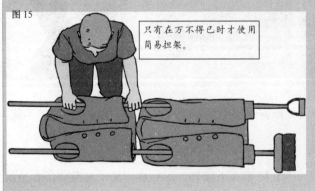
图15

只有在万不得已时才使用简易担架。

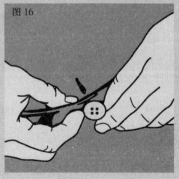
图16

◆如果当时没有外套等，可以用以下物品代替：

·结实的麻布袋：在布袋的底部戳几个洞，用棍子穿过去。

·宽绷带：可以将宽绷带的两头系在两根棍子上，每隔一定距离系一条，把两根棍子连接起来。

·结实的毛毯、防水油布或者布袋：把它们铺展开来，将棍子放在两边恰当的位置，接着用毛毯等物从两边将棍子裹起来固定住，抬起来后要使毛毯能承受伤者的体重。

◆如果伤者已经昏迷，让伤者趴在展开的担架上，并使其处于最有利于恢复呼吸的状态。

把伤者移上担架

1.一个人小心地翻转伤者的身体使未受伤的一侧贴地。2.另外一个人将担架放在伤者的身下（图17）。3.伤者躺上去后再小心地翻转担架使其平放在地板上。

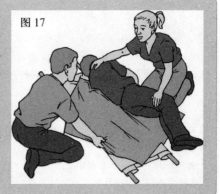

图 17

有两个以上的急救人员时如何搬动伤者

翻转脊柱受伤的伤者

当伤者发生呕吐现象时，务必使其身体侧躺，以免他在平躺时呕吐物被吞入而引起不适，造成伤势恶化。

这项工作需要 6 个急救人员共同完成。

！确保伤者的头部与其身体正面处于同一水平面。

翻转脊柱受伤者

其中 3 个人在伤者身体一侧，另外 2 个人在伤者身体另一侧，还有 1 个人在伤者的头部位置，6 个人共同合作，把伤者身体翻转到侧躺状态（图18）。翻转伤者时要非常小心，不要扭动或弯曲他受伤的脊柱。

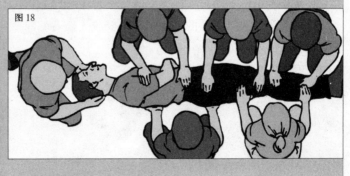

图 18

移动脊柱骨折的伤者

这项工作需要 7 个人共同完成。

移动脊柱受伤者

1.紧紧固定住伤者的头、肩膀和骨盆，在脚踝、膝盖和大腿之间放上软垫等物（图19）。2.把伤者的双腿绑在一起。用8字形绷带将伤者的双腿绑在一起（图20）。3.在伤者身体两侧分别站3个人。4.剩下的一个人蹲在伤者的头部位置，查看伤者身体的中轴线，使伤者头部正面与脖子正面处于同一水平线上，将两只手分别放在伤者头部的两侧便可检测二者是否处于同一水平线。处于伤者头部位置的急救人员指挥其他急救人员的行动。5.轻轻挪动伤者身体，急救人员把手臂放在伤者身体下方，将伤者抬起（图21）。

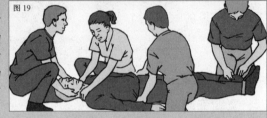

图19

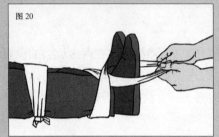

图20

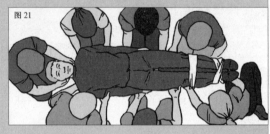

图21

！一定要确保伤者头部正面与身体正面处于同一水平线。

脱去伤者的外套

有时为了便于检查伤者的伤势或治疗伤者，必须脱去伤者的衣物。当然，有时候也并不需要脱去伤者的衣服就能够检查到伤势，如骨折，还有一些伤口可以直接从明显破裂的衣服外看到。

如果必须脱去伤者的衣物，也要尽量在不影响伤者的情况下脱去他的少量衣物。对于清醒的伤者，要先征求他的意见才可以脱去他的衣物。

如果伤者是位女性，有时必须将其身上过紧的内衣解开。

！如果不是非常必要的话，尽量不要脱去伤者的衣物，因为脱衣物时可能会给伤者带来一些额外的伤害。

脱去（手臂受伤的）伤者的外套、衬衫和内衣

1.抬起伤者的上半身，将外套从他的肩膀往下拉（图22）。2.弯曲伤者未受伤的手臂，并将它从衣袖中抽出。3.轻轻地将另一只衣袖从受伤的手臂上脱下（图23）。

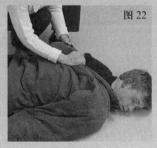

图22

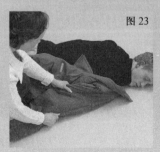

图23

◆如果这样脱起来有困难，可以沿着伤者受伤的手臂将上衣的缝合处撕开，这样可能更安全。

脱去（腿受伤的）伤者的裤子

1. 如果伤者的小腿或膝盖受伤了，可以将裤管卷起来（图24）。2. 如果伤者大腿受伤了，从伤者腰部将裤子褪下（图25）。

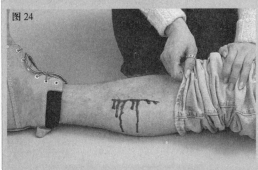
图24

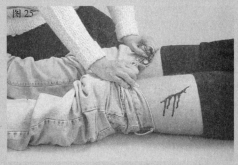
图25

◆如果这样脱起来有困难，急救人员可以从裤管的缝合处将裤管撕开。

脱去（脚受伤的）伤者的鞋子

1. 固定住伤者的脚踝（图26）。2. 剪掉或解开鞋子上所有的带子（图27）。3. 脱去鞋子（图28）。

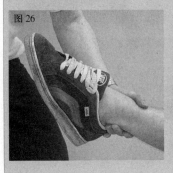
图26

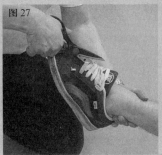
图27

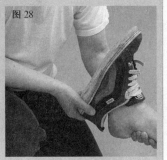
图28

脱去伤者的袜子

如果急救人员按照正常方式去脱伤者的袜子很困难的话，可以采用如下方法。

脱去伤者的袜子

1. 将两个手指放在伤者的腿和袜子之间。2. 将袜子的边提起，从急救人员的两个手指之间剪开袜子（图29）。

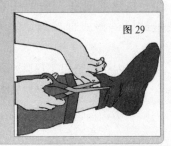
图29

脱去伤者头上的安全帽

下面介绍脱去伤者头上两种不同的安全帽—透气型安全帽和盔式带玻璃罩安全帽—的方法。一般情况下，强烈建议急救人员不要脱去伤者头上的安全帽，因为在如颈骨骨折之类的事故中，这样做可能会导致伤者瘫痪甚至死亡。大部分情况下，安全帽可以保护头部避免受到严重伤害。如果不得不脱去伤者的安全帽时，必须注意以下事项。

· 在脱去伤者头上的安全帽之前，先摘下伤者的眼镜。

· 如果伤者能够自己脱去头上的安全帽，那是最好不过了。

脱去伤者头上的透气型安全帽

透气型安全帽就是只盖住头部，脸部露在外面的安全帽。这项工作需要两个急救人员共同完成。

脱去伤者的透气型安全帽

1. 一个人解开或割断系在伤者下巴的安全帽带子（图30）。2. 另外一个人用手托住伤者的头和脖子。3. 用两只手分别托住安全帽的两侧。4. 把安全帽向上和向后拉，便可以脱去（图31）。

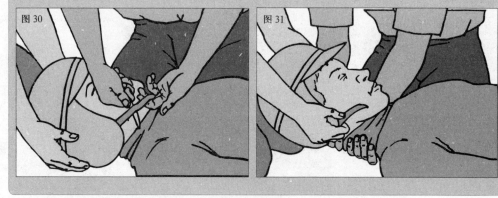

图30　图31

脱去伤者头上的盔式带玻璃罩安全帽

这项工作也需要两个急救人员共同完成：一个人用手托住伤者的头和脖子，另一个人脱去伤者的安全帽。

！除非是在伤者有生命危险的情况下，否则千万不要试图脱去伤者头上已经破碎的盔式带玻璃罩安全帽。例如遇到以下几种情况就不得不脱去伤者的安全帽。

· 安全帽阻碍了伤者呼吸。

· 伤者已经没有呼吸和脉搏。

· 伤者发生呕吐现象。

脱去伤者的盔式带玻璃罩安全帽

1. 其中一个人将两只手分别放在安全帽的两侧，用手托住伤者下颌，使其头部保持平稳。2. 另外一个人解开或剪掉系在伤者下巴上的安全帽带子（图32）。3. 使伤者的头骨和下颌骨保持不动（图33）。4. 将安全帽往后倾斜，露出伤者的下巴和鼻子（图34）。5. 再将安全帽向前倾，轻轻往上脱离伤者头部（图35）。6. 脱下安全帽（图36）。

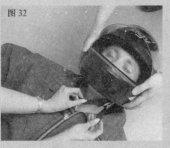
图 32

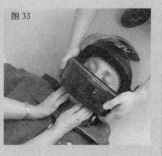
图 33

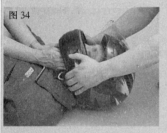
图 34

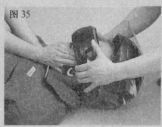
图 35

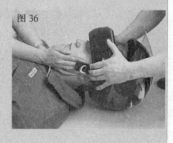
图 36

体外流血

轻伤

擦伤。这种伤害只是表皮受伤，是由摩擦或磨损造成的，一般流血量较小。

挫伤。这种伤口刚刚达到表皮之下，通常是皮肤裂开或淤青，不会大量流血。

重伤

切伤。这是由利器切割造成的伤口，会大量流血，尤其是如果切到了动脉，往往很危险。

撕伤。这种伤口形状不规则，一般是被戳破的，严重的情况下会大量流血。

刺伤。这种伤口面积小却很深，很难止血，尤其是伤口里仍残留刺穿物时，可能带来严重的甚至威胁生命的体内出血现象。

穿孔伤。这种伤口是由某种利器直接穿透身体某一部位造成的，如尖刀、枪弹等。如果击穿了动脉，就会引发严重流血现象。

这些伤口都很容易感染。擦伤、挫伤和撕伤的伤口感染很容易发现，也比较容易处理。刺伤和穿孔性伤的

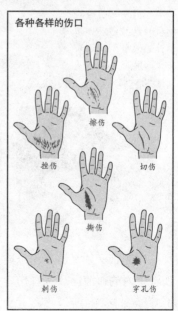
各种各样的伤口
擦伤　　挫伤　　切伤　　撕伤　　刺伤　　穿孔伤

伤口很容易发生严重感染，如破伤风或气性坏疽等，比较危险。

如何止血

人体内大约有5升血液。如果动脉被割破，血液就会在心脏收缩的压力下喷涌而出，通常按心脏的跳动频率喷出。从动脉血管流出的血液颜色是鲜红的，从静脉血管流出的血液是暗红色的。

少量流血。少量流血的情况下，血液一般是从毛细血管流出的，通常是慢慢往外渗出或滴出，所以血流量不大，不会有很大危险。

动脉出血。动脉出血属于紧急事故。如果急救人员没有及时处理，伤者就会大量失血，导致血液循环停止（出现休克现象），大脑和心脏供血不足，带来致命危险。一般情况下，动脉破裂的血流量往往比血管彻底断裂时的血流量小。

要止住动脉出血，首先应该做的一件事就是确保伤者呼吸顺畅。当看到伤者动脉出血时，必须立即按住伤口。

静脉出血。静脉血液流动较缓慢，所以静脉出血没有动脉出血严重，但如果是大静脉出血，血液也会喷涌而出，如曲张静脉或者任何一个深部主静脉受伤都可能导致大量出血。

止血方法

1.用手或手指直接按压伤口（图37）。2.如果伤口很大，轻轻地将伤口压合（图38）。3.找出身边最适合止血的工具，如把一块干净的手帕折叠起来就是很好的止血工具。4.如果是伤者的四肢受伤流血，必须将流血的肢体抬高（图39）。如果伤者有骨折迹象，在处理伤口时必须非常小心。5.如果通过直接按压伤口的方法止住了伤口流血，接着在伤口周围涂上有消毒、清洁作用的敷料剂。6.用棉垫或纱布覆盖伤口（图40）。7.用绷带将伤口包扎好（图41）。

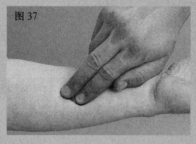

图37

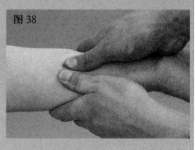

图38

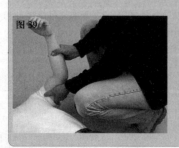

图39

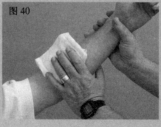

图40

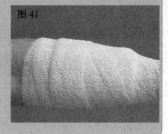

图41

！绷带必须足够牢固以防止血液流出，但是也不能太紧而阻碍了血液循环。检查伤者体内的血液循环：看伤者是否有脉搏，或按压受伤手臂的指甲直到它变白为止，当松开时指甲应该呈粉红色。若血液循环不正常，松开手时指甲则仍然呈白色或青色且指尖感觉冰凉。如果伤者手臂受伤，也可以通过检查手腕的脉搏来确定伤者血液循环是否正常。

如果伤口仍透过纱布向外渗血，不要揭开纱布，否则会破坏刚刚形成的血凝块，导致更严重的出血。此时，应该拿一块更大的棉垫或纱布覆盖在原来的纱布上，再用绷带牢固包扎。

◆如果直接按压伤口并用纱布和绷带包扎后仍不能使伤口止血，甚至出血更严重的话，必须按压通向伤口的动脉。

清除伤口异物

必须仔细清洗伤口上的脏物和各种异物，如果伤口里有体积较大的异物，暂时不要动它。

！不要试图从很深的伤口里取出异物，否则可能引起更严重的出血。

体内出血

体内出血通常很难发现，所以发现伤者伤势很严重时必须对他做仔细检查，如在交通事故中受伤或大腿骨折时。

体内出血的症状

·嘴巴、鼻子或耳朵等处出血。

·伤者身体肿胀、肌肉紧张。

·身体呈乌青色。

·伤者显得情绪不安。

·伤者出现休克症状。

体内出血急救措施

1. 立刻打电话叫救护车，因为伤者急需送往医院。2. 每5分钟检查一次伤者的脉搏跳动频率并做记录。3. 如果伤者休克，立刻采取相应的急救措施。

窒息

窒息意味着血液缺氧，是由于空气无法自由进出肺部而造成的。喉咙被东西哽住、溺水、脖子被勒压、吸入煤气或没有氧气的烟雾、呼吸道被异物阻塞、喉咙水肿等也会导致窒息的出现。

如果窒息是由外部物体导致的，如塑料袋或者枕头，应该立即移开这些物体，再检查伤者的呼吸和脉搏。如果有必要的话，立即对伤者实施人工呼吸。

哽住

　　哽住通常是由于喉咙里或者主要呼吸通道里吸入异物导致的，如一块没嚼碎的食物或一块硬糖。这种情况常常发生在人们一边吃东西一边笑或打喷嚏时。由于此类原因导致的呼吸道梗阻，不能对伤者实施人工呼吸，否则会让情况变得更糟。当务之急是清除喉咙或呼吸道里的异物，清理完毕后，如有必要可以再对伤者实施人工呼吸。

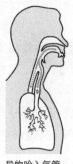
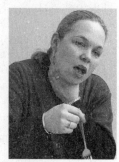

异物呛入气管。　　被哽住后通常会有手掐喉咙的动作。

被哽住时的症状

· 用手掐住自己的喉咙，几乎所有伤者都有此动作。

· 脸上露出痛苦和恐慌的表情。

· 刚开始时，伤者会发出急促的呼吸声，接着呼吸声逐渐变得微弱，最后完全消失。

· 脸色发青或时而呈灰白色。

· 大约1分钟后，伤者可能会失去意识。

咯出异物

　　针对神志清醒的成年人或儿童：1. 如果伤者是成年人，可以直接询问他们是否被异物哽住了。2. 如果伤者仍能吸入少量空气，让他先慢慢地呼吸然后再猛咳出异物。切记不要猛烈呼吸否则会使事态更加严重。

◆ 如果以上措施无效，再尝试以下方法。

让伤者弯下腰，用手猛拍他的背

　　此时不要因为担心会伤害到伤者而行动迟疑，性命攸关的时刻要当机立断。

　　针对神志清醒的成年人：1. 让伤者弯下腰，使伤者头部垂到肺部以下位置。2. 用手掌根部猛拍伤者肩胛骨之间的部位（图42）。

　　针对神志清醒的儿童：让伤者面朝下趴在你的双膝上，用手掌根部猛拍伤者肩胛骨之间的部位。如果有必要的话，可以将这些动作重复4次左右（图43）。

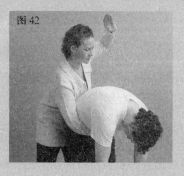
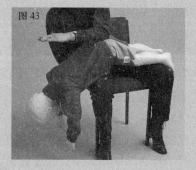

图42　　图43

针对昏迷的成年人和儿童：1.翻转伤者使他面朝你侧躺着。2.使他的头向后仰。3.用手掌根部对准他肩胛骨之间的部位猛拍4次（图44）。

针对昏迷的婴幼儿：1.使婴儿面朝下，用前臂托住婴儿的整个身体。2.同时用手掌托住婴儿的头和胸。3.用另外一只手的手掌根部轻拍婴儿肩胛骨之间的部位（图45）。

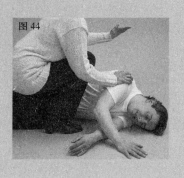
图44

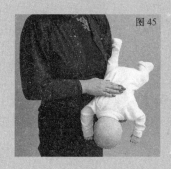
图45

◆如果该方法无效，可以采用腹部推压的方法。

腹部推压

腹部推压法适用于所有被哽住的伤者，不论伤者是否昏迷。腹部推压可以使伤者肺部的压力突然增加，利用增加的压力把阻塞物顶出来，这与利用香槟酒瓶里的压力顶出瓶口软木塞是一样的原理。

！只有在使用前面的方法无法奏效的情况下才可以采用这个方法，因为如果这种方法使用不当可能会导致内伤。当然也不必因噎废食，因为如果伤者的呼吸道完全阻塞的话，不及时清除呼吸道里的异物，伤者会很快窒息死亡。

实施腹部推压

针对神志清醒的成年人：1.急救人员站在伤者身后，用一只手臂绕过伤者的身体，拳头攥紧，放在伤者腹部中间即肚脐与肋骨最底边之间的位置（图46）。2.大拇指向内。3.用另外一只手抓住自己的拳头（图47），同时用力将伤者的身体向后拉（图48）。4.突然用紧握的拳头用力向伤者腹部内和腹部上方挤压，注意用力得当。在对腹部上方施加压力的同时，向上推动伤者的膈肌——胸腔里一块可伸缩的肌肉。5.如果有必要的话，重复以上动作4次。

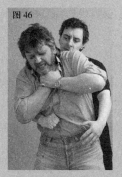
图46

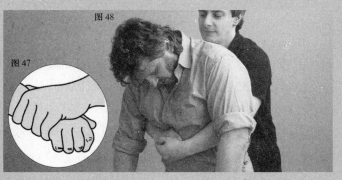
图47
图48

针对神志清醒的儿童：1.让孩子背对着站在你双膝之间。2.用一只拳头对准孩子腹部适当位置（肚脐与肋骨最底边之间）用力挤压，同时另外一只手放在其背部相对应的位置，两只手同时向孩子施加相对的推力（图49）。

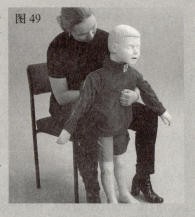
图49

针对昏迷的成年人：1.让伤者平躺在地板上，下巴向上仰，头部向后倾。2.急救人员跪在伤者身边，或者最好跨坐在伤者大腿根部，面向伤者头部。3.将一只手的手掌根部放在伤者的腹部中间即肚脐与肋骨最底边之间的部位，另外一只手压在这只手上。用力向伤者腹部内和腹部上方按压。4.重复以上动作4次（图50）。

针对昏迷的儿童：可采用针对昏迷的成年人的急救措施，唯一的区别是针对儿童时，急救人员在实施步骤3时只需用一只手。

针对婴幼儿：不论受伤的宝宝是否清醒，都让他平躺下来，然后用两个手指推压其腹部恰当的位置（肚脐与肋骨最底边之间）（图51）。

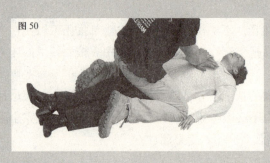
图50

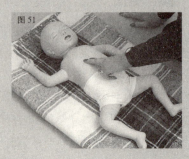
图51

对昏迷中的宝宝实施了腹部推压后，再将手指弯曲成钩状，清理伤者的口腔，彻底清除伤者呼吸道内的异物。

◆如果伤者神志开始慢慢恢复，但呼吸仍不顺畅，为避免出现呼吸道肿胀等症状，必须立刻叫救护车将伤者送往医院。

溺水

急救人员如果发现伤者已经溺水很长时间，不要轻易认为伤者已经溺死。人即使在冷水里淹没半小时后仍然能够完全恢复清醒状态。因为身体被水冷却后新陈代谢的过程变得缓慢，所以大脑运动减慢，可以承受的缺氧时间比平时更长。

在抢救溺水者时，急救人员必须考虑周到，不要因为一时疏忽而给伤者带来任何危险。

抢救溺水者

1. 使溺水者的头露出水面，并实施人工呼吸（图52）。2. 尽快将溺水者拉上岸。3. 检查溺水者的呼吸。4. 检查溺水者的脉搏。5. 如果仍需要做人工呼吸，必须先将溺水者的头转向一侧（图53）5. 如果），清除溺水者口腔里的所有异物。这时溺水者口腔内的积水会向外流出。6. 如果溺水者还有微弱的呼吸，使其处于最利于恢复呼吸的状态（图54）。7. 如果溺水者有呼吸，但身体冰冷，立即采取措施为其取暖。8. 尽快送溺水者去医院。

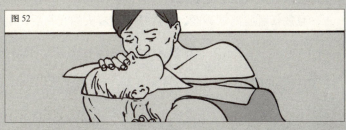

图52

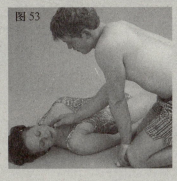

图53

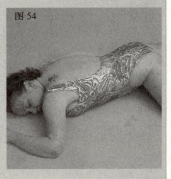

图54

吸入大量烟雾或煤气

一氧化碳中毒

一氧化碳是一种无色无味的有毒气体。汽车尾气中含有大量一氧化碳，以煤为燃料的炉子等也会产生这种气体。一氧化碳与血液中的血红蛋白结合会形成一种稳定的化合物——碳氧血红蛋白，这种化合物会减弱人体内的血红细胞传输氧气的能力。

如果一个成年人体内一半数量的血红蛋白都转变成了碳氧血红蛋白，那么他就会死亡。

将伤者带到室外后应采取的急救措施

1. 检查伤者的呼吸（图55）。2. 检查伤者的脉搏。3. 需要的话，立刻对伤者实施人工呼吸。4. 使伤者处于最有利于恢复呼吸的状态（图56）。5. 尽快送伤者去医院。

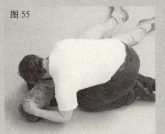

图55

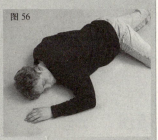

图56

吸入烟雾

着火产生的烟雾会消耗火灾现场的氧气，导致人窒息。如果吸入烟雾，烟雾会严重干扰呼吸道，甚至迫使声带关闭，切断呼吸通道。另外，有些烟雾还含有有毒物质。

你必须冒险采取措施立即将伤者转移出火灾现场或呼叫消防人员和救护车。

一旦使伤者脱离烟雾区，并处理了他着火的衣物后，继续实施以下步骤。

对吸入烟雾的伤者实施急救措施

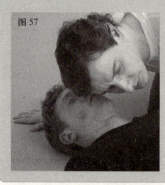
图57

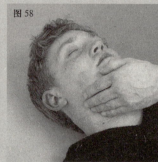
图58

1. 检查伤者的呼吸道、呼吸状况（图57）及脉搏（图58）。2. 如果有必要的话对伤者进行人工呼吸。3. 检查并处理烧伤部位。4. 送伤者去医院。

因被勒压导致呼吸困难

压迫伤者颈部的动脉或阻断伤者的呼吸道都会导致伤者昏迷或死亡，也可能导致伤者脊柱受伤。

对被勒伤的伤者实施急救措施

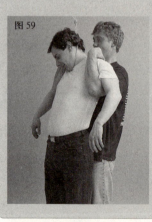
图59

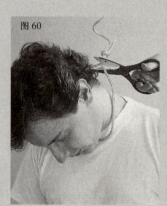
图60

1. 托住伤者身体将其向上举起，放松勒在脖子上的绳套（图59），这样一来伤者整个身体的重量就不会完全靠脖子来承担了。2. 剪掉绳结下的绳圈（图60）。3. 检查伤者的呼吸。4. 检查伤者的脉搏。5. 如果需要的话，立刻对伤者实施人工呼吸。6. 如果有必要的话，使伤者处于最有利于恢复呼吸的状态。7. 立刻送伤者去医院。

不论何时何地发现被勒伤的伤者都要立刻报警。尽量保留现场作为证据，并记录你观察到的与伤者有关的所有情况。

烧伤

烧伤原因

烧伤是由以下因素导致的身体组织受伤。

·过高的温度。

·辐射：太阳光和其他紫外线发射源、X 射线、γ 射线等。

·腐蚀性化学药品。

·电流——通过人体时会产生热量，会使体内的血液等凝结，阻碍人的呼吸和心跳。

·摩擦。

如果导致烧伤的物体持续对人体发生作用，人的体内组织就会遭到破坏。所以急救人员实施急救的关键就是尽量采取措施降低伤者身上的温度，或使伤者脱离辐射源或洗（刷）去伤者身上的有害化学物质。

烧伤度

烧伤度是用来表示伤者被烧伤的严重程度的指标。急救人员可根据烧伤度来决定是否需要对伤者进行治疗及采取怎样的治疗方法等。根据烧伤度不同，烧伤可以分为 3 个等级。

轻度烧伤。这种烧伤只影响到皮肤表层，使皮肤发红、肿胀、易破等。这类烧伤通常能够治愈，并且不会留下瘢痕。轻微的表皮烫伤并不需要到医院治疗。

中度烧伤。这种烧伤会使皮肤长出水疱，容易引起感染。

深度烧伤。这种烧伤会毁坏人体的所有皮肤层，伤口发白，呈蜡状或者烧焦状。如果烧伤面积很大，伤者皮肤内的神经可能会被损坏，所以伤者已经不会感觉到疼痛了。通常情况下，大面积的烧伤无论轻重都被称为深度烧伤。

轻度烧伤

中度烧伤

深度烧伤

烧伤面积

烧伤的面积越大，严重程度可能就越大。即使是大面积的轻度烧伤，也很危险。烧伤面积超过 3 平方厘米时就必须去看医生。在大面积烧伤中，一般用"九分律"来判断危险程度，即如果一个人的烧伤面积达到全身皮肤的 9%，即使是轻度烧伤也必须到医院去治疗。九分律是判断危险程度并决定是否需要输血等的重要指标。手术休克与感染是外部烧伤的主要威胁，一般过了 48 小时之后，伤口面临的最大危险就是感染。

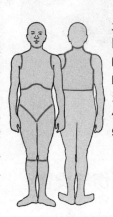

九分律
图中所标示的任一部分的面积都相当于整个人体面积的 9%。

衣物着火造成的烧伤

许多严重烧伤都是因为衣物着火引起的，尤其是睡衣等较宽松、轻便的衣物。

当火从衣服褶边燃起时，当事人如果没有意识到或是慌张地奔跑，火势就会迅速向上蔓延。

衣物着火及其处理措施

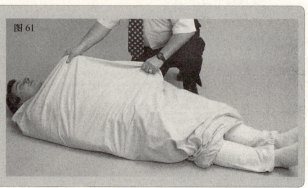
图61

1. 立刻让伤者平躺在地板上。
2. 如果现场有灭火器，立刻用灭火器灭火，或者尝试用其他合适的有一定重量的东西将火覆盖住，使火因缺氧而熄灭（图61）。如果现场没有合适的灭火工具，就将伤者身体着火的一侧紧贴在地上，使火焰在人体和地面之间因缺氧而熄灭。

！不要用尼龙制品覆盖火焰。

！不要让伤者在地上翻滚，否则会增加被烧伤的面积。

一旦伤者衣物上的火被熄灭后，立刻快速冷却伤者被烧伤的部位，不可延误。

快速冷却烧伤部位并防止感染

1. 滚烫的衣物会导致更严重的烫伤，所以必须立即将伤者身上的衣物脱去（或剪掉）或用水冷却。2. 用水桶或水壶向伤者身上浇冷水以冷却烧伤部位（图62），必须在10分钟之内进行。3. 打电话叫救护车。4. 检查伤者呼吸道是否通畅。5. 用干净的纱布包扎伤口避免伤口感染（图63和图64）。6. 如果伤者意识清醒的话，定时让他喝少量的水，弥补他体内流失的水分。

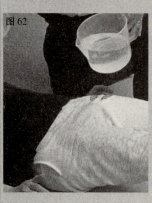
图62

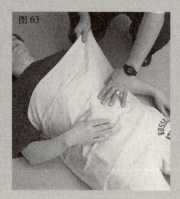
图63

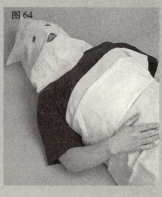
图64

高温烧伤与烫伤

高温烧伤与高温烫伤并没有什么实质性的区别，都是由于皮肤组织受到高温烧灼而受伤的。这种情况下，皮肤组织迅速被损坏，所以急救人员必须立即采取措施降低伤者身体温度。伤口得到及时冷却后会大大减轻伤情，也会缓解由于烧伤或烫伤带来的剧痛。

烧伤和烫伤的急救措施

　　1. 脱去或剪掉伤者被烧伤部位的所有衣物（图65）。2. 除去伤者身上的饰物（如戒指、手镯、手表等），以免它们在伤肢肿胀后勒进伤者皮肤，无法脱下。3. 用冷水冲洗伤口（图66），冲洗时间至少10分钟。处理所有烧伤事故时几乎都可以

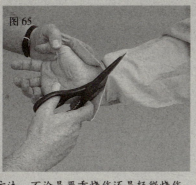
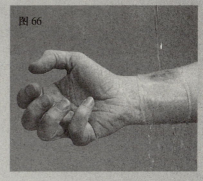

图65　图66

也应该采用这个方法，不论是严重烧伤还是轻微烧伤。

　　! 不要用黄油、药膏或洗液等涂抹伤口。
　　! 不要将任何有黏性的东西放在伤口上。

水疱

　　尽量不让伤口的水疱破裂。用松软的棉垫等物轻轻覆盖在水疱上，不要用力压，再用干净的胶带固定好棉垫，便可以保护水疱不破裂。

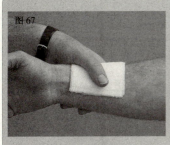
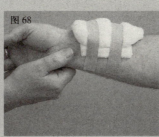

图67　图68

包扎有水疱的破裂伤口

　　1. 在条件允许的情况下，尽量用有消毒作用的纱布敷料剂覆盖水疱（图67）。2. 用棉垫覆盖住敷料剂并用胶带固定（图68）。

　　! 不要故意戳破水疱，因为形成水疱的表皮对于表皮下层容易感染的组织而言是一个很好的保护膜。

化学药剂烧伤

　　这种事故大多是由汽车电池里的强酸物质或腐蚀性的苏打、强力漂白剂等碱性物质引起的。脱漆剂和家用清洁剂也有腐蚀作用。急救人员在处理化学药剂烧伤事故时，必须非常小心，避免直接接触化学物质。

化学药剂烧伤的症状

　　·感觉皮肤有像被昆虫蜇咬的刺痛感。

· 皮肤迅速变色。

· 皮肤泛红，出现水疱或脱皮现象。

> **化学药剂烧伤的急救措施**
>
> 1. 立刻在水管或水龙头下彻底冲洗伤口。这样做可以冲去伤口上残留的药剂或稀释药剂，降低烧伤程度。如果伤口上有干燥的粉状化学药剂，先用软刷将其刷去，再去冲洗。2. 清洗时，先脱去或剪去伤者身上所有被化学药剂污染过的衣物。3. 如果伤口皮肉出现红肿，用干净的衣服或绷带覆盖住伤口。4. 将伤者送往医院。

！不要浪费时间去寻找解毒剂。

眼睛被化学药剂烧伤

碱对眼睛的伤害比酸要大得多，因为碱更容易穿透眼睛内部组织，也更难清除。化学药剂对眼睛造成的最严重伤害就是破坏伤者的晶状体导致失明。这时最好的急救方法仍然是立刻彻底冲洗眼睛。

> **清洗和治疗被化学药剂烧伤的眼睛**
>
> 1. 让伤者把头放在水龙头下，用水快速冲洗眼睛（图69）。冲洗时，伤者必须将头倾斜使水能够从头的一侧流下，而不会冲进没有受伤的另外一只眼睛里。2. 当然在冲洗时必须将伤者的眼睑翻开。如果伤者不能自己翻开眼睑，急救人员必须为其撑开眼睑（图70）。3. 冲洗时间必须足够长，如果是被碱烧伤，至少需要冲洗10分钟。如果伤者两只眼睛都受伤了，要轮流冲洗，大约每10秒钟交替一次。4. 冲洗完毕后，用消毒的或干净的棉垫覆盖在眼睛上，再用干净的胶带将棉垫固定（图71）。5. 尽快送伤者去医院眼科治疗。

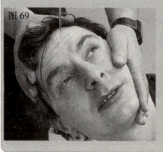
图69

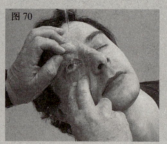
图70

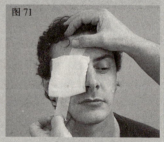
图71

◆ 如果没有自来水或啤酒、牛奶等温和的液体，也可以使用尿冲洗伤者的眼睛，因为尿通常有消毒作用，而且对人体无害。

电烧伤

急救人员必须立即切断与伤者接触的电源，注意不要让自己触电。

电烧伤的急救措施

1. 立即扯掉电线或拔掉插头以切断电源。如果关掉总电源更快就直接关掉总电源。2. 如果有必要的话，急救人员可以站在一个干的橡胶垫上，用木棍把伤者的肢体与电源分开（图72）。3. 当伤者安全脱离电源后，检查伤者的呼吸与心跳。4. 如有必要的话，可以尝试对伤者实施人工呼吸和胸部按压。5. 如果伤者已经昏迷，使其处于有利于恢复呼吸的状态。6. 用水冷却与电流直接接触的部位。7. 用消过毒的或干净的纱布或绷带包扎伤口（图73）。

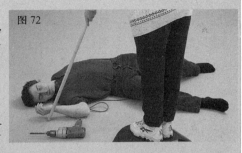

图72

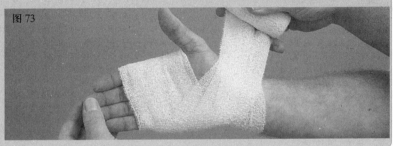

图73

！在伤者尚未脱离电源之前，千万不要往其身上泼水。

高压电烧伤

高压电所造成的伤害，通常是致命的。急救人员如果距离电源18米以内，也会有被间断的电流火花和"跳跃"的电流击中的危险。遇到这种情况，你必须在疏散人群的同时立即报警。

心绞痛

心绞痛是一种心脏疾病引起的症状。它是由于心肌没有获得足够的血液来维持正

心绞痛的急救措施

1. 让患者以最舒适的姿势坐下来。可以将一些衣物叠好当坐垫（图74）。2. 询问患者是否随身携带了治疗心绞痛的药。如果有且是药丸的话，让他放在舌头下面（只针对神志清醒的患者）。如果是喷雾药剂，就喷在舌头下面。3. 解开患者紧身的衣物，便于患者呼吸（图75）。4. 安抚患者。5. 休息一两分钟后，检查患者的疼痛是否减轻。

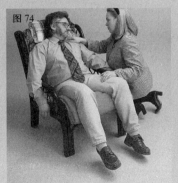

图74

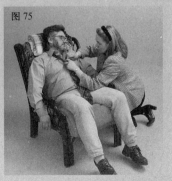

图75

常工作引起的。血液通过冠状动脉输送到心肌。如果这些动脉的某一个分支因为动脉硬化症导致血管窄小，那么就无法为心肌输送足够的血液，心肌也就无法获取其所需的氧气和葡萄糖。心绞痛通常发生在人体力透支或是情绪异常的情况下。

心绞痛的症状

· 胸部中间有揪紧般的疼痛。

· 疼痛扩散到左臂或双臂，穿过背部，上蹿到下颌。

· 开始感觉筋疲力尽。

· 呼吸困难。

· 脸色发白，嘴唇发紫。

急救目标

急救人员所要做的就是尽量减少患者的心脏负荷。

! 不要让患者走动。

◆如果疼痛仍未减缓，就不是心绞痛而是心脏病。应该立即将患者送往医院，才能挽救其生命。

心搏停止

心搏停止是指心脏停止跳动。这当然是非常危险的，除非心脏能马上重新开始跳动，否则将很快导致死亡。

心搏停止的急救措施

1. 寻求支援。2. 让现场其他人呼叫救护车。呼叫者必须说清楚患者心搏停止了。3. 对患者实施2次嘴对嘴的人工呼吸（图76）。4. 实施胸部按压（图77）。5. 胸部按压15次后为患者吹入氧气2次，然后按照这样的频率重复进行。继续做抢救工作，直到医务人员到达。

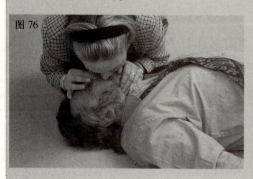
图76

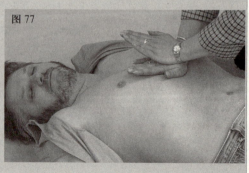
图77

心搏停止的症状

· 心搏突然停止的患者会立刻摔倒在地，同时失去意识，一动不动。

· 患者没有呼吸。

· 患者没有脉搏。

· 患者皮肤呈灰白色。

心脏病

一旦冠状动脉的一个分支被阻塞，由被阻塞的分支提供血液的心肌便会坏死，这种情况下会引发心脏病。如果坏死面积很大的话，可能会导致患者死亡；如果坏死面积很小，患者就有可能恢复健康。在后一种情况下，坏死的肌肉将被瘢痕组织取代，心脏的功能也因此相

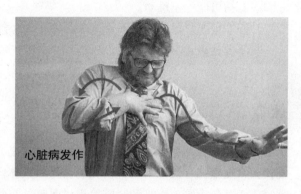

心脏病发作

应地减弱。虽然有些人经过几次心脏病发作最后都幸存下来，但是他们的心脏已经严重衰竭了。

心脏病的症状

· 胸部中间突然出现急速的疼痛感。

心脏病发作时的急救措施

1. 让神志清醒的患者半躺在椅子上，头、肩膀和膝盖靠在椅子的扶手上（图78）。2. 安抚患者，使患者身体放松。3. 寻求帮助，让现场其他人打电话叫救护车。呼叫者必须说清楚患者心脏病发作时的症状。4. 解开患者脖子、胸部和腰上紧束的衣物（图79）。5. 检查患者的脉搏和呼吸。

6. 如果患者昏迷了，使其处于最有利于恢复呼吸的状态，并坚持不断地检查他的脉搏和呼吸。7. 如果患者呼吸停止，急救人员必须对他实施嘴对嘴的人工呼吸。8. 如果患者心跳停止，急救人员必须对他实施胸部按压。

图78

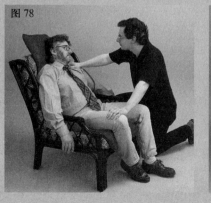

图79

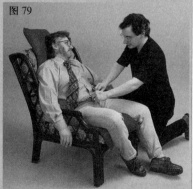

· 疼痛蔓延到手臂、背部和喉咙。

· 患者濒临死亡。

· 眩晕或昏倒。

· 身体往外冒汗。

· 肤色苍白。

· 身体虚弱，脉搏跳动快速且无规律（正常的脉搏是每分钟 60 ~ 80 次）。

· 没有呼吸。

· 失去意识。

· 心搏可能停止跳动。

！除非情况紧急，否则不要让患者移动。这会给心脏带来不必要的劳累。

！不要让患者吃任何食物。

休克

　　休克是指人体血管里没有足够的血液或者是心脏输出血液量不够多，以至于无法支持正常血液循环。以上两种情况均会导致人体内血压下降，无法为身体的一些重要器官，尤其是大脑、心脏和肾脏等提供足够的氧气作为动力，使它们无法正常工作甚至彻底停止工作。此时，身体为了这些重要器官，可能会关闭通往其他一些不是很重要的身体部位（如皮肤和肠道）的动脉通道，但这也是有一定极限的，治标不治本。休克是非常危险的症状，如果不及时抢救，伤者会在短时间内有生命危险。

休克的原因

　　· 失血过多。不论是体外失血还是体内失血，如脊柱受伤或体内组织受伤导致的失血，都会导致休克。如果失血过多，会减少向身体某一部位输送的血液量，导致该部位的血管内血液量不足。一般都是动脉出血会引发这样的结果。

　　· 长时间呕吐或腹泻造成的体液流失。这种体液可能来自于体内血液，从而减少了体内血液总量。

　　· 烧伤。大量的体液从体表流失或形成了水疱。

　　· 感染。严重的血液感染会导致血管扩张，使血液里的液体流失到身体组织里。

　　· 心脏衰竭。如果心肌衰竭就无法继续保持人体正常的血液循环了。

休克的症状

· 由于皮肤中的血管被"关闭"了，所以伤者皮肤呈白色且冰冷。

· 由于心脏试图保持体内循环系统的运作，所以伤者脉搏跳动迅速。

· 由于心脏跳动无力，所以脉搏微弱。

· 由于对大脑和肌肉的血液供应减少，所以伤者有眩晕和虚弱的感觉。

· 由于血液里没有足够的氧气，所以伤者呼吸非常困难。

· 由于血液里的液体流失，所以伤者感觉非常口渴。

· 由于向大脑提供的血液量减少，伤者可能会出现昏迷现象。

急救目标

急救人员要做的工作就是采取措施防止伤者出现更严重的休克现象，使伤者能够有效利用可获得的有限的血液进行血液循环。

如何防止伤者出现更严重的休克现象

1. 急救人员亲自或让现场的其他人打电话叫救护车。2. 让伤者平躺在地板上，使头部一端处于较低的位置，利用地心引力帮助血液流向大脑，尽量不要让伤者移动，降低心跳频率（图80）。3. 为伤口止血。4. 安抚伤者。5. 解开紧绑在伤者身上的衣物。6. 将外套或毛毯折叠后放在伤者腿下，抬高腿部位置（图81）。让血液流向心脏。7. 用一件外套或一条毛毯盖在伤者身上（图82）。8. 大约每2分钟检查一次伤者的脉搏和呼吸。

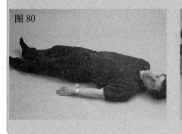
图80

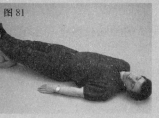
图81

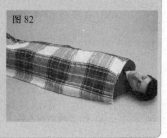
图82

! 除非遇到特殊情况，否则不要移动伤者，以免加重伤者休克程度。

! 不要让伤者进食。

! 不要让伤者吸入烟雾。

! 不要用热水袋等给伤者取暖。这样做会使血液从身体的主要器官流向皮肤。

◆ 如果伤者想要呕吐，或者出现呼吸困难、昏迷等现象，应使伤者处于最有利于恢复呼吸的状态。

◆ 如果伤者停止了呼吸，急救人员应立刻对他实施人工呼吸，有必要的话可以同时对伤者实施胸部按压。

挤压伤

有许多伤害是由于被重物砸到而造成的。这些伤害主要发生于严重的工伤事故和地震导致的房屋、矿井倒塌事故中。挤压伤除了具有骨折和刀伤等常见伤的共同特点外，还具有一些其他特征，这些特征将会影响急救措施的实施。被挤压的肌肉会将大量的毒素释放进血液里，这将会使肾脏发生阻塞，影响正常工作。同时大量的血液也会流入被压伤的肌肉里。

1 个小时之内的急救措施

1.尽快移开压在伤者身上的重物（图83）。2.如果当时只有你一个人在场，立刻请求支援。3.叫一辆救护车。4.检查伤者。5.检查是否有呼吸和脉搏（图84）。6.处理表层流血伤口。7.治疗休克。8.如果伤者已经昏迷，让他处于有利于恢复的状态。9.记录重物压在伤者身上和脱离伤者身上的时间，以便向医务人员传达。

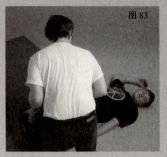
图83

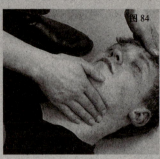
图84

！不要让伤者移动。

挤压伤的症状

· 在肌肉部位有重物挤压的感觉。
· 被压的肌肉周围有较明显的肿胀、淤伤和水疱出现。
· 被压部位没有脉搏。
· 四肢冰冷，被压处颜色苍白。
· 伤者可能出现休克现象。
· 有骨折迹象。

时间的重要性

急救措施取决于压力存在的时间。

伤者受伤超过 1 个小时的急救措施

1.使重物保持在原处不动并向伤者解释这样做的原因。2.呼叫急救中心并告知伤者的伤势。3.安抚伤者。

！超过 1 个小时后，再移动重物会对伤者造成更大的伤害。

脱臼

脱臼通常发生在身体关节部位，当关节的骨头被扭曲错位时就会发生脱臼现象，甚至还可能导致骨折。脱臼既可能是由韧带或关节囊等软组织拉伤引起的，也可能是由于这些组织的非正常松弛而导致的。人体所有的关节都可能发生脱臼，但是有一些关节对软组织的依赖比较大，所以相应地就更容易发生脱臼。最容易脱臼的关节是肩关节，下颌和大拇指指关节脱臼也比较常见。

脱臼的症状

· 关节外部变形。
· 关节无法起作用。
· 关节周围肿胀并有淤伤。
· 除非关节经常脱臼，否则会疼痛难忍

肩关节脱臼

肱骨上端位于肩胛里较深的位置（图114），很容易向下或向内发生错位（图115）。肩关节脱臼通常是摔倒时摔伤手臂造成的。这时，关节囊会被拉伤，骨头会从关节处滑动脱位。

肩关节脱臼的症状
· 手臂看起来比平时长，肩膀上突。
· 伤者不自觉地会用另一只手托着脱臼的手臂。

脱臼的急救措施

1.使伤者脱臼的手臂处于最舒适的位置。2.用一个枕头或坐垫托起胳膊，或用悬带或绷带吊起手臂，将受伤的手臂固定起来（图87）。3.将伤者送往医院。

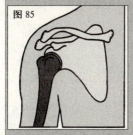图85　　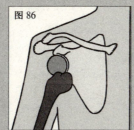图86　　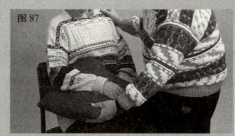图87

！不要试图将伤者的骨头移回原位。这样做可能会伤害到骨头周围的神经和组织，同时使骨折更加严重。

！由于伤者到达医院后需要打麻醉药物，所以在此之前不要给他吃任何食物或喝水。

中暑

中暑是由于患者长时间暴露在高温下导致人体内的温度调节机制失灵造成的。人体体温从正常的37℃上升到41℃或者更高。此时，要想挽救患者的生命就必须尽快采取措施降低患者的体温。

中暑的症状

· 患者感觉无力、眩晕。

- 患者抱怨太热并感觉头痛。
- 患者皮肤干燥、发热。
- 患者脉搏跳动迅速而有力。
- 患者神志不清。
- 患者出现昏迷症状。

中暑的急救措施

1.寻求医疗救助并向对方说明事故详情。2.使患者处于半躺半坐姿势。3.脱去患者的所有衣物。4.用冰凉的湿布包裹患者。5.不断用凉水泼洒包裹在患者身上的布，使布保持潮湿。6.对着布扇风，使水气蒸发，加速降低患者的体温。7.当患者的皮肤变凉或者温度下降到38℃时停止以上急救措施。8.小心患者体温可能会回升，有必要时重复步骤4～6。

◆如果患者昏迷，使其处于利于恢复呼吸的状态后再为其降温。然后检查患者的呼吸和脉搏。

中暑衰竭

中暑衰竭是由于人体内的水分或盐过分流失导致的。

中暑衰竭的急救措施

1.让患者平躺在阴凉的地方。2.抬高患者的双腿（图88）。3.让患者不断喝淡盐水（按1升水放半汤匙盐的比例）（图89），直到患者的情况有所好转。4.打电话寻求医疗救助。

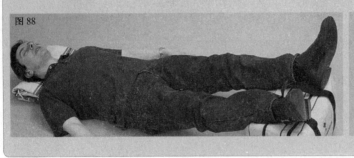

图88

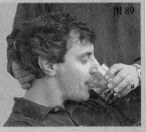

图89

中暑衰竭的症状

- 皮肤苍白、湿冷。
- 身体虚弱。
- 眩晕。
- 头痛。
- 恶心。
- 肌肉痉挛。
- 脉搏跳动迅速。

· 呼吸微弱而急促。

针对昏迷的患者

如果患者昏迷，使其处于最利于恢复呼吸的状态，然后打电话叫救护车。

体温过低

体温过低是指人体体温下降到正常体温 37℃ 以下。如果因吹冷风等原因使温度不停地下降，那么人体就无法自行产生热量（如身体颤抖保持体温）。老年人或比较虚弱的人，尤其是瘦弱、劳累和饥饿的人待在温度很低或没有保暖设备的屋子里就容易发生体温过低现象。

体温过低的症状

· 患者身体一开始会颤抖，然后就不再颤抖。
· 患者皮肤冰冷、干燥。
· 患者脉搏跳动缓慢。
· 患者呼吸频率很低。
· 患者体温下降到 35℃ 以下。
· 一开始患者会昏昏欲睡，然后出现昏迷现象。
· 患者可能出现心跳停止现象。

急救目标

急救人员的主要目标就是尽快让患者的身体暖和起来。即使患者看起来已经没救了，也不要放弃采取急救措施。人体体温过低不会导致大脑在短时间内缺氧，所以此时患者存活的概率比一般情况下心搏停止的存活概率大。

在野外如何对体温过低的患者实施急救

1.寻找医疗救助。2.尽快将患者带到室内或能避风的地方。3.用睡袋或其他隔热物盖住患者。4.和患者躺在一起，用自己的体温温暖患者。5.检查患者的体温。6.检查患者的脉搏。7.在条件允许的情况下，为患者提供一些热的食物和饮料。

在室内如何对体温过低的患者实施急救

1.寻找医疗救助。2.如果患者神志清醒且没有受到其他伤害，就直接将他放到温暖的床上，用被子将患者头部（非面部）也盖住。3.为患者提供一些热的食物及饮料。

◆如果患者已经昏迷，急救人员应该对他实施嘴对嘴的人工呼吸和胸部按压。
！不要擦拭患者的四肢或让患者做大量运动。
！不要让患者喝酒，因为酒精有散热作用。
！不要让患者泡进热水里或用热水袋取暖。这样做会让血液从人体的主要器官转移到皮肤表层的血管里。

冻伤

冻伤非常危险，因为它会
冻结人体内的血管，阻断被冻
部位的血液流通，最后导致被
冻部位发生坏疽。

身体凸出的部位，如鼻尖、
手指头和脚指头等最容易发生

冻伤的急救措施

1. 将伤者转移到能避风的地方。2. 用40℃的温水浸泡伤者被冻伤的部位（图90）。3. 送伤者去医院接受医疗诊断。

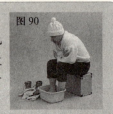

图90

冻伤。被冻伤的身体部位一开始会变冷、变硬、发白，然后就会发红、肿胀。

！应该避免把冻伤的部位一直浸泡在水里，也不要去搓揉。

骨折

骨折的原因、部位与症状

人体任何部位的
骨头都可能因为各种
原因导致骨折，如直
接的暴力行为、弯曲
或扭曲、过分用力、
用力按压骨骼外的肌
肉或一些会对骨骼造
成伤害的疾病等。相
对于年轻人的骨骼来
说，老化的骨骼更容
易断裂，所以老年人
常常会发生骨折。

有些部位的骨折
比较常见。下图列出
了最容易发生骨折的
一些身体部位。

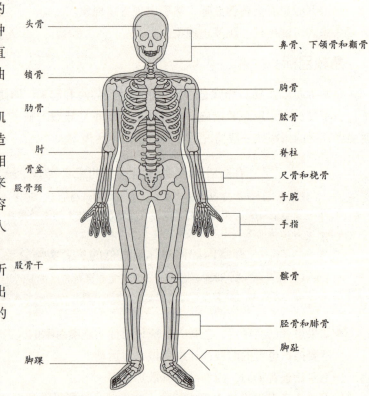

头骨 — 鼻骨、下颌骨和颧骨
锁骨 — 胸骨
肋骨 — 肱骨
肘 — 脊柱
骨盆 — 尺骨和桡骨
股骨颈 — 手腕
— 手指
股骨干 — 髌骨
— 胫骨和腓骨
— 脚趾
脚踝

骨折的征兆与迹象

·受到触碰会疼痛难忍（图91）。

·受伤部位发生肿胀、淤伤（图92）和变形现象（如骨骼线条不规则或发生骨折的手脚比平时短等）（图93）。

·伤者行动不便。

·受伤的部位无法像以前一样正常活动或无法活动。

·行动时骨头内有摩擦的感觉。

·伤者可能会出现休克症状。

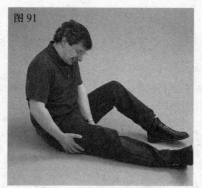

图91

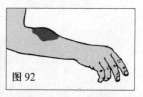

图92

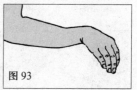

图93

！除非遇到特殊情况，如现场有危险等，否则不要搬动骨折的伤者。

！不要试图检测伤者的骨折程度，否则会对伤者造成进一步伤害。

固定和处理骨折部位

基本要点

·尽量避免触碰伤者骨折的部位。

·对于腿部受伤的人，只有情况非常紧急时才可以移动伤者。

·检查伤者骨折处的脉搏。如果骨折处已经没有脉搏，说明伤者伤势比较严重。

·打电话叫救护车并向医务人员说明事故详情。

·不要擅自对伤者使用简易夹板等，因为专业医务人员会带来更专业的医疗器械。

·可以先用纱布垫或悬带等为伤者骨折的手臂或颈部提供支撑，使伤者感觉更舒适。

·开放骨折需要特别注意。

·脖子或脊柱发生骨折非常危险，所以必须谨慎处理。

·如果不得不使用简易夹板，切记不要立即固定伤者的骨折部位，除非是为了防止骨折部位的关节活动。

·小心地在骨折部位放上纱布垫，但不要用力按压，除非是为了止血。

·如果腿骨骨折，可以在用纱布垫等将腿部包扎好后再将两条腿用绷带等捆扎固定。

·肋骨骨折可能会刺穿胸膜，导致空气进入。此时必须立刻缝合伤口，否则可能导致伤者死亡。缝合后再用棉垫牢固包扎伤口。

闭合骨折和开放骨折

闭合骨折的症状

· 骨折处的皮肤未破损，骨头未突出于皮肤。

· 骨折处肿胀。

闭合骨折的急救措施

1.打电话叫救护车。2.如果伤者大量流血，尝试按压伤口止血(图94)。3.缝合伤口并止血。4.用干净的纱布垫或手帕等物覆盖伤口，最好用消毒纱布（图95）。5.再用绷带包扎好伤口（图96）。6.使骨折部位固定不动，然后送伤者去医院。

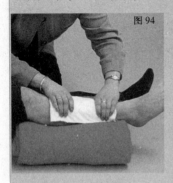
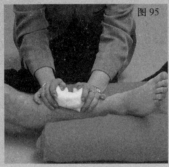
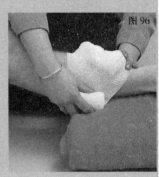

图94 图95 图96

开放骨折的症状

· 通常骨折部位都会有伤口。

· 从伤口外能够看见突出的骨头末端。

开放骨折的急救措施

1.用消毒纱布或一块干净的衣物等包扎伤口（图97）。2.在纱布外层放一块纱布垫，盖住伤口四周，高度必须超过突出的骨头。3.将绷带呈对角线放置，安全地包扎好伤口（图98）。4.使受伤部位固定不动。5.将伤者送往医院。

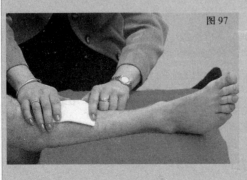
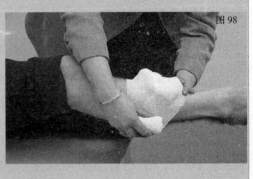

图97 图98

！不要把绷带捆得太紧，否则会阻碍伤者体内血液循环。

！在实施以上急救措施时，用手托住伤者受伤的部位，避免触动受伤的骨骼。

！要始终小心，不要触动伤者骨折部位。急救人员可以用手托住伤者受伤的部位。

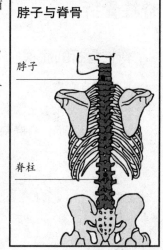

脖子与脊骨

脖子

脊柱

颈部骨折

颈部骨折

· 伤者脖子僵硬。

· 伤者的手臂和腿可能无法活动。

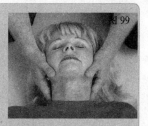

固定和处理骨折的颈部

图99

1.立刻打电话叫救护车。2.让伤者平躺在地板上。3.安抚伤者。4.蹲在伤者头部后上方，双手分别盖住伤者的耳朵两侧，将伤者的头摆正（图99）。5.用报纸等物制作一个牢固的颈套套在伤者脖子上，然后仍用双手扶正伤者的头。

颈套制作与使用

这项工作需要两名急救人员共同完成。颈套必须同时适用于坐着的伤者和躺着的伤者。1.将报纸平铺在一件展开的衣服里，再将它们一起卷起来（图100）。2.将颈套中间部位放在伤者下巴下，然后缠绕在伤者的脖子上（图101）。3.在正面系一个结将颈套两端连接起来（图102）。4.检查伤者呼吸。

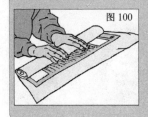

图100

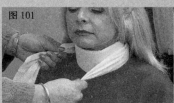

图101

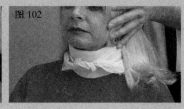

图102

！除非在涉及到伤者生命安全的情况下，否则不要轻易移动伤者，因为移动不当的话可能导致伤者终生瘫痪，甚至死亡。

！除非伤者的呼吸道梗阻或没有了呼吸与脉搏，否则不要试图脱去伤者头上已经破碎的安全帽。

！在给伤者戴颈套的过程中要始终保证伤者的头部是挺直的。

！不要将伤者的脖子缠绕得过紧。

◆如果现场没有合适的纸张，就用手托住伤者的脖子和头保持伤者头部挺直，直到医务人员到达。

脊柱骨折

脊柱骨折的症状

·背部有剧痛感。

·手臂和腿无法正常活动。

·骨折以下部位有麻刺感或失去知觉。

固定和处理骨折的脊柱

这项工作需要两名急救人员共同完成。1.让伤者保持身体不动。2.检查伤者的呼吸和脉搏是否正常。3.立刻打电话叫救护车。4.其中一个急救人员蹲在伤者头部后上方，双手分别盖住伤者耳朵两侧，将伤者的头摆正。5.将卷起的衣物放在伤者身体两侧，支撑伤者的身体。6.在伤者两腿之间放上软垫，将伤者臀部、大腿和脚踝处捆绑起来，使两腿并拢（图103）。7.如果伤者出现呕吐症状，将其翻转到有利于脊柱恢复的状态。8.确保伤者呼吸道通畅。9.让伤者一直躺着不动，并将其送往医院。

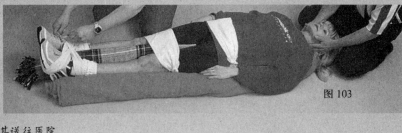

图103

！除非涉及到伤者的生命安全，否则不要轻易移动伤者。因为移动不当的话可能会导致伤者终生瘫痪，甚至死亡。

有利于脊柱恢复的最佳状态

该方法只适用于已经昏迷的伤者。1.这项工作需要6个人共同完成。一个人保持伤者的头、脖子和身体的正面始终处于同一水平线上，避免对伤者造成进一步伤害，同时指挥其他人的行动（图104）。2.其中3个人跪在伤者身体一侧，另外两个人跪在伤者身体的另一侧。3.为伤者戴颈套。4.小心地将伤者的一只手臂举起，同时把身体翻转成侧躺状态，使举起的手臂压在侧躺的身体下方，另外两个人小心地保护伤者，防止在翻动过程中扭伤伤者的脊柱（图105）。5.将伤者身下的那只手臂移到他的头部下方，并拉直伤者的脖子。弯曲处于上方的一条腿并使膝盖贴近地面，脚置于在下方的那条腿的小腿上（图106）。继续保持伤者的头、脖子和身体正面处于同一水平线上。

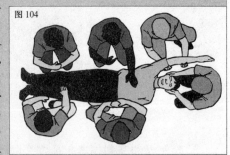

图104

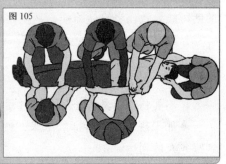

图105

图106

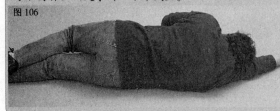

肌肉拉伤

人体有几百块肌肉，其中任何一块肌肉都有可能被拉伤。比较常见的是四肢肌肉拉伤和背部肌肉拉伤。肌肉拉伤有以下几种情况：肌肉淤伤、肌肉被拉伸、肌肉被撕裂、肌肉被割裂或肌肉与骨分离。肌肉拉伤的严重程度通常根据肌肉受到的损害程度来判断。严重的肌肉拉伤通常伴随出现骨折症状，此时，必须立刻送往医院就医。

肌肉拉伤的症状

- 按压拉伤部位的肌肉时会感觉疼痛，身体虚弱。
- 拉伤部位的肌肉出现肿胀和僵硬现象。
- 伤者可能会出现痉挛现象。
- 受影响的肌肉无法正常活动。

肌肉拉伤的急救措施

1. 让伤者坐下或躺下。2. 使受伤的部位处于最舒适的位置。如果是腿部肌肉拉伤，可以将腿吊起来。3. 在受伤部位放上一个冷敷袋（冰块或冷冻食物，如冰豌豆）（图107），用绷带将冷敷袋绑在受伤部位，持续半小时左右，可以减轻体内流血或者淤伤症状。4. 用绷带和厚厚的棉垫牢牢地包扎受伤部位（图108），有助于减轻肿胀。

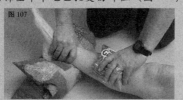

图107

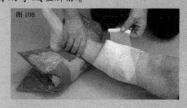

图108

如何判断骨骼、关节和肌肉受到损伤

某些损伤从表面就可以判断出，如开放骨折或大拇指错位，而另一些骨折则要通过照X线才能发现。判断伤情时，如果不清楚受伤部位的情况，要尽量注意伤势特征，尽量弄清楚受伤的原因和造成伤势的外力有多大。

要记住受伤部位的形状、位置和表象，与未伤部位加以比较，如果不能确定受伤程度，要按骨折的方法进行处理。

判断方法包括：

- 近期受重击和摔倒。
- 碎骨或拉伤的韧带有喀嚓声。
- 拉伤的肌肉有剧痛。
- 肢体难以正常活动或完全不能动（比如不能走路）。
- 伤处或其附近疼痛，一动更疼。剧痛通常表明关节错位。若轻压伤处即感到剧痛，则是骨折的症状。
- 骨折处有变形、肿胀和淤血现象。
- 骨骼末端能听到或觉出摩擦声。不要故意使其发出这种声音。
- 受伤的肢体可能缩短、变形和扭歪。

背痛

背痛是由各种不同原因引起的，其疼痛程度不一，有的严重，有的并无大碍。通常情况下，背痛并不会带来严重后果，但是如果出现以下症状，就必须立即就医治疗。

背痛的症状

- 非常疼痛。
- 疼痛持续时间长。
- 一条腿麻木、无力。
- 膀胱和肠道出现问题。

◆ 如果一两天后伤者仍未好转，请到医院就医。

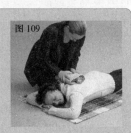

如何缓解背痛 图109

1. 用热水袋温暖患者背部（图109）。2. 在咨询患者意见之后，如有必要可以让他服用阿司匹林、扑热息痛或布洛芬等药暂时缓解疼痛。

头痛

大部分头痛症状是由于患者内心紧张引发头部肌肉紧张导致的。当然，也有一些头痛症状是由其他一些非常见因素引起的。

头痛的原因

- 饮酒过量。
- 饥饿。
- 劳累。
- 沉闷的天气。
- 偏头痛。
- 敏感症。

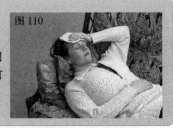

如何消除头痛症状 图110

1. 让伤者放松心情。2. 服用一些止痛药。3. 用冷敷袋或热水袋敷在伤者前额（图110）。

一般情况下，头痛并不会带来严重后果，只有少数头痛症状可能是由严重疾病引起的，如脑瘤、高血压或者动脉瘤等。一般体外伤不会导致头痛。

不明原因的头痛

对于这样的头痛症状，患者要及时告知身边的人并到医院做检查，尤其是出现了身体虚弱、失去知觉或视力减弱等并发症时，更要予以足够的重视。

耳痛

很多孩子的中耳和整个耳道容易发炎，进而影响到鼓膜，这些孩子比较容易出现耳痛的症状。另外，耳道受到微小震动也会导致耳痛。

耳朵的内部构造

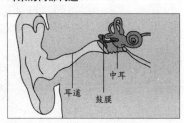

中耳

耳道

鼓膜

如果患者出现以下症状，请立即去医院就医。

耳痛的症状

· 耳朵发热。

· 耳朵失去听觉。

· 耳朵向外流脓。

如何缓解耳朵疼痛

1. 吃止痛药，但要有所节制。2. 测量伤者的体温，如果伤者有发热症状，立即去医院就诊。

◆如果疼痛时间超过一天，请去医院就医。

！不要让12岁以下儿童服用阿司匹林，可以让他服用适量的扑热息痛。

痛经

痛经是女性比较常见的生理问题，一般不会引起严重后果。

如何减轻痛经症状

1. 服用布洛芬、阿司匹林或可待因等止痛药片。2. 如果疼痛严重，可以洗个热水澡，然后躺在床上休息片刻，最好在被子里放个热水袋用来取暖（图111）。

图111

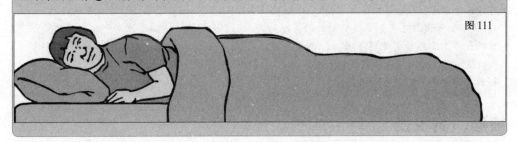

◆如果疼痛非常严重而且不见好转，可能是盆腔发炎或激素失调等体内循环失调或其他妇科疾病引起的，需要去医院就医。

口服避孕药

通常情况下，避孕药对治疗严重痛经非常有效。因为避孕药可以阻止女性排卵。女性不排卵就不会出现痛经的症状。

鼻窦痛

急性鼻窦炎一般是由感冒引起的，会使鼻窦疼痛，通常患者会感觉到眼睛上方、下方及两眼之间部位有阵阵疼痛。鼻窦痛通常伴随着发热症状，这时最好去医院就医。

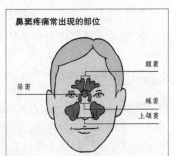

鼻窦疼痛常出现的部位

额窦

筛窦

蝶窦

上颌窦

牙痛

牙痛是指下颌内部和牙齿疼痛，包括持续性疼痛、间歇性疼痛和剧痛等多种情况。

牙痛的原因

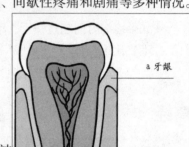

a 牙龈

· 牙齿被腐蚀伴随着牙龈发炎。

· 长智齿。

· 牙齿长得过深且不整齐。

· 牙齿断裂。

◆ 如果疼痛一直持续，应立刻去看牙医，以免被腐蚀的牙齿发生感染。

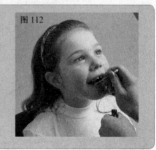
被猫、狗咬伤

猫、狗等动物的口腔内有很多生物，其中一些可能给人产生感染物，甚至可能给人带来致命的疾病，例如狂犬病。所以，如果被动物咬破了皮肤，必须引起高度重视，对伤口进行必要的治疗。

狂犬病确诊

为了核实或排除狂犬病病毒感染，必须对疑似患上狂犬病的动物或人进行医学检查。必要时还需要将疑似患上狂犬病的动物或人隔离。

被蛇咬伤

在一些多蛇的国家和地区，常常发生毒蛇咬人的事件。毒蛇聚集地区的医疗专家收集了很多抗蛇毒素，用来治疗被蛇咬的伤口。

被蛇咬伤的症状

· 伤口疼痛且肿胀。
· 伤口有明显的小孔状蛇齿印。
· 视力下降。
· 出现恶心、呕吐现象。
· 呼吸困难。

被蛇咬伤后的急救措施

1. 让伤者躺下休息（图113），使其心跳减速，减缓毒素扩散速度。2. 清理伤口，洗去伤口周围的毒液（图114）。3. 牢固包扎伤口（图115）。4. 尽快送伤者去医院。

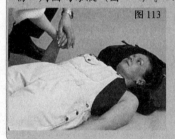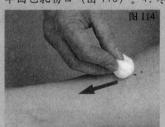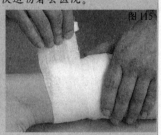

图113　图114　图115

! 不要让伤者移动。
! 不要举起伤者的肢体。
! 不要用刀划伤口或烧烙伤口。

被昆虫叮咬受伤

其实常说的被昆虫咬并不是真的被昆虫咬了，只是昆虫将其唾液注入人的皮肤里，使皮肤受到其唾液里的一些物质的刺激。这些物质会使你产生过敏症状——皮肤泛红、肿胀——通常持续1～2天。另外，可能还会出现一些不良反应，那是昆虫的粪便渗进皮肤导致的。严重的不良反应可能会危及生命，尤其是喉咙肿胀等症状。

被昆虫叮咬受伤后的急救措施

1. 用肥皂水彻底清洗皮肤。2. 如果局部或全身出现严重的不良反应，应该立刻去医院就医。

被昆虫蜇伤

　　被昆虫蜇伤是指人被蜜蜂、黄蜂、大黄蜂等蜇后，被具有很强刺激性的毒液感染。这通常会导致局部皮肤疼痛、红肿，不过基本上不会对人造成太大伤害。但是，如果同时被蜇很多次，就可能很危险了。如果伤者以前被某种昆虫蜇过，并对其过敏，那么再次被同样的昆虫蜇也会非常危险。

被昆虫蜇伤后的急救措施

　　1. 用指甲盖或一把钝刀小心地刮昆虫蜇咬后留在皮肤上的螯针（图116）。2. 用肥皂水清洗受影响的皮肤（图117），然后冰敷伤口（图118）。3. 让伤者服用止痛药。

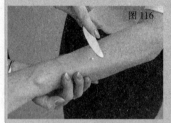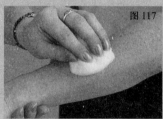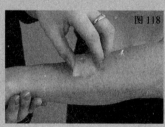

图116　　图117　　图118

伤者被蜇后昏倒时的急救措施

　　1. 检查伤者呼吸。2. 检查伤者脉搏。3. 如果需要的话，立即对伤者实施嘴对嘴的人工呼吸和胸部按压。

　　! 不要用钳子拔除螯针，这样做可能会把毒液挤到皮肤里。

口腔或喉咙被蜇

　　急救人员应立即送伤者去医院。这类蜇伤可能会使伤者喉咙肿胀、呼吸道梗阻，导致伤者死亡。

普通的过敏反应

　　任何一种过敏反应都要立即去医院就医。

眼圈淤青

　　眼睑周围的皮肤非常薄，且布满了大血管。眼圈淤青就是由于伤到了这些血管，导致血液淤积在眼睛周围的组织，使眼圈发黑。

　　当眼圈部位的血液开始向四周流动时，不用采取什么措施，等着血液完全散开就行。恢复所需要的时间根据眼圈乌黑的严重程度不同而不同，一般为2～3周。在此期间，眼睛周围的皮肤在不同时间段会呈现不同的颜色。

眼圈淤青的治疗措施

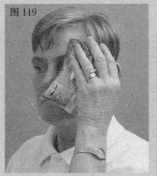
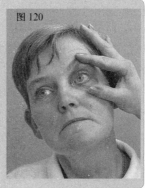

图119　图120

1.眼睛受伤后立即用冷敷袋（一袋冰豌豆等）冷敷眼睛周围皮肤（图119），可以减轻淤血程度。2.立刻检查受伤眼睛的视力状况。3.如果感觉视力有损伤，可以用手指轻轻拨开眼皮（图120），对比两只眼睛的视觉是否有差异。4.上下左右转动两只眼睛，然后再检查眼睛的视觉状况。

视觉问题

如果出现任何视觉问题，请立即去医院就诊。

轻微的刀伤、割伤和擦伤引起的流血

皮肤表皮本身具有很好的防感染能力，但是一旦表皮因刀割或摩擦而被撕裂，那么皮下组织就很可能发生感染。

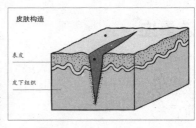

皮肤构造

表皮

皮下组织

大部分情况下，人体本身的防御机制能够抵制这种感染，伤口发炎一段时间后会自然痊愈。但是这种感染的次数多了，轻微的伤口也有可能被某些危险的有机体污染，发生严重感染，最后可能导致血液中毒。

如何处理轻微伤口

1.如果被刀割或擦伤留下轻微伤口，立刻用肥皂水彻底清洗伤口及其周围皮肤（图121）。2.清除伤口上的所有异物与脏物。3.清洗双手并甩干。4.用消毒水擦拭伤口周围皮肤（按照药瓶上的说明正确使用）（图122）。5.彻底清洗伤口后，用消毒纱布或创可贴包扎伤口（图123）。等到伤口愈合后再将纱布取下。在此期间，如果纱布松了或脏了，可以更换。

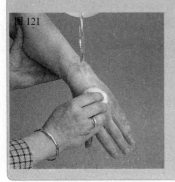
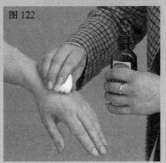
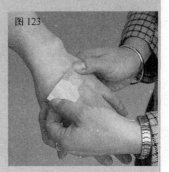

图121　图122　图123

！不要触摸伤口，也不要用毛巾等物擦拭伤口，即使是用干净毛巾。

！不要触摸伤口上的纱布。

！手弄湿后不要用毛巾擦拭而要自行晾干，即使是用刚刚清洗过的毛巾，因为毛巾携带的细菌会感染伤口。

◆一天之后，伤口如果仍没有好转，并且更加疼痛，出现发热、肿胀等症状，必须立即去医院就诊。

痊愈时间

经过正确处理的轻微伤口，一个星期左右就会痊愈。

伤口很深

如果伤口很深，即使是伤口面积很小也要及时治疗。因为这样的伤口有一定的潜在危险，尤其是在造成伤害的物体被污染过的情况下。例如施过肥的土壤含有非常危险的有机物，如果在整理花园时身体某一部位被刺破留下伤口就可能带来严重后果。

流鼻血

鼻子内靠近鼻梁的内表层部位有很多血管。当鼻子受到外力伤害或撞到坚硬物体或挖鼻孔过于用力时，这些血管就会破裂导致出血。一般情况下，流鼻血不会引发严重后果。

如何止鼻血

1.如果鼻子流血，立刻用大拇指和食指牢牢捏住鼻子（图124）。2.伤者应该坐下来，拿一个洗脸盆，头向前倾，正好在脸盆上方（图125）。3.按压鼻孔至少10分钟，在此期间伤者不能抬头。4.慢慢地松开按压的手指。5.头继续向前倾，用一块在冷水里浸泡过的干净纱布轻轻擦拭嘴巴和鼻子四周（图126）。

图124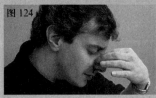
图125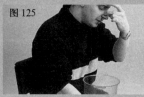
图126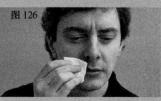

！如果可能的话，伤者在止住鼻血4个小时内不要触碰鼻子。

◆如果鼻子仍然流血，重复步骤1～5。

◆如果仍然无法止血，应该送伤者去医院就诊。在此期间，伤者必须始终捏紧鼻子。

牙龈出血和牙槽出血

牙龈出血

牙龈出血是在刷牙时容易出现的症状。牙龈出血可能是由于牙龈有毛病，如牙龈炎。也可能是由于平时不够注意口腔卫生引起的。因受伤而引起的齿龈出血一般不会持续很长时间，用手指用力按压就能止血。

牙槽出血

牙槽出血一般是拔牙或因事故使牙齿脱落引起的。另外，如果下颌受伤破裂也会导致牙槽出血。前面两种情况导致的牙槽出血可以采取以下急救措施。

如何处理牙槽出血

1.用一块纱布垫按压牙槽。也可以用小块干净的手帕，卷成小圆柱状，放在两排牙齿中间（图127）。2.用牙齿咬紧纱布垫，使其紧贴牙槽（图128）。至少坚持10分钟。3.慢慢停止按压。

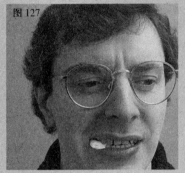
图127

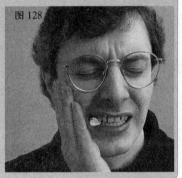
图128

◆如果牙槽继续出血，可能需要按压更长时间，所以请重复以上步骤。

！在取出纱布垫时，千万不要把牙槽里的血块连带抽出来。

◆如果把血块抽了出来，在纱布垫上涂一些消毒的凡士林，使其更加润滑，然后再放回牙齿间。

◆如果以上方法还是无法止血，请去医院就诊。

轻微烧伤与烫伤

如何处理轻微烧伤与烫伤

1.即使是轻微的烧伤也要立即冷却伤口，减少对身体组织的伤害。尽快在水龙头下冲洗烧伤部位（图129），直到完全冷却为止。2.用干净的最好是消过毒的布（非绒布料）包扎伤口（图130）。

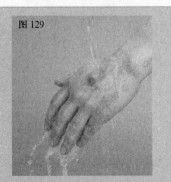
图129

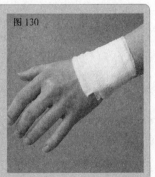
图130

不要刺破水疱或撕去烫伤部位松弛的外层死皮。

太阳灼伤

太阳灼伤是由于伤者长时间暴露在太阳光下导致的。太阳光里含有紫外线，会破坏皮肤表层细胞并伤害皮肤里的微血管。太阳灼伤分为轻微灼伤和严重灼伤，这两种情况会导致不同的结果，轻微灼伤对皮肤的伤害较小，严重灼伤可能会使皮肤出现水疱。

太阳灼伤引发的后果：

· 立刻感觉身体不舒服。

· 增加皮肤起皱纹和患皮肤癌的概率。

如何处理太阳灼伤

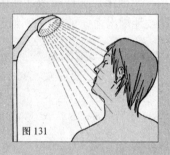

1. 避免皮肤直接被阳光照射。2. 洗个冷水浴，冷却皮肤（图131）。3. 不要按压灼伤的皮肤。4. 对于轻微的灼伤，可以用榛子油、天然酸乳酪、炉甘石洗液或某种护肤乳液涂抹晒伤处。5. 如果是更严重的情况，最好保持水疱完整，不要戳破。6. 服用止痛药。7. 如果伤势非常严重，要及时去医院就诊。

图131

晕厥

晕厥是指大脑短时缺血导致的伤者暂时失去意识的现象，这通常是由于血管扩张，以致没有足够的血压来向体内所有部位输送足够的血液而引起的。有时，心脏突然跳动缓慢也会引起晕厥。

晕厥的原因

· 烦闷或待在温度过高的空间里。

· 站立时间过久。

· 恐惧或极度痛苦。

· 便秘。

晕厥的急救措施

1. 让伤者平躺在地上。2. 将伤者的腿抬高。3. 解开伤者紧身的衣物。

晕厥的症状

· 脸色苍白。

· 冒冷汗。

· 眩晕。

· 视力模糊。

· 耳朵嗡嗡作响。

· 失去意识。

· 昏倒在地。

！不要让伤者保持直立的姿势。

！如果伤者呼吸粗重，使其处于有利于恢复呼吸的状态。

发热

发热是指人体体温高于正常体温 37℃。发热是由各种各样的原因引起的。

发热的原因

·最常见的是由细菌或病毒感染引起的发热。

·甲状腺功能亢进。

·身体脱水。

·头部过热。

·心脏病。

·淋巴瘤。

> ### 发热的急救措施
> 1.脱去伤者的所有衣物。2.用微温的水不停地擦拭伤者身体。3.如果条件允许，让伤者洗个温水澡。4.如果伤者身体没有受到其他伤害的话，让他服用阿司匹林。5.任何原因引起的发热都要去看医生。

！高热要及时去医院就诊，不能拖延，否则会损伤大脑。

！不要让 12 岁以下发热的儿童服用阿司匹林；可能会引发韦氏综合征——一种非常严重的肝脑疾病。

耳朵里的异物

小昆虫有时候会爬进耳道里。它们不可能爬进耳骨里，只能停留在耳道外层，有时会吸附在软软的蜡状物上，直到被驱出。

◆如果小虫仍残留在耳朵里，请立即去医院。

！不要试图移出耳朵里坚硬的异物，这样做可能会把异物推到耳道深处。应该立即去医院就医。

> ### 如何清除耳朵里的异物
>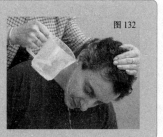
> 图 132
>
> 如果确定耳道里有小虫，用小水壶轻轻地往耳朵里倒入冷水（图 132），使小虫随水流出来。

眼睛里的异物

体积较小的异物经常会进入眼睛的某个部位。它们可能停留在以下几个部位。

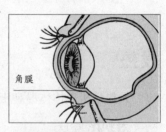

眼睛容易受影响的部位

·眼球外部。

·眼皮后面，在按压敏感的角膜时会有刺痛感。

·运动迅速的金属异物可能会穿过眼睛外膜进入眼睛里面。

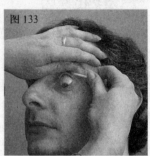

图 133

如果异物不容易找到，用火柴棒将眼皮向外翻开来寻找（图133）。此时，如果伤者眼睛保持向下看，就更容易操作。

◆如果异物仍未清除，请立即去医院就诊。

！不要用针等尖硬物去清除眼睛里的异物。

！不要试图清除角膜中间的异物，如果伤害到角膜会影响视力。

如何清除眼睛里的异物

1.把头伸入水里，眼睛在水下不停眨动或者让眼睛彻底浸泡在水里清洗（图134），就能够清除眼睛里的异物。2.如果眼皮或角膜里进了沙石，用一张柔软的纸折叠后轻轻除去沙石即可（图135）。

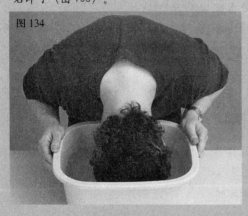

图 134

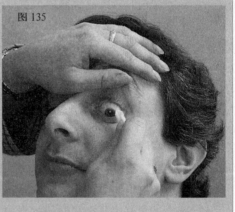

图 135

金属异物

一些来自于旋转研磨机、钻孔机或磨粉机等的金属异物会快速而且悄无声息地进入眼睛里，对视力造成严重损害。发生这种情况通常是非常危险的，因此，必须马上去医院就诊。

鼻子里的异物

◆如果异物仍未被清除，立即去医院就诊。

！如果一次清除没有成功，不要继续进行，否则有可能会将异物推向鼻孔深处。

如何清除鼻子里的异物

鼻孔里的微小异物通常能直接看到，可以用镊子伸进受影响的鼻孔来清除异物（图136）。清除异物时要非常小心，最好去医院就医。

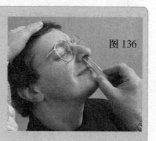

图136

碎片

刺入皮肤里的异物通常是金属或木头碎片。

清除未完全没入皮肤的碎片

1. 如果刺入人体的木头碎片或其他碎片在身体上还露出一截，这时应该用镊子将其夹住拔除（图137）。2. 用肥皂水彻底清洗伤口及其周围皮肤。

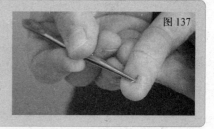

图137

没入皮肤的微小碎片

如果碎片很小且深入到皮肤里面，请采用以下措施进行清除。

清除没入皮肤里面的碎片

1. 用火烧针尖，对针尖进行消毒（图138）。2. 用针尖挑起碎片的一端（图139），然后用镊子夹出。

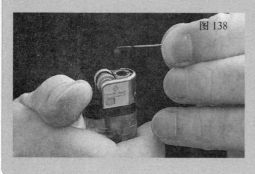

图138

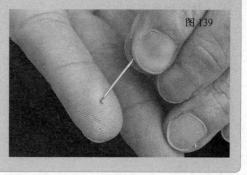

图139

◆如果仍无法清除碎片（尤其是伤口开始发炎），立即去医院就医。

恶心与呕吐

恶心与呕吐是由于某种原因导致胃部或肠道不舒服引起的。通常情况下呕吐能够减轻症状，有利于快速恢复。

恶心与呕吐的原因

· 饮食过量。

· 饮酒过量。

· 食物中毒。

· 肠胃炎。

· 胃及十二指肠溃疡。

· 阑尾炎。

如何缓解恶心与呕吐症状

1. 避免进食。2. 只喝少量的白兰地（或水或牛奶）。3. 如果出现其他症状及时向身边的人或医生反映。

◆ 如果恶心原因不明，且持续时间超过 1 天，立即去看医生。

◆ 如果呕吐原因不明，且持续时间超过 1 个小时，立即去看医生。

疑似中毒

如果有类似中毒的迹象，必须对呕吐物进行化验。

旅行病

旅行病是由于身体长时间不断地、被动地在交通工具上摇晃导致的，它常表现出以下症状。

旅行病的症状

· 打哈欠。

· 呼吸粗重而急促。

· 流涎。

· 恶心。

· 腹部不舒服。

· 脸色苍白。

· 冒冷汗。

· 呕吐。

· 头痛。

· 眩晕。

· 疲乏。

如何缓解旅行病的症状

1. 设法呼吸新鲜空气。2. 坐在座位上，头向后仰（图140）。3. 如果是在船上，眼睛注视一个固定的物体，如地平线（图141）。

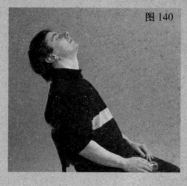

图140

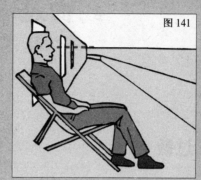

图141

！上车前，不要饮酒，不要吃得太饱。

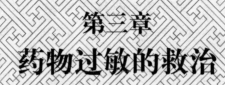

第三章
药物过敏的救治

链霉素过敏

链霉素是一种氨基葡萄糖型抗生素，能有效地抵抗许多细菌，主要用于治疗结核病、鼠疫、百日咳、细菌性痢疾、泌尿道感染和主要由革兰氏阴性细菌引起的其他传染病。

过敏症状

其过敏症状表现为肌内注射处可有疼痛及肿胀，口周围麻木、头晕等，较重者可伴有额面、头皮和四肢麻木，经过数小时后即可自动消失，有时亦可持续更长时间；还有斑丘疹、荨麻疹、红斑、麻疹样皮疹、猩红热样皮疹、天疱疮样皮疹、湿疹样皮疹、紫癜及血管神经性水肿等皮肤表现；严重者可发生呕吐、大汗、血压下降、发绀、过敏性休克，严重过敏者反应还可并发急性溶血性贫血、血红蛋白尿、休克、急性肾功能衰竭等。

救治措施

（1）对于过敏者应立即给予10%的葡萄糖酸钙20毫升静脉注射。

（2）对肌肉瘫痪无力、呼吸困难症状者给予新斯的明1毫克皮下注射或0.25毫克静脉注射，必要时可以重复。

（3）对呼吸急促、口唇发绀者应给予吸氧，注意保持患者呼吸道的通畅。

（4）注意在抢救过程中，禁止使用中枢神经抑制剂，如氯丙嗪、巴比妥类药物等。

预防措施

（1）药物使用应遵医嘱，下列情况患者不宜用此药：失水、第8对脑神经损害，因该品可导致前庭神经和听神经损害、重症肌无力或帕金森病、肾功能损害等。

（2）疗程中应注意定期进行下列检查：尿常规和肾功能测定和听力检查或听电图（尤其高频听力）测定；有条件时应监测血药浓度，并据此调整剂量，尤其对新生儿、年老和肾功能减退患者。

青霉素过敏

青霉素是应用广泛的抗菌药物，在临床上，青霉素对于治疗肺炎、扁桃体炎、中耳炎、蜂窝组织炎、细菌性心内膜炎、骨髓炎、流行性脑膜炎、肺炎球菌脑膜炎、梅毒、回归热、淋病、炭疽、破伤风等疾病都有较好的疗效。其过敏原因不在于剂量大小，而是由变态反应引起。

过敏症状

轻者多以皮肤瘙痒、荨麻疹等皮肤症状为主；严重过敏者往往出现在作皮试或注射10几分钟内即可出现如下症状：胸闷气憋、心悸、浑身哆嗦以至抽搐、头晕、头痛、呼吸困难、发绀、面色苍白、手脚发凉、血压急骤下降、脉搏快而弱，甚至休克。如抢救不及时，常会因呼吸循环衰竭而死亡。

救治措施

（1）对于一般的过敏反应，如荨麻疹等，可使用脱敏药物，如苯海拉明，每次口服25毫克，一日3次，或应用氯苯那敏，每次口服4毫克，一日3次。

（2）对出现严重过敏反应的病人，应立即停药，就地抢救，使病人平卧，注意保暖，并皮下或静脉注射0.1%肾上腺素0.5～1毫克。

（3）采用针灸疗法，针刺人中、内关等穴位。

（4）有条件者，应作静脉输液，输入5%葡萄糖或葡萄生理盐水，液体中可加氢化可的松100～200毫克，

（5）对血压急剧下降者，输液中加入升压药物如间羟胺或去甲肾上腺素。

（6）纠正低氧改善呼吸给予氧气吸入，当呼吸受抑制时，应立即进行口对口呼吸，并肌肉注射尼可刹米或洛贝林等呼吸兴奋剂。

预防措施

预防过敏，主要是用药前，必须了解病人既往有无青霉素过敏史，如有，则决不能使用，如无过敏史，则此次注射应按照规定剂量作皮肤试验，20分钟后，如局部出现红肿并有伪足，肿块直径大于1厘米时为阳性反应，即不应注射。如阴性，则可予注射；当注射完毕后，病人不应立即离开，观察10几分钟无反应后再走。连续用后停药，当再需注射时，如中断已达5天应重新做皮试。

庆大霉素过敏

庆大霉素广泛应用于敏感菌引起的系统感染或局部感染，如败血症、呼吸道感染、泌尿道感染、胆道感染、肠道感染、烧伤感染等，但大剂量长期使用也会对患者有不良影响。庆大霉素最佳安全的有效杀菌浓度为每毫升血清含量4～8毫克，如果大于

10 毫克即可发生中毒。

过敏症状

庆大霉素过敏反应的发生往往十分迅速，90％以上病人是在用药后 10 分钟内发生，个别人未注射完即出现严重休克。其症状表现可能表现为头昏、眩晕、耳鸣、腿部抽搐、皮疹、发热和全身痉挛、血尿、排尿次数显著减少或食欲减退、极度口渴、步履不稳等。

救治措施

（1）轻者停药后中毒症状可以逐渐消失；严重过敏者应立即静滴 10％的葡萄糖或者生理盐水 500 ～ 1000 毫升，以促进排泄。

（2）对耳鸣、耳聋的患者可给予 10 毫克的维生素 B_6，每日口服 3 次；或者给予 100 微克的维生素 B_{12} 微注。

预防措施

（1）在医生的指导下使用庆大霉素；有药物过敏史者慎用，对链霉素过敏者禁用，老年人和儿童（尤其是婴儿）不用或慎用。

（2）庆大霉素不宜与其他药物尤其是解热镇痛药混合肌注，更切忌静脉推注给药。

（3）用药后密切观察，在医院注射或静脉滴注庆大霉素后，患者不要急于离开，应过一段时间再离开治疗室。

家庭用药篇

第一章
用药基本知识

什么是药物

　　一般认为，凡是用于预防、治疗、诊断疾病或提高人们的生活质量，有目的地调节人的生理功能，并规定有适应证或者功能主治、用法和用量的物品，我们都可以称之为药物。主要包括中药材（中药饮片）、中成药、化学原料药及其制剂、抗生素、生化药物、放射性药物、血清、疫苗、血液制品和诊断药物等。

　　正确服用药物可以帮助人们驱除病魔、保持健康，滥用药物则会带来一定的毒副作用，甚至会给人体造成极大的危害。因此，我们只有正确认识药物，科学、合理地使用药物，才能发挥药物应有的作用，使药物真正成为人类健康的保护神。

药物作用与疾病的关系

　　当致病微生物侵入人体时，会使某些组织器官受到损害，使人患上某种疾病。但人体并非毫无反抗能力，机体本身具有一定的抗病能力，血液中的白细胞就是人体的防御大军，能吞噬、杀灭外来入侵的致病微生物，并使人体最终摆脱疾病的困扰。然而，一旦白细胞数量减少，机体的抗病能力也就随之下降，从而无力抵挡病原体的进攻，使病情加重。这时就需要服用一些相应的药物，杀灭微生物，帮助机体恢复健康。

　　药物的作用虽然多种多样，但它们都是在机体原有生理、生化功能的基础上产生的，也就是说，药物只能影响机体的功能活动，而不能使机体产生新的功能活动。药物通过发挥其兴奋或抑制作用，使受损的组织器官的功能得以恢复或接近正常，从而使机体恢复健康。因此，对疾病的治疗起主要作用的是人体内在的抗病能力，属于内因；而所用的药物只是起到辅助治疗的作用，属于外因，但外因的作用在某些时候也是相当重要的。

　　药物的治疗作用又分为对因治疗和对症治疗。对因治疗是针对引起疾病的原因的治疗，目的是消除原发致病因子，彻底治愈疾病，也称"治本"，如使用抗菌药治疗细菌感染引起的肺炎。对症治疗是针对症状的治疗，只能改善疾病的症状，而不能根除病因，也称为"治标"，如用镇痛药止痛，用外用药止痒、消疹，用降压药降血压等。

　　通常情况下，对因治疗比对症治疗更重要，因为只有消除致病因子，才能彻底治愈疾病。但对那些严重危及患者生命的症状，及时的对症治疗则显得尤为重要。如骨折时及时应用镇痛药，虽然不能消除致病因子，但能迅速缓解疼痛，从而避免发生休克。

药物的剂型

药物经过加工，制成便于应用、保存和携带的成品，称为药物制剂。制剂的类型，就叫做剂型。药物制成不同的剂型，与药物的性质和适应证有关。有的是为了使用方便，有的是为了增加药物的稳定性，有的是为了延长药效。在用药之前，我们有必要了解一下各种剂型的不同特点，以利于我们合理选药。

片剂

片剂以口服为主，也有外用，具有有效成分含量准确、稳定性好、易保存、易携带、使用方便等特点，是临床上应用最广的剂型，也是品种最多的剂型。片剂包括普通压制片、包衣片、缓释片、控释片、口含片、泡腾片等。

普通压制片

有些药物性质稳定，在空气中不易被氧化，而且没有苦味或难闻的气味，添加一些辅料就可以直接压制成片，即普通片。普通片在胃里容易溶化、崩解。

包衣片

有些药物有苦味或特殊气味，遇光易变质或接触空气易潮解、氧化，因此常在片剂外包一层糖衣，这种包衣片称为糖衣片。此外，有些药物对胃黏膜有刺激性或易被胃液破坏，可在片剂外包一层耐酸的肠溶包衣，使其安全地通过胃腔而到肠内才溶化，这种包衣片称为肠溶片。

缓释片、控释片

详见"缓释剂和控制剂"一节。

口含片

口含片包括舌上含片和舌下含片。舌上含片在舌上含化后缓慢咽下，称为含服。舌上含片多用于口腔、咽喉消毒、消炎，又称喉片。舌下含片是含于舌根下部，可在舌下黏液中缓慢溶解而吸收的片剂。有些易受胃酸破坏又需尽快发挥药效的药物通常被制成舌下含片，如抗心绞痛的硝酸甘油片。

泡腾片

泡腾片是一种含有泡腾崩解物的片剂，遇水或体液后能快速产生泡沫，使药物迅速分散，易于吸收，使用方便。泡腾片有口服片和阴道片两种。

除了上述常用片剂外，片剂还有多层片、薄型片、微囊片等剂型。

胶囊剂

有苦味、腥味或对口腔黏膜有刺激性的药物，通常装入胶质的囊内制成胶囊剂。胶囊剂分为硬胶囊和软胶囊两种，硬胶囊内一般装固体药物，软胶囊内一般装液体药物，呈卵圆形或球形，又称胶丸，如鱼肝油胶丸。

注射剂

又叫针剂，专供各种注射用，如肌肉注射、静脉注射、皮下注射等。注射剂的特点是药物不经过消化系统和肝脏代谢而直接进入组织或血管中，剂量准确、吸收迅速且较完全，尤其适用于急救和胃肠道功能不良的患者。有些药物不适合口服或其他方法使用，便制成注射剂；有些药物在溶液中不稳定，可灭菌后以干燥粉末状态封装于安瓿中制成粉针剂，用时配制成溶液；有些药物可溶解于油液中制成油剂，还有些不溶性药物或注射后需要延长药效的药物，可利用助悬剂制成混悬剂，这两种针剂只能用于深部肌肉注射或其他局部注射治疗，绝对不可用于静脉注射。

丸剂

丸剂是将药材细粉或药材提取物加适当的黏合剂（蜂蜜、水、米糊或面糊等）或辅料制成的球形或类似球形的内服制剂。丸剂分为滴丸、蜜丸、水丸、水蜜丸、糊丸、浓缩丸和微丸等类型。丸剂在药效上与片剂相似，服用方便，但在使用过程中要注意严密保存，防止污染变质。

溶液剂

溶液剂是不挥发性药物的透明水溶液，可供内服，也可供外用。供外用的主要用于湿敷，用来治疗急性皮疹、湿疹等。溶液剂携带、贮存不太方便，且易污染变质，主要在医院中使用。

合剂

合剂是由多种药物配制而成的透明或浑浊的水性液体制剂，供内服，如复方甘草合剂。单剂量包装的合剂称为口服液。混悬的合剂在瓶签上会注明"用时振摇"字样。

软膏剂

软膏剂是将药物加入合适的基质（如凡士林、羊毛脂等）中均匀混合而成的半固体外用制剂。外用于皮肤或黏膜的软膏，可起抗菌、消炎和收敛作用，适用于慢性皮肤炎症，如慢性湿疹、神经性皮炎等。还有一种专供眼科应用的极为细腻的灭菌软膏，称为眼膏剂。用乳剂型基质制备的软膏剂称为乳膏剂，即霜剂，其特点是药物释放较快，不污染衣服，如加入透皮吸收剂，可使药物更深层透入皮肤，还能使部分药物吸收后在全身起作用。

气雾剂

气雾剂也称气溶胶，是将药物溶于抛射剂（液化气体或压缩气体）或特定的液体物质中，然后封装于带有阀门的耐压容器内而制成的液体制剂。使用时打开阀门，含有药物的内容物借助抛射剂气化的压力以气雾状喷出。气雾剂主要通过肺部吸收，通常用于支气管哮喘急性发作的治疗，如舒喘灵气雾剂。此外，还有用于烧烫伤创面及皮肤止痛、止痒、消炎的气雾剂。气雾剂的特点是药效较快、稳定性好、无局部刺激、使用方便。

糖浆剂

糖浆剂是含有药物、药材提取物或芳香物质的浓蔗糖水溶液，供内服使用。味苦的药物，尤其是小儿用药，常用糖浆作为调味剂来遮掩药物的苦异味，如止咳糖浆。

速溶冲剂

速溶冲剂简称冲剂，又称颗粒剂或干糖浆，是将药物的细粉或中药的提取物与糖粉等辅料调和、干燥而制成的细颗粒状散剂。冲剂为内服药，加开水冲化后即可服用，使用十分方便，如板蓝根冲剂、养胃冲剂等。由于含糖，在潮湿环境中容易吸潮霉变、结块并软化，因此要注意保存和包装。

散剂

散剂又称粉剂，是一种或多种药物均匀混合而制成的干燥粉末状制剂，供内服或外用。内服散剂容易吸收，适用于儿童及吞咽片剂有困难的患者；外用散剂的粉末极细，对皮肤黏膜及创伤表面有保护、收敛、吸湿等作用，适用于急性皮疹、湿疹无糜烂及渗出者。易潮解的药物不宜做成散剂。

栓剂

栓剂是以油脂类为基质、与药物混合后制成的塞入人体不同腔道内使用的一种软性制剂。用时塞入人体肛门、阴道等腔道后，遇体温会渐渐溶化，通过黏膜吸收发挥药效。栓剂的形状和重量因应用部位的不同而有所差别，肛门栓剂为圆锥形，重约2克；阴道栓剂为椭圆形或球形，重约5克。

除上述剂型外，常见的还有滴剂、膜剂、乳剂、煎剂、酊剂、流浸膏剂、浸膏剂、洗剂、酒剂、茶剂、露剂等。

基本给药方法

给药方法有很多种，最常用的方法是口服法，也称内服法，用于全身给药，其他还有注射法、吸入法、舌下和直肠给药等。局部用药时多采用皮肤及黏膜给药。

口服

口服是最方便、安全的给药方法，适用于大多数药物和患者。多数药物口服后，经过胃肠道吸收而在全身起作用，也有少数药物是留在胃肠道内作用于胃肠局部。

但是，在患者出现昏迷、吞咽困难、呕吐、病情危急或有胃肠道功能障碍难以吸收等情况下，是不宜采用口服给药的。有些药物对胃肠的刺激性很大，易引起恶心、呕吐，也不宜口服。还有些药物可被酸性胃液或碱性肠液破坏，或在胃肠内不易被吸收，这些药物也不能采取口服给药。不过，可以把易被胃酸破坏和对胃刺激性大的药物制成肠溶糖衣片或胶囊后再口服。

注射

注射给药的方法分为皮下、肌肉、静脉、鞘内注射等数种。

皮下注射

皮下注射是将药物注射在皮下结缔组织内的方法，适用于少量药物（1~2毫升），常在做皮肤试验时使用。皮下注射会出现局部胀痛，吸收也较慢，现在已很少采用。刺激性强的药物和油剂都不宜皮下注射。

肌肉注射

肌肉注射也叫肌内注射，是将药液注射于较深一层的肌肉组织内（多在臀部肌肉内），有时也注射于上臂三角肌的外侧。由于肌肉组织中血管较多，药物吸收快而完全，疼痛也比皮下注射轻，故注射量可比皮下注射稍多。油剂、不能溶解的混悬剂及刺激性药物均宜采取肌肉注射。

静脉注射

静脉注射可注入较大量的药液，并且起效迅速，常用于急救和危重患者的抢救和治疗。用于静脉注射的药液必须是澄明溶液，不能有浑浊、异物或致热原，还要绝对无菌。有溶血、凝血作用的药物、混悬剂、油剂等均不可采用静脉注射。药液用量如果更大，可采用输液法，主要是静脉点滴输液法，使药液缓慢流入静脉内。但是，静脉注射或输液会对血管造成损伤，长期静脉注射还会引起静脉炎，所以静脉注射应尽量少用。

鞘内注射

在药物无法进入脊髓液或难以迅速达到所需浓度时，可采用鞘内注射。

舌下给药、直肠灌注

只适用于少数在口腔或肠道内易吸收的药物，起效快而有效，如舌下含服硝酸甘油可快速缓解心绞痛。

吸入给药

药物通过扩散从肺泡进入血液，适用于气体或挥发性液体药物。其优点是起效迅速，起效速度与吸入药物的浓度有关。但药效持续时间较短。

局部给药

如涂擦、撒布、喷雾、含漱、含化、湿敷、洗涤、滴入等方法。这些用药方法主要是使药物在局部发挥作用，对其他部位影响较小，可避免全身性不良反应，多用于治疗皮肤病、耳鼻喉科疾病，以及烧烫伤、表浅感染等。在肛门、阴道部位使用栓剂也属此类。

各种给药方法的特点各不相同，应根据实际情况合理选择，主要是依据病情需要和药物性质两个方面。原则上只要口服给药能达到治疗目的的，尽量不用其他方法。只有在药物的性质不宜口服或患者的情况不允许口服的情况下，才能采用注射或其他给药方法。

药物的剂量

药物的剂量一般是指成人应用药物能产生治疗作用的一次平均用量。药物剂量的大小直接关系着药物对人体的作用，因为药物要有一定的剂量才能在体内达到一定的浓度，只有达到一定的浓度，药物才能发挥应有的作用。同时，药物剂量的大小还关系着用药安全，如果剂量过大，药物在体内的浓度超过一定限度，就容易引起不良反应，甚至导致药物中毒。因此，要正确发挥药物的有效作用，同时避免发生不良反应，就必须严格掌握用药的剂量范围。为此，我们首先应该明确有关剂量的几个基本概念。

药用量

凡能产生治疗作用所需的用量称为药用量，也称剂量或治疗量。药用量有一定的数量范围，应用药物刚能产生治疗作用的最小量称为最小有效量。药用量的最大量称为最大有效量，是安全用药的极限，又称极量，超过极量就有可能发生药物不良反应，甚至引起中毒。最小有效量会因机体反应不敏感而延误病情，而极量又易引起严重不良反应，因此很少使用。临床上为了保证疗效和安全，常采用比最小有效量大，比极量小的剂量，这就是所说的常用量。

中毒量与致死量

药物已经超过极量，使机体开始出现中毒反应的剂量称为最小中毒量。大于最小中毒量，使机体产生中毒症状的剂量称为中毒量。超过中毒量，可引起机体严重中毒以致死亡的剂量称为致死量。

突击量与维持量

药物在体内需要达到一定的浓度才能发挥治疗作用，为了加快血药浓度上升的速度，迅速控制症状，常在首次服药时采取双倍剂量，称为突击量。然后再用较小的剂量维持体内药物的有效浓度，称为维持量。需要注意的是，这种给药方法只适用于极少数药物和疾病，并应在医生的指导下进行。

在治疗过程中，应明确各种药量的准确概念，并根据患者的年龄、性别、生理和病理状态等因素合理调整剂量，以达到安全有效用药的目的。

药品的通用名、商品名和别名

药品的名称一般有 3 种，即通用名、商品名和别名。

通用名

通用名是在全世界范围都通用的统一名称，同种药品的通用名一定是相同的，如阿司匹林。任何药品说明书上都应标注通用名。

商品名

商品名是生产企业为了树立自己的形象和品牌，给自己的产品注册的名称，如巴米尔是阿司匹林的商品名。不同企业生产的同一种药品，往往具有不同的商品名，如退热药对乙酰氨基酚（通用名），它的商品名就有泰诺、百服宁、必理通等。商品名的选择侧重于市场宣传，通常比通用名要简单易记，给人以深刻的印象。在选购药品时，要选择那些质量好、知名度高的品牌。

别名

某种药品在过去一段时间内曾使用过一种名称，后来由于一定的原因，统一改为如今的通用名，那个曾使用过的名称就叫做别名。例如：对乙酰氨基酚为通用名，扑热息痛为它的别名。

药品的有效期、失效期

有些药品，因为稳定性较差，在贮存过程中易受外界条件的影响而发生变化，会出现药效降低、毒性增高的现象。为了保证安全有效用药，许多药品的外包装（或说明书）上一般都标有"有效期"或"失效期"。需要注意的是，这两种表示方法的含义和所指的时间概念并不相同。

药品的有效期是指在一定条件下，能够保证药品安全有效的期限。由于药品的理化性质和贮存条件的不同，有效期往往长短不一，一般为 1～5 年，没有规定或标明有效期的药品一般按 5 年计算。大多数药品的有效期都在外包装（或说明书）上标明，如标明有效期为 2008 年 8 月，则表示该药品在 2008 年 8 月 31 日前有效。有效期还有另外一种表达方式，如"有效期：2 年"，表示该药品从生产日期起 2 年内有效，生产日期可以根据生产批号来判断。

所有正式药品都有一个生产批号，批号一般由 6～8 位数字组成，前两位表示生产年份，紧接后两位表示生产月份，最后的 2～4 位表示生产日期及批次。如批号为 980918，表示该药品为 1998 年 9 月 18 日生产；如批号为 980918-2，则表示该药品是 1998 年 9 月 18 日第 2 批生产的。若同时规定有效期为 2 年，则表示该药品按规定的储存方式可以使用到 2000 年 9 月 18 日。

药品的失效期是指药品在规定的贮存条件下，超过安全有效期限、不能继续使用的日期。如某药品标明失效期为 2007 年 7 月，则表示该药品可以使用到 2007 年 6 月 30 日，从 2007 年 7 月 1 日起失效，不能再使用。

可见，有效期表示的是药品能够使用的最后期限，失效期表示的是药品开始不能使用的起始时间，二者仅一字之差，但具体使用期限却相差 1 个月。例如，某药品标明有效期为 2002 年 10 月，表示该药品可以使用到 10 月 31 日；如果标明失效期为 2002 年 10 月，则表示该药品只能使用到 9 月 30 日，因此不能把二者混为一谈。

另外，有些药品还有负责期或使用期，也称保质期。它表示的是生产单位在一定时间内保证药品质量的期限，在此期间出现质量问题而造成的损失由生产单位负责。负责期既不同于有效期，也不同于失效期。药品过了负责期并不代表该药已经失效或变质，如经检查符合有关质量标准的规定，仍然可以继续使用。

药品批准文号和生产批号

药品的批准文号是国家食品药品监督管理局授予生产厂家（公司）生产、销售某种药品的法律文件的序号，是药品进入市场流通和使用所必不可少的标志。批准文号相当于药品的身份证，也是鉴别假药、劣药的重要依据。

为了方便监督和管理，2001年4月，国家食品药品监督管理局对药品批准文号和试生产药品批准文号的表达格式作了统一规定，统一后的格式为"国药准（试）字＋1位汉语拼音字母＋8位阿拉伯数字"。

（1）"准"字代表国家批准正式生产的药品，"试"字代表国家批准试生产的药品。

（2）国药准（试）字后面的1位汉语拼音字母包括H、Z、B、S、J、T、F 7种，分别代表药品的不同类别，H代表化学药品，Z代表中药，B代表保健药品，S代表生物制品，J代表进口分装药品，T代表体外化学诊断试剂，F代表药用辅料。

（3）汉语拼音字母后面有8位阿拉伯数字，其中第1、2位代表批准文号的来源，其中10代表卫生部原来批准的药品，19、20代表国家食品药品监督管理局批准的药品，其他代表各省、自治区、直辖市的行政区划代码。第3、4位表示批准某药生产的公元年号的后两位数字，第5、6、7、8位数字（即最后4位数字）为批准文号的顺序号。

例如：某药品的批准文号为国药准字H11052518，表明该药品为化学药品，批准文号是北京市药品监督管理部门核发的，药品是2005年批准生产的，该品种的顺序号为2518。

药品的生产批号与批准文号不同，它是用于识别"批"的一组数字或字母加数字。在规定的限度内具有同一性质和质量，并在同一连续生产周期中生产出来的一定数量的药品为一批，每批药品都有一个统一的生产批号。

各省、自治区、直辖市的行政区划代码	
11— 北京市	42— 湖北省
12— 天津市	43— 湖南省
13— 河北省	44— 广东省
14— 山西省	45— 广西壮族自治区
15— 内蒙古自治区	46— 海南省
21— 辽宁省	50— 重庆市
22— 吉林省	51— 四川省
23— 黑龙江省	52— 贵州省
31— 上海市	53— 云南省
32— 江苏省	54— 西藏自治区
33— 浙江省	61— 陕西省
34— 安徽省	62— 甘肃省
35— 福建省	63— 青海省
36— 江西省	64— 宁夏回族自治区
37— 山东省	65— 新疆维吾尔自治区
41— 河南省	

药品的生产批号通常有两种表示方式：第一种全部由阿拉伯数字组成，一般为6位或8位，个别有8位以上的。6位阿拉伯数字组成的批号，前两位表示该药品的生产年份，次两位表示生产月份，最后两位表示生产日期，如生产批号为040518，表示该药品的生产日期是2004年5月18日。8位阿拉伯数字组成的批号，前4位表示生产药品的年份，后4位表示生产药品的月日，如生产批号为20040518，表示该药品的生产日期是2004年5月18日。有的批号在一组数字后加有一短横线和1～2位数字，如040518-1，表示该药品是2004年5月18日生产的第一批。

第二种生产批号由一个或多个字母加几位阿拉伯数字组成，数字基本上与药品的生产时间或年流水号有关，其长度通常在8位以内，如20040518 A或040518 A。

如何鉴别药品的假冒伪劣

假药是指使用后会对身体健康造成不同程度的损害，或虽无损害但却达不到治疗目的而延误病情的某些药品。新修订的《中华人民共和国药品管理法》规定：有下列情形之一的，为假药。药品所含成分与国家药品标准规定的成分不符的；以非药品冒充药品或者以他种药品冒充此种药品的。有下列情形之一的药品，按假药论处：国务院药品监督管理部门规定禁止使用的；依照本法必须批准而未经批准生产、进口，或者依照本法必须检验而未经检验即销售的；变质的；被污染的；使用依照本法必须取得批准文号而未取得批准文号的原料药生产的；所标明的适应证或者功能主治超出规定范围的。

药品成分的含量不符合国家药品标准的，为劣药。有下列情形之一的药品，按劣药论处：未标明有效期或者更改有效期的；不注明或者更改生产批号的；超过有效期的；直接接触药品的包装材料和容器未经批准的；擅自添加着色剂、防腐剂、香料、矫味剂及辅料的；其他不符合药品标准规定的。

假药和劣药不符合国家药品规定，应避免使用。那么，我们该如何鉴别药品的假冒伪劣呢？一般情况下，应从以下几个方面入手。

鉴别药品包装

药品包装盒是药品的"外衣"，包装盒上一般要注明药品名称、注册商标、剂量、规格、生产厂家、生产日期、批准文号、生产批号及有效期等。一般正规药品的包装表面平整，颜色鲜明、均匀，封装严密，切边平整无毛边，压纹、压线规则，字体印刷清晰，无错字、漏字。而假药的包装盒一般较薄且软，多用白板纸制成，色泽较暗，字迹模糊，折痕不够齐整，切边粗糙，药品相关信息内容不全。药品说明书中如果出现国家禁止印制的内容，如"正宗藏药"、"祖传秘方"、"包治百病"等字样的药一般都是假药。

鉴别药品标签、说明书等

正规药品的标签、说明书、合格证、封签等纸质细腻，厚度适中，印刷精美，字迹清晰，无错字、漏字，字面光滑，字体边缘无毛边，字体、字号一致，无改动迹象，产品批号、有效期等内容与外包装内容一致，盖印位置一致，封签粘贴牢固，不易剥离，无撕下重贴的痕迹。除注明包装盒上的内容外，说明书还要注明主要成分、性状、药理、适应证或者功能、用法用量、不良反应、禁忌症和注意事项等内容。

鉴别药品外观

片剂颜色应均匀一致，大小厚薄相同，不得有裂片、松片、粘连、潮解、变色、花斑等现象；胶囊剂应大小一致，颜色均匀，壳内无杂质，壳内颗粒应大小均匀，装量适中，不得有瘪粒、变形、膨胀、色斑、变色、潮解、断裂漏粉、漏油等现象；颗粒剂应颗粒均匀，颜色一致，无结块、异物、异味等现象；口服液应颜色正常、一致，无明显沉淀、浑浊、结晶、絮状物等现象；注射液应澄清、颜色一致，无变色、杂物、沉淀、浑浊、结晶、絮状物等现象；膏剂应无干涸、水油分离等现象。

充分运用口鼻器官

有些药品有特殊的气味，如"三九皮炎平软膏"有较浓的薄荷味，可作为鉴别真伪的重要依据。另外，通过品尝药品的味道也可以辨别药品的真伪。如"海王银得菲"有苦味，而伪品有微甜味；"严迪"味苦，伪品有滑石粉或淀粉味。

用防伪技术鉴别

有的药品有防伪标识，如"三九感冒灵冲剂"的封签采用热敏防伪技术，在手温下或用火稍加热会变色，手或火离开后又会迅速恢复原色调。有的采用电码防伪技术，可按照包装或说明书指示的方法拨打电话查询或上网查询。另外，大部分名牌药品说明书中都注明了特殊的防伪措施，可依照鉴别。

除此之外，到正规医疗单位和合法的药品销售单位购买药品，也是避免买到伪劣药品的重要途径。

如何判断药品是否变质

药品容易受到光线、温度、湿度、微生物等因素的影响与破坏。如存放不当或存放过久，轻者会使药品质量下降或变质无效，重者会造成不良后果甚至威胁患者的生命。

要判断药品是否变质，除了查看药品说明书上标注的有效期外，还可以通过观察药品的外观形状进行判断。

片剂
外观应光洁完整，色泽均匀，无花斑、黑点，无碎片，无霉菌生长，无异臭等。

如药片有白色片变黄、颜色加深或不均匀、有斑点、表面凸凹不平、松散、膨大、变形、裂片、粘连、潮解、异臭等现象时，说明药片已发霉、变质，不可再用。糖衣片稍褪色时尚可考虑继续使用，若已全部褪色或糖衣面发黑，出现严重花斑、受潮、发霉、糖衣层裂开、溶化、粘连等情况时，则不可再用。

胶囊剂

装粉剂的硬胶囊若出现受潮粘连、破裂漏粉、软化、变色、结块、发霉等现象时，说明已经变质。软胶囊多用于装油性或其他液体药品，若出现破裂漏油、受潮粘连、浑浊、异臭等现象，说明已经变质，不可再用。

散剂及颗粒剂

应干燥、松散，色泽、颗粒应均匀，若出现吸潮、发霉、结团、结块、生虫、变色、粘连、异臭以及色泽不一致等现象时，说明已经变质，不可再用。

注射剂

注射剂除个别特殊的药品允许有轻微浑浊外，一般都要求是澄明的液体。若出现明显浑浊、沉淀、结晶析出经过加热不能溶解者，或出现变色、霉点等现象时，都不应使用。粉针剂应为白色、干燥、松散的粉剂或结晶性粉剂，若出现色点、异物、粘瓶、结块、溶化及变色现象，则说明药品已经变质。

水剂（包括眼药水、滴鼻剂、滴耳剂）

除了极少数为混悬液以外，一般药液应澄清透明，如出现药液颜色变深、浑浊、霉点、沉淀、分层、悬浮、絮状物、异味以及说明书上未注明的固体结晶等现象，说明已经变质，不可再用。

糖浆剂、合剂、口服液

若出现析水、沉淀、发霉、变色、浑浊等现象及有异味、打开后有气泡产生时，说明已变质。

软膏剂

一般较稳定，若出现酸败、异臭、溶化、分层、硬结等现象，说明已经变质。若出现油水分离或结晶析出，经加工调匀后可使用；但若变色、异臭者则不能使用。

丸剂

若出现变形、变色、发干、霉变生虫、有异味等现象，不能使用。

处方药与非处方药

家庭用药时要注意处方药和非处方药的区别。最显而易见的区别是购药时是否需要医生的处方。此外，二者在药理作用、使用剂量、服用时间等方面有着一定的区别。

处方药是指必须凭借有处方权的医生所开具出来的处方才能从药房或药店购买，并要在医生监控或指导下使用的药物。国际上通常用 Prescription Drug 表示处方药，简称 R，常见于医生处方左上角。

处方药的药理作用较强，主要用于治疗病情较为严重的疾病，且容易引起不良反应。一般包括以下几类：刚上市的新药，由于上市时间短、试用人数少，其药物活性、毒副作用等还不完全明了，需进一步观察验证。某些可产生依赖性的药物，如吗啡类麻醉药、镇静药、安眠药、抗焦虑药等。毒性较为剧烈的药物，如抗癌药物等。用于治疗某些特殊疾病的药物，如心脑血管疾病用药、糖尿病用药及治疗细菌感染性疾病的抗生素等。

此外，处方药只允许在专业性医药报刊进行广告宣传，而不能在大众传播媒介做广告。

非处方药是指那些不需要持有医生处方就可以直接从药房或药店购买，消费者凭自我判断，按照药物标签和使用说明书就可自行使用且安全有效的药物。国际上常用 Nonprescription Drug 表示非处方药，在美国又称为"柜台销售药"，即 Over the Counter，简称为 OTC，现已经成为国际上通用的非处方药的简称。

非处方药物主要包括以下几类：呼吸系统疾病用药，如镇咳药、祛痰药等。消化系统疾病用药，如抗消化性溃疡药、助消化药、胃肠解痉药、止泻药、止吐药等。解热镇痛药。关节疾病用药。耳鼻喉科疾病用药。营养补剂，如维生素、矿物质及某些中药补剂等。

非处方药具有以下特点：购买和使用时不需要医务人员的监督、指导，患者可按照药物标签或使用说明书自行使用。适应证是患者能自我做出明确诊断的疾病，一般为轻微、短期、稳定的病症及不适。药物起效迅速，疗效确切，使用方便，价格较低。一般没有毒性，不含成瘾成分，按规定方法使用安全有效，不会引起药物依赖性，毒副作用较少、较轻，而且容易察觉，药物不在体内蓄积，不会引起耐药性和抗药性，与其他药物相互作用也小。供儿童和成人使用的非处方药分别制备或包装。稳定性好，即使在不良条件下储存也不易变质。

事实上，处方药和非处方药并不是药品本质的属性，而是管理上的界定。在不同的条件下，某些药品既有处方药身份，又有非处方药身份。例如，用于治疗皮肤过敏的氢化可的松外用软膏剂可作为非处方药，而用于急性炎症、风湿性心肌炎、类风湿关节炎以及支气管哮喘等其他疾病的氢化可的松制剂（如片剂和注射剂）则属于处方药。

缓释剂和控释剂

缓释剂和控释剂是较新的药物剂型，相对于常规剂型而言，它们的优点是能控制药物释放的速度，减少或避免血药浓度的"峰谷"波动，使药物较平稳地持续发挥疗效。

缓释剂是先将药物制成小的颗粒，然后分做数份，少数不包衣的为速释部分，其他部分分别包上一层特殊的衣，为缓释部分。把这些颗粒按照一定的比例进行混合，然后制成片剂或胶囊剂，这就是缓释剂。服药后，速释部分迅速释放药物，使体内很快达到所需的血药浓度，立即产生药效；之后缓释部分缓慢释放出药物，保持体内血药浓度的稳定，使药物较平稳地持续发挥疗效。缓释剂能有效地控制药物在体内释放和吸收的速度，并能克服血药浓度时高时低的波动现象，提供一个较为平稳的血药浓度，从而能够避免或减少药物不良反应和中毒的发生。同时，缓释剂还能延长药物的作用时间，减少了用药次数和用量。

控释剂是指在单位时间里，释放出的药量能够受到"控制"的药物剂型。用药后药物能以一定的速度缓慢、均匀、持续地释放出来，从而使血液中的药物浓度更为稳定，能进一步提高治疗效果并减少不良反应。如氨茶碱控释片，每12小时只需服用1次，便可将血药浓度稳定地控制在最佳治疗范围内。

因为缓释剂和控释剂多采用"包衣"技术，如果包衣破损，药物就不能正常发挥疗效，也起不到缓释和控释的作用。因此，在服用缓释剂和控释剂时严禁掰开或嚼碎使用，也不能分次使用，只能用温开水直接吞服。另外，缓释剂尽量空腹服用。

慎用、忌用与禁用

绝大多数的药物说明书或标签上都标注有"慎用"、"忌用"、"禁用"的字样，这3个词虽然只有一字之差，但含义却大不相同。

"慎用"是指应谨慎、小心使用，在使用过程中应注意观察是否发生不良反应，一旦发现问题要立即停药，并向医生咨询。但"慎用"并不表示绝对不能使用。慎用药物通常是针对婴幼儿、老年人、孕妇、哺乳期妇女以及心、肝、肾等器官功能不全的患者。这些人因为生理上的特点或病理上的原因，体内解毒、排毒的功能或某些重要脏器的功能低下，在使用某些药物时，容易出现不良反应。因此，遇到必须使用慎用药物的情况时应格外小心，一般应在医生的指导下使用。

"忌用"指避免使用或最好不用。忌用药物的不良反应比较明确，有些患者在服药后可能会出现明显的不良反应，造成不良后果。如磺胺类药物对肾脏有损害作用，肾功能不良者忌用。但是，当病情确实需要，不得不使用某些忌用药物时，应当在医生的指导下选择药理作用类似、不良反应较轻的其他药物代替。如果非用不可，必须同时服用能对抗或削弱其不良反应的药物，将不安全因素降到最低限度。

"禁用"就是禁止使用，说明书中指出的禁用者如果贸然使用禁用药物，将会出现严重不良反应或中毒，重者甚至威胁生命。如阿司匹林可损伤胃黏膜，有消化性溃疡的患者应禁用；吗啡对呼吸中枢有抑制作用，支气管哮喘及肺原性心脏病患者禁止使用。

对于标有"慎用"、"忌用"、"禁用"字样的药物，患者在使用时要格外注意，尽量不要自行使用，最好听从医嘱，以确保用药安全。

"遵医嘱"的含义

许多药品的说明书或标签上，都在"用法用量"项目中标有"遵医嘱"的字样，这是在提醒患者在服药时要按照医生或药师的指导，不可自作主张，擅自用药。

标出"遵医嘱"字样是因为以下几个方面原因。

（1）药品说明书或标签上注明的剂量是常规剂量，是指正常成人的平均用量，也就是说一般病情可以按此剂量服用。但是，由于每个人的年龄、性别、体质、病情以及对药品的敏感程度各不相同，用药量也不可能完全一样。所以，患者在用药时应由医生根据具体情况决定加大或减少用量，以使用药更加合理，取得最佳的治疗效果。如抗生素类、降血糖类、降血压类药品，由于用法特殊，需要遵医嘱服用。

（2）一种药品往往不止有一种用途，治疗目的不同，所需要的剂量也不同。也就是说，药品作用的性质与剂量的大小有关，剂量不同，所产生的作用也不相同。如巴比妥类镇静安眠药，一般小剂量服用时可产生镇静作用，能缓和激动情绪，使患者安静；中等剂量服用时会引起近似生理性睡眠，可用于治疗失眠症；大剂量服用时则会产生麻醉、抗惊厥的作用。一般药品说明书标注的都是主要用途时的用药剂量，而在用于其他治疗目的时，则应由医生或药师根据具体病情进一步确定剂量。

（3）有些药品虽然具有一定的副作用，但在治疗某些疾病时疗效显著，是其他药品所不能替代的。这时，就需要医生或药师根据患者的具体情况，权衡利弊后再决定是否使用此药品；如果决定使用，还需要确定最佳用量。

（4）有些患者需要同时服用多种药品（包括中、西药），有些药品同时使用会起到增强疗效的效果，但有时也会增加不良反应，甚至给患者的身体带来严重的损害。而对于药品之间的相互影响，大多数患者是不清楚的。所以，在同时服用几种药品时，一定要向医生或药师进行咨询。

如何区分药品、保健食品

药品是指用于预防、治疗、诊断人体疾病，有目的地调节人体生理功能，并规定有适应证或者功能主治、用法用量的物品。我国《保健食品管理办法》对保健食品所下的定义是："系指标明具有特定保健功能的食品，即适于特定人群食用，具有调节机体功能，不以治疗疾病为目的的食品。"区分药品和保健食品，可以从以下2个方面入手。

通过外包装批准文号进行区分

药品和保健食品批准文号的格式和内容有不同之处。2001年，国家食品药品监督管理局把药品批准文号和试生产药品批准文号的表达格式统一规定为"国药准（试）字＋1位汉语拼音字母＋8位阿拉伯数字"。保健食品的外包装上应印有蓝色草帽形状的"保健食品"标志，其下方印有"保健食品批准文号"。根据有关规定，2003年

6月以前批准的保健食品批准文号的格式为"卫食健字（××××）第××××号"，2003年10月以后批准的格式为"国食健字（××××）第××××号"。其中，前4位数字代表批准年份，后4位数字代表流水号，且每个品种只有一个批准文号。2005年7月1日，国家食品药品监督管理局对保健食品的批准文号进行了调整，调整后的国产保健食品批准文号的格式为"国食健字G＋4位年代号＋4位顺序号"，进口保健食品批准文号的格式为"国食健字J＋4位年代号＋4位顺序号"。可见，通过查看外包装上的批准文号，就能直观地区分出药品和保健食品。

从作用进行区分

药品一般都在标签或使用说明书中标注有明确的适应证、不良反应、用法、用量、禁忌症和注意事项等内容，且须在医生的指导下服用；而保健食品虽然也标注有适宜人群、食用量、食用方法等内容，但它的使用疗程较长，以调节机体功能为主要目的，对人体有一定程度的滋补营养、保健康复作用，只能对疾病的治疗起到一定的辅助作用，而代替不了药品的治疗作用，且不会对人体产生任何急性、亚急性或者慢性危害。

家庭常备药品注意事项

要注意防潮、避光和防高温

药品很容易因光、热、水分、空气、酸、碱、温度、微生物等外界条件的影响而发生变化，而导致变质失效。因此，为了避光、防潮，药品在保存时最好分别装入棕色瓶中，拧紧瓶盖（有些还要用蜡封上），放置于避光、干燥处，不宜用纸袋、纸盒保存，以防变质失效。部分易受温度影响的药品，如利福平眼药水等，可放入冰箱内保存；而酒精、碘酒等易于挥发的药品使用后除了要密封外，还应放在30℃以下的阴凉低温处保存。另外，气雾剂装有抛射剂，汽化时能产生一定的压力，一旦受热、受撞击，将很容易发生爆炸。因此，应放在阴凉处保存，避免受热和日光直射，并要注意防止挤压和撞击。

标签要完整、清晰

药品的原有标签要完整、清晰，如不小心损坏标签，造成内容残缺或模糊不清，则不宜继续使用。如果药品不是原装而是散装，则应按类分开，并贴上醒目的标签，详细注明药品名称、用途、用法、用量、存放日期、失效期、注意事项等内容。

注意有效期

在使用药品之前，首先要查看药品的有效期，过了有效期便不能再使用，否则会影响疗效，甚至带来不良后果。对于没有注明有效期的药品，可以从外观上加以鉴别。

如出现片剂松散、变色，糖衣片的糖衣、胶囊剂的胶囊粘连或开裂，丸剂粘连、霉变或虫蛀，散剂严重吸潮、结块、发霉，眼药水变色、浑浊，软膏剂有异味、变色或油层析出等情况时，则不能再用。另外，药品的保存时间不宜过长，每年应定期对备用药品进行检查，及时更换。

合理存放

所有药品均应放在儿童拿不到的地方，以防止儿童误服。毒性较大的药品要单独保存起来，不和其他药品放在一起，以防止拿错，特别是防止儿童误服。药品最好保存在原有的包装中，不要换装在有其他药品标签的旧包装里，以免被当作其他药品误服。

成人药和儿童药要分开保存。内服药和外用药要在标签上写清楚，分别存放。宠物用的兽药和灭害虫药要单独保存。

为了保证家庭用药安全、有效、经济，尽量不要大量贮存药品，品种和数量宜精不宜多，以免忙中出错，造成误服。

家庭药箱常备药

配备家庭药箱是为了日常生活中的应急和方便，以便在发生小伤小病时能及时治疗、尽早控制，或在去医院前进行临时处理。家庭药箱常备哪些药，应根据每个家庭的具体情况而定。如家中有老年人、幼儿，或有慢性病的患者等，应以各自不同情况准备常用药。以下几大类药物是家庭药箱中必备的常用药物，可从每一类中选出2～3种备用。

感冒药
感冒清热冲剂、板蓝根冲剂、小儿感冒冲剂、清热解毒口服液、速效伤风胶囊、银翘解毒丸（片）、强力银翘片、藿香正气片（丸、水）、感冒清、清开灵、双黄连、病毒灵、病毒唑、感冒通、克感敏、扑尔敏、白加黑、力克舒、康泰克等。

解热镇痛药
阿司匹林、复方阿司匹林（APC）、扑热息痛（必理通、泰诺、百服宁）、布洛芬（芬必得、美林、托恩）、消炎痛、去痛片、安乃近、安痛定等。

止咳化痰药
咳必清、必嗽平、咳快好、舒喘灵、息可宁、沐舒坦、美可、咳近、复方甘草片、川贝枇杷露、蛇胆川贝液、急支糖浆、止咳糖浆、祛痰灵、痰咳净、氨茶碱、美普清、喘速康等。

清咽消暑药
清咽饮、泰乐奇、咽速清、金喉健、口炎清、冬凌草片、藿香正气水、人丹、十滴水、溶菌酶、西瓜霜、华素片、草珊瑚、金果饮等。

抗菌消炎药

阿莫西林、先锋Ⅳ、先锋Ⅵ、红霉素、罗红霉素、阿奇霉素、麦迪霉素、乙酰螺旋霉素、黄连素、吡哌酸、利复星、诺氟沙星、环丙沙星、复方新诺明、克霉唑、甲硝唑、制霉菌素、达克宁等。

镇静安眠药

安定、舒乐安定、苯巴比妥等。

胃肠解痉药

普鲁本辛、胃舒平、复方颠茄片等。

助消化药

酵母片、多酶片、乳酶生、山楂丸、复合维生素B、吗丁啉等。

通便药

果导片、大黄苏打片、麻仁丸、甘油栓、开塞露等。

止泻药

易蒙停、止泻宁、庆大霉素、黄连素、痢特灵等。

抗过敏药

扑尔敏、息斯敏、开瑞坦、去氯羟嗪、赛庚啶、苯海拉明糖浆等。

急救药

硝酸甘油片、速效救心丸、复方丹参滴丸、消心痛、心痛定、安定栓剂等。

外用止痛药

伤湿止痛膏、关节镇痛膏、麝香追风膏、风湿膏、烫伤膏、红花油、活络油、好得快喷雾剂等。

外用消炎消毒药

酒精、碘酒（碘酊）、红药水、紫药水、高锰酸钾、氯霉素眼药水、金霉素眼膏或眼药水、金霉素或红霉素软膏、皮炎平软膏等。

慢性病患者还可根据病情备药

地高辛、络活喜、异搏定、开搏通、蒙诺、康可、辛伐他汀、苯妥英钠、丙戊酸钠、卡马西平、妥泰、谷维素、维生素类（维康福、贝特令、伊可欣、小施尔康等）。

避孕药

复方快炔诺酮片、复方醋酸甲地孕酮片、复方孕二烯酮片等。

除了药物外，药箱中最好备有其他基本的医疗用品，如体温计、小剪刀、镊子、创可贴、风油精、清凉油、季德胜蛇药、84消毒液、消毒棉签、纱布、胶布、绷带、冰袋等，有条件的家庭还可准备血压计、血糖仪、氧气袋。为了保险起见，最好再备有一本药物手册和急救知识手册，并记下120、110等呼救电话。

需要提醒的一点是，家庭备药除了个别需要长期服用的品种外，其他药物的备用量均不宜过多，一般够三五日剂量即可，以免备量过多造成失效浪费。药箱要定期清理，及时淘汰过期和变质的药物，并补充相应的药物。

旅游用药的配备

旅游时最常遇到的是水土不服、腹泻、感冒、上火以及晕车晕船等。如果从事野外旅游，则可能被蚊虫叮咬或有外伤；加上旅游时人群流动性大大增加，患传染性疾病的概率也明显增多。因此，在外出旅游时，建议随身携带以下药物，以备不时之需。

防晕药
有乘晕宁、乘晕静、茶苯海明等，在上车（船）前半小时服用。

感冒药
速效伤风胶囊、板蓝根冲剂、白加黑、新康泰克、复方感冒灵、感冒通、重感灵等，可任选一种或几种，一旦出现感冒初始症状就立即服用。

抗菌消炎药
阿莫西林、复方新诺明、牛黄解毒片、银翘解毒片、草珊瑚含片、乙酰螺旋霉素片等，可用于治疗扁桃体炎、咽炎、支气管炎、牙龈炎、口腔溃疡及毛囊炎、疖肿等。

止泻药
可带黄连素片、诺氟沙星或思密达等，一旦出现腹泻应赶快服用。

防便秘药
最好带上酚酞片及有关治便秘的其他药物。

镇静、安眠药
若因生活环境改变或兴奋过度而睡不着觉，可服用安定、舒乐安定、利眠宁等。

消化系统用药
当出现胃痛、呕吐、嗳气、胃胀时，可服用胃舒平、胃复安、斯达舒胶囊、多酶片等，以帮助消化、增进食欲等。

防痔疮药
高锰酸钾溶液、痔疮膏和痔疮栓等。

防心脑血管疾病药
老年人外出还应带速效救心丸、冠心苏合丸、硝酸甘油、安搏律定等药。当有发病迹象时，应马上吃药，以防心脑血管出现意外。

伤科药
应备有伤湿止痛膏、宝珍膏、麝香跌打风湿膏、正红花油、驱风油、云南白药和碘酒、红药水、创可贴等，以防止扭伤淤肿、跌打损伤、刀伤、烫伤、烧伤、风湿骨痛、头风胀痛、蚊叮虫咬等。冬季旅游还应带上冻疮膏。

防暑药

夏季旅游还应带仁丹、清凉油、十滴水、莪术油、风油精、白花油等，以防中暑。此外，最好带上痱子粉，患有脚气者还要带一支达克宁霜。

自购药品应注意的问题

药品分为处方药和非处方药。处方药的管理比较严格，需持有医生开具的处方才能购买。非处方药疗效确切、使用方便、安全性高，可自行到药店购买。

在自行购买药品时应注意以下几点。

根据自己的病情选择适合的药品

可以选购自己以前使用时感觉疗效比较好的药品，如果自己不清楚，可以向医生、药店的职业药剂师或柜台营业员进行咨询。尽量买疗效好、毒副作用小的药品。

选购能自行使用的药品

药品有很多剂型，适宜于家庭使用的主要是口服制剂和外用制剂，而注射制剂等在特殊条件下才会使用，故不宜购买。

选择易于保存、包装完整的药品

一般应购买易于保存的小包装的整瓶、整盒药品，药品包装要完整，一定要有药品说明书，并标明药品的生产日期和有效期等。对零散的片剂、丸剂、胶囊剂等，应用瓶或盒分别包装，并立即贴上标签，注明药品的名称、用途、用法、用量及有效期等。

选择正规地点购药品

不能在不具备药品销售资质的地方随处购买药品，应到正规医院或"三证"齐全的超市、药店购药。"三证"是指营业执照、药品经营企业合格证和药品经营企业许可证，不要相信所谓的"祖传秘方"、"包治百病"等广告宣传，更不能到游医、地摊上购买药品，以防上当受骗。

认准药品的名称

每种药品都有通用名和商品名，甚至可能还有别名等，很容易造成混淆。有些药名仅仅一字之差，而作用却相差万里。如优降宁和优降糖、安定与安宁、达力新与达力士等，都属于两种不同的药品。所以，买药时一定要认准药名，绝不能搞错，以免误买误服，造成不良后果。

认真查看所购药品的包装

正规的药品在外包装上都有药品监督管理部门的批准文号、药品生产单位的生产批号、非处方药"登记证书编号"、经过批准的注册商标及生产厂家的名称。同时还要具有国家统一的非处方药专有标识，即在药品说明书和药品包装的右上角固定位置印有"OTC"字样。无上述标志或标志不全的，不宜购买，以防假药。

仔细检查药品是否过期或变质

在购药前要仔细核对药品包装上的有效期或失效期，确定药品是否过期。如果过期则坚决不能购买。如果药品没有过期，还要通过检查药品的外观、气味等，确定药品是否变质。

考虑患者的年龄、生理状况等因素

老年人、儿童、孕妇对药品的反应有特殊性，因此在为这些人购买药品时应格外注意药品的毒副作用，同时还要考虑用药的禁忌。

考虑购药的数量和用途

自购药品的数量不宜过多，以免不能在有效期内用完，导致过期失效，造成浪费。如所购买的药品只是为了贮存而并非急用，应选择距离失效期较远的药品。

除了以上几点，购药时还要避免以下几个误区。

价格越高越好

药品的价格与疗效并不成绝对的正比关系，所以不能只以价格的高低评定药品的好坏。

新药比旧药好

新药固然有它的优点，但它同时有很多的不确定性。由于上市时间短、试用人数少，新药的适应证、禁忌证、毒副作用等还不完全清楚，还需要时间来验证，而旧药的药性就相对清楚得多。

进口药比国产药好

进口药在提炼、制作方面虽然有它的独到之处，但由于中国人和外国人存在种族的差异，因此在体格和对药品的敏感性等方面也不尽相同，所以进口药对我们未必都是适合的。另外，进口药在价格上要比疗效相当的国产药高得多。

品种越多越好

因为药品之间存在配伍禁忌，多种药物同时服用可能会产生一些不良反应，轻则疗效降低，重则引起中毒，甚至危及生命。另外，同时服用多种药物，还可能因药物成分相同，造成重复用药。所以，要有针对性地购药，不应盲目贪多。

"名气"越大，药品越好

药品的"名气"很大程度上是由铺天盖地的广告制造出来的，但广告所宣传的多是药品的优点、特效，有失客观、全面，有的还有夸大宣传的成分，并不完全可信。因此，购药时不要只看药品的名气，更重要的是药品的疗效和适合病情。

药物个体差异

不同患者对相同剂量的同一种药物可产生明显不同的反应，这种个体之间的差异，称为药物的个体差异。

药物的个体差异一般表现为以下 3 种形式。

高敏性

有些人对某些药物的作用特别敏感，只需使用很小的剂量就能产生明显的疗效，如果使用常用剂量甚至会发生中毒反应，这在临床上称为高敏性。如有的人对青霉素有高敏性，即使在做皮试时使用微小的剂量，有时也会引起过敏性休克甚至死亡。所以，对药物有高敏性的人群，在使用某些药物时应酌情减小剂量。

耐受性

有些人在连续服用某种药物后，身体对该药物的敏感性降低，再使用常用剂量时往往疗效不明显，甚至无效，只有增大剂量甚至用最小中毒量才能达到原有的治疗效果，且机体能耐受，这种现象叫做药物的耐受性。对药物有耐受性的患者，应酌情增加该药物的使用剂量。

特异性

有些人对某种药物的反应与该药通常所表现的作用完全不同。对于同一种药物，有些人一接触就出现中毒反应，而一般人即使大剂量使用也不会出现这种反应，这就叫做特异性反应。如新山地明或赛斯平等器官移植抗排斥药物，有些肾移植患者大量服用仍会出现慢性排斥反应，而有些患者即使服用量非常小，也能有效地防止慢性排斥反应。

引起个体差异的原因

遗传原因

如先天性缺乏葡萄糖脱氢酶的患者，如果服用扑热息痛、阿司匹林等药物，易造成溶血反应。

生理原因

如洋地黄对于有水肿的心脏病患者有利尿作用，但对无水肿的患者就不能增加尿量。

病理原因

有些药物如果重复给药，会产生耐受性，使药效降低，例如反复给予麻黄素会使其平喘作用明显减弱。同时使用两种以上药物，也会产生一定的相互影响，例如心得安与硝酸甘油合用，都能提高疗效。

药物的不良反应及其种类

世界卫生组织对药物不良反应所下的定义为："为预防、诊断或治疗疾病，或为改善生理功能而服用适当剂量药物所引起的有害的、非预期的或治疗上不需要的反应。"

我国《药物管理法》规定的定义为："合格药物在正常用法用量情况下出现的、与用药目的无关的或意外的有害反应。"由此可见，药物不良反应一般是指在正常用药的情况下，由药物引起的对人体造成损害的一种反应。而由用药不当所引起的反应，如用错药物、超剂量用药、滥用药物、自杀性过量服药等均不属于药物不良反应的范畴。

药物不良反应分类方法有很多种，通常按其与药理作用的关系而分为 A 型和 B 型两类。

A 型不良反应又称为剂量相关的不良反应，是由药物的药理作用引起的不良反应，一般与药物的剂量有关，有一定的规律性，多数可以预测，发生率较高而死亡率较低。

B 型不良反应又称为剂量不相关的不良反应，为机体的异常反应性所致，与正常药理作用无关，一般和药物的剂量无关，通常很难预测，发生率较低而死亡率较高。

A 型不良反应包括副作用、毒性反应，而停药反应、继发反应、后遗效应、首剂效应等由于与常规药理作用有关，也属于 A 型不良反应的范畴。

副作用

药物的副作用是指药物按常用剂量应用时，伴随治疗作用而出现的与治疗目的无关的其他作用。副作用产生的原因，主要是因为一种药物通常有多方面的作用，当某一作用用做治疗目的时，其他作用便成为副作用。所以，药物的副作用也是药物本身所固有的一种药理作用。但副作用并不是绝对的，它和治疗作用在特定的情况下可以相互转化。例如，异丙嗪不但具有中枢抑制的作用，而且具有抗过敏作用。当用于抗过敏时，则中枢抑制作用所引起的嗜睡就是副作用；反之，当用做镇静治疗时，则中枢抑制作用又成为治疗作用了。

药物的副作用是在常用剂量下发生的，因此难以避免，但一般较轻，属患者可以耐受的范围。但当副作用使患者的某种疾病加重或引发其他疾病时，则要考虑停用此药或换用其他药，也可以增加其他药物来抵消副作用。另外，药物的副作用是可以预料的，患者可以参照说明书上标注的禁忌症有选择性地使用。

毒性反应

毒性反应是由于药物作用剧烈，或用药量过大、用药时间过长所引起的机体功能紊乱，甚至是器官组织病理变化，是一种比较严重的不良反应，对人体的损害较大。如多种抗癌药物引起的骨髓抑制、严重贫血、长期大量使用链霉素导致的耳聋，磺胺类药物引起的蛋白尿、血尿、肾功能减退等。

药物的毒性反应可发生在人体内的各个系统、器官或组织，但多数都有各自的特点，因此一般情况下是可以预料的。只要全面掌握药物的药理作用，采用正确的用药方法和剂量，毒性反应是可以避免或减少的。

后遗效应

后遗效应是指停药后仍残留在体内的、低于最低有效治疗浓度的药物所引起的不良反应。有的后遗效应比较短暂，如服用巴比妥类安眠药后引起的嗜睡现象；有的后遗效应也可能比较持久，如长期服用肾上腺皮质激素，停药后可出现肾上腺皮质功能低下，数月内不能恢复。少数药物还可能导致永久性器质性损害，如链霉素引起的永久性耳聋。

停药反应

长期服用某种药物时，如果突然停药或减量太快，会引起原有疾病病情恶化，这叫做停药反应，又称回跃反应或反跳现象。长期连续使用某些药物，可使人体对此种药物的存在产生适应。骤然停药后，人体一时无法适应这种变化，就可能产生不良反应。

很多起调整机体功能作用的药物都会引起停药反应，如长期使用巴比妥类药物，骤然停药或减药过速时可引起烦躁不安、精神恍惚和失眠等。因此，对于长期使用的药物，一般不能突然停药，而应采取逐渐减量的办法，从而避免或最大限度地减少停药反应的发生。

继发反应

有时候药物本身的治疗作用也会引起不良反应，这种反应称为继发反应，又称治疗矛盾。如长期使用广谱抗生素，会抑制肠道内敏感细菌的生长，造成不敏感的细菌大量繁殖，导致葡萄球菌肠炎或念珠菌病。这就是使用药物治疗所产生的继发性反应。

首剂效应

一些患者在初次服用某种药物时，由于机体对药物的作用不能适应而引起的较强的反应称为首剂效应。有些药物，本身作用较为强烈，首剂如按常量服用，可能出现强烈的效应，致使患者不能耐受。如降压药可乐定，首剂按常量服用，常会出现血压骤降现象。因此在使用此种药物时，应从小剂量开始，然后根据患者的病情和耐受情况逐渐加大到一般治疗剂量，以确保安全。

B型不良反应包括过敏反应、特异体质反应、药物依赖性及致癌、致畸和致突变作用。

过敏反应

过敏反应也叫变态反应，是指有过敏体质的患者使用某种药物后产生的不良反应，其实是一种免疫反应。过敏反应可发生在各个系统、器官和组织，表现形式多种多样，轻重程度也各不相同，轻微的过敏反应以皮肤过敏最为多见，如瘙痒、各种类型的皮疹、荨麻疹、红斑、水泡等，严重的过敏反应表现为剥脱性皮炎、哮喘、血管神经性水肿，甚至过敏性休克。

过敏反应与药物原有的药理作用无关，反应的严重程度与用药剂量也没有直接关系。对该药不过敏的患者，即使使用了中毒剂量也不会发生过敏反应，而有过敏体质的患者在使用常用剂量甚至极小剂量时就会发生严重反应，如有些人只要一接触青霉素溶液就会发生严重的过敏反应。

由于过敏反应只发生于少数过敏体质患者，所以发病率并不高。多数过敏反应不严重，停药后反应就会自行消失，但少数过敏反应如过敏性休克等会引起严重后果，抢救不及时还会危及生命，应予以足够的重视。对过敏体质者和一些易致过敏的药物如青霉素等，用药前应做皮试，以确保用药安全。

特异体质反应

极少数特异体质患者对某些药物的反应异常敏感，常可引起与一般患者不同的反应，而且与药理作用毫不相关，也不取决于药物剂量的大小。这种特异质反应与遗传有关，有先天性特点，大多是由于机体缺乏某种酶，引起药物在体内代谢受阻所致。如葡萄糖－6－磷酸脱氢酶缺乏症患者，在使用伯氨喹、磺胺等药物后可导致紫绀、溶血性贫血等。假胆碱酯酶缺乏者，使用琥珀胆碱后，由于延长了肌肉松弛作用而常出现呼吸麻痹等中毒反应。

药物依赖性

某些药物被人们反复应用后，一旦停药，可能出现一系列不适的感觉，从而迫使患者对这些药物产生一种强烈的继续使用的欲望，以便从中获得精神满足或避免停药引起的不适。药物的这种特性称为药物依赖性。

药物依赖性可分为两种。

身体依赖性，也称生理依赖性，以前称"成瘾性"。它是由于反复用药，使身体形成一种适应状态，中断用药后会产生严重的生理功能障碍，出现一系列难以忍受的戒断反应，如精神萎靡、烦躁、疲倦、失眠、流泪、流涕、出汗、恶心、呕吐、腹痛、腹泻等，甚至可能出现虚脱、抽搐、瘫痪、大小便失禁等严重反应，对躯体造成严重的损害，甚至危及生命。能产生身体依赖性的药物均为中枢神经抑制剂，如吗啡、可待因等。

精神依赖性，也称心理依赖性或习惯性。它是指反复使用某种药物后，会使人产生一种要定期、连续地使用这种药物的强烈欲望，并产生强迫性用药行为，也称"觅药行为"。中断用药后一般不引起严重的躯体戒断反应。容易引起精神依赖性的药物主要有安定药、安眠药、精神兴奋药等。

致畸、致癌和致突变作用

详见"药物致突变、致畸和致残"一节。

如何判断药物不良反应

药物不良反应是用药中的一种常见现象，几乎所有药物都会发生不同程度的不良反应。那么，如果在用药过程中出现了新的症状或体征，该如何判断是否属于药物不良反应呢？

根据用药后出现反应的时间判断

在用药后数秒钟至数分钟内发生

如有人在做皮内试验后数分钟内发生过敏反应，甚至有人在注射针头尚未拔出时，过敏反应就已发生，患者很快出现灼热、喉咙发紧、胸闷心慌、脸色苍白、呼吸困难、脉搏细弱、血压下降，甚至神志昏迷，这时需立即抢救。过敏性休克常在接受药物后突然发生，支气管哮喘也多发生在用药后数秒钟至数分钟内。

在用药后数分钟至数小时内发生

如固定性药疹、荨麻疹、血管神经性水肿等过敏反应，多在用药后数分钟至12小时内发生。

服药后半小时至两小时发生

服药后半小时左右至两小时内如果出现恶心、呕吐、腹痛、胃部不适等症状，则可能是药物引起的胃肠道不良反应。

用药后1～2周发生

如多形红斑常在用药后2～7天出现；血清病样反应多在首次用药后10天左右发生；剥脱性皮炎、大疱性表皮松懈型药疹大多在用药10天后发病，体温可高达39～41℃；洋地黄、利尿剂引起的水肿等，也多在用药后的1～2周出现。

停药后短时间发生

如长期使用心得安、可乐定等药物治疗高血压，停药后可出现反跳性高血压；连续使用抗凝剂，突然停药后可出现反跳性高凝状态伴血栓形成等。

停药后较长时间发生

如链霉素导致的耳聋常在停药后6个月出现；抗癌药白消安引起的肺部病变常在用药后1年以上才出现，停药后仍可继续发生；氯霉素所引起的再生障碍性贫血与白消安情况类似；药物的致癌作用和致畸作用需要更长的时间才会出现。

根据具体症状判断

一般来说，药物引起的不良反应不同于原有疾病的症状，有时甚至完全不同，如阿司匹林、消炎痛等引起的哮喘，庆大霉素等导致的耳聋，青霉素、碘制剂等导致的过敏性休克。但也有一些药物引起的不良反应与原有疾病的症状相同，如长期使用甲基多巴等降压药，如果突然停药，会造成血压骤升、心率加快，甚至导致颅内出血，需立即抢救；双氢克尿噻在利尿过程中常会出现水肿或使水肿加重；用心得安治疗高血压，如果在症状得到控制后停药，一般会发生反跳性高血压。这些现象都有助于对药物不良反应的判断。

根据是否有再激发现象判断

再次使用同类药物后，注意观察是否会发生同样的反应，若两次反应相同，则可判定为药物不良反应。对已怀疑会出现不良反应的药物，一般不宜再次使用，但无意中再次使用时出现的现象可作为判断不良反应的重要依据。

需要特别指出的是，某些中成药也会引起过敏反应。如六神丸、跌打丸、云南白药、牛黄解毒片、穿心莲注射液、复方柴胡注射液及板蓝根、贝母、红花、丹参、天花粉、紫草、益母草、槐花、大青叶、大黄等，用药时应特别注意。

另外，发现可疑不良反应，应与药品说明书中标注的或医生交代说明的不良反应相对照，如果相符，则可能性较大。当然，若不相符也不能完全排除嫌疑，还可能是该药所引起的新的、尚未被发现的不良反应。

一旦发生不良反应，首先要立即停止服用可疑药物，并及时通过医生、药师或直接向药物不良反应监测部门报告，同时向医药专业人员进行用药咨询。若确属药物不良反应，今后应避免再次服用同样药物。发生严重的药物不良反应，应及时就医。

怎样预防药物不良反应

产生药物不良反应的原因非常复杂，有些不良反应如副作用、毒性作用和过敏反应等与药物固有的药理作用和患者的体质有关，是不可能完全避免的。但有些不良反应是人为原因造成的，如选药不当、用药剂量不对、用药方法错误、用药时间过长等，用药时只要多加注意，一般都可避免或减少不良反应的发生。

了解患者的病史和用药史

应让医生或药师了解自己曾患过哪些疾病，服用哪些药物出现过不良反应，对哪些药物容易过敏等，绝对不能再使用已经产生过过敏反应的药物。如患者患有青光眼，则不能使用阿托品类药物；如患者曾对磺胺药或青霉素产生过敏，就不可再用同类药物。

注意患者的体质

有过敏体质和特异体质的患者，对某些药物的反应极其敏感，在用药时应格外谨慎，患者在购药前应该让药师或医生了解自己的药物过敏史和家族的特异性反应。此外，还要考虑自身的身体承受能力，体弱者一般宜选用作用比较温和的药物，且药量不宜太大。

正确选药

患者自行到药店购买非处方用药时，应根据自己的病情和症状合理选药，避免盲目用药。请医生开处方时，不应隐瞒病情，应向医生如实交代发病原因、发病时间、主要症状、演变过程、已做过的诊断或已用过的药物等，以便医生做出正确的诊断，开具合理的药方。

了解药物性质

服药前要认真阅读药物说明书，以了解该药物的药理作用、不良反应、禁忌症和注意事项等。使用对器官功能、造血系统、神经系统、血糖可能造成不良反应的药物时，要向医生咨询或按规定做实验室检查，一旦发现问题应及时停药，如使用利福平、异烟肼时要检查肝功能，使用氨基糖苷类抗生素时要检查听力、肾功能，使用氯霉素时要检查血常规。

注意用药方法

要根据患者的病情、用药目的和药物的性质等选择合适的用药方法。如治疗胃肠道感染、消化性溃疡的药物大多口服，需要在全身起作用的药物可采取口服或注射用药。

注意用药种类和剂量

用药种类不宜过多，应避免不必要的联合用药，以免发生药物不良相互作用。用药剂量不宜过大，因为药物的疗效和剂量并不成正比，增加剂量后副作用的增加要比疗效的增加大得多。所以要根据医生指示或说明书来确定，不可随意增加或减少药物的剂量。对不熟悉或未曾使用过的药物最好先从小剂量开始，边使用边观察，然后根据用药反应作适当的调整。老年人和儿童对药物的反应不同于成人，用药时应适当减少剂量。孕妇和哺乳期妇女用药时要特别慎重，尤其是妊娠头 3 个月应避免使用任何药物，以免引起致畸作用。肝病和肾病患者，应选用对肝肾功能无不良影响的药物，而且要适当减少剂量。

注意用药时间

药物不良反应与用药的时间有关，一般连续用药的时间越长，发生不良反应的可能性越大。有些药物在长期服用的过程中，如果突然停药，也易引起不良反应。因此不能随意延长用药时间或突然停药。此外，要注意按时服药，不能随便更改用药时间和次数，对刺激性较强的药物可在饭后服用。

在日常生活中，如果能结合患者的病情和体质正确选药，严格掌握用药剂量、用药方法、服用时间以及配伍禁忌等，一般都能避免或减少药物不良反应的发生。

如何应对药物不良反应

如果发生药物不良反应，患者应及时和医生联系，在医生的指导下，根据不良反应的不同表现和严重程度采取相应的措施进行治疗。

（1）如果出现严重的不良反应，或由于药物副作用较剧烈，导致患者出现其他异常或使原有病情加重时，一旦发现应立即停药，并及时就医；也可改用其他药物，或有针对性地服用一些能降低或抵消副作用的药物。对危及生命的不良反应，如严重的低血糖、急性肾功能衰竭等，应配合医生采取有力的措施积极抢救。

（2）如果药物不良反应较轻，患者可以耐受，一般不需做任何处理，停药后不良反应就会自行消失。如果按病情不允许停药，这时可继续用药，同时要做对症处理。

例如，饭后服药可避免药物对胃肠道的刺激；服用磺胺类药物后应多饮水，防止药物在尿中形成结晶，减少对肾脏的损害。

（3）有些药物容易对血液系统和肝肾功能造成损害，如白细胞减少、血小板减少、血转氨酶升高等，但对于此类药物不良反应，一般患者通常不易察觉。因此，在使用此类药物时要定期做血液检查或肝肾功能检查，一旦出现异常现象，应在医生的指导下停药或加用其他辅助治疗的药物。

（4）由过敏体质引起的过敏反应，如过敏性皮疹、荨麻疹和瘙痒及过敏性休克等，或由于遗传因素引起的特异性反应，如磺胺药引起的黄疸、溶血性贫血等，一经发现应立即停药。严重反应如过敏性休克，要立即送往医院抢救。由于此类不良反应与药物的剂量无关，不良反应的严重程度难以预料，因此以后应避免使用同类药物。

（5）如果不良反应是由服药剂量不当引起的，而且反应较重，患者难以耐受时，则需减小用量，也可以改用或合用其他药物。例如，单独使用一种抗高血压药物治疗高血压时，要用较大的剂量，就会引起明显的不良反应；若改成联合用药，则每一种药物的使用剂量都不大，可大大减少不良反应的发生。

几种特殊的药物不良反应

药物的不良反应可发生于人体的各个系统、组织和器官，一般常见的主要是消化系统的症状，如恶心、呕吐、腹泻、腹痛、便秘等。

药物可引起以下几种特殊的不良反应。

水肿

有些药物可使机体内水、电解质平衡发生紊乱，进而引起全身或局部的水肿，其具体原因主要有以下几个方面。

过敏反应引起水肿

有些患者在注射某种动物血清时可发生血清病，出现皮疹、发热、关节痛、淋巴结肿大等，部分患者还可出现面部、眼睑、手足末端水肿，极少数患者可发生较严重的喉头水肿。口服阿司匹林、安乃近等可导致药物性皮炎，出现荨麻疹，并在口唇、眼睑、外阴等皮下组织疏松的部位出现水肿。注射青霉素、口服磺胺类药物，还可引起血管神经性水肿，多发生在口唇、眼睑、耳垂、外阴等部位。

药理作用引起水肿

如长期服用肾上腺皮质激素、性激素、解热镇痛药、降压药、利尿药及某些中药如甘草、人参等，可导致机体内水钠潴留而发生水肿。

药物本身导致水肿

有些药物本身就可以导致水肿，如不恰当地大量补液或输入过多的氯化钠、碳酸氢钠、乳酸钠，或长期大量使用水杨酸钠、青霉素钠等，都可使体内钠离子过多，引起高钠血症和水肿。

损害肾脏引起水肿

很多药物如镇静剂、解热镇痛剂、抗凝血剂、利尿剂、磺胺类药物、青霉素、庆大霉素、卡那霉素以及降糖药物等，都会不同程度地损害肾功能，影响水钠排泄，导致水钠潴留，最终引起水肿。

当药物引起水肿时，首先应停止使用相关药物，同时减少水分和食盐的摄入，并进行对症处理，可采用抗过敏、保护肾脏功能、适当使用利尿药等方法来消除水肿。

眩晕

眩晕是人体对空间的定向感或平衡感发生障碍而产生的一种运动性或位置性错觉，患者在睁眼时感觉周围物体在围着自己旋转或上下、左右跳动，闭眼时则感觉自身在旋转、摇晃或有摆动、倾倒、翻滚、升降感，同时伴有恶心、呕吐、出汗、面色苍白等症状。

引起眩晕的药物以链霉素最为常见，其他常见的还有庆大霉素、卡那霉素、新霉素、万古霉素等抗菌药，利尿酸和速尿等利尿剂，水杨酸之类的解热镇痛药，利血平、降压灵等降压药及一些镇静药、安眠药等。这些药物会对内耳前庭系统产生不同程度的损害，影响其维持机体平衡协调的功能。在用药剂量过大、用药时间过长、联合使用两种以上同类药物及患者肾功能不全的情况下，这种损害作用会变得更加明显。

为了避免或减少药物性眩晕的发生，用药时应尽量避免使用上述药物，尤其是肝肾慢性疾病患者以及幼儿、老年人、孕妇和哺乳期妇女，对此类药物应忌用或慎用。若因病情需要必须使用此类药物，则应尽量避免同时使用两种以上耳毒性药物，用药时间也不宜过长。当有失去平衡感、头晕、行动不稳甚至站立不稳时，必须立即停药。

男性乳房增大

某些药物会引起男性乳房增大，但往往容易被人忽视，而一旦发现又常被误认为是其他疾病所引起的，如乳腺癌等，从而造成不必要的恐惧。

药物引起的男性乳房增大一般可分为两类。

单纯有乳房增大而没有溢乳

引起此类反应的药物以利尿剂安体舒通最为常见，可抑制睾酮与受体结合，长期服用可致男性乳房增大，并可伴有乳房疼痛、睾丸缩小、阳痿及性欲减退等；强心药洋地黄具有增强雌激素的作用，长期服用的患者，约10%可发生乳房肿大，尤其以老年人居多。其他能引起乳房增大的药物主要有抗癌药马利兰、卡氮芥、长春新碱，抗结核药异烟肼、异烟腙、乙胺丁醇等。

乳房增大伴有溢乳

引起此类反应的药物主要有安定药如奋乃静、安定、氟哌啶醇，三环类抗抑郁药如丙咪嗪、阿米替林等，胃肠溃疡病用药如西咪替丁、雷尼替丁等，雌激素及孕激素类药，降压药如甲基多巴、酮康唑、脑益嗪、卡马西平等。

药物引起的男性乳房增大一般呈双侧性，但可不对称，大多左侧大于右侧，乳晕色素可出现加深，乳晕下可有软性肿块，有时有结节，一般无症状，局部可有胀痛、压痛或触痛。一旦发现，需立即停用相关的药物，一般停药后肿块可逐渐消退，少数病情较严重的患者需请医生诊断治疗。

出血

药物引起的出血正呈现逐年增多的趋势，这与一些药物尤其是抗菌药的广泛使用和滥用密切有关。药物性出血的机制主要有 3 种：

骨髓抑制与再生障碍

药物性骨髓抑制的出现与用药剂量大小和用药时间长短有关，常在用药期间出现，停药后多数能够恢复。药物性再生障碍的出现与用药剂量大小及用药时间长短无关，而是由患者的特异体质所引起，而且治疗起来十分困难。抗菌药氯霉素既能引起骨髓抑制，又极易引起再生障碍性贫血，12 岁以下、有慢性荨麻疹和湿疹等过敏性疾病史的女孩常患此病。所以，此类患者应避免使用氯霉素。另外，链霉素、硫霉素、磺胺类药物也可引起骨髓抑制和再生障碍。

血小板破坏或功能抑制

当血小板吸附某些抗体—药物复合物时，可引起免疫性血小板破坏。此类药物主要有氯霉素、红霉素、庆大霉素、丁胺卡那霉素、利福平、磺胺类药物等。此外，青霉素、氨苄西林、阿莫西林等药物会损害血流中的血小板功能，阻碍血小板聚集，最终导致出血。此类抗菌药物还有乙氧萘青霉素、硫霉素、拉氧头孢、头孢曲松、利福平、诺氟沙星等。

维生素 K 依赖性凝血过程阻断

拉氧头孢、头孢唑啉、头孢曲松等头孢类抗菌药可造成维生素 K 凝血过程受阻，引起消化道出血等不良反应，尤其是那些营养不良、肾功能减退的患者，在使用此类药物后更易引发出血。除了上述药物外，能造成维生素 K 凝血过程受阻的药物还有头孢唑啉、头孢甲肟、阿莫西林、氨苄西林等。

药物不良反应影响心理健康

在服药过程中，由药物所引起的不良反应不但会给一些患者带来精神上的痛苦和心理上的负担，严重的还可导致复杂的心理改变，甚至发生变态心理，从而造成滥服或拒服药物的现象，对疾病的治疗和患者的康复极为不利。

药物不良反应对心理健康会造成一定影响，让患者产生以下几种不健康的心理。

焦虑心理

有的患者不了解药物的药理作用，或是用药不当，导致用药后治疗效果不佳，不但没有达到"药到病除"的预期目的，反而出现了不少副作用，这时患者就会表现出焦虑和烦躁心理。

恐惧心理

由于对药物的不良反应了解较少，当服药后出现某些异常反应时，患者大多会认为自己的病情有加重的迹象，甚至觉得越治反而情况越糟，干脆不如不治，从而产生逃避和恐惧情绪。多见于老年患者和女性患者。

依赖心理

有些患者在长期服用某些药物后会产生生理依赖性，一旦停药就会出现一系列反常症状，如流泪、流涕、呕吐等；绝大多数患者同时还会伴有强烈的心理依赖性，有继续用药的强烈欲望。多见于镇痛药和镇静安眠药。

怀疑心理

有些患者在使用过某种药物后感到疗效不明显，或者出现一些不良反应，往往会对药物的疗效半信半疑，无端夸大药物的不良反应，甚至怀疑药物有致癌、致突变等作用，对医生开具的处方也不信任。有的患者甚至自作主张，根据自己的经验和广告宣传盲目购药，并且不按医嘱用药，随意改变用药剂量、用药次数和用药时间等。这些都是怀疑心理的突出表现。

拒绝心理

有的患者对某些药物的不良反应有切身体会，或是受到过某些药物的严重伤害，从此便对这些药物产生一种特殊的警觉性，出于治疗需要该用某种药物时，这些患者也往往拒绝用药，从而错过了用药的最佳时机。

常用维生素的不良反应

维生素是人体必不可少的重要元素，对维持正常新陈代谢和生命活动有重大意义，一旦缺乏就会影响身体健康。但是，如果误用或滥用维生素，就会导致某些不良反应和毒副作用。

维生素 A 的不良反应

服用常用剂量一般无毒性反应，但如果成人一次服用剂量在 50 万单位以上，儿童剂量在 30 万国际单位以上，可于几小时内出现急性中毒，主要症状有嗜睡、头晕、头痛、厌食、恶心、呕吐、腹泻、口角干裂、口腔溃疡、牙龈出血、复视、脑积水等，婴儿有颅内压升高、前囟膨出的症状。每日服用 10 万国际单位，连续服用 6 个月以上，可引起慢性中毒，其早期症状有疲劳、肢体无力、精神不振、头痛、烦躁或嗜睡、易激动、食欲下降、恶心、呕吐、腹泻、腹痛、低热、多汗、感觉过敏、眼球震颤、眼球突出、复视等。随着病情发展，可出现婴儿囟门宽而膨起、头围增大、颅内压升高、脑脊液压力升高，皮肤干燥、粗糙、呈鱼鳞状、严重瘙痒、皮脂溢出样皮疹、色素沉着、全身散布斑丘疹、脱屑，毛发干枯、稀少或脱落，口舌疼痛、唇和口角皲裂出血、鼻出血，管状骨骨膜增殖性变化引起骨和关节疼痛，伴有软组织肿胀、压痛但无红热，多见于长骨和四肢，骨质增厚，肝脾肿大、肝功能异常、肝硬变，肾脏损害、尿频、尿急、多尿、高尿酸血症，钙从尿液排泄增多、钙沉积于心脏、肝、肾、肺和动脉，软组织钙化，同时伴有高钙血症，还可出现低血红蛋白性贫血、中性粒细胞减少、淋巴结肿大、血脂增高、凝血酶原不足、局限性小肠炎、角膜浑浊等。

维生素 B1 和维生素 B6 的不良反应

维生素 B1 的毒性很低，使用推荐剂量几乎无毒性，但大剂量使用可出现烦躁不安、头晕、头痛、疲倦、食欲下降、恶心、腹泻、水肿及心律失常等。注射给药时偶可发生皮疹、荨麻疹、红斑及支气管哮喘等过敏反应。静脉注射可导致血压降低，极个别患者还会出现过敏性休克，并伴有意识丧失、虚脱甚至死亡，故临床上不宜采用静脉注射。肌肉注射可致局部疼痛，使用前应预先做皮试。产妇使用维生素 B1 偶尔可造成出血。

维生素 B6 的不良反应很少，少数患者可出现面部微红或温暖感、感觉异常、食欲不振、嗜睡、便秘等。长期大量（每日 2 克以上）服用可引起感觉神经病变，出现手足麻木、不灵活、平衡失调等，还会产生维生素 B6 依赖综合征。一次静脉注射 200 ~ 250 毫克可导致头痛、腹痛，肌肉注射时局部疼痛。偶尔可引起皮疹等过敏反应、甚至过敏性休克，长期使用还可抑制抗凝系统。

维生素 C 的不良反应

维生素 C 的毒性很低，但若长期大剂量使用，也会造成很多不良反应。每日口服 1 克以上可引起恶心、呕吐、腹痛、腹泻、胃酸增多、胃液返流、小肠蠕动加速，并可造成大便隐血试验的假阳性。大剂量服用维生素 C 可引起心动过速和 T 波变化，还可使尿液酸化，引起尿酸盐、胱氨酸盐、草酸盐结石。每日口服 8 克，连续服用 3 ~ 7 天，可使尿液中草酸盐的含量增加 12 倍多，对过敏者可引起高尿酸血症、胱氨酸尿症、尿道炎、排尿困难、痛风性关节炎或肾结石。静脉注射大剂量维生素 C 时，若速度过快，可引起眩晕、虚弱或昏厥，长期使用会产生静脉炎，甚至引起血栓形成、血管内溶血或凝血。长期大量服用，还可导致高钙血症和低钠血症，并能降低白细胞吞噬能力，使机体抗病能力下降。育龄妇女每日摄取 2 克以上维生素 C，会使生育能力降低，还可引起血糖升高，妨碍肠道吸收铜、锌离子，导致机体铜、锌缺乏。婴儿接受大剂量维生素 C 后会出现不安、失眠、疲乏、脉缓、皮疹、荨麻疹、水肿、血小板增多。较重的原发性或继发性血色病患者使用大量维生素 C 后，可出现或加重组织内铁沉着。不论口服还是静脉注射维生素 C，一些人均可发生过敏反应，会出现皮疹、恶心、呕吐等症状，严重时可发生过敏性休克，故不能滥用。

维生素 D 的不良反应

成人在正常情况下每日用量 5 万 ~ 15 万单位，长期连用可发生中毒。正常小儿每日用量2万~5万单位或每日每千克体重2000单位，连用数周或数月可发生中毒。维生素D中毒的临床表现为食欲不振、口干、恶心、呕吐、阵发性腹痛、腹泻或便秘、胃及十二指肠溃疡、脱水、酸中毒、肝脾肿大、急性胰腺炎、乏力、易疲劳、消瘦、精神萎靡、头痛、眩晕、烦躁、失眠、幻觉、抑郁或昏睡、多汗、脑膜刺激性抽搐、意识障碍、共济失调、肌痛、关节痛、肌张力减退、运动功能障碍。严重者可出现贫血及肾、血管、心肌、肺、皮肤、角膜等软组织钙化，引起肾功能不全、肾结石、肾小管上皮坏死、基底膜增厚，出现水肿、烦渴、多尿、低渗尿、血尿、蛋白尿、尿白细胞增多，甚至引起肾功能衰竭、高血压、心律失常、惊厥、心力衰竭等。还会出现皮肤及黏膜干燥、瘙痒、结膜炎、怕光、流涕、易感染和发热，也可引起过敏反应等。儿童维生素D过多可出现智力与生理发育迟缓。孕妇补充维生素D过量可致胎儿血钙增高及出生后小儿智力障碍，肾、肺小动脉狭窄及高血压等，骨骼X线检查可见长骨干骺端阴影增厚、增高、骨皮质增厚、肘关节钙盐沉着。维生素D中毒后应立即停药，并适当补充钾、钠、镁，必要时加用糖皮质激素，要大量饮水，服用利尿药，以加速钙的排出，消除中毒症状。

维生素E的不良反应

维生素E常用治疗剂量并无毒性，不良反应较少见。但若长期大量服用，仍会损害健康，引起多种不良反应。如长期（连续6个月以上）大剂量（每日400毫克以上）用药，则可引起疲倦、乏力、下肢水肿、眩晕、头痛、视力模糊、恶心、腹痛、腹泻、胃肠功能紊乱，甚至因血小板聚集而引起血栓性静脉炎与肺栓塞，妇女可引起月经过多、闭经、性功能紊乱等，少数患者可出现唇炎、口角炎、皮肤皲裂、荨麻疹、接触性皮炎、低血糖、凝血酶原减少、出血、伤口愈合减慢等。每日用量800毫克以上并连用3周后，会出现肌酸尿和血清肌酸激酶活性升高，引起荨麻疹、肌肉无力、肌痛与乳房肥大，使高血压、心绞痛、糖尿病病情加重，机体免疫功能降低，甚至导致乳腺癌。当用量达到2000~12000毫克时，会引起生殖功能障碍。但停药后，上述症状可逐渐消失。

为何会产生耐药性

耐药性又称抗药性，是指病原体（细菌、病毒、原虫及其他微生物、肿瘤细胞等）接触药物后，通过自身的变化，对药物的敏感性降低甚至完全消失，导致药物的疗效降低甚至无效，从而避免被药物抑制或杀灭的一种状态。耐药性通常是由于长期、反复多次地使用某种药物或长期应用剂量不足所引起的。产生耐药性的致病菌即使在抗菌药物的作用下，仍然能够照常生长繁殖。易产生耐药性的药物较多，除了常用的抗生素类外，还有抗微生物、抗寄生虫、抗肿瘤药物等。

病原体接触药物后的变化主要有以下几个方面：产生使药物失去活性的酶；改变自身细胞膜的通透性，增加拮抗物，从而阻滞药物进入；改变抗生素的作用位点，使药物不能发挥作用；改变自身原有的代谢途径，通过一些膜上的运输蛋白，及时地把产生的或进入细胞的药物排出体外。

耐药性本身并不会引起人体的变化和不良症状，但它会降低药物的疗效，增加治疗的难度，即必须大幅度地增加该药物的剂量，才能取得良好的疗效。而增加剂量必然会增加药物的不良反应，所以耐药性也可视为间接的药物不良反应。

滥用抗生素是导致耐药性的最主要原因。近年来，各种抗生素的使用量在不断增加，而疗效却在逐年降低，这就是耐药性产生的突出表现。克服耐药性的最主要措施，就是严格控制药物，尤其是抗生素的适应证和应用剂量，做到合理用药、计划性用药，避免滥用。对单一药物不能控制的感染或者长期用药可能产生耐药性者，必要时可采取联合用药。

正确认识化疗药

长期以来，癌症一直被人们认为是"绝症"、"不治之症"，以至于不少人谈"癌"色变。这一方面是因为目前人们还没有找到能够根治癌症的方法，另一方面是因为对癌症进行化疗时会产生很多严重的不良反应，给患者带来难以承受的痛苦，使得许多患者不愿意接受化疗。

化疗使用的抗癌药不仅会杀灭癌细胞，同时也会损害人体内正常的细胞，这是因为抗癌药进入人体后，很难辨识出哪些是癌细胞，哪些是正常细胞。癌细胞的突出特点是能够快速增殖，抗癌药就是针对癌细胞的这个特点来发挥作用的。这样一来，新陈代谢较快的细胞就更容易受到抗癌药物的攻击，而那些生长速度较快的正常细胞也经常被"误伤"。由于口腔、皮肤、头发、胃肠道黏膜的细胞生长较快，因此在使用抗癌药时，容易出现口腔溃疡、头发脱落、皮炎、伤口愈合迟缓、恶心、呕吐、食欲不振、腹痛、腹泻等不良反应，而且通常比较严重，这就是所谓的"化疗反应"。

大多数抗癌药都会抑制骨髓细胞的生长，造成血液中的白细胞、红细胞、血小板减少，诱发感染、出血、贫血等症状。此外，抗癌药还会对肝脏、肾脏的功能造成不同程度的损害。某些抗癌药还会引起特殊不良反应，如阿霉素可引起心律失常、心力衰竭；环磷酰胺、异环磷酰胺可引起出血性膀胱炎；长春新碱可引起外周神经症状如指（趾）端麻木、肌无力；甲氨喋呤、博莱霉素可引起肺组织损伤；博莱霉素、5－氟尿嘧啶可使皮肤色素沉着，指甲变色等。女性患者服用某些抗癌药后可能会出现停经的症状，如颜面潮红、阴道分泌物减少、月经周期不规则或停经等。少数药物能使正常细胞发生突变，可致畸或导致新的癌症。

虽然抗癌药会引起上述种种不良反应，给身体造成一定的损害，但不可否认的是，它在杀灭癌症细胞、挽救患者生命方面发挥着不可替代的作用。因此，对抗癌药物的作用和不良反应要能够正确对待，同时要认识到癌症并不是不可战胜的疾病，在身体条件允许的情况下，还是要积极地进行化疗，并保持乐观的态度和稳定的情绪，纠正过去不良的行为习惯，主动配合医生治疗，以期早日战胜病魔。

滥用药及其害处

滥用药指的是不加节制地、过多地自我用药,这是不合理用药的一种表现。俗话说:"是药三分毒。"大多数药物都具有一定的毒副作用,如果长期大量使用,很容易引起不良反应,轻者可能延误病情,重者甚至危及生命。因此,在使用药物治疗疾病的过程中,一定要注意用药安全,切不可滥用药物。

目前情况下,滥用药物主要表现在以下几个方面。

滥用抗生素

顾名思义,抗生素是抵抗致病微生物的药物,它对常见感染性疾病的治疗效果是任何其他类药物所无法比拟的,对拯救人类生命起了重大作用。由于抗生素治疗效果好,毒性相对较低,因此造成了普遍而且越来越严重的滥用局面。如有的患者一有感冒发热就使用抗生素,结果不但没有控制病情,反而破坏了人体内正常菌群的生态平衡,造成人体免疫力下降。更严重的是,滥用抗生素还造成病菌耐药性的增强,使有效的抗生素效果降低甚至完全无效,大大增加了疾病治愈的难度,提高了战胜疾病的代价。

此外,滥用抗生素还能产生严重的毒副作用,对患者的机体造成损伤。

(1)滥用链霉素、卡那霉素能引起眩晕、四肢麻木、耳鸣、听力减退甚至耳聋,还可损害肾脏。

(2)滥用红霉素、林可霉素、强力霉素可引起厌食、恶心、呕吐、腹痛、腹泻等胃肠道反应。

(3)滥用头孢类药物,如头孢曲松,可导致过敏性休克,严重的致人死亡。

(4)滥用青霉素可引起过敏反应,轻者全身出现皮疹,重者可导致休克甚至死亡。

(5)滥用链霉素、氯霉素、红霉素、先锋霉素会抑制机体免疫功能,削弱机体抵抗力。

滥用解热镇痛药

解热镇痛药是人们应用最广泛的一类药,它不但具有解热、止痛的功效,有些还具有消炎、抗风湿等作用,而且此类药物大都属于非处方药,很容易在一般药店买到,因此滥用现象十分严重。很多患者在遇到头痛脑热,或是牙痛、关节痛、腰腿痛时,常常不经过医生诊断就自行到药店购买退热药或止痛药,如阿司匹林、保泰松、扑热息痛、布洛芬等。实际上,这些药物都只是对症治疗,只能暂时缓解症状,并不能从根本上治疗疾病,同时也会掩盖疾病的真相,延误疾病的及时诊断和治疗。

长期服用消炎痛可引起头痛、眩晕、精神障碍等;滥用水杨酸类、阿司匹林、布洛芬等药物可刺激胃黏膜,诱发胃溃疡,甚至胃出血和穿孔;滥用阿司匹林、保泰松等药物可引起肝损害,出现肝肿大、肝区不适、转氨酶升高等症状;滥用安乃近、扑热息痛还可引起过敏反应,出现皮疹、药物热或加重哮喘。滥用氨基糖甙类抗生素,如卡那霉素、新霉素,以及利尿类药物如利尿酸等会造成耳聋。

滥用安眠药

失眠是老年人常见的症状，但是随着生活节奏的加快和压力的增加，中青年人群中失眠患者的数量也在不断增加。许多失眠患者为了消除失眠症状，就服用安眠药。其实，偶尔服用一些安眠药，确实能够起到催眠的作用。但如果长期大量服用，就容易产生不良反应，甚至对身体造成损害。

引起失眠的原因有很多，使用安眠药只是对症治疗，可能会暂时掩盖病情，延误对引起失眠的原发疾病的治疗。长期使用安眠药容易使人体产生耐药性，从而使药物的催眠作用逐渐减弱，必须不断增加剂量才能奏效。服药数月之久的患者，大多产生心理和生理的药物依赖性，停药会导致更严重的失眠，常引起戒断困难。因为大多数安眠药是经过肝脏分解，由肾脏排泄的，所以必然会对肝肾功能造成一定的损害。肝肾不好的患者应选择副作用小的安眠药，否则易引起肝脏肿大、肝压痛、肝功能不正常，严重的甚至出现黄疸、水肿、尿蛋白等。长期服用安眠药还会引起胃肠功能紊乱，出现恶心、食欲减退，腹胀、便秘等，甚至产生中毒。久服停药后还会出现头晕、肌肉跳动或失眠加重。安眠药还可能引起神志不清、反应迟钝、智力及记忆力损害等。因此，安眠药最好在医生的指导下服用，并且不可常服，以免形成对药物的依赖性；最好是交替或轮换使用，以保持药物的疗效。对于失眠的治疗不应单纯依赖药物，要积极治疗原发病，并加强心理治疗和中医药治疗，还要注意讲究睡眠卫生。

滥用补药

补药一般是指各种维生素及营养药、补血药或某些中药补益药（如人参）。根据目前的生活水平来看，人体所需要的各种营养素一般从日常膳食中就可得到充分供应，不必另补。而只有那些少数确实缺乏营养、患有某些疾病、消化吸收功能发生障碍的患者，以及年老体弱者、儿童、孕妇、哺乳期妇女等才需适当地补充营养素。但即使是这些人也不可随便乱补或滥补，而应该缺什么补什么，缺多少补多少，适当掌握其用量。

营养素对人体并非多多益善，补得过多反而有害无益。过多服用含铁、锌等补血营养品，会引起铁、锌中毒，出现呕吐、腹泻、神志错乱、昏睡等症状。长期服用鱼肝油、维生素 AD 丸，会引起骨痛、头痛、呕吐、前囟宽而隆起、皮肤瘙痒、毛发干枯、脱发、厌食、低热等中毒症状。中药补品有很多种，如果乱食滥补，轻者可引起脘腹饱胀、食欲减退，重者可引起便秘或腹泻、内热加重、舌燥尿赤，甚至鼻孔溢血等。

总之，在服用补药时，要根据实际需要，适度进补，不可盲目行事。在不能确定是否应该服用补药时，应到医院进行检查，然后对症进补。

什么是药源性疾病

任何药物的作用都有两面性，既有对人体疾病的治疗作用，又有对人体造成损害的毒副作用。如果用药不当，就会引起不良反应，从而诱发新的疾病，这就是药源性疾病。

药源性疾病的病因是药物作为致病因子，引起人体某一个或几个器官、某一处或几处局部组织发生功能性改变或器质性损害，并且出现各种典型临床症状的疾病，所以又称为药物诱发性疾病。事实上，药源性疾病就是药物不良反应在一定条件下所产生的后果。

药源性疾病与药物副作用不同，一般不包括药物过量导致的急性中毒。它是指带有损害性、不易恢复、危害性较大的慢性毒性反应。例如链霉素与庆大霉素引起的中毒性耳聋，抗肿瘤药博莱霉素引起的间质性肺炎，滥用广谱抗生素造成的伪膜性肠炎，降压药肼屈嗪造成的药物性红斑狼疮，某些利尿药引起的低钾血症等，都属于药源性疾病。

近年来，药源性疾病有明显增多的趋势，这与近几十年化学药物种类日益增多、用量不断扩大及不合理用药有着密切的关系。因此，在用药治病时，一定要遵照医嘱，不可自作主张，随心所欲地服药，以免造成严重后果。医务人员也要重视各类药物可能产生的药源性疾病，做到合理使用药物，最大限度地减少药源性疾病的发生。

药源性疾病的危害

20 世纪 40 年代，临床用药以对症治疗和短程疗法为主，因此很少出现严重的药物不良反应。20 世纪 40 年代以后，青霉素等抗生素研制成功并得到广泛应用，药物治疗从此进入了一个新纪元，合并用药和长期疗法不断增加，造成药物不良反应大量出现，严重性也日益突出。如陆续出现了过敏性休克、听神经损害、肾损害和骨髓抑制等不良反应，但这些并未引起人们的重视。

20 世纪 60 年代后，肾上腺皮质激素在临床上得到广泛应用。但在 1961 年，欧洲出现了骇人听闻的"反应停"事件：一种叫"反应停"的镇静安眠药被广泛用于治疗妊娠晨吐，结果造成了大约 1.2 万名畸形儿。这次"药害"灾难，成为人们认识药物不良反应问题的转折点。从此以后，人们对药物毒副作用的警觉性进一步增强，对药源性疾病也有了初步认识。

20 世纪 70 年代，心得宁上市 4 年左右，人们发现它能引起严重的"眼—黏膜—皮肤"综合征，并导致部分患者失明，有的患者甚至因腹膜纤维化导致肠梗阻而死亡。这两起用药悲剧引起了世人极大的震惊，也促使人们对药源性疾病的危害性有了进一步的认识和警惕。

随着化学药物应用日趋广泛，因药物不良反应而住院的患者已占到住院患者总数的 3% ~ 5%，其中有 10% ~ 20% 的住院患者容易患药源性疾病，而药源性疾病的死亡人数则是主要传染病死亡人数的 10 倍。

药源性疾病现已成为主要致死疾病之一。在美国，它紧随心脏病、癌症、肺病之后居第 4 位。据报道，美国每年因药源性疾病而死亡的病例约为 10 万例。这说明，药源性疾病已经对人类的健康构成了巨大威胁，应引起人们的高度重视。

诱发药源性疾病的原因

诱发药源性疾病的原因有很多种，既包括患者本身的特异体质、年龄、性别、饮食习惯等，也包括药物质量、不合理用药等方面的问题。

从统计资料来看，引起药源性疾病的主要原因是不合理用药，包括选药不当、盲目用药、滥用药物、误用药物、处方配伍不当、用药途径错误、重复用药、忽视用药注意事项和禁忌症、用药时间过长、突然减药或停药等。如能合理用药，大部分药源性疾病还是可以避免的。

除了不合理用药外，药源性疾病还有很多影响因素，主要有以下几点。

遗传因素

快乙酰化者使用异烟肼易产生肝脏损害，慢乙酰化者使用异烟肼易产生周围神经炎；葡萄糖—6—磷酸脱氢酶缺乏者，在服用伯氨喹、磺胺等药物时易出现溶血性贫血；假胆碱酯酶有遗传性缺陷者，在使用琥珀胆碱后可产生长时间的肌肉松弛和呼吸暂停。

性别

一般来说，女性药源性疾病发生率比男性高，如保泰松和氯霉素引起的粒细胞缺乏症，女性的发生率为男性的3倍；氯霉素引起的再生障碍性贫血，女性的发生率为男性的2倍；女性药源性红斑狼疮患者也比男性多见。另外，由于男女生理功能的不同，女性患者在月经期和妊娠期对泻药及其他刺激性强烈的药物敏感，有引起月经过多、流产及早产的风险。

年龄

年龄是诱发药源性疾病的重要因素之一。

小儿特别是新生儿和婴幼儿各系统器官功能不健全，肝、肾功能较差，血浆蛋白结合能力弱，用药后容易出现药源性疾病。如新生儿应用氯霉素后易在体内蓄积，发生灰婴综合征；新生儿长期或大量局部应用新霉素滴耳剂可导致耳聋；应用磺胺、新霉素和维生素K可引起或加重核黄疸等。

老年人肝、肾功能变弱，组织器官功能减退，血浆蛋白降低，用药后也容易诱发药源性疾病。如老年人应用地高辛、哌替啶后血药浓度较高，半衰期较长，中毒的发生率和死亡率都较高；应用肝素过程中易导致出血；应用硝基安定治疗量即易致脑功能紊乱；应用保泰松和普萘洛尔易引起头痛、眩晕、心动过缓、低血糖等不良反应；应用利尿剂易致失钾；应用降压药和噻嗪类药物易致体位性低血压；应用抗胆碱药和抗震颤麻痹药易致尿潴留；应用庆大霉素易致肾毒性和不可逆性听觉和前庭功能损害。

不良生活方式

吸烟、饮酒可能对药源性疾病的产生有一定影响。如饮酒可加速某些药物的代谢转化，可损伤肝功能，影响药物的代谢。

疾病因素

慢性肝病、肾病患者由于药物在体内的代谢速度降低，使药物的血浆半衰期延长，从而导致血药浓度升高，用药后容易出现药源性疾病。如肝硬变患者使用安定后容易诱发肝性脑病；结肠溃疡患者使用磺胺脒后易引起中毒；呼吸中枢功能障碍患者应用巴比妥类药物可致呼吸衰竭。

过敏体质

有些患者对药物特别敏感，使用极小量就能导致致命性反应。如对奎宁过敏者在服用量为 0.3 克时就会出现头痛、耳鸣、恶心、视力和听力减退等症状，而一般患者要服用 0.6 克以上才会出现相同症状。

药物本身的作用

药物本身的作用可引起与治疗目的无关的或有害的反应，造成损害。如氨基糖苷类抗生素会引起第 8 对脑神经损害，造成听力减退或永久性耳聋。药物的其他作用如继发作用、后遗作用、致畸作用、致癌作用等都可引起药物性损害。

药物的相互作用

联合用药时常会发生药物间的相互作用，不良的相互作用会造成药物疗效下降，导致治疗失败，也会使药物的毒副作用或治疗作用过度增强而危害身体。如阿司匹林和红霉素合用会导致听力减弱；异烟肼与利福平合用会使肝炎的发生率比单用时高10 倍。

药物制剂

制剂的安全性与其主要成分、主要成分的分解产物和副产物，以及制剂中的溶剂、稳定剂、染色剂、赋形剂、杂质等都有一定关系。如阿司匹林引起的哮喘、荨麻疹等变态反应是其副产物乙酰水杨酰水杨酸和乙酰水杨酸酐所致；阿司匹林的分解产物游离水杨酸还可引起腹痛；防腐剂如对羟基苯甲酸酯，色素如柠檬黄等均可引起荨麻疹等不良反应。

药源性疾病的预防

目前，各种新药还在不断涌现，药物的种类越来越多，发生药物不良反应的概率也越来越大，新的药源性疾病也必然随之增加。因此，对药源性疾病都要有足够的重视，要积极采取各种办法预防此病的发生。

充分重视药源性疾病的危害性

要了解药源性疾病的有关知识，重视药源性疾病的危害，掌握药源性疾病的诊断和防治方法，以防止和减少药源性疾病的发生，保障用药安全。

合理用药

不合理用药是引起药源性疾病的主要原因，如果能够做到合理用药，则药源性疾病的发生率将大大降低。因此，在用药时要注意以下几点：

（1）选药要有明确的指征，不仅要对症用药，还要考虑禁忌症，不可随意用药。

对所用药物的毒性、副作用等要有一定的了解,不用自己不清楚的和疗效不确切的药物。

（2）应遵照医嘱按时按量服药,不可擅自增加药物剂量,更不可滥用药物。

（3）要合理地联合用药,用药种类不宜过多,一般不应超过3种,争取能用最少种类的药物达到最佳的疗效,可用可不用的药物尽量不用。联合用药前要了解药物之间的相互作用,以防引起不良反应,造成严重后果。

（4）不可长期应用同一种药物,以免对该药形成依赖性或产生药物依赖。

（5）凡是具有过敏体质或对某种药物过敏的患者,就诊时一定要提前告诉医生。用药后一旦出现过敏反应,要立即停药,症状严重的要采取抗过敏等措施进行治疗。

（6）孕妇禁止使用易造成流产和对胎儿有害、易致畸形的药物,尤其是妊娠初期的3个月内应尽量避免使用药物。老年人、儿童用药量应酌情减少,用药期间应加强观察。

（7）在用药的过程中,要注意发现药物不良反应的早期症状,一旦发现问题,要及时调整用药剂量或调换治疗药物,尽可能把药源性疾病的发生率减少到最低限度。

药物热

药物热是在治疗疾病的过程中,由于使用某种药物而直接或间接引起的发热,是最常见的药物不良反应之一,也是发热的常见原因之一。随着各种新药的相继问世,药物热的发生率也在逐渐升高,对此应予以足够的重视。

药物热一般在用药1～2周左右出现,如果之前使用某药物出现过发热,则再次使用该药后会在数小时内引起高热,甚至比原来的热度还要高,如果不停止用药,就会引起严重的后果甚至危及生命。药物热的热型不定,平均为38.9～40℃,偶有高达42℃以上的超高热。多数患者仅表现为发热,而无其他症状,也有不少患者可伴有皮疹、哮喘等其他过敏症状,少数重症患者可出现头痛、肌肉关节酸痛、寒战等。但患者一般情况良好,精神体力无明显改变,全身无严重中毒现象,停用致热药物后1～2天症状多可自行消失。

发生药物热的原因很多,主要有以下几点。

药物的过敏反应

这是引起药物热最为常见的原因,又称为药物过敏症。这类药物热通常伴有皮疹、关节痛、嗜酸粒细胞增多、哮喘发作等过敏表现。

药物受到污染

在制造、运输、贮存或使用过程中,由于消毒不彻底、密封不严,药物被微生物、内毒素或其他杂质所污染,从而导致药物热,与药物本身的药理作用无关,以输液反应最为常见。

药物的药理作用

此种发热虽然与用药有关,但并不是由药物直接引起,而是由于药物大量破坏病变组织或病原菌，产生的毒素刺激机体而引起。如癌症患者在化疗过程中，由于癌变组织被抗癌药大量破坏，释放出一系列炎性介质和毒素，从而引起发热；在使用青霉素治疗螺旋体感染（梅毒、钩端螺旋体病）或敏感菌引起的脑膜炎、肺炎时，被杀死的菌体释放出大量内毒素而引起发热。此外，大量使用抗凝药物导致内出血时也会引起发热。

药物影响体温调节机制

有些药物可直接影响体温调节中枢而引起发热，如苯丙胺、可卡因、麦角酰二乙胺等。有些药物可通过影响周围组织而引起发热，如使用肾上腺素可使周围血管收缩，影响散热过程而引起发热。婴幼儿和极个别成人患者对上述药物的耐受性较差，或在高温环境中使用上述药物时，即使很小的剂量也会引起药物热。

先天性生化代谢缺陷

有先天性生化代谢缺陷的患者在使用某些药物时可产生药物热。例如，有葡萄糖—6-磷酸脱氢酶缺乏的患者，如果使用伯氨喹等药物，则会出现溶血性贫血和发热；有机钙代谢障碍的患者，在使用全身麻醉剂或除极化型肌肉松弛剂后也常会引起发热。

药物的使用方法

如静脉输液可引起静脉炎，从而导致发热；肌肉注射某些药物引起无菌性脓肿也会导致发热。

药物对肝脏的损害

肝脏是药物代谢的主要器官。绝大多数药物在进入人体后，首先要通过肝脏的代谢作用，将有毒的药物转化为对身体无害或毒性较低的物质之后，才能发挥治疗作用。同时，肝脏还要对药物的代谢产物进行降解、灭活，将其转化成更易排泄的物质，最后排出体外。药物在人体内的这一系列转化过程，需要肝细胞内的多种酶的共同参与。所以，肝脏是药物在体内代谢的最主要场所，同时又是药物损害的主要器官，肝脏最容易遭受药物的损害。

因为药物代谢主要在肝脏内进行，所以任何药物都会加重肝脏的负担，给肝脏造成损害。只是因使用的药物、用药剂量、用药时间、患者身体状况、肝功能等不同，对肝脏的损害程度也各不相同。但需要明确的一点是：大部分药物都是安全的，健全的肝脏完全能够处理各种药物。只有在用药剂量过大、用药时间过久及肝脏功能不全的情况下，药物才会对肝脏造成损害，表现为胆汁排不出、肝脂肪变性、肝细胞坏死、肝血管病变等，如不及时治疗，损伤反复出现可致肝硬变，少数甚至发生肝细胞癌变。轻度损害一般不出现症状，或仅有轻微不适症状，如无力、软弱、厌油、厌食、转氨酶轻度升高等；中度损害者可表现为腹胀、恶心、呕吐、消化不良、失眠、发热、皮肤明显发黄、尿黄、巩膜黄、黄疸、肝区疼痛、肝肿大；严重者可出现腹水、下肢水肿、出血，甚至出现肝功能衰竭、肝昏迷，昏迷死亡率达 10% ～ 15%。

损害肝脏的药物

能引起肝脏损害的药物有 600 多种，几乎遍及各类药物。据报道，在引起肝脏损害的各类药物中，以抗生素类最为多见，占 24% ~ 26%，其次为解热镇痛药和抗结核药，分别占 5% ~ 19% 和 8% ~ 13%。除了上述 3 类主要药物外，神经系统药占 5% ~ 6%，麻醉药占 6% ~ 11%，代谢药占 4%，激素类药占 3%，其他药物占 3%。

抗生素药物

抗生素以红霉素、先锋霉素等对肝损害最常见，氯霉素、螺旋霉素等，也可能诱发肝脏损害。

解热镇痛药

扑热息痛最常见，长期服用治疗量即会引起慢性肝损害，过量服用可致严重肝损害甚至坏死；水杨酸钠、甲氟酸等不但会引起过敏反应，而且会导致胆汁淤滞型或肝炎型病变；服用过量的阿司匹林也会引起肝炎型病变。

抗结核药

服用异烟肼的患者有 10% ~ 20% 可出现转氨酶升高，有 0.1% ~ 1% 可出现黄疸，严重者肝脏呈多叶性坏死，且年龄越大发生率越高。服用利福平数天至数月后可出现肝功能异常，如与异烟肼合用可提高肝功能损害的发生率并加重肝损害。

心血管系统药

普萘洛尔（心得安）、呋塞米（速尿）、安妥敏等可使转氨酶升高，过敏体质患者使用还可引起肝炎型肝损害。

神经系统药

抗癫痫药苯妥英钠和苯巴比妥可引起严重的肝损害，甚至引发大面积的肝细胞坏死，死亡率高达 40%。丙戊酸钠可引起黄疸、谷丙转氨酶和谷草转氨酶升高，严重者可致死。抗精神病药氯丙嗪可引起黄疸，奋乃静、三氟拉嗪也可引起肝损害。

抗高血压药

甲基多巴可导致急性肝炎甚至肝坏死，且以女性居多。

此外，降糖药优降糖、降糖灵、降糖片、糖适平等，内分泌系统用药他巴唑、丙基硫氧嘧啶、甲基睾丸素、醋酸可的松等，抗肿瘤药硫唑嘌呤、甲氨喋呤、5- 氟尿嘧啶、6- 巯基嘌呤等，麻醉用药氟烷等，以及中药黄药子、麻黄、苦楝（川楝子）等都可造成不同程度的肝损害。

为了防止和减少药物对肝脏的损害，应尽量避免使用药物，尤其是对肝脏有损害的药物，肝脏功能不佳的患者更应如此。如确实需要使用，在服药期间应该定期检查肝功能，一旦出现异常如黄疸、肝肿大等，应立即停药，并及时就医治疗。

引起药物性肝损害的其他因素

药物可以引起肝脏损害不但有药物本身的因素，而且与某些非药物因素有关，如年龄、性别、营养状况等。

年龄

一般老年人易发生药物性肝损害，主要原因是老年人肝肾功能减退，对某些药物的代谢能力降低；老年人疾病增多，经常同时使用多种药物治疗，药物彼此间易产生干扰；老年人肾小球过滤作用减退，经肾脏排出的药物减少，造成血药浓度增高。此外，还有一些目前尚不确定的因素也可导致老年人药物性肝损伤，如氟氯西林引起的肝炎。新生儿肝内药物代谢酶系统发育尚不完全，某些婴儿在使用维生素 K3、抗疟药和解热镇痛药后可能出现黄疸，甚至诱发核黄疸。

性别

特异性变态反应引起的药物性肝损害，女性多于男性。妊娠可加重肝脏的负担，在此期间使用某些药物可诱发肝脏脂肪变性。

营养状况

机体营养不良，特别是在蛋白质缺乏时，肝内具有保护作用的谷胱甘肽分子减少，易造成机体对药物肝毒性的易感性增加。肥胖者对氟烷、甲氨喋呤等的易感性也比正常人要高些。

肝脏的基础状况

如肝硬变患者对多数药物的代谢能力均有不同程度的降低，药物易在体内蓄积，从而进一步加重肝脏损害。肝功能严重损害的患者对镇痛药特别敏感，有时使用一般剂量也可诱发肝性脑病。

个体因素

遗传性特异体质或遗传因子的变异，都能使某些患者对一些药物的敏感性增加。如环氧化水解酶活性缺陷会增加对苯妥英、氟烷的易感性，过敏体质或有药物过敏史的患者更容易发生药源性肝损害。

容易对肾脏造成损害的药物

到目前为止，已知至少有 140 多种药物可直接或间接导致肾功能损害，大约有 25% 的肾功能衰竭都是由药物引起的。

抗生素类药物

氨基糖苷类

此类药物对肾脏的损害最为严重，是肾毒性最大的一类抗生素，长期连续使用易导致肾小管坏死、管腔阻塞。氨基糖苷类药物肾毒性作用由大到小依次为：新霉素、庆大霉素、卡那霉素、链霉素。肾毒性表现为血尿素氮和肌酐升高，严重时可致急性肾功能衰竭。庆大霉素与先锋霉素Ⅰ、先锋霉素Ⅱ、洁霉素等药物合用时可增强肾毒性。丁胺卡那霉素和链霉素的肾毒性主要表现为微量血尿、蛋白尿、管型尿等，损害常为可逆性。

多肽类

多肽类如杆菌肽、万古霉素、多粘菌素B、多粘菌素E等对肾脏均有较强的毒性，可引起近曲小管变性、坏死，尤其是对老年患者危害更大。肾毒性最重要的表现是血肌酐和尿素氮增高，轻者可有蛋白尿和管型尿，重者可出现血尿、少尿、氮质血症，甚至出现急性肾功能衰竭。

青霉素类

青霉素、氨苄西林、阿莫西林等，也可导致严重肾损害，主要表现为变态反应性血管炎症、肾小球肾炎、急性肾功能不全和急性间质性肾炎。

头孢类

如头孢曲松、头孢氨苄等，在大剂量使用时可直接损害肾脏或引起过敏反应，与速尿或氨基糖苷类抗生素并用时可增加肾毒性。

多烯类

两性霉素B可导致近曲小管和远曲小管损害，出现肾小管性酸中毒、低钾血症和永久性肾损害。

磺胺类药

磺胺类药如磺胺嘧啶、磺胺二甲嘧啶、磺胺二甲异嘧啶、甲氧苄氨嘧啶等容易在肾脏形成结晶，对肾小球造成损坏，可导致血管炎、尿路闭塞、肾小管坏死、间质性肾炎等。轻者可出现结晶尿、血尿、管型尿、蛋白尿，重者可出现无尿、尿毒症和急性肾功能衰竭。

解热镇痛药

解热镇痛药抑制前列腺素的合成，这对肾血管不利，可引起缺血性肾损害，长期大量服用可导致慢性肾中毒。如阿司匹林大剂量使用时可导致肾乳头坏死，两药合用时毒性增强。消炎痛、保泰松、布洛芬、炎痛喜康等药物还可导致肾功能衰竭。

心血管系统药

心血管系统药如治疗心力衰竭的地高辛和降压的心痛定，使用剂量过大易造成肝损害。某些用于治疗癫痫的药物可引起典型的肾病综合征，使用该药的儿童半数以上出现血尿、蛋白尿等肾脏损害，在使用过程中应注意观察小便变化。

抗肿瘤药

在使用治疗白血病的甲氨喋呤时肾脏会析出大量尿酸，导致结晶尿、血尿甚至尿闭而出现尿毒症，严重者可出现肾功能衰竭；使用环磷酰胺及其同类药物异环磷酰胺可导致出血性膀胱炎等。

利尿药

高血压患者尤其是原有肾功能不全者，长期使用噻嗪类利尿药可降低肾小球滤过率，导致少尿或无尿，但一般停药后可逐渐恢复。服用速尿可导致急性间质性肾炎。利尿药与对肾脏有损害的药物合用时，会使肾毒性增强。

抗结核药

利福平可引起蛋白尿、急性肾功能衰竭；氨基水杨酸钠可引起结晶尿、蛋白尿。

造影剂

碘造影剂的肾毒性仅次于氨基糖苷类抗生素，可直接损害肾小管上皮细胞，还可引起持久性血管收缩和肾小球滤过率下降，从而导致急性肾功能衰竭。原有肾功能不全、糖尿病、高血压、脱水、短期内大量注射造影剂的患者及老年人，其肾损害的发生率更高。

中药

中药也有一定的毒副作用，过量服用时也容易造成肾脏损害。具有肾毒性的中药有很多种，常见的有如雷公藤、木通、益母草、山慈姑、马桑果、牵牛子、罂粟壳、天麻、腊梅根、使君子、白花丹和胖大海等，若过量使用可导致急性肾功能衰竭。此外，草乌、苍耳子、苦楝皮、天花粉等偶尔可致肾脏损害。

如何减少药物对肾脏的损害

由于药物会对肾脏造成各种各样的损害，因此我们在用药时应该谨慎，以避免或减少损害。

·应尽量选用对肾脏没有损害或损害较小的药物，尤其是老年人、肾脏功能不全和有泌尿系统疾病的患者。如必须使用对肾脏损害较大的药物，则应在医生指导下进行，而且一定要剂量小、疗程短，并定期监测肾功能。

·应尽量避免使用各种药物的长效制剂、磺胺类药物、抗结核药（吡嗪酰胺、异烟肼、链霉素、乙胺丁醇等）、红霉素、氯霉素、大剂量青霉素等，同时要避免两种或两种以上肾毒性药物联用。

·在使用有肾毒性副作用的药物时，应注意尿量，必要时要做尿液检查并监测肾功能，一旦出现少尿或无尿、血尿、不明原因水肿、不明原因高血压等症状，应高度怀疑药物引起肾损害的可能，同时停用可疑药物。服药期间要多饮开水，以加速药物溶解和代谢，从而保护肾脏，防止药物不良反应的发生。

药物对食管的损伤

食管也称食道，是连接口与胃之间的通道，不论是我们吃的食物、喝的水，还是服用的药物，都要先经过咽部进入食管，然后再由食管进入到胃里。人的食管较细，而且有 3 个狭窄处，分别是环状软骨板后下方、食管与支气管交叉处和膈肌的食管裂孔处。如果服药时喝水过少或不喝水，药物就有可能卡在食管的狭窄处，对食管造成直接伤害，这称为药物性食管损伤。主要表现有咽痛、咽部异物感、恶心、胸骨后灼热或疼痛、吞咽困难等，少数患者可表现为烧心、呕吐血性分泌物，有的还伴有长期低热的症状。大部分患者的症状可在停药后 1 周左右自行缓解，少数病情严重者不能进食，需要住院治疗。

造成食管损伤的药物因素有以下几个方面。

药片过大过硬

如阿司匹林、复方新诺明、小苏打等药物，体积较大而且质硬，服药时容易卡在食管狭窄处，损伤食管黏膜。对于那些呈三角形、方形而非圆形的药片，服用时更需格外小心。

药物刺激性大

一些偏酸、偏碱性的药物，如奎宁、氯化钾、氨茶碱等，如果在食管中停留时间过长，会对食管黏膜形成强烈的刺激，导致化学性损伤。

药物杀菌性强

长期服用抗生素等药物，食管中正常菌群被杀死，致霉菌开始生长，出现菌种失调，造成霉菌性食管炎，损伤了食管黏膜，降低了食管下段括约肌的张力，可导致胃液返流，并引起溃疡。

药物毒性大

抗肿瘤药物的毒性较大，会导致病毒感染，尤其是细胞毒明显的药物易损伤食管黏膜。在服用时要多饮水，千万不要让药物停留在食管中。

药物性食管损伤以老年患者居多，这是因为老年人容易生病，服药的机会多，而唾液的分泌减少，降低了食管的润滑度，再加上老年人的食管蠕动缓慢，使丸剂、胶囊剂等药物很容易黏附于食管内膜造成损害。另外，老年人易患的多种疾病对食管也有影响，如果老年人有心脏病，扩大的心脏会压迫位于心脏后方的食管，使管腔变狭窄；老年糖尿病、神经系统疾病容易损伤食管的神经传导；老年人食管远端易被硬化扭转的主动脉弓所压迫，这些因素都会造成老年人药物性食管损伤的增加。所以，老年人服药后常常会出现烧心感、吞咽困难、胸骨后疼痛等不适症状，这时应立即喝大量的温开水，冲洗黏附在食管内壁上的残留药物，以缓解不适症状。

为了避免药物性食管损伤，服药时应注意以下几个问题。

服药姿势要正确

服药时应采取站立或端坐的姿势，不要躺着吃药，吃药后也不要马上躺下，最好保持站立或端坐几分钟，以免药物滞留于食管壁上对食管产生刺激。

服药不能干吞

服药时至少要喝100毫升以上温开水，这样不仅能将药物顺利送入胃内，避免药物滞留在食管，而且能够加速药物的溶解，利于药物的吸收和发挥疗效。

尽量避免夜间服药

夜间大脑处于抑制状态，腺体分泌和吞咽能力都大大降低，患者感觉迟钝，药物容易与食管黏膜接触而损伤食管。需要服用安眠药的人，最好在临睡前半小时服用。

一次服药不可过量

不可大把大把地吞服药物，尤其是颗粒较大的片剂和胶囊剂。对食管刺激性较大的药物如布洛芬等，不可多种同时服用，最好分开时段服用，也可选在餐中服用，以减少食管损伤。

服药后要合理静卧

服用抗溃疡药物数分钟后，最好静卧片刻，卧位的选择应根据溃疡发生的部位而定，如溃疡在胃底后壁者应仰卧，溃疡在胃体后侧壁者应取左侧卧位等，这样一方面可减慢药物的排空时间，延长药效，同时还能减少胃酸和十二指肠液的返流，减轻对胃黏膜的腐蚀作用，从而提高疗效。

药物对胃肠造成的损害

胃肠是人体内进行食物加工的主要器官，是人体内的"食物加工厂"。它能将营养物质转化为生命运动所需的物质和能量，以利于我们身体的吸收和利用，同时将食物残渣排出体外。无论是我们吃的食物，还是服用的药物，它们首先接触到的都是消化道，所以由药物所引起的胃肠道反应比较常见，发生率也很高，占全部药物不良反应的20%～40%。

药物引起胃肠道损害的途径很多，主要有以下几个方面：改变胃肠道黏膜上皮细胞的结构，影响胃肠运动，刺激或抑制消化腺分泌，中和胃酸，影响胃肠的血流和淋巴流等。

常见的胃肠道不良反应有恶心、呕吐、腹胀、腹泻、腹痛、返酸、嗳气、便秘、胃肠道黏膜炎症、食管炎、胰腺炎、伪膜性肠炎、胃肠道溃疡与出血、胃肠吸收及运动功能障碍等。

损伤胃肠道的药物

一些药物对胃肠道会造成损害，用药时要谨慎使用。

解热镇痛药

阿司匹林、保泰松、羟基保泰松、布洛芬、氯灭酸、甲灭酸、消炎痛等可致胃肠道溃疡与出血。

激素类药

激素可以增加胃酸分泌，同时降低胃肠道的抵抗力，从而诱发或加剧胃及十二指肠溃疡、胰腺导管阻塞、胰腺炎及继发感染，严重时甚至导致胃出血或穿孔。常见药物有氢化可的松、泼尼松、地塞米松等。

抗生素

氨苄西林、克林霉素可导致腹泻和伪膜性肠炎；两性霉素B、多粘菌素可致溃疡、出血和胰腺炎；新霉素可致吸收障碍；红霉素可致恶心、呕吐、胃痛、腹泻；头孢拉定可致胃部不适、恶心、呕吐、腹泻等，个别患者可致伪膜性肠炎；头孢唑啉钠（先锋必）少数患者可致腹泻、腹痛等；制霉菌素、咪康唑（双氯苯咪唑）可致恶心、呕吐、腹泻和食欲减退等；氟康唑可致恶心、腹痛、腹泻及腹胀等；奥美拉唑（洛赛克）可致上腹饱胀、腹痛、腹泻、便秘、恶心、呕吐等，大剂量给药可刺激胃黏膜细胞增生，诱发胃癌，还可致胃息肉。

降糖药

降糖灵、降糖片、拜糖平、优降糖、甲苯磺丁脲等可引起恶心、呕吐、腹胀、腹痛、腹泻等胃肠道症状，严重的可加剧溃疡、出血、穿孔和胰腺炎。

盐类药

硫酸亚铁、富马酸亚铁、氯化钾等可加重溃疡病、溃疡性结肠炎、出血或穿孔。

利尿药

呋塞米、利尿酸可引起胃及十二指肠溃、出血、穿孔和胰腺炎；噻嗪类和氯噻嗪可致急性胰腺炎。

抗肿瘤药

苯丁酸氮芥、环磷酰胺、甲氨喋呤、氟尿嘧啶、阿糖胞苷、巯嘌呤、硫唑嘌呤、阿霉素、丝裂霉素、博莱霉素、更生霉素、光辉霉素、长春新碱、秋水仙碱和门冬酰胺酶等均可引起不同程度的消化道溃疡、溃疡性胃炎、出血性结肠炎、胰腺炎、食管炎、肠炎及麻痹性肠梗阻。

抗癫痫药

苯妥英钠、扑痫酮可损伤胃肠道黏膜，影响药物吸收。

抗抑郁药

丙咪嗪、阿米替林可致食欲不振、便秘、恶心等类似阿托品的作用。

心血管系统药

二氢麦角新碱可致腹痛、淋巴管阻塞；心得宁可致硬化性腹膜炎。

在使用上述药物进行治疗时，一定要注意药物对胃肠道的不良反应，一旦出现要立即处理。另外，对于不明成分的"特效药"，在购买时要特别谨慎。

药物性肠病

药物性肠病是指药物所致肠黏膜损伤出血的一种急性病变，常见腹泻与肠炎。

泻剂

硫酸钠、硫酸镁、碳酸镁等泻剂，山梨醇等脱水剂，以及过量的半乳糖—果糖等，都可引起渗透性腹泻；刺激性泻剂如大黄、番泻叶、酚酞有时可引起严重的肠绞痛；酚酞和蓖麻油可阻碍肠内对钠的吸收，从而导致腹泻。

抗肿瘤药物

常见的有氟尿嘧啶、甲氨喋呤、更生霉素及甲基苄肼等，能对肠黏膜造成损害，从而引起溃疡性肠炎。

抗生素类药物

所有的抗生素都有可能导致或诱发结肠炎和腹泻，以青霉素类最为常见，而伪膜性肠炎几乎全部与使用抗生素有关。使用某些广谱抗生素到一定剂量后，容易引起肠道菌群失调而出现耐药菌株，进而导致单纯腹泻、溃疡性结肠炎及伪膜性肠炎，也可引起真菌感染。其中，氨苄西林、林可霉素、克林霉素等极易引起腹泻，称为抗生素性结肠炎。

金属制剂

如果误服或长期大量使用金、砷、汞、锑及铁化合物等，可因损害肠黏膜而引起肠炎。其中，汞、砷还可导致肠黏膜出血、坏死，引起肠绞痛、严重腹泻和血便等。

胆汁酸制剂

如鹅去氧胆酸能抑制水的吸收，从而引起腹泻。

副交感神经兴奋剂

常见的有洋地黄、奎尼丁、胍乙啶等，可增强肠蠕动，从而引起腹泻。

其他

有些药物如新霉素、秋水仙碱、对氨水杨酸、苯茚二酮和苯妥英钠等，可导致吸收不良而引起腹泻；某些润喉片与含有朱砂的六神丸同服，以及一些含有大黄、芒硝的排毒养颜中药，如长期服用都可导致药物性肠炎；慢性便秘患者不合理使用牛黄解毒片和麻仁润肠丸等，可诱发结肠黑变病；口服避孕药不当也会引起药物性肠病。

药物性肠病一般不需要进行特殊治疗，停药后大多可好转或消失。如果患者腹泻严重导致水、电解质紊乱，可适当静脉补充液体及电解质，同时予以对症治疗。

药源性心脏病

用于治疗心脏某些疾病的药物，如果使用不当，就会加重心脏原有病变或诱发新的病变，如有些药物可引起心律失常、心功能抑制、心肌病、心肌缺血、心瓣膜损害、心包炎等,这就是药源性心脏病。药源性心脏病的发生率较高,危害较大,如果不加注意,可能导致猝死等严重后果。

可对心脏造成损害的药物通常分为两大类,第一类是治疗心血管疾病的药物,此类药物对心脏的损害多与用药剂量过大有关。

洋地黄类药

洋地黄、地高辛、西地兰、毒毛旋花子甙 K 等,是目前治疗心力衰竭最常用的强心药物。由于此类药物的有效治疗量与中毒量非常接近,因此极易发生中毒。若过量使用,可诱发心律失常、房室传导阻滞或充血性心力衰竭等。如果延误治疗,会因心室颤动而导致死亡。在使用洋地黄过程中,如果心率突然降到 50 次 / 分,则可能是洋地黄中毒。

抗心律失常药

奎尼丁是治疗心律失常的常用药物,但当血药浓度大于 6 微克 / 毫升时,就会出现室性阵发性心动过速甚至心室颤动,或诱发心房内血栓脱落,引起脑血管、冠状动脉栓塞,造成短暂意识丧失、四肢抽动,甚至呼吸停止而突然死亡,这种现象叫"奎尼丁晕厥";利多卡因常用于防治急性心肌梗死时的室性心律失常,如果用量过大或静脉注射过快,易导致血压骤降或心搏骤停,严重者会因循环衰竭而死亡;用苯妥英钠治疗心律不齐时,如果使用过量或静脉注射过快,易引起心动过缓、房室传导阻滞,严重的甚至引起心跳停止;普鲁卡因胺、维拉帕米、乙胺碘呋酮、慢心律等抗心律失常药也可引起严重的心律失常及其他副作用。

儿茶酚胺类

此类药物本身也可能引起致命性的心律紊乱。

异丙基肾上腺素用于治疗急性心肌梗死、心功能不全等交感神经紧张状态和低血时,常会引起严重的心律紊乱。β 2 受体阻滞剂可导致心肌收缩力抑制和心功能不全,引起心动过缓、传导阻滞、低血压等,严重者可危及生命。嗜铬细胞瘤患者使用 β 受体阻滞剂可出现肺水肿。

第二类是用于治疗非心血管系统疾病的药物,会对心脏造成损害的主要有以下几种:

抗肿瘤药

环磷酰胺和蒽环霉素在静滴的过程中或用药后,可引起心脏的毒性反应,导致慢性心肌病、冠状动脉炎、心肌出血及心包炎等。阿霉素和柔红霉素可使接近半数的用药者心电图发生非特异性变化,出现室上性心动过速、室性早搏等,此变化与用药剂量无关,停药后可恢复正常。

因此,在使用此类药物时要做心电图和心脏检查。

抗精神病药

氯丙嗪、奋乃静、三氟拉嗪、氟哌啶醇等,如果长期使用可引起不同程度的心电图异常和心肌损害,尤其是长期大量用药时变化更加显著,可引起房室传导阻滞和心室颤动，严重者可引起心力衰竭致死。

抗抑郁药

丙咪嗪、阿米替林、多虑平等除了具有抗抑郁作用外，还能降低血压，易致心律失常；对原有心疾患者甚至可致突然死亡。

平喘药

氨茶碱应用过量或静脉注射过快，可导致窦性心动过速，呼吸窘迫者会引起心室颤动，伴有心律失常的慢性阻塞性肺部疾病的患者应当慎用。异丙基肾上腺素如果使用过量可提高心肌兴奋性，甚至导致心室颤动而猝死，冠心病及甲亢患者应慎用。

免疫抑制药

环孢素 A、糖皮质激素等会影响心脏的正常工作，引起心肌缺血、心跳紊乱或其他心脏损害。因此，在使用此类药物时要做定期检查，以做到早发现、早处理。

抗寄生虫药

治疗血吸虫病的常用药物如吡喹酮、氯喹、海群生等，都会对心脏产生不同程度的毒副作用；锑剂可致急性心源性脑缺血综合征；依米丁可导致心肌损害，引起血压下降、心前区疼痛、心律失常，严重者可导致室颤、心衰而死亡。因此，在用药期间应严格控制剂量，并密切监护用药后的反应。

口服避孕药

口服避孕药可能引起静脉血栓症、缺血性心脏病、高血压等。

为了预防药源性心脏病的发生，在用药时应当听从医生的指导，正确掌握用药剂量，严格遵守治疗时间，并要注意与其他药物的配伍禁忌。

药物对肺脏的损害

药物对肺脏造成的损害，称为药源性肺损害。据统计，药源性肺损害约占全部药物不良反应的 5%～8%，主要有间质性肺炎、肉芽肿肺炎、肺纤维化、肺水肿、胸水贮存、肺梗塞症、支气管痉挛或哮喘、呼吸肌麻痹、肺动脉高压症等。有的可造成肺组织永久性损害，严重者会危及生命。

导致肺损害的药物有很多种，法国有研究者发现，有 310 种药物可对肺造成医源性损害，同时每年至少还有 20～30 种新的治疗药物被列为可疑药物。常见的导致肺损害的药物有以下几种。

血管紧张素转换酶抑制剂

如卡托普利和依那普利常易引发咳嗽，发生率约为 10%，多见于女性和非吸烟者，主要表现为服药后数小时至数月开始发作的无痰干咳和咽部不适，治疗期间可持续存在，停药后数日症状可消失。

抗心律失常药

服用胺碘酮可引起肺间质的纤维化，有些人会出现渐进性呼吸困难；心得安可引起呼吸困难，导致哮喘；大剂量使用美托洛尔时，对支气管平滑肌 β2 受体会产生阻断作用，甚至引发哮喘。

抗生素

一些抗生素如青霉素、氨苄青霉素等可引起间质性肺炎及弥漫性纤维化。

抗风湿病药

抗风湿病药包括甲氨蝶呤和一些非皮质激素抗炎药等。

抗肿瘤药

博莱霉素具有很强的肺毒性作用，可引起肺炎样症状及肺纤维化，临床上常有低热及咳嗽，与服药总剂量及患者年龄有密切关系；长期使用氮芥类药瘤可宁，也可引起肺纤维化。

解热止痛药

如对乙酰氨基酚也会导致肺损害，每周服用该药的人哮喘发病率比从不使用该药的人高 80%，而每日使用该药的人患哮喘的风险则增加 1 倍多。

麦角衍生物

如溴隐亭等，用于改善老年患者脑功能或治疗帕金森病。

药源性肺病的发病机制

药物的毒性作用

因药物的毒副作用或使用剂量过大、患者个体耐受性差异等，造成肺组织器质性损害和功能异常的直接药物毒性作用。

人体对药物的变态反应

包括速发变态反应、细胞毒反应、免疫复合物反应和迟发过敏反应等 4 种药物过敏反应。

药源性肺炎

药源性肺炎是较为常见的药源性肺损害，临床一般表现为咳嗽、呼吸困难、发热、头痛、倦怠等，有时还会出现皮疹及血中嗜酸性细胞增多。

药源性肺炎的发生通常与以下几种因素有关。

机体的反应性

不同患者对同一种药物可有不同的反应，尤其是特异体质的患者。

剂量

服药剂量越大越容易发生反应，剂量越小反应越少或轻；身体虚弱的老年人使用常规药量有时也容易受到损害。

药物的化学毒性

相对分子量大、溶解度低的药物，随血液循环到达肺脏后容易停留，从而使药物与肺组织细胞的接触时间延长、局部浓度升高，对肺脏造成损害。

肺脏的生理特点

靠近血管的细胞没有纤维组织的包绕，最容易接受药物，也最容易受到损害。

导致肺炎的药物

降压药

利尿剂、神经节阻断剂和 β－阻断剂等。

抗癌药

主要是免疫抑制剂博莱霉素、白消安、环磷酰胺等。

抗生素及化学药物

青霉素、两性霉素 B 等。

抗炎剂及风湿药

金剂、青霉胺、保泰松等。

抗癫痫药

去甲丙咪嗪、苯妥英钠、镇痉宁等。

其他

色甘酸二钠、麦角酸胺、甲糖宁、氯磺丙脲、加压素等。

为了避免药源性肺损害，用药前应咨询有经验的全科医生，对患者的身体情况作全面了解，同时要尽量避免使用对肺有损害的药物。患者如果出现轻微不适或呼吸系统症状持久存在时，应立即停用可疑药物，并及时检查，以最大限度地减少后遗症。老年人、儿童及患有慢性肺病和哮喘的患者，尤其要注意避免使用对肺有损害的药物。

药源性耳聋

药源性耳聋就是指由于不适当地使用了某种具有耳毒性的药物而导致的耳聋。近年来，由于大量化学药物和新型抗生素的不断出现和广泛应用，药物性耳聋患者的数量正在逐年增多。调查显示，在全国 1770 万聋哑人中，由于用药不当造成的耳聋约占 20%。药物性耳聋已经成为新生儿先天性耳聋及成人后天性耳聋的主要原因。

服用耳毒性药物后，刚开始可能出现头痛、头晕、耳鸣等症状，病情进一步发展可引起眩晕、恶心、呕吐等症状，严重的还可出现站立或步态不稳、两侧肢体动作不协调等。一般在停药后几个月甚至几年，两耳听力开始呈对称性下降（也可在用药期间出现），最终导致耳聋。

为了防止药源性耳聋的发生，在使用耳毒性药物时应注意以下几点。

（1）耳毒性药物尤其是氨基糖苷类抗生素能不用则不用，如果必须使用，应尽量选择耳毒性小、效果好的药物，采用最小的有效剂量，尽可能缩短用药时间。

（2）用药之前应仔细阅读药物说明书，严格掌握药物使用的适应证，正确地选择药物，做到对症下药。

（3）老年人、幼儿、肝肾功能不全者及听力原本就有损伤者，应减少剂量或延长间隔时间。孕妇应禁用耳毒性药物。

（4）有的耳毒性药物联合应用时有加重毒性的作用，会加剧对听神经的损害，因此应尽量避免同时使用两种以上的耳毒性药物。

（5）需要较长时间用药者应定期做听力及肾功能检查，一旦出现头痛、眩晕、耳鸣等早期表现，应立即减量或停用，并予以适当治疗。

（6）在使用耳毒性药物的同时，可配合使用维生素 A、维生素 B、葡萄糖酸钙、泼尼松、三磷酸腺苷等进行辅助治疗，以减少药物的副作用。

引起药源性耳聋的药物

医学上已经发现的能引起听神经损害、导致耳聋的药物已达到 100 余种，这些药物称为耳毒性药物。耳毒性药物主要有以下几种：

氨基糖苷类抗生素

新霉素、链霉素、庆大霉素、卡那霉素、丁胺卡那霉素、小诺霉素、托布霉素、阿奇霉素等。

非氨基糖苷类抗生素

氯霉素、紫霉素、红霉素、万古霉素、卷曲霉素、里杜霉素、巴龙霉素、尼泰霉素、多粘菌素 B 等。

解热镇痛、消炎药

阿司匹林、复方阿司匹林、水杨酸咪唑（施力灵）、复方扑尔敏、保泰松等。

利尿剂

速尿、利尿酸、撒利汞、丁尿胺、苯比磺苯酸、氯唑噻磺胺和哌噻乙酸等。

抗肿瘤药

顺氯胺铂（顺铂）、卡铂、氮芥、6- 氨基烟酰胺、长春新碱、醚醇硝唑、氯苄吲唑酸、博莱霉素、氨甲嘌呤等。

抗疟疾药

奎宁（可以引起耳聋和耳鸣，如停药及时可恢复正常，如不及时停药或用于易感人群，可引起永久性耳聋），氯喹。

抗高血压药
肼苯哒嗪等。

抗糖尿病药
胰岛素等。

重金属盐
含有重金属铅、砷、汞的制剂等。

消毒剂
碘酒、甲醛等。

中药
乌头碱等。

其他
避孕药、灭滴灵（甲硝唑）、苯巴比妥、乙胺碘呋酮、维生素 E 等。

引起神经系统损害的药物

　　药物对神经系统也会造成多方面的影响，既可损害中枢神经，也可侵犯周围神经，既可有神经症状，也可有精神病样发作。由于中枢神经组织对药物比较敏感，在使用某些药物后可导致脑脊液中的蛋白和细胞增加，出现严重头痛、高热、抽搐、大小便失禁、神经根炎甚至截瘫、呼吸衰竭、循环衰竭、昏迷等，反应严重者可导致死亡。神经精神损害通常表现为短暂的精神失常，患者常有濒危感，并伴有幻听、幻视、暂时失明、胸闷、空间定向力障碍等；有的可表现为抑郁症、夸大狂、恐惧症、强迫症、类偏狂反应；也有类似癔病的发作，患者处于高度焦虑状态，大声喊叫、吵闹，伴有眩晕、耳鸣、幻听、视觉障碍、感觉异常、遗忘、失语等。有些药物还可以引起周围神经损害，如末梢神经炎等，早期表现为某些部位的疼痛、灼热感、过敏、迟钝、双下肢麻木，很快出现局部的感觉、运动障碍。当服用药物后出现上述症状时，要警惕神经系统损害的发生。

引起神经系统损害的药物

安定类药
安定（地西泮）、氟安定（氟西泮）、硝基安定（硝西泮）、舒乐安定（艾司唑仑）、佳静安定（阿普唑仑）、海乐神（三唑仑）等。

抗震颤麻痹药
左旋多巴、金刚烷胺等。

抗精神病药
五氟利多、奋乃静、氟奋乃静、三氟拉嗪、碳酸锂、舒必利等。

抗抑郁类药

丙咪嗪、阿米替林等。

抗癫痫类药

苯妥英钠、三甲双酮、乙琥胺等。

镇痛类药

哌替啶等。

平喘药

麻黄素（麻黄碱）、异丙肾上腺素（喘息定、治喘灵）、舒喘灵（沙丁胺醇）等。

降压药

利血平、肼苯达嗪（肼屈嗪）、胍乙啶等。

强心药

洋地黄等。

胃肠解痉止痛药

阿托品、颠茄酊、东莨菪碱等。

抗消化性溃疡药

西咪替丁（泰胃美）等。

抗结核药

异烟肼、卷曲霉素、乙胺丁醇等。

抗生素类药

链霉素、卡那霉素等。

肾上腺皮质激素类药

可的松、泼尼松、地塞米松等。

驱肠虫药

吡喹酮、驱蛔灵（哌嗪）等。

药物对血液系统的损害

由于血液成分和造血器官对药物的作用较敏感，因此血液系统也容易受到药物的损害，从而导致药源性血液病。药源性血液病在药物的不良反应中约占 10%，在药物相关死亡病例中约占 40%。

药源性血液病的发病机制主要有免疫性和非免疫性两个方面。前者与用药剂量无关，后者则与长期或大量用药有关。

在药源性血液病中，白细胞减少症和粒细胞缺乏症的发病率最高，其他常见的还有再生障碍性贫血、血小板减少、溶血性贫血、巨幼红细胞贫血等，有的表现为多种血细胞减少。

白细胞减少症和粒细胞缺乏症

此类药物主要有安乃近、阿司匹林、保泰松、布洛芬、苯妥英钠、苯海拉明、三甲双酮、氯丙嗪、丙咪嗪、地西泮、氯霉素、链霉素、氨苄西林、先锋霉素、他巴唑、硫氧嘧啶、甲磺丁脲、氯磺丙脲、异烟肼、对氨基水杨酸钠、利福平以及一些糖尿病药、磺胺类药、利尿剂、砷剂、抗组胺药、抗癌药、抗甲状腺药物等。

再生障碍性贫血

此类药物主要有氯霉素、阿司匹林、抗肿瘤药、巴比妥类、卡马西平、秋水仙碱、洋地黄类、消炎痛、放射性药物、安宁、6-巯嘌呤、他巴唑、甲氨喋呤、甲基多巴、青霉素、奎尼丁、链霉素、保泰松、苯妥英钠、磺胺类、甲苯磺丁脲、伯氨喹、异烟肼。

血小板减少症

此类药物主要有乙酰唑胺、阿司匹林、巴比妥类、卡马西平、白消安、头孢噻肟钠、氯霉素、氯磺丙脲、阿糖胞苷、洋地黄苷类、氢氯噻嗪、6-巯嘌呤、他巴唑、氨甲喋呤、甲基多巴、青霉素、奎尼丁、奎宁、利福霉素、保泰松、磺胺类、硫脲嘧啶、甲苯磺丁脲。

溶血性贫血

此类药物主要有阿司匹林、安替比林、头孢曲松、氯霉素、阿糖胞苷、呋喃唑酮、异烟肼、甲基多巴、亚甲蓝、呋喃妥因、对氨基水杨酸、青霉素、丙磺舒、奎尼丁、奎宁、磺胺类等。

巨幼红细胞性贫血

此类药物主要有巴比妥类、秋水仙碱、阿糖胞苷、5-氟尿嘧啶、导眠能、6-巯嘌呤、甲氨喋呤、新霉素、呋喃妥因、口服避孕药、对氨基水杨酸、扑痫酮、链霉素、苯妥因、氨苯喋啶、甲氧苄氨嘧啶、乙胺嘧啶。

多种血细胞减少

此类药物主要有乙酰唑胺、乙酰水杨酸、抗肿瘤药、巴比妥类、白消安、氯霉素、氯噻嗪、氯磺丙脲、洋地黄苷类、安宁、6-巯嘌呤、他巴唑、甲氨喋呤、甲基多巴、青霉素、奎尼丁、保泰松、优降糖。

出现药源性血液病时，除了及时停药并采取对症和支持疗法外，必要时应采取控制感染等综合措施。平时应避免滥用药物。

药物致突变、致畸、致癌和致残

如果使用不当，用以治病的药物甚至可能成为导致基因突变、胎儿畸形、癌症、残疾的罪魁祸首。

药物致突变

某些药物进入人体后，能够使人体细胞内的遗传基因发生突然的、根本性的改变，这就叫致突变作用。硝基呋喃类药物等易致基因突变。

药物致畸

如果发生基因突变的细胞是生殖细胞，即精子或卵子，那么由这样的生殖细胞形成的受精卵的基因就是不正常的，这样的受精卵发育形成的胎儿也将是不正常的，会具有某种先天性畸形，这就叫做致畸作用。畸形可因妇女怀孕前服药所致，更多的是在怀孕期间（尤其是妊娠初期的前3个月）服药所致。

能引起胎儿先天性畸形的药物有沙利度胺、丙呋嗪、己烯雌酚、孕酮、雄激素、甲氨喋呤、巯嘌呤、白消安、环磷酰胺、阿司匹林、氯氮卓、安定、苯巴比妥、苯妥英钠、氟哌啶醇、氯霉素、链霉素、奎宁、乙胺嘧啶、华法林、双香豆素、甲苯磺丁脲、氯磺丙脲、氯磺丁脲、糖皮质激素；有致畸可能性的药物有乙醇苯丙胺、碳酸锂、氯丙嗪、苯海拉明等。此外，还有报道称使用水杨酸钠可引起胎儿肺、肾细胞分裂不良，使用筒箭毒碱可造成胎儿长骨发育障碍。

药物致癌

如果发生基因突变的细胞是体细胞，体细胞(可能只有一个)会分裂增殖，形成癌细胞，一群癌细胞构成癌组织或肿块，形成良性或恶性肿瘤，这就叫做致癌作用。

肾脏病患者如长期服用解热镇痛药如阿司匹林等，可增加肾盂癌和膀胱癌的发生率。镇静药巴比妥、安宁、利眠宁，抗精神病药氯丙嗪、丙咪嗪、锂盐，治疗胃病和十二指肠溃疡的制酸剂，治疗甲状腺疾病的碘化钾、他巴唑、丙基硫氧嘧啶等，都有致癌的可能性。长期使用抗肿瘤药物，可诱发第二种肿瘤，如环磷酰胺、白消安、保泰松、氯霉素、苯丙胺、苯妥英钠、利血平、氯贝丁酯、煤焦油软膏等。有些药物如异烟肼、中药农吉利碱、某些鞣质等也都可能致癌。

药物致残

药物使用不当还会致人残疾，如因药物致畸而出生的畸形儿就是先天残疾，历史上著名的"反应停"事件，曾导致1.2万例畸形胎儿的诞生，其中半数已经死亡，而存活者因为没有双手，承受着生理上和心理上的双重压力，也给家庭和社会带来沉重的负担。链霉素、庆大霉素、卡那霉素等引起的神经性耳聋发生率很高。另外，激素能引起股骨头坏死，氯喹能损害视网膜引起视力障碍，最终导致无法治愈的残疾。药物致残作用会给人类带来严重的和长期的危害，必须引起我们的高度重视。

药物引起的血钾异常

钾是人体必需的生命元素，血液中的钾元素含量过低或过高时都会对人体造成不利影响，产生各种严重的病症。许多常用药物在发挥治疗作用的同时，也影响着血清中钾的浓度，引起血钾异常，对人们的身体健康造成了威胁，需引起人们的注意。

药源性低钾血症

某些药物的作用可使钾离子经肾脏或消化道排泄增多，使钾向细胞内转移，当血清中的钾浓度低于 3.5 毫摩／升时，就会引起药源性低钾血症，主要表现为中枢神经系统、循环系统和神经肌肉等方面的功能紊乱，可出现精神不振、烦躁不安、嗜睡、心律失常、血压降低、乏力、四肢发麻、颤抖、腹胀、呕吐，甚至昏迷、心力衰竭等症状。

可引起低钾血症的常用药物有利尿脱水药呋塞米（速尿）、利尿酸、双氢克尿噻、甘露醇等；皮质激素类药物地塞米松（氟美松）、泼尼松（强的松）、可的松、氢化可的松、醛固酮、去氧皮质酮等；青霉素 G 钠、羧苄青霉素等 β 内酰胺类抗生素、氨基糖苷类抗生素、两性霉素 B、胰岛素、维生素 B12 和高渗葡萄糖、碳酸氢钠（小苏打）、水杨酸类解热镇痛药、各类泻药等。

药源性高钾血症

某些药物的作用可使钾离子经肾脏或消化道排泄减少，使钾从细胞内转出，当血清中的钾浓度高于 5.5 毫摩／升时，就会引起药源性高钾血症，出现胃肠痉挛、腹胀、腹泻及心律失常等。

可引起药源性高钾血症的常用药物有氯化钾、氨基糖苷类抗生素、抗肿瘤药物、两性霉素 B、高渗葡萄糖、头孢曲松、头孢噻啶、多粘菌素、环孢菌素 A、氨苯喋啶、巯甲丙脯酸（开搏通）、苯丁酯脯酸、吲哚美辛（消炎痛）、炎痛喜康、肝素、心得安、琥珀胆碱等。这些药物多属于抗肿瘤、抗炎、抗高血压和利尿药，它们所引起的高钾血症的临床症状与药源性低钾血症非常相似，而且有些药物既可引起高钾血症，又可引起低钾血症，具有潜在的双重危害。再加上这些药物多在老年人群中使用，因此在用药时需要格外谨慎。

上述药物引起的血钾异常，多与药物的性质、使用剂量、使用时间、患者的病情、钾摄入量、肾脏和胃肠功能等多种因素有关，因此在进行血钾异常纠正时，应采取综合分析和治疗。对于可引起血钾异常的药物，原则上不宜多种药物联合使用，且每种药物的使用剂量不宜过大，使用时间不宜过长。如果确实需要联合用药或长期大量用药，在用药的过程中应密切观察患者的病情，定期进行血钾监测，并根据具体病情和血钾监测结果，采取适当的措施及时进行处理，以避免因用药不当引起的血钾过低或过高现象及由此造成的严重危害。

警惕药源性高血糖

有些药物如果长期使用或不合理使用，容易造成患者机体糖代谢障碍，引起血糖增高。可引起血糖增高的常用药物主要有以下几类。

糖皮质激素

如泼尼松、氢化可的松、泼尼松龙、抗炎松、地塞米松、倍他米松等，均可引起血糖升高。糖皮质激素可通过以下途径影响糖代谢：增强糖原分解；促进糖原异生；抗胰岛素和提高胰高血糖素的作用；减少外周组织对葡萄糖的利用等。如果需要大剂量或长期使用糖皮质激素进行治疗，应密切监测血糖水平。

甲状腺制剂

甲状腺激素如甲碘胺、甲状腺素（T4）、甲状腺球蛋白等，均可以促进肠道葡萄糖的吸收，加速糖原分解和促进糖原异生，使血糖升高。

肾上腺素

肾上腺素可增加肝脏和肌肉的糖原分解，使血糖升高。

利尿剂

长时间应用噻嗪类利尿剂，可引起胰岛素分泌减少，并促使糖原分解，导致患者的糖耐量降低而升高血糖。使用呋塞米（速尿）可引起高血糖；双氢克尿噻与普萘洛尔联合应用时，产生高血糖的不良反应最多；吲哒帕胺可严重损害糖尿病患者的血糖控制。由噻嗪类利尿剂引起的高血糖多在用药 2 ～ 3 个月后出现，停药后可自行恢复。

钙通道阻滞剂

大剂量使用钙通道阻滞剂如硝苯地平、维拉帕米、地尔硫卓等时可抑制胰岛素分泌，使糖耐量降低、血胰高血糖素升高。

女性避孕药

女性避孕药包括雌激素与黄体酮样衍生物，这些药物能促进皮质醇的分泌，使糖异生作用增强，并能增强对胰岛素的拮抗作用，从而导致葡萄糖耐量降低和血糖升高。患有糖尿病的育龄妇女禁服此类避孕药。

抗感染类药

长期使用抗结核药异烟肼，可影响糖代谢，使糖耐量降低，在用药期间应定期检查血糖并采取相应措施。萘啶酸、利福平、诺氟沙星、戊烷脒等也可致高血糖。

可引起高血糖的其他药物

降压药
二氮嗪、可乐定、甲基多巴、胍乙啶等。

激素类药
雌激素、生长激素、胰高血糖素等。

抗精神病药
泰尔登、多虑平、碳酸锂、吩噻嗪类药物、三环类抗抑郁药等。

消炎镇痛药
消炎痛、阿司匹林、扑热息痛、吗啡等。

抗癌药

四氧嘧啶、左旋门冬酰胺酶、链佐脲菌素、环磷酰胺等。

在使用这些药物时，应注意定期监测血糖，避免引起高血糖或糖尿。如果发现血糖升高同时要使用这些药物时，可以根据情况控制饮食或与降糖药配合使用。

口服补液要防高钠血症

腹泻是儿童常见病，在治疗急性腹泻的过程中，关键是纠正脱水与电解质紊乱。目前，临床上普遍使用口服补液法（ORS）来预防和治疗脱水及盐失衡。这种方法大大简化了液体疗法，也使腹泻死亡率明显下降。但在使用 ORS 时应注意掌握正确的方法，否则极有可能出现高钠血症。

ORS 配方

氯化钠 3.5 克，氯化钾 1.5 克，碳酸氢钠 2.5 克，无水葡萄糖 20 克，混合后加水至 1000 毫升。

特点

（1）电解质中钠的含量为 90 毫摩 / 升，此浓度在治疗腹泻时的等渗性脱水、低渗性脱水效果较好。溶液中含有的钾、氯离子可用来弥补腹泻时丢失的钾、氯离子。

（2）溶液的渗透压接近血浆，能对血液中的各种细胞起到保护作用。

（3）配方中葡萄糖浓度为 2%，是促进钠、水吸收的最适当的浓度。

（4）配方中含有的碳酸氢钠可用于缓解脱水引起的酸中毒。

ORS 是用于治疗腹泻脱水的理想选择。但是，如果腹泻时无脱水或为了预防脱水，或累积失量在静脉补充后用 ORS 作为腹泻继续丢失的补充时，则会有出现高钠血症的危险。一般腹泻粪便中钠的含量为 50 ～ 60 毫摩 / 升，细菌性腹泻粪便中含钠量更高，而 ORS 中钠含量高达 90 毫摩 / 升，长期大量口服时就会引起高钠血症。

在补充累积损失量时，轻度脱水患者每千克体重给予 50 毫升补液，中度脱水患者每千克体重给予 80 ～ 100 毫升补液，重度脱水患者一般应采用静脉输液。以上所补液量应在 4 ～ 6 小时内补入，遵循少量多次原则，每 2 ～ 3 分钟补一次，每次 20 ～ 30 毫升，不可在短时间内大量摄入补液，以免引起高钠血症。

累积损失补完后，如果脱水得到缓解，则应保证自由饮水。用于补充大量持续丢失时，可将 ORS 稀释 1/3，每袋加水量由 1 升增加为 1.5 升，从而使电解质中钠的含量降为 60 毫摩 / 升，这样饮用后不易发生高钠血症。原有营养不良的慢性腹泻患儿，其体液处于较低渗状态，ORS 张力可偏高些；而对于营养状况较好的患儿，ORS 要进行适当稀释。新生儿的肾脏调节功能尚不健全，不宜饮用。

药物相互作用

　　药物相互作用，即药物与药物之间的相互作用，是指同时或先后服用两种以上药物时，其中一种药物使另一种药物的药理效应发生改变的现象。药物相互作用的结果可能是一种药物的效应得到加强或削弱，也可能是两种或多种药物的效应同时得到加强或削弱。使药物效应加强的，称为药物的协同作用，如利尿剂和其他降压药合用，可增强多种降压药的疗效；甲氧苄啶和磺胺药合用，可增强磺胺药的抗菌作用。使药物效应减弱的，称为药物的拮抗作用，如胃复安具有止吐作用，而阿托品为解痉药，这两种药物作用相互拮抗，同时服用会减弱药效。

　　两种或两种以上药物同时使用时称联合用药，或称配伍。当药物在体外配伍时，可能引起药物药理上或物理、化学上的变化，如沉淀、变色、潮解、中和等反应，从而影响药物疗效甚至影响患者用药安全，称为配伍禁忌。

　　药物相互作用可分为两类：一类是药代学的相互作用，指的是一种药物改变了另一种药物的吸收、分布或代谢。另一类是药效学的相互作用，指的是一种药物改变了另一种药物的药理效应，但并不会对血药浓度造成明显的影响，而主要是影响药物与受体作用的各种因素，如全身麻醉剂卤代烷能敏化儿茶酚胺对心脏的致心律失常作用。

　　随着现代治疗联合用药的逐渐增多，发生药物相互作用的情况也屡见不鲜。如近些年来，一些抗过敏药（特非那定、阿司咪唑等）在与咪唑类抗真菌药、大环内酯类抗生素（红霉素等）并用时，曾产生严重的心脏毒性，少数人甚至因此而死亡。为此，在用药时一定要仔细阅读说明书。中药在使用时也应该注意"忌口"，以避免药物与食物间的不良相互作用。

　　容易发生药物相互作用的药物有很多种，主要有以下几类：治疗指数低的药物（即用药剂量稍有变化就会引起药理作用明显改变的药物）、需要监测血药浓度的药物、酶诱导剂和酶抑制剂等，具体包括口服抗凝药、口服降糖药、抗生素类、抗癫痫药、抗心律失常药、强心苷和抗过敏药等。

　　临床上药物相互作用的发生率主要与服药者的种族差异和同时用药的数量等因素有关。如由奥美拉唑引起的不良反应，在黄种人中的发生率比白种人高。另外，机体代谢能力、肝肾功能等因素也能对药物相互作用的发生造成影响。因此，急性病患者、肝肾功能不全者、老年人、新生儿发生药物相互作用的概率较大，在用药时要格外谨慎。

哪些中西药不可合用

　　在联合用药时不能轻率地采用中西药同服的办法，否则可能出现与预期相反的不良后果。在选药时最好先听取医生的建议，并要注意中西药服用的时间间隔，以免诱发其他病症。

　　（1）中成药舒肝丸不宜与西药胃复安合用，因为舒肝丸中含有的芍药具有解痉、镇痛的作用，而胃复安能加强胃的收缩，二者作用相反，合用时会相互抵消药效。

（2）中成药止咳定喘膏、麻杏石甘片、防风通圣丸不能与西药复方降压片、优降宁同时服用。因为前3种药物含有麻黄素，会使动脉收缩、血压升高，影响降压效果。

（3）中药麻黄不能与西药氨茶碱同服，否则二者的药效均会降低，而且能使毒性增加1～3倍，引起恶心、呕吐、心动过速、头痛、头昏、心律失常、震颤等。

（4）中成药蛇胆川贝液不能与西药吗啡、哌替啶、可待因等同服。因为蛇胆川贝液中含有苦杏仁苷，与上述西药的毒性作用相同，都能抑制呼吸，两者同服容易导致呼吸衰竭。

（5）中成药益心丹、香莲丸、川贝枇杷不能与西药阿托品、咖啡因同服，因为前者含有生物碱，与后者同服会增加毒性，引起药物中毒。

（6）中成药朱砂安神丸、梅花点舌丹、七厘散、人丹、冠心苏合不宜与西药溴化锌、溴化钠、碘化钾、碘化钠同服，因前者含有朱砂（粗制硫化汞），与后者同服会产生有毒的碘化汞或溴化汞等沉淀物，引起毒痢性大便，导致药源性肠炎。

（7）中成药益心丹、麝香保心丸、六味地黄丸不宜与西药心律平、奎尼丁同服，否则可能导致心脏骤停。

（8）中药虎骨酒、人参酒、舒筋活络酒不宜与西药鲁米那等镇静止痛药同服，否则会加强对中枢神经的抑制作用而发生危险。

（9）中成药丹参片不宜与西药胃舒平合用，丹参片的主要成分是丹参酮、丹参酚，会与胃舒平所含的氢氧化铝形成铝结合物，不易被肠道吸收，造成疗效降低。

（10）中成药昆布片不宜与西药异烟肼合用，因为昆布片中含有碘，在胃酸条件下易与异烟肼发生氧化反应形成异烟酸、卤化物和氮气，从而失去抗结核杆菌的功能。

（11）中成药活络丹（丸）、香连片（丸）、贝母枇杷糖浆不宜与西药阿托品、咖啡因、氨茶碱合用。因前三者含有乌头碱、黄连碱、贝母碱等生物碱成分，与后者同服易增加毒性，出现药物中毒。

（12）中成药人参、甘草、鹿茸不宜与西药甲苯磺丁脲、优降糖、降糖灵同服，否则会产生相互拮抗作用，降低降糖药的药效。

（13）中成药麻杏止咳片、通宣理肺丸、消咳宁片不宜与西药地高辛合用，因前三者含有麻黄、麻黄碱，对心脏有兴奋作用，能增加地高辛对心脏的毒性，引起心律失常。

（14）中成药风湿酒、国公酒、壮骨酒、骨刺消痛液不宜与西药阿司匹林同服，因前者含有乙醇，与后者合用会增加对消化道的刺激性，引起食欲不振、恶心、呕吐等症状，严重时可导致消化道出血。

（15）中成药黄连上清丸不宜与西药乳酶生合用，因前者含有的黄连素可明显抑制乳酶生中乳酶菌的活力，使其失去消化能力。

（16）中成药山楂丸、保和丸、乌梅丸、五味子丸不宜与西药碳酸氢钠、氢氧化铝、氨茶碱同服。因前者含酸性成分，而后者是碱性西药，两者同服可使酸碱中和，降低药物疗效。

（17）中成药麻仁丸、解暑片、牛黄解毒片不宜与西药胰酶、胃蛋白酶、多酶片同服。因前者含有大黄、大黄粉，可通过吸收或结合的方式抑制胃蛋白酶的消化作用。

哪些常用西药不能合用

不但中药与西药合用时会发生药物相互作用，引起药效降低或产生毒副作用，而且两种或两种以上的西药合用时，也会发生类似的情况。为了避免发生药物不良反应，我们应该对不能同时使用的常用西药有所了解。

磺胺类药与维生素C

常用的磺胺类药包括复方磺胺甲恶唑、磺胺嘧啶（双嘧啶）等，此类药物通过肾脏排出体外，在酸性尿液中易结出结晶，形成尿结石，不易排出，从而对肾脏造成损害；而维生素C可酸化尿液，这大大增加了磺胺类药物形成尿结石的机会。

磺胺药与酵母片

这两种药物合用，会为细菌的生长繁殖提供必需的养料，同时可降低磺胺药的药效。此外，磺胺类药物也不能与乌洛托品、普鲁卡因合用。

异烟肼、利福平与安眠药

异烟肼和利福平是抗结核药，它们与安眠药（如水合氯醛、鲁米那等）合用时可引起严重毒性反应，还可引起药源性肝炎甚至肝细胞坏死。

苯妥英钠与氯霉素、异烟肼

苯妥英钠在与氯霉素或异烟肼合用时，可抑制肝细胞的药物代谢酶，使药物代谢减慢、血药浓度升高，从而引起中毒，出现头晕、胃肠道反应等。

利福平与对氨基水杨酸钠（PAS）

二者合用时，对氨基水杨酸钠会影响胃肠对利福平的吸收，降低利福平的药效。

红霉素与咪唑类药物

红霉素与咪唑类药物如阿斯咪唑、伊曲康唑等合用，可引发心血管严重不良反应。

红霉素与阿司匹林、维生素C

红霉素在碱性环境中抗菌力较强，在酸性环境中作用明显降低，而阿司匹林和维生素C是偏酸性药物，两类药物同时服用可降低红霉素的疗效。

乳酶生与抗生素

乳酶生与抗生素药物土霉素、黄连素、磺胺药等同服时，可使药效降低甚至消失。此外，乳酶生也不可与活性炭、次碳酸铋、胃舒平、氢氧化铝、小苏打等碱性药和肠道吸附剂同时服用。

麻黄素与痢特灵

麻黄素是一种拟交感神经递质药物，通过单胺氧化酶代谢，而痢特灵能抑制单胺氧化酶。两者合用后易在体内蓄积，并与体内的去甲肾上腺素起协同作用，使血压大幅升高，甚至引起血管意外而死亡。

利血平、胍乙啶与痢特灵

痢特灵与降压药利血平和胍乙啶合用，会迅速减弱降压作用，甚至发生逆转使血压升得比治疗前更高。

胃复安与胃舒平、普鲁本辛、阿托品

前者能加强胃窦部收缩，促进胃内容物排空；而后三者在药理上与前者是相互对抗的，会减缓胃肠蠕动，抑制胃肠的排空，合用会相互降低药效。

阿司匹林与吲哚美辛（消炎痛）

虽然两者都是解热镇痛和抗风湿药，但合用不但不能增加疗效，反而易加重对胃肠道的副作用，极易导致胃出血和胃穿孔。

氯霉素与磺脲类降糖药

氯霉素会使磺脲类降糖药在血中的浓度增加，从而引起低血糖。

正确的用药观

药物具有治疗疾病的作用，但若使用不当，就很可能会引起一系列的毒副作用和不良反应，因此应格外谨慎。掌握一些正确的用药观念，对我们合理用药、快速治愈疾病具有重要意义。

要看清药物名称

药物的名称非常多，有时一种药物可有多种药名，如通用名、商品名、别名、化学名、成分名等。有些药物的名称只有一字之差，作用却完全不同。因此在用药时要注意区分，不可错用。

要对症下药

用药前还要先弄清药物的适应证，或者是作用与用途。只有药物的适应证与自己的症状符合时才能使用，做到对症下药。

要了解药物的使用方法

不同的药物具有不同的使用方法，如口服、舌下含服、嚼碎后吞服、喷雾吸服、肛塞、外涂等，使用前要仔细阅读说明书或向医生请教，以免因服药方法不当而影响治疗或伤害身体。

掌握适当的用药剂量

剂量不足达不到理想的治疗效果，剂量过大就会产生毒副作用。因此要严格遵守药品说明书或医生指示的剂量使用，不可擅自增加或减少剂量。如果没有特别说明，说明书上标明的剂量一般为成人的常用剂量，若小儿或老年人使用，应按规定折算。

要留意注意事项或禁忌证的内容

有些药物对某些特定人群不适用，或在使用时有各种条件限制，应加以注意，尤

其是老年人、孕妇及儿童用药，更需特别注意。如一些常见的抗组胺药，在服用后常会使人产生睡意，对需要驾驶或操作机器的人可能会导致危险。还有的药物说明书上标有"肝肾患者慎用"、"12岁以下儿童禁用"、"孕妇慎用"、"禁食生冷辛辣食物"等内容，一定要严格遵守。

尽量避免同时服用多种药

如未经医生的同意，不要在同一时间内服用多种不同药物，否则可能因药物之间的相互作用导致药效增强或减弱，严重的会导致药物失效或中毒。若因病情需要必须同时服用多种药物，则应看清楚标签后再服药，以免吃错药。此外还要注意，切勿同时服用多种同质性高的药物，以免因药物成分重复而造成药物摄入过量，甚至引发中毒。

要注意药物的不良反应

服药后如果感觉不适或有过敏反应，如起红疹、嘴唇肿胀、呼吸急促等情况，应立即停止服药并尽快就医，以确认是否属于药物引起的不良反应，并记下药名，以便医生在病历上留下个人药物过敏记录，作为以后就医时用药的参照。

把握好停药时间

有些药物需要连续地服用较长时间才会有效，如心血管药、降糖药、抗帕金森药等，必须严格地遵照医嘱长期服药，切勿擅自中途停药，以免造成治疗失败或引起严重后果。若是属于症状解除类药物，一般在症状消失后即可停药，如头痛药等。而在忘记服用药物时，最好先向医生进行咨询，不要私自添补，以免因重复过量服用而导致中毒。

不要服用家人的药

有的患者认为自己的症状与家人相似，就擅自服用医生为家中其他成员所开的药物，这样做是不合适的，因为即使症状相似也并不代表是同一种疾病，胡乱使用别人的药是十分危险的。同时，也不要介绍所谓的"好药"给好朋友。

不要吃上次剩下的药

除非经医生同意，否则不要擅自服用上次吃剩下的药，当然更不要把吃剩下的药送给别人。

留意药物的有效期

用药前要先仔细看一下说明书上的有效期或失效期，发现过期或已经变质的药物应该马上丢弃，不要再使用。

家庭用药的误区

在家庭用药中，往往存在许多误区。若不引起注意，有时会引起严重后果。

用药瞒医生

由于各种原因，有些患者在就医时会对医生隐瞒自己以往的用药情况，这种做法是错误的。常言道："病不瞒医。"在请医生诊治疾病时应该主动告诉医生以前得过什么病、用过什么药、现在正在用什么药、在用这些药物时出现过哪些反应，这些信息有助于医生正确诊断和更好地选择药物，在确定治疗方案时能全面考虑，扬长避短。如告诉医生以前使用某药时出现过过敏反应，医生就会避开类似的药物而选择其他的药物，以防止再次出现过敏反应。

以补代治

现在的保健品市场上，各种"健"字号保健品、保健饮料、滋补药多得令人眼花缭乱，加上某些商品广告经常夸大其词，过分渲染这些商品的保健、治疗功能，使得某些患者混淆了"补"和"治"的界限，生病时首先想到的是"补"，而不是积极就诊用药，从而延误了疾病的及时治疗，使病情进一步加重。因此，选用补品要适当，不可盲目以补代治。

任意改变用药剂量

一般情况下，使用常用量就能获得良好的疗效。在一定范围内增加药物剂量，药效也会随之增强，但这种药效的增强是有限度的。当体内的血药浓度达到最大效应时，就不需要再无限制地增加药量。一些患者为了早日摆脱病痛的折磨，随意增加用药剂量或次数，以求早日痊愈。其实，这样做不仅不能增强疗效，反而会产生毒副反应，尤其是老年人和儿童极易引起中毒。相反，有些患者害怕用药剂量过大产生毒副作用，认为小剂量比较安全。其实，这样非但无效，反而会贻误病情，甚至产生耐药性。因此，患者用药时必须遵照医嘱，按一定的剂量和次数给药，切不可随意改变用药量。

不定时服药

有的患者服药时间不固定，两次用药间隔时间过长或过短。这样会造成血药浓度忽高忽低，无法将血药浓度控制在有效范围内。浓度过低就达不到治疗效果，浓度过高则易产生药物副作用。不少患者服药都安排在白天而忽视了夜间。有的药一日需服2次，应每隔12小时服用1次；而"1日3次"指的是将一天24小时平均分为3段，每8小时服药1次，只有这样才能使体内的血药浓度保持稳定，达到治疗的效果。如果把3次服药时间都安排在白天，简单地随一日三餐服药，就会造成白天血液中药物浓度过高，给人体带来危险；而夜间血药浓度偏低，影响疗效。"饭前服用"是指此药需要空腹在饭前1小时或饭后2小时服用，以利于药物的吸收；"饭后服用"则是指此药需要在饭后半小时服用，利用食物来减少药物对胃肠的刺激或促进胃肠对药物的吸收。

随意停药

药物治疗都需要一定的时间，绝不能因为某些局部或全身症状的暂时缓解或消失就随意停药。在疾病尚未完全治愈的情况下贸然停药，很可能发展成为慢性感染。另外，许多慢性疾病需要长期坚持用药，以控制病情、巩固疗效，如精神病、癫痫病、抑郁症、高血压、冠心病等。如果擅自停药，就可能导致旧病复发甚至危及生命。因此，何时停药应该由医生来决定。

当停不停

一般药物达到预期疗效后就应及时停药，否则易产生毒副作用，如二重感染、过敏，身体对药物易产生耐受性或依赖性以及蓄积中毒等。

随意换药

有些患者用药几天后发现症状没有明显减轻，就怀疑所用药物是否有效，于是急忙另找医生更换其他药物，或者自行购买非处方药，甚至想方设法寻觅偏方、验方，想要在瞬间获得神奇疗效。实际上，药物显示疗效都需要一定的时间，如伤寒用药需要 3 ~ 7 日，结核病则需半年，因此不能急于求成。如随意换药，会使治疗复杂化，出现问题也难以找出原因对症处理。

用药多多益善

有些患者认为用药越多药效越强，疾病痊愈越快。确实，药物之间存在着相互作用，多种药物联合使用时常可增强疗效。但如果配合不当则会改变人体对药物的正常吸收和代谢，轻者产生拮抗作用，导致药效减弱或无效；重者会增强药效，引起过敏甚至中毒，或导致一系列的生理反应，造成休克甚至死亡。

药越贵越好

俗话说："便宜没好货，好货不便宜。"因此，有些人就认为价格越贵的药越好，对于病情的治疗越有效。其实，药物的好坏与价格并没有必然的联系，最终还得以治疗作用的强弱和不良反应的轻重来衡量。况且即使是好药，如果不对症也起不到预期的效果，而且对于今后的病情发展不利。因为用药越好，身体或病原体一旦产生耐受性或抗药性，今后将越难用药。因此，只有安全、合理地用药才是最理想的选择。只要用之得当，便宜的药也可以达到药到病除的疗效。

新药即好药

许多患者在用药时"喜新厌旧"，认为新药一定是好药，其实，这种观点是错误的。新药可能对某些疾病具有较好的疗效，或者比同类药物更胜一筹。但是，新药的应用时间毕竟较短，试用的人数也较少，其可能产生的某些毒副作用还没有完全显现出来，因此使用新药的风险相对要大一些。因此，绝不能为了赶时髦而乱用新药。

进口药就是好药

有些进口药确实疗效显著，副作用小，但进口药多是针对西方人的体质和用药特点研制的，由于中西方人存在种族的差异，因此进口药并非全都适合我们使用。同时，也有些进口药与国产同品种药的作用相当甚至不如国产药，但其价格却要高得多。所以不要盲目迷信进口药，而应根据病情实际需要合理选用药物。

名气大的就是好药

药物的"名气"很大程度上是由广告制造出来的。如今，各类媒体上的药物广告可谓五花八门，让人目不暇接。但不少广告言过其实，它们只宣传药物的优点，而对药物的副作用则尽量淡化，容易使人误解而上当受骗。因此，在购药时千万不要轻信一般药物广告，而应向有经验的医生或药师进行咨询，以免造成严重后果。

躺着服药

躺着服药片或药丸，药物容易黏附在食管壁上或在食管中溶化。如果在食管壁上停留的时间过长，不仅影响疗效，还可能刺激食管，引起咳嗽或局部炎症，严重的甚至损伤食管壁，发生溃疡，为食管癌的发生埋下隐患。所以，用药时最好采取坐位或站姿。服药后也不要马上躺下，尽量站立或走动几分钟，以便药物完全进入胃内。

对着瓶口喝药

有些人在服用糖浆或合剂时，为了贪图方便省事，会直接对着瓶口喝药，这样做既不卫生也不科学。对着瓶口喝药，一方面容易把细菌带入瓶内，污染药液，加速其变质；另一方面不能准确控制摄入的药量，服少了起不到治疗作用，服多了又会增加副作用，引起不良反应，甚至导致中毒。因此，应按规定剂量，将药倒在小勺或其他小型容器中，然后再用温开水送服。

干吞药

有些人为了省事，服药时不喝水，直接将药物干吞下去，这也是非常危险的。一方面与躺着服药一样，会使药物黏附在食管壁上，损伤食管黏膜，甚至程度更严重；另一方面由于没有足够的水来帮助溶解，有些药物容易在体内形成结石，例如复方新诺明等磺胺类药物。

喝水过多

干吞药不好，服药后喝水过多也不好。喝水过多会稀释胃酸，不利于对药物的溶解吸收。一般情况下，送服固体药物只需要一小杯温开水就足够了。如糖浆制剂就比较特殊，尤其是止咳糖浆，需要药物覆盖在发炎的咽部黏膜表面，形成保护性薄膜，以减轻黏膜炎症反应、阻断刺激、缓解咳嗽。所以，喝完糖浆5分钟内最好不要喝水。

掰碎吃或用水溶解后吃

由于个别口服药片、药丸的体积过大，有些人在服用这些药物时经常会出现吞咽困难，还有些人怕孩子吃药时噎住，就自作主张地把药掰碎或用水溶解后再服用。这样做不仅会影响药物的疗效，还会加大药物的不良反应，尤其是对于缓释类药物、肠溶片和胶囊剂。如阿司匹林肠溶片掰碎后，由于缺少了肠溶衣的保护，使得药品无法安全抵达肠道，在胃里就被溶解，不仅无法发挥疗效，还对胃黏膜有较大的刺激性，会引起恶心、呕吐等症状。因此，除非经医生允许或药物说明书上标明，否则不要这么做。但在服用中成药时有所不同。例如对于常见的大粒丸剂，为了加速药效的产生，可以先将药丸分成小粒，或用少量温水将药丸捣调成稀糊状后再用温开水送服。

打针比吃药效果好

不少患者都认为打针比吃药见效快，其实这是错误的。从药物被吸收到发挥作用的速度来看，打针确实比吃药的效果要快一些，但并不是所有的疾病都需要通过打针来治疗，有的病打针反而不如吃药有效。如治疗一些消化道疾病时，如果采用口服给药，胃肠道局部药物浓度高，治疗效果好，不必打针治疗；对一般的感冒等，打针的效果也不一定好；而对一些只能口服不能注射的药，打针更是错误的选择。此外，打针会给患者带来一定的痛苦，消毒不严还会产生交叉感染，安全系数小。而口服给药则要简便、易行、安全得多。因此，凡是吃药能治疗的疾病，尽量不要打针。

家庭用药禁忌

为了使药物达到最好的疗效，在服药时我们应注意一些用药禁忌，比如说禁止用茶水、果汁来服药，服药期间勿抽烟喝酒，服药后不要马上运动或睡觉。

服药前后禁止吃蔬果

在服药前后 30 分钟内，最好不要吃东西，尤其不要吃水果和蔬菜。这是因为某些蔬菜和水果中含有的物质可以和某些药物成分发生化学反应，使药物的作用发生改变，或者使药物失效，或者使药物产生毒副作用。这类药物主要包括降脂药、抗生素、安眠药、抗过敏药等。如某些抗过敏药可以与柑橘类水果发生反应，可能引起心律失常，严重的甚至会引起致命性心室纤维性颤动；一些水果可以与抗生素发生反应，会使抗生素的疗效大大降低。

服药期间要戒烟

试验证明，服药后半个小时内吸烟，药物到达血液的有效成分只有 1.2% ~ 1.8%，而不吸烟时可达 21% ~ 24%。这是因为烟草在燃烧中产生的烟碱（尼古丁）等成分可增加肝脏酶活性，降低药物的降解速度，使血液中药物的有效成分降低，影响其疗效的发挥。此外，吸烟还能延迟胃内容物的排泄时间，减慢药物的吸收。比如服用解热镇痛药、止痛与麻醉药、平喘药、抗心绞痛药、抗血小板药、降脂药、降糖药、利尿药、抗酸药、胃黏膜保护药等药物时，都会因吸烟受到影响。所以，为了保证药物的疗效，服药期间千万不能吸烟，最好能戒烟。

服药期间勿饮酒

服药时饮酒的危害很大，因为酒中含有浓度不等的酒精（乙醇），即使是啤酒、葡萄酒等低度酒也都含有酒精成分。酒精可与多种药物发生反应，从而导致某些药物的代谢加快，使药效降低；也会使某些药物的代谢减慢，引起药物蓄积，使药效或药物的毒副作用增加。这些情况都可使患者的病情复杂化，会引起严重后果。因此，患者服药时一定不能用酒来送服药物，也不能在服药前后饮酒。尤其是在服用下列几类药物时更需忌酒。

第一类：头孢菌素胶囊（如先锋霉素 V、先锋霉素 VI、菌必治等）、氯霉素、呋喃妥因、甲硝唑等；第二类：镇静催眠类药物，如苯巴比妥、水合氯醛、安定、利眠宁等；第三类：解热镇痛剂类，如阿司匹林、扑热息痛等；第四类：利血平、抗癌剂、异烟肼等药物。

某些药物不能和牛奶同服

新鲜牛奶中含有丰富的蛋白质和多种维生素及矿物质，还有充足的脂肪和乳糖等营养物质。但是，在服药时如果用牛奶送服或在吃完药后立即喝牛奶，则可能产生不良反应。如在服用吲哚美辛（消炎痛）时喝牛奶会对胃黏膜产生刺激作用，牛奶还可影响氨茶碱的生物利用度，并能使 β —受体阻滞剂在肝脏中的效应发生改变等。此外，牛奶还不能与下列药物同服。

抗生素类，包括阿莫西林、强力霉素等；降压药，如优降宁等；强心药，如洋地黄、地高辛等；抗结核病药，如异烟肼等；含铁药物；抗精神病药物等。

另外，牛奶本身含有钙，用来送服药片或其他药物时，很容易在肠胃内形成钙化物，导致药物失效，严重者会生成胆结石、肾结石。因此，应尽可能保证不用牛奶送服药物，婴儿在服药后也应隔一段时间再吃母乳。

禁止用茶水送药

茶叶的主要成分有咖啡因、茶碱、维生素等，还含有大量鞣酸。茶水中的这些成分可与许多药物发生化学反应，生成不溶性沉淀，胃肠道不能吸收，从而影响药物疗效的发挥，所以一般情况下不要用茶水送服药物。

需避免与茶水同服的药物有：补铁剂如硫酸亚铁、富血铁、柠檬酸铁等；抗抑郁药如苯乙肼等；强心类药物如洋地黄片、洋地黄毒苷片、地高辛等；助消化的酶类药物如胃蛋白酶、淀粉酶、多酶片、胰酶片、乳酶生等；解热镇痛药如氨基比林等；小苏打制剂；中枢镇咳药如咳必清等；镇静类药物如安定、苯巴比妥、氯丙嗪等；维生素 B1、红霉素、麻黄素、黄连素、痢特灵、优降宁、利福平、潘生丁以及中药元胡、大蓟、小蓟、牛膝等。

当然，茶水对有些药物的影响并不大，如许多抗生素类药及抗炎镇痛药（如磺胺类药、布洛芬、消炎痛等）、抗过敏药（如扑尔敏、去敏灵、苯海拉明等）。但为了保证药物的疗效，防止意外发生，最好还是不要用茶水送服。

禁止用果汁类饮料送药

在各种果汁类饮料中，通常都含有维生素 C、果酸等，这些酸性物质可使许多药物提前分解，或使包糖衣或肠溶衣提前溶化，不利于药物吸收，还易对胃肠道产生刺激，甚至会出现较严重的不良反应。碱性药物更不能与果汁同时服用，因为酸碱中和会使药效大减。如用果汁或酸性饮料送服复方阿司匹林（APC）等解热镇痛药和黄连素、乙酰螺旋霉素等糖衣抗生素，会加速药物溶解，损伤胃黏膜，严重的可导致胃黏膜出血；送服氢氧化铝等碱性药物，会因酸碱中和而使药效完全丧失；送服复方新诺明等磺胺类药物，则会降低药物的溶解度，引起尿路结石。正确的服药方法是用温度适宜的白开水送服。

服药期间慎食醋

醋中含有蛋白质、多种有机酸和游离氨基酸，还含有维生素 B1、维生素 B2 和维生素 C 等，具有助消化、增食欲、活血化淤、消毒杀菌等功能。但在服用某些药物时是必须禁止食醋的。如在服用红霉素、螺旋霉素、白霉素、链霉素、庆大霉素、卡那霉素等药物时食醋，酸性条件会使这些抗生素的作用降低。醋也不能与磺胺类药物合用，因为这类药物在酸性环境中的溶解度降低，容易在肾脏中形成磺胺结晶，产生尿闭和血尿，损坏肾小管。醋与氢氧化铝、氢氧化镁、三硅酸镁、碳酸氢钠、碳酸钙等碱性药物合用时，可因酸碱中和而使药物失效。此外，醋与解表中药合用时，醋酸会影响中药的发汗解表功效。

吃药之后不能马上睡觉

许多人有在临睡前服药或卧床服药的习惯，认为服完药后立即休息，有助于药物的吸收。其实这种做法是不正确的。服完药后马上就睡觉，特别是当饮水量不足时，往往会使药物黏附在食管上而不易进入胃中。有些药物的腐蚀性很强，在食管溶解后会腐蚀食管黏膜，引起食管溃疡。轻者只是吞咽时感到疼痛，严重者可造成血管损伤而引起出血。许多药物性食管溃疡患者就是因为在睡前服用过胶囊类药物（如抗生素胶囊、感冒胶囊等），或是服用了颗粒状的止痛药而造成的。因此，晚上服药时要多喝些白开水，尤其是服用胶囊剂时更应如此。同时，吃完药后不要立即睡觉，应先适当地活动一会儿，让药物彻底进到胃里后再平卧，以避免食管黏膜受损伤。最好把服药时间安排在入睡前半个小时左右。

服药之后不能马上运动

服药后也不能马上运动。因为服药后药物一般需要 30 分钟至 1 个小时才能被胃肠溶解并被小肠壁血管所吸收，然后再经血液循环将药物中的有效成分输送到全身各处。如果服药后马上运动，大量血液将流向运动器官，从而导致胃肠等脏器血液供应不足，使有效输入的药物量降低，药物的吸收效果就会大打折扣。

不能用热水送服的三类药物

助消化类
如多酶片、酵母片等，因为此类药物中的酶是活性蛋白质，遇热后会凝固变性，从而失去应有的催化剂作用。

维生素 C
维生素 C 是水溶性维生素，是所有维生素中最不稳定的，遇热后易被破坏而失去药效。

止咳糖浆类
止咳药溶解在糖浆里，需要覆盖在发炎的咽部黏膜表面，形成保护性的薄膜，才能减轻对黏膜的刺激，从而缓解咳嗽。如果用水冲服，就会稀释糖浆，降低黏稠度，不能生成保护性薄膜，达不到治疗效果。

不要随意改变药物的剂型

药物的剂型与药效有关，不同的剂型可以让药物在不同的消化器官中吸收，发挥最大的药效，因此不能随意改变药物的剂型。但是有些人因为对剂型缺乏足够的了解和认识，在用药过程中随意改变药物的剂型，不仅严重影响药物的疗效，还容易产生毒副作用。

包衣片分割使用

包衣片包括糖衣片、肠溶片等。糖衣片一旦破裂，便失去了特定的保护、遮味和隔离等作用；肠溶片如果被弄破外衣就会造成片芯外露，服用后其主要成分遇到胃酸即会被破坏而降低或失去疗效，并可对胃黏膜形成刺激，使患者感到上腹部不适、恶心、呕吐甚至胃出血。

胶囊改为冲服

把胶囊内的药物颗粒取出服用，不仅使药物失去了遮味作用，而且失去了原有的保护控释作用，影响疗效。如康泰克缓释胶囊，内装不等速释放的药物颗粒，并以不同颜色区分其作用。如果将其去除胶囊后冲服，就会破坏原有的比例，不仅难以维持应有的疗效，而且会增大对胃肠黏膜的刺激，增加不良反应。

针剂改为内服、外用、滴眼

有些人以为针剂的质量标准很高，改为口服或外用疗效更好，于是就将庆大霉素注射液用做口服，红霉素注射液用做外用。其实，这种做法是不妥的。因为不同剂型的药物吸收途径各不相同，针剂直接注入人体，剂量比口服要小，而且改为内服或外用后，药物的吸收率将大大降低，会影响疗效。另外，针剂中含有的附加剂对胃肠道有刺激作用，容易造成不良反应。还有的人把青霉素等抗生素注射剂改为滴眼药，这是十分危险的，容易引起眼睛疼痛，出现结膜水肿、视力障碍等不良反应。

舌下含服改口服

有人认为舌下含服比较麻烦而且作用也慢，不如吞服来得快。殊不知：欲速则不达。例如，治疗心绞痛的硝酸甘油片，含于舌下能迅速而完全地吸收，约2～3分钟即可奏效，而且止痛效果好；但若改为口服，不但吸收慢，而且药物在肝内会受到破坏，其疗效只有舌下给药的1/10。更重要的是，一旦心绞痛得不到及时控制，患者将有生命危险。

口服片用于阴道塞药

有些女患者为了治愈阴道滴虫、真菌感染等妇科疾病，将口服用药灭滴灵片、制霉菌素片和复方新诺明片等直接塞入阴道，以期获得更快更好的治疗效果。但是，这些口服药不含有发泡剂，置于阴道内很难溶解释放，难以被人体吸收，疗效甚微，而且会徒增痛苦或引起副作用。

抗细菌、真菌、病毒如何用药

自然界中的微生物数量多、种类杂、分布广，而且绝大多数微生物对人类和动、植物的生存是有益的，有些还是必需的。但也有少数微生物能引起人及动植物发病，称为病原微生物，主要有细菌、真菌、病毒等。

细菌

细菌的个体微小，一般以微米计算，大小因种类不同而差别很大。细菌的基本形态为球状、杆状、螺旋状，分别称为球菌、杆菌和螺旋菌。

球菌

球菌按分裂后产生的新细胞在空间排列的情况又可分为：单球菌（如尿素微球菌）、双球菌（如肺炎双球菌）、链球菌（如乳酸链球菌）、四联球菌（如四联微球菌）、八叠球菌（如藤黄八叠球菌）、葡萄球菌（如金黄色葡萄球菌）。

杆菌

杆菌可分为球杆菌、分枝杆菌、棒状杆菌。

螺旋菌

螺旋菌根据菌体弯曲程度可分为弧菌和螺菌。根据细菌对革兰染色反应的不同，又可将细菌分为革兰阳性菌（如葡萄球菌、链球菌等）和革兰阴性菌（如肠道杆菌、破伤风杆菌等）。

人体在健康状态下对病原菌有一定的抵抗能力，需要有较多数量的、具有毒性的病原菌侵入才可能致病；个别毒性较强的烈性传染病的病原菌（如鼠疫杆菌等），只需很少的量就可致病。除了要达到一定的数量外，病原体还必须侵入人体适当的部位才会引起感染，如破伤风杆菌必须进入深部创伤，从口吞入则不会引起感染。

治疗细菌感染的常用药物有抗生素和磺胺类药，在用药过程中，必须使用对致病菌敏感的抗菌药才能取得理想的效果。如治疗肺炎球菌引起的肺炎、脑膜炎应首选青霉素，而对付革兰阴性菌则应选用链霉素、庆大霉素等，用青霉素无效。要想取得更好的效果，可在用药前先做药敏试验，然后根据试验结果选用合适的药物。

真菌

真菌俗称霉菌，它的种类很多，通常根据侵犯部位的不同，分为浅部和深部两大类。浅部真菌侵犯皮肤、毛发和指（趾）甲，引起浅部真菌病（简称癣），如甲癣、头癣、手足癣、股癣、体癣等；深部真菌侵犯皮下组织和内脏，引起深部真菌病，如念珠菌病、隐球菌病、曲霉病、结核菌病、芽生菌病等。治疗真菌病应使用抗真菌药物，如治疗皮肤癣菌病可使用抗生素灰黄霉素，治疗深部真菌病可用两性霉素 B，其他常用药还包括咪唑类药（如克霉唑、益康唑、咪康唑和酮康唑等）、氟胞嘧啶、丙烯胺衍生物等。治疗真菌感染时，使用抗细菌、抗病毒的药物一般均无效。

病毒

病毒的体积比细菌更小，一般为细菌的1/10，有的只有细菌的1/1000。临床上常见的病毒有脊髓灰质炎病毒、柯萨奇病毒、各型肝炎病毒、鼻病毒、各型流感及副流感病毒、腮腺炎病毒、麻疹病毒、狂犬病毒等。治疗病毒性疾病要用抗病毒药物，如治疗病毒性角膜炎可使用阿糖腺苷，而干扰素则具有广谱的抗病毒活性，可用于治疗多种病毒性疾病。但要注意一点，抗生素对病毒性疾病没有治疗效果。

服用中药的禁忌

服药时的饮食禁忌俗称"忌口"，是中医治病的一个特点，历来的中医学家对此都十分重视。实践证明，忌口是有一定道理的。因为我们在日常生活中所食用的各种各样的食物，它们本身都具有各自的性能，对疾病的发生、发展和药物的治疗作用都会产生一定的影响。而忌口则可以避免这些干扰因素，提高药物的疗效。

由于疾病的关系，在服药期间，凡是属于生冷、辛辣、油腻、酸涩、腥臭等不易消化或有特殊刺激性的食物，原则上都应忌口，如冷饮、竹笋、糯米、辣椒等。

在服用清内热及性凉的解热中药如玄参、生地、银花、连翘、大青叶等时，不宜食用生姜、葱、蒜、胡椒、羊肉、狗肉等热性的食物，否则会降低药物的疗效。在服用温性中药治疗寒证时，应禁食生冷食物及冷饮。

甘草、黄连、桔梗、乌梅忌猪肉；薄荷忌鳖肉；丹参、茯苓忌醋；鳖鱼忌苋菜；鸡肉忌黄鳝；山药、常山忌生葱；蜂蜜忌葱蒜；天门冬忌鲤鱼；甘草忌鲢鱼；荆芥忌鱼、蟹、河豚、驴肉；白术忌大蒜、桃、李等；威灵仙、土茯苓忌茶；铁屑忌茶叶；地龙忌豆腐。如果吃了禁忌的食物，轻者疗效不理想，重者会起相反作用，甚至引起中毒。

服用白参、西洋参、红参等补药时，一般忌食萝卜，因为萝卜有理气、促消化的作用，能降低人参的药力；在服用鹿茸、党参、白术、山药、黄芪、地黄、首乌等其他补药时，除了不能在服药前后1小时内吃萝卜以外，还要忌食碱性食物和饮茶。

另外，在不同病情条件下服用中药也应忌口，如下所述。

治疗因气滞引起的胸闷、腹胀时，不宜食用豆类和红薯，否则容易引起胀气。

水肿患者应少吃过咸食。

哮喘、过敏性皮炎患者，应少吃鸡、羊、猪头肉、鱼、虾、蟹。

肺病患者忌吃茄子、喝酒、吸烟。

心脏病患者忌食油腻食物、动物性脂肪。

高血压患者忌烟、酒、油腻及过咸食物。

肝病患者忌芹菜、动物内脏、油腻食物、酒。

肾病患者忌鸡、鸭脚、过咸食物、酒。

失眠患者忌过食肉类、动物内脏、过燥食物。

中风患者忌食虾和高胆固醇食物。

皮肤病患者忌牛乳、鸭蛋、鹅肉、竹笋、香菇、花生、芒果、海产类、过燥食品、酒。

风湿病患者忌食豆类、动物内脏、蛋、肌肉、油炸食品、香蕉、木瓜。

骨折治愈及筋骨疲痛者忌食香蕉。

胃病患者忌食糯米、香蕉、槟榔、油炸食物。

面疱患者忌食猪脚、猪耳、过燥食品、油炸食物。

减肥者忌食米、面、糖分含量高的食品、蛋糕、含糖分高的水果及饮料。

需要说明的一点是，忌口虽然重要，但也不能绝对化，而要因人、因病而异。对一般患者尤其是慢性患者，如果长时间忌口，而且禁食的种类又多，则可能无法保证人体正常所需营养的摄入，反而会降低人体的抵抗力，不利于恢复健康。因此，应在医生的指导下，适当补充一些有营养的食物，以免造成营养缺乏。

服用西药的禁忌

不仅服用中药时要忌口，服用西药期间同样必须注意饮食禁忌。如果饮食不合理，就会影响药物疗效或增加药物的毒副作用，严重的还可能危及生命。

降压药、抗心绞痛药

服用此类药物期间忌喝西柚汁、忌吃含盐量高的食品。因为西柚汁中的柚皮素会抑制肝脏中某些酶的作用，从而影响降压药和抗心绞痛药物的代谢。而食盐会使血压升高，减弱降压药的疗效，同时加重心绞痛。

降压药和抗风湿性关节炎药

都不宜与咸食和腌制品同食，否则会使治疗失败或使病情加剧。服用优降宁等降压药时，忌食动物肝脏、鱼、奶酪、巧克力、香蕉、豆腐、扁豆、牛肉、香肠、葡萄酒等。因为优降宁能抑制单胺氧化酶，若与以上食物同吃，可引起血压升高，甚至发生高血压危象和脑出血。

抗抑郁药、痢特灵、抗结核药、抗肿瘤药

这些药物忌与奶酪、香蕉、鳄梨、豆浆、啤酒等含酪胺较多的食物同时进食。因为这类药物中含有单氨氧化酶(MAO)抑制剂，容易与酪胺发生反应，产生去甲肾上腺素，聚集过多时将会造成血压异常升高，出现恶心、呕吐、腹痛、腹泻、呼吸困难、头晕、头痛等不良症状，影响治疗效果。

抗结核药

结核患者在服用异烟肼时忌食鱼类，因为鱼类含有大量组胺酸，它在肝脏内变为组胺，异烟肼能抑制组胺的代谢，使其在体内过量堆积而发生中毒，引起头痛、头晕、结膜出血、皮肤潮红、心悸、面部麻胀等症状。

平喘药

哮喘患者在使用氨茶碱、茶碱类药物时，不宜与豆制品及鸡肉、鸡蛋、牛肉、鱼虾、动物肝脏等高蛋白食物同服，否则会降低药效。

解热镇痛药

在服用氨基比林及索密痛、优散痛等含氨基比林的药物时要忌食腌肉，因为这些药物中的氨基可与腌肉中的亚硝酸钠反应，生成有致癌作用的亚硝胺。在服用保泰松时忌食高盐食物，因为保泰松能阻碍钠离子和氯离子从肾脏排出，高盐饮食容易导致血钠过高而引起水肿和血压升高。

抗菌消炎药

消炎药如磺胺嘧啶（SD）、复方新诺明等不宜与鲜橘汁同服，否则会引起血尿等症状。红霉素、阿奇霉素等药物不宜与螺、蚌、蟹、鳖、海带、海蜇、咸鱼、荠菜、花生米、核桃仁、葵花子、豆制品、乳制品等同时食用，因为这些食物中含有丰富的钙、铁、磷等元素，会相互结合，形成一种既难溶解又难吸收的络合物，导致药效降低。

磺胺类药物和碳酸氢钠

服药期间不宜同食酸性水果、醋、茶、肉类、禽蛋类等食物，以免因磺胺类药在泌尿系统形成结晶而损害肾脏，或降低碳酸氢钠的药效。

苦味健胃药、助消化药

服用期间忌吃糖或甜食。因为苦味健胃药和助消化药如大黄苏打片、龙胆酊等，主要借助于它们的苦味刺激味蕾，以促进唾液、胃液等消化液的分泌，以达到帮助消化、增强食欲的目的。而吃糖或甜食则会掩盖苦味、降低药效。

钙补充剂

服用期间忌食含草酸丰富的菠菜、茶、杏仁等。因为草酸会在小肠中与钙结合，生成无法被胃肠道吸收的不可溶物质，阻碍钙的吸收，同时还有形成结石的危险。

铁补充剂

服用期间忌大量食用动植物油脂。因为油脂会抑制胃酸的分泌，影响三价铁离子转变为二价铁离子，不利于胃肠道对铁的吸收，从而降低补铁、补血效果。同时，还应忌食花生米、芝麻酱与海带、动物肝脏等含钙、磷较多的食物。此外，在使用硫酸亚铁等铁制剂时，忌用茶水送服，因为茶中的鞣质会与铁结合生成鞣酸铁，影响铁的吸收。

碘补充剂

服用期间忌食菠菜、桃、梨等蔬果。因为这些食物会阻碍碘顺利进入甲状腺。

利尿剂、钾补充剂

在服用呋塞米、氨苯喋啶等利尿剂和补钾剂时，不宜同时食用香蕉、芫荽、香椿芽、红糖、菠菜、紫菜、海带、土豆、葡萄干、橘子等。因为此类食物含钾量高，容易引起高钾血症，引起胃肠痉挛、腹胀、腹泻和心律失常等。

维生素类补充剂

服维生素 K 时忌食富含维生素 C 的食物，如山楂、辣椒、鲜枣、茄子、芹菜、西红柿、苹果等，也不宜食用猪肝、黑木耳；服用维生素 C 时忌食猪肝，因为猪肝中含有大量的铜，会将维生素 C 氧化为去氢抗坏血酸，使维生素 C 失效。

激素类及抗凝血药

服药期间忌食动物肝脏，否则会造成药物失效。

甲状腺素

在服用甲状腺素时宜少吃或不吃黄豆、豆油、萝卜、白菜等，因为这些食物能抑制甲状腺素的产生。

与中药忌口一样，西药忌口也不能绝对化。一般情况下，是否需要忌口应根据病情和药性而定，不能一概而论。尤其是对于少年儿童，他们正处于生长发育的关键时期，如果禁食种类过多，很容易造成营养不足和抵抗力下降，严重的还会引起并发症，对疾病的治疗与康复造成很大影响，甚至影响儿童的正常发育。因此，对忌口应特别慎重。

保健品不可随意用

近年来，各种各样的保健品在市场上大量出现，其名目之繁多，宣传功能之神奇，令人眼花缭乱，无所适从。出于对自身健康的考虑，越来越多的人开始倾向于使用保健品，以达到强身健体的目的；有些人甚至用保健品替代药物来治疗疾病。那么，保健品对健康是否真的有益无害，可以随意使用呢？它真的能像广告中所宣传的那样，起到"有病治病，无病健身"的作用吗？

保健品虽然有一定的保健作用，能够增强机体的免疫功能，提高抗病能力，但绝大多数保健品都没有特定的治疗功能，只能作为治疗疾病的一种辅助方法。有些人认为"是药三分毒"，而保健品是没有毒的，于是在治疗疾病时就自作主张舍弃药物而改用保健品。这种做法是非常错误的。保健品是功能性食品，使用得当确实能起到一定的保健功能，但这种保健功能是有一定限度的，它远远不能替代药物的治疗作用。如果用保健品替代药物进行治疗，轻则会延误治疗，使病情加重，重则可能危及生命。因此，我们千万不能把保健品当做药物来使用。

还有些人认为保健品是营养品，多食对身体只有好处没有坏处，所以随意地大量食用各种保健品。这种做法也是不可取的。从医学的角度来讲，只有处于亚健康状态的人，才需要使用保健品来调节机体平衡。而事实上对于大多数人来讲，只要自身的消化吸收功能正常，饮食结构均衡合理，就足以保证机体对各种营养物质的正常吸收，不会出现营养缺乏的亚健康状态。如果盲目追求营养，而不考虑保健品的成分和功能，也不论是否适合自己，随便拿来就吃，轻者会导致"上火"，如长口疮、流鼻血等，重者会导致心脑血管疾病、肥胖病和中医所讲的湿阻热郁等病的发病率明显提高，对身体健康造成严重危害。

因此，我们应该清楚地认识到，不同的保健品有不同的功效和特定的适用人群，并非人人都能使用。在选用保健品时，应保持清醒的头脑，要结合自己的年龄、体质和营养等状况，准确、合理地使用保健品，切不可随意滥用。否则，花钱不说，还可能伤了身体。

中药汤剂的正确煎法

中药通常需要煎服，其主要目的是要通过一些理化作用，如溶解、扩散、膨胀、渗透和吸附等作用，将中药里的有效成分转入汤液里。

中药汤剂的煎法是很有讲究的，因为汤剂作用的大小、起效的缓急，都与煎药的方法有着直接关系。要正确掌握中药煎煮的方法，通常应注意以下几个方面：

煎药的容器

煎药最好用陶器，如瓦罐或砂锅等。陶器的优点在于它的性质稳定，不易与药物成分起化学反应，而且传热均匀、缓和，可慢慢提高温度，使中药的有效成分充分转到汤液中来。此外，还可使用玻璃搪瓷容器煎药。但要注意不能使用铁、铜、铝等金属容器煎药，因为这类容器容易与某些药中的有效成分发生化学反应，会改变药性，影响疗效。

煎药用水

煎药最好选用雪水、雨水，因为这类水中含有的杂质较少，很少与药中的有效成分起反应。此外，还可采用清洁而无杂质的河水、井水和自来水熬药。自来水中含有一定量的氯气分子，会影响中药的性能，应静置一夜等氯气完全挥发后再使用。

煎煮前最好先把中药用凉水淘洗几遍，将沉于水底的泥土除去，然后再用凉水浸泡半小时左右，使水浸透药物组织并使其细胞扩大，以利于药物中的有效成分充分煎出。

加水量应根据药物体积大小、分量轻重、药味多少适当掌握。第一次煎应多加水，浸没全部药物，一般以高于药面2～3厘米为宜；第二次煎以高于药面1～2厘米为宜。如按计算，每克中药一般应加水10毫升左右，但也不可一概而论，而要注意各种中药性质的差异，如有的中药松软、吸水量大，有的中药如贝壳类不吸水，而滋补药因煎熬时间长则应多加些水。

煎药时的温度

中药加水浸泡后，一般宜先用大火将水煮沸，然后改用小火煎煮。用小火煎药的好处在于可使药物的有效成分慢慢析出，不会破坏药性，并且能减少水分蒸发，避免水分很快被煎干。

煎药的时间

一般煎药的时间以半小时左右为宜，但要因药性不同而定，如感冒解表药、芳香开窍药、理气药等属于发汗药、挥发性药，大约在水煎沸后再用小火煮5分钟左右就可取汁服用；而强壮补益药则需要煎的时间长些，一般在煮沸后还要再煎40分钟左右。需要注意的是，煎药时间的长短不能以颜色的深浅来判断，如有些中药越煎颜色越深，但药的有效成分早就煎出来了；有的药煎的时间太长也不好，会造成某些挥发性有效成分的逸散和药性的破坏；而且，熬的时间过长，还会使药液的味道变差。

每剂药煎的次数

每剂中药汤剂一般需要煎两次，第一次的药液叫"头汁"，第二次的药液叫"二汁"。

药物的特殊煎法

在一剂药的大药袋里有时还有些小包药，上面写有"先煎"、"后下"、"包煎"、"另煎"、"另溶（烊化）"、"冲服"等字样，这些是煎煮时需要特殊处理的药物。

先煎

矿石类的石膏、紫石英、寒水石、灵磁石等，贝壳类的珍珠母、角甲类的鳖甲等，因质地坚硬，在水中的溶解度很小，不易将有效成分煎出，一般应先煎30分钟至1个小时，然后再加入其他药物同煎，有的还需要先打碎再煎。有毒的药物如附子等，也要先煎1~2个小时，以达到减毒去毒的目的。

后下

发汗药（薄荷、荆芥等）和芳香健胃药（如木香、茴香、丁香、藿香、砂仁等）含有挥发性的有效成分，不能久煎，一般应在其他药物煎好前5~10分钟加入同煎。久煎后可影响疗效的药物如大黄等，也宜后下。

包煎

粉末类药物和细小种子类药物易浮在水面上，含有黏性成分的药物易粘于锅底焦化，有绒毛的药物易刺激咽喉引起咳嗽，如旋覆花、六一散、枇杷叶等，需在煎煮前用纱布口袋包好，再加入其他药物共同煎煮。

另煎

一些贵重药材，如人参、西洋参、冬虫夏草等，需要另外煎煮后与中药冲服，以免同煎浪费药材损失药效。

另溶

又称烊化，是指阿胶、鳖甲胶、龟板胶、鹿角胶、饴糖等胶质药材或黏性较大的中药，与其他药物一起煎煮时会影响其他药物溶出，因此应另外用水加热使之溶化，然后加入其他药物煎好的药汁中同服。

冲服

有些贵重药物如犀角、羚羊角等应磨碎冲服，三七、白药等粉散剂也需冲服。因为此类药物在水中的溶解度很小，冲入煎好的药液中饮服常会获得更好的药效。

中药汤剂的正确服法

服用中药汤剂的方法正确与否，直接关系着药效能否充分发挥，能否达到治疗目的。因此，应掌握中药汤剂的正确服法。

服药时间

一般中药汤剂可在早晚各服一次，也可在两餐之间（上午 10 时和下午 3 时）各服一次。民间习惯在临睡前和次日早晨各服一次。

总体来讲，应根据病情的需要和方药的不同来合理安排用药时间。

· 一般慢性病患者应定时服药，使药物的有效成分在人体血液中保持一定的浓度。

· 一般汤剂宜在饭前 1 小时服用，对胃肠有刺激的药物宜在饭后立即服下。

· 一般补益药宜在饭前 2 小时空腹服用，以利于吸收；其中壮阳药宜在白天服，补阴药宜在晚上服，可提高疗效。

· 驱虫药最好在清晨空腹服，有利于药力集中，且吸收快、起效快。

· 泻药宜在饭后 2 小时服用。

· 抗疟疾药应在发作前 2 ~ 3 小时服用。

· 催眠安神药应在临睡前半小时服用。

· 镇静安眠药宜在睡前 1 ~ 2 小时服用。

· 解表药应及时趁热服下，以促使汗解。

其他特殊方剂应遵医嘱服用。

服药温度

为了顺应药性、提高治疗效果、防止呕吐等不良反应，服用中药汤剂时要掌握好温度。通常可分为温服、冷服和热服。

温服

一般汤剂均应温服，尤其是对胃肠道有刺激性的药物，如乳香等。温服和胃益脾，能避免对胃肠的刺激。

冷服

呕吐患者或中毒患者服药均宜冷服，热证患者用寒药也可冷服。真寒假热的病症用热性药宜冷服。

热服

指的是将煎好的中药汤剂趁热服下。急证用药、寒证用药、祛风散寒、温胃和中的药均宜热服。发汗解表药必须热服，服药后加喝热稀粥以助药力发汗。真热假寒的病症用寒性药宜热服。

服药剂量

中药汤剂的服药剂量，通常每次以 150 毫升为宜，但病情不同用量也有差异。如发热大汗、口燥咽干的患者在服用清热解毒剂和生津止渴药时，煎取的药量可稍多些，以增强药力；身强者服药可多些，小儿、重症患者、老弱患者或易引起呕吐的汤药，煎取药量宜少些，急性中毒者须以小量药液多次频服，夜间多尿者睡前服药宜浓缩少量。

服药次数

通常情况下，中药汤剂都分两次服用，早晚各服一次，可以煎一次服一次，随煎随服；也可以连续煎两次，然后将所得的药液混合、搅匀后分 3 次服用。

分服

慢性患者和病情缓和者宜缓慢调治，可将一剂汤药煎好后分 2～3 次服用。呕吐患者应先少后多，分多次服下。小儿宜浓缩体积，少量多次，不可急速灌服，以免咳呛。

顿服

急性患者和病情较重者宜急速治疗，可将一剂汤药一次全部服下，药力大而猛，能充分发挥作用。病情危重者甚至可一日 2～3 剂，煎成药汁合并一处，分成数份昼夜连服，使药力持久，从而达到快速控制病情的目的。

需要说明的是，在煎服中药的过程中，目前绝大多数人都是分煎分服的，这种做法实际上是不合理的。研究证明，头煎药液中药物有效成分的煎出率为 30%，二煎煎出率为 40%～50%，三煎煎出率仍有 20%～30%。头煎、二煎和三煎的药液中所含的有效药物成分有较大差别，不利于保持相对稳定的药物浓度，容易造成疗效的波动。因此，一般情况下，一剂中药应以煎煮 2～3 次为宜，然后再将煎得的药液混合、搅匀后分次服用。

用药引提高中成药疗效的窍门

药引有引药归经、增强疗效的作用，有时还兼有调和、保护、制约、矫味等功效。与中成药适当配合，不仅能够弥补中成药不能随意加减的不足，还能减少毒副反应，收到相得益彰的效果。

黄酒

酒性辛热，有舒筋活络、发散风寒等作用，可用于送服治疗颈肩腰腿痛、血寒经闭、跌打损伤、疮痈初起等症的中成药，如活络丸、追风丸、木瓜丸、通经丸、妇女养血丸、七厘散、云南白药。一般每次 10～20 毫升，温热后送服。

姜汤

有散风寒、暖肠胃、止吐等功用，可用于送服治疗风寒外感、胃寒呕吐、腹痛腹泻等症及健脾和胃的中成药，如藿香正气丸、附子理中丸、通宣理肺丸等。用时取 3 ～ 5 片生姜，水煎取汁。

米汤

能保护胃气，减少苦寒药对胃肠的刺激，常用于补气、健脾、利嗝、止渴、利尿及滋补性中成药，如用小米汤送服香连丸，用大米汤送服八珍丸、人参养荣丸、十全大补丸等。用时取煮饭之汤汁，不拘浓淡及用量，以温热为佳。

盐汤

有引药入肾、软坚散结、清热凉血等作用，宜用淡盐汤送服补肾药物，如大补阴丸、六味地黄丸、七宝美髯丹等，也可送服固肾涩精药，如金锁固精丸、安肾丸等。用时取食盐 2 ～ 3 克，加半杯（约 60 毫升）温开水，搅拌溶化即可服用。

葱白汤

有发散风寒、发汗解表等功用，可用于送服风寒感冒冲剂、九味羌活丸、荆防败毒丸等。用时取新鲜葱白 2 ～ 3 根切碎，煎后温水送服。

芦根汤

具有清热、生津、止吐、止血等作用，宜送服治疗外感风热或痘疹初起等症的中成药，如银翘解毒片、大小回春丹等。用时取芦根 10 ～ 15 克，加水煎汤送服，芦根以鲜者为佳。

大枣汤

有补中益气、补脾胃、缓和药性等功用。一般用大枣 5 ～ 10 枚加水煎汤，送服归脾丸等。

酸枣仁

有滋养心肝、补血安神、益阴敛汗等功能，主要用于送服治疗心肝血虚、心悸失眠、体虚多汗等病症的中成药，如乌灵胶囊、灵芝胶囊等。用时可取 10 ～ 15 克水煎送服，或取 3 克研末送下。

藕汁

有清热止血等作用，可用于送服十灰散等药物，效果极佳。用时先取鲜藕洗净、切碎，然后加入少量凉开水捣烂，再用纱布包裹挤压取汁，每次饮半杯（约 100 毫升）即可。

蜂蜜水

有润肺止咳、润肠通便等效能，可用于送服蛤蚧定喘丸、百合固金丸、麻仁丸、润肠丸等。用时取蜂蜜 1 ～ 2 汤匙，加入温开水中搅匀即可。

红糖水

具有散寒、活血、补血等功效，可用于送服治疗妇女血寒、血虚、血滞所引起的月经不调、痛经闭经、产后淤滞等病症的中成药，如当归丸等。用时可取红糖 25 ~ 50 克，加开水溶化送服，也可配生姜 3 片煎汤送服，效果更佳。

菊花

具有疏散风热、平肝明目、清热解毒等作用，主要用于送服风热感冒、温病初起、肝火上攻、目赤翳障和痈肿疔疮等病症的中成药，如障翳散、牛黄解毒片等。用时可取菊花 10 ~ 15 克煎汤送服，也可加茶叶 10 克同煎汤送服。

陈皮

有理气健脾、燥湿化痰等功能，主要用于送服治疗脾胃气滞、食少吐泻、咳嗽痰多等病症的中成药，如保济丸、蛇胆川贝散等。用时可取 10 ~ 15 克加水煎汤送服，也可加入生姜、枳实等一同煎汤送服，效果更佳。

此外，用竹沥汁送服治疗风热咳嗽的中成药，用茶叶汁送服治疗心血管疾病的中成药也有一定的作用。

药引大多具有药源丰富、容易寻觅、质地新鲜等特点，但因中药店不便保存，一般需要患者自备。在应用过程中，要根据中成药的功能、主治、药性等特点，结合患者的病情变化、病程长短、体质强弱、发病季节的不同以及药引自身的功效来确定所用药引的种类和用量，以达到提高药物疗效，降低毒副作用，顾护正气，快速治愈疾病的目的。

服药时间的掌握

要使药物发挥最佳的治疗效果，就必须按规定的次数按时服药。

大多数药物都是每日服用 3 次，是指早、中、晚各服一次。在体内代谢较快的药物，要适当增加服药次数，如有的药物要每日服用 4 次，是指早上 8 时、下午 1 时、下午 4 时和晚上 8 时各服一次。有的药物如磺胺嘧啶、复方新诺明等，在体内代谢较慢，可每日服用 2 次，一般是指早 8 时、晚 8 时各服一次。有的药物要求每日服用一次，是指每天在固定的时间服用一次。此外还有隔日一次，或每周服用一次的。

按时服药还要根据具体药物而定。

饭前服用

一般指饭前半小时至 1 小时内服用，此类药物大多对胃没有大的刺激性，饭前服用可使药物保持有效浓度，并能达到吸收充分、起效迅速的效果。通常需要在饭前服用的药物有：健胃药如龙胆、大黄制剂，收敛止泻药如鞣酸蛋白，胃黏膜保护药如氢氧化铝、三硅酸镁、次碳酸铋、次硝酸铋等，胃肠解痉药如硫酸阿托品片，抗酸药如小苏打片，肠道抗感染药如磺胺脒，利胆药如硫酸镁等。

饭后服用

通常是指饭后 15 ~ 30 分钟服用，一般情况下，凡是说明书中没有注明或医生没有交代服药时间的药物都可以在饭后服用，尤其是对胃肠道有明显刺激性的药物。这些药物包括：阿司匹林、索密痛、保泰松、消炎痛、黄连素、强力霉素、呋喃丙胺、三溴片、巴氏合剂、硫酸亚铁、苯妥英钠、氯丙嗪、维生素等。

饭中服用

有些药物，如消化药胃酶片、淀粉酶和稀盐酸、胃蛋白酸合剂等，需要和食物混合在一起，才能及时而有效地发挥助消化作用，因此这些药物宜在进餐时服用。

空腹服用

通常指清晨空腹时（即早餐前 1 小时左右）服用，如盐类泻药硫酸镁等，空腹服用能使药物迅速进入肠内并保持较高的浓度，迅速发挥作用。有的驱虫药如肠虫清、驱蛔灵等，也要求在空腹或半空腹时服下，若在饭后服用，药物会被食物隔住，难以达到治疗目的。有些药物如氨苄青霉素、氟哌酸等宜在饭前或饭后 2 小时左右半空腹状态下服用，疗效较好。

睡前服用

通常指睡前 15 ~ 30 分钟服用。安眠药如巴比妥、水合氯醛、安定、安眠酮等应睡前服用，以在药物生效时使患者迅速入睡；泻药如大黄、酚酞等，服后 8 ~ 10 小时才能见效，可在睡前服下，第二天早晨生效；胆囊造影剂服用后 12 ~ 14 小时才在胆囊出现，也需睡前服药；驱虫药如使君子等，也应在睡前服用。

必要时服用

通常是指患者在一般情况下不用，而在症状发作时或有特殊用途时服用，如解热药可以在发热时服用，镇痛药可以在疼痛时服用，此外还有平喘药和防晕药等。这些药物在使用时应注意间隔时间，不宜在短时间内反复使用，以免引起严重不良反应。

服用胶囊剂、片剂的技巧

有些人不喜欢口服胶囊剂和片剂，吞咽一粒胶囊或一片药都感到很费力，尤其是老年人因唾液分泌减少，吞咽胶囊或药片就显得更加困难。

口服胶囊剂、片剂时掌握一定的技巧，使得服药更轻松。可在服药前先漱一下口，也可以先喝一些温水润润咽喉，然后再将药片或胶囊放在舌的后部，喝一口水咽下。如果药片或胶囊太大，吞咽时有可能卡在嗓子里，给服药者带来危险。这时可将药片研碎或将胶囊内的药物倒出来，置于汤匙内，加温水混匀后再服用。

需要注意的是，有些胶囊或片剂是缓释性质的，必须完整吞服才能使药物以均衡的速度释放，从而发挥最佳药效。如果剥去胶囊将药物倒出来服或研碎服用，将破坏其缓释特性，达不到缓释的目的。还有些肠溶胶囊和肠溶片剂，如果将胶囊剥开服用或研碎服用，会降低甚至失去药效，并增加对胃的刺激性，甚至引起胃出血，因此也应整片整粒吞服。

有些需要放在舌下含化的片剂，应该将其置于舌下，使其慢慢溶化吸收，不可吞服。

正确服用药酒的技巧

药酒有畅通血脉、散淤活血、行药势、散诸痛、祛风湿、健脾胃等多种功效，是调养进补的佳品。但要注意饮用药酒不可过量，以每日早晚各饮 10～30 毫升为宜，且应在空腹时服用。对于有治疗作用的药酒，在病愈后就应停止饮用，或在医生指导下饮用。

患有肝炎、肝硬变、食管炎、胃炎、胃溃疡、胰腺炎、浸润性肺结核、心功能不全、慢性肾功能不全、高血压、过敏性疾病、皮肤病者，最好不要饮用药酒。如果必须饮用，则应兑 10 倍的水，放在药锅里用小火煮一下，除去大部分酒精后再饮用。对于不善饮酒的患者，可将药酒按 1∶1～1∶10 的比例兑在葡萄酒、黄酒或加糖的冷开水中饮用。

有些患者，尤其是不善饮酒者因为担心醉酒，往往把药酒安排在晚上饮用。其实，从提高药效的角度来看，这种做法是不合适的。因为药酒在体内清除和代谢的速度，在早晨到中午这段时间最慢，而且此时肝脏内酶的活性不高，能够保证血液中较高的酒、药浓度，有利于药效的发挥。如果在下午到晚上饮酒，药酒在体内排泄和代谢的速度最快，而且肝酶的活性较高，不利于发挥药效。所以，药酒最好在白天饮用。

用药期间若饮用药酒，药酒中的酒精会抑制肝脏中的药物代谢酶，从而影响药物的疗效或引起不良反应。如果糖尿病患者在注射胰岛素或服用甲苯磺丁脲等降糖药物时饮用药酒，可增强药物的降血糖作用，引起严重的低血糖和不可逆的神经系统病变；如果在服用镇静安眠药、抗癫痫药、抗组胺药期间饮用药酒，可加强药物对中枢神经系统的抑制作用，可能引起患者呼吸中枢抑制、昏迷，甚至突然死亡。因此，在服药期间最好避免饮用药酒。还要注意一点，在饮用药酒的前后半小时内不能吃鲜柿子，否则会形成胃柿石。

漏服药物的补救技巧

药物在血液中需要维持一定的浓度才能达到治疗效果。如果漏服药物，就会影响血液中的药物浓度，结果会直接导致药物疗效下降。但也不能随便补服，因为一旦补服过量，药物在血液中的浓度就会高于药物治疗的有效浓度，这时疗效非但不会增加，反而会产生严重的毒副作用。

在补服药物时应注意以下几点。

（1）服药的间隔时间一般为 4～6 小时，发现漏服时，如果发现时间在两次用药间隔时间的 1/2 之内（即 2～3 小时内），应立即按量补服，下次服药仍可按照原间隔时间进行。

（2）如果发现时间已超过两次用药间隔时间的 1/2，则不必补服，下次按时吃药即可。

（3）在发现漏服后马上补服，下次服药时间按此次服药时间向后顺延。

（4）漏服药物后，千万不可在下次服药时加倍剂量或加大剂量补服，以免引起药物中毒。

（5）抗生素类药物必须按时按量服用，不定时地随意乱服不但起不到灭菌的作用，反而会增加病菌的耐药性，使抗生素失灵。一旦漏服应立即补服，但不可离下次吃药时间太近。

（6）解热镇痛药、止咳药在 3 小时内发现漏服时可以立即补服，如超过 3 小时则不必补服，而应在下次按时服药。

（7）泻药超过服药时间 2 小时后则不需补服，下次按时服药即可。

（8）降压药在 2 小时内发现漏服则可以补服，若超过 2 小时应立即补服，并适当推迟下次服药时间。

（9）特殊药物如激素类药等，必须遵医嘱或药物说明书。

第二章

家庭特殊成员用药

新生儿用药

新生儿是指从出生断脐开始到满 28 天这段时间内的婴儿。新生儿处于生长发育期间，肝脏、肾脏等器官和组织还没有完全发育成熟，新陈代谢比较旺盛，血液循环需要的时间短，吸收、排泄的速度都比较快，抵抗能力较差，所以很容易生病。但新生儿对药物的敏感性很强，如果用药不当，极容易产生不良反应，因此在给新生儿用药时应慎之又慎。

尽量少用药

任何药物都有一定的毒性，都会对机体造成一定的损伤，对新生儿尤其如此，因此新生儿应尽量避免使用各种药物。父母应加强对新生儿的护理，以避免生病和用药。如必须用药，一定要遵照医嘱，千万不能随便加药或改变剂量。当新生儿出现发热和炎症时，应尽量采用中药制剂，可选用一些中成药冲剂和糖浆制剂服用。

及时给药

新生儿抗病能力弱，疾病临床表现常不典型，变化快，因此一旦确诊应及时服药，不可耽误。如常见的新生儿败血症，通常表现为吃奶不香、神情木然等，如不及时用药，就会延误病情。

注意给药途径和次数

要根据新生儿的特点，选择合适的给药途径和用药次数。因为新生儿吞咽功能不好，不宜使用丸、片、膏等剂型，片剂和粉剂可先用温开水溶为液体，然后用滴管慢慢喂服，以免发生呛噎。危重患儿宜通过静滴给药。要确定给药次数，可先按体重计算出每日应给的药量，然后分次给药。

应避免使用解热镇痛类药

解热镇痛药如小儿退热片、复方阿司匹林片等，可引起新生儿紫绀症、贫血以及肚脐出血、吐血、便血等，所以新生儿一般不要使用这些药物。如果出于治疗需要必须使用时，应注意剂量不能过大，用药时间不能过长。

注意某些抗生素的使用

抗生素是新生儿常用药物，用于防治各类感染性疾病，但也会对新生儿造成不良影响。氯霉素可抑制骨髓的造血功能，导致再生障碍性贫血和粒细胞缺乏症，甚至发生灰婴综合征；新霉素可引起新生儿黄疸和耳聋；大剂量的链霉素会引起耳聋、昏迷、休克，甚至死亡。

慎用外用药物

新生儿的皮肤和黏膜又薄又嫩，血管也很丰富，角质层发育差，对外用药物的吸收能力要比成人相对较大。如果涂搽的范围过大、浓度过高，或皮肤本身有炎症或破损，就会引起严重反应，甚至发生全身中毒。如新生儿常用的扑粉、可的松药膏、氧化锌软膏、硼酸软膏和溶液等，使用不当可因药物吸收过量而导致中毒，甚至引起循环衰竭和休克而死亡；大面积涂抹激素类皮炎软膏，会引起新生儿全身水肿；新生儿高热用大量酒精擦浴，可引起昏迷、呼吸困难；一些刺激性很强的药物，如水杨酸、碘酒等，会使新生儿皮肤发生水疱、脱皮或腐蚀。

新生儿忌用下列几种药物

氯霉素

能抑制骨髓，导致造血功能下降，久用可发生再生障碍性贫血及灰婴综合征。

氯丙嗪

可导致麻痹性肠梗阻。

磺胺类、亚硝酸类

如小儿安的主要成分是磺胺，而磺胺只对细菌性疾病（如支气管炎、肺炎等）有效，对病毒引起的小儿发热无效。而且，新生儿使用小儿安还可引起高铁血红蛋白血症及新生儿黄疸，出现缺氧性全身紫绀。

奎宁

易引起血小板减少，临床表现为皮肤稍受挤压就会出现局部紫绀。

伯氨喹

易引起溶血性贫血，出现呼吸急促、全身青紫，有血样尿。

喘咳宁

含有麻黄素，会使婴儿烦躁不安、心跳加快，用量过大时还会引起抽风。

滴鼻净或鼻眼净

可出现嗜睡、呼吸减慢、体温降低、心率减慢、四肢发凉等中毒现象。

婴儿期（2岁以内）用药

婴儿期用药的主要特点是药物较易进入脑组织，即使是在皮肤局部应用洗剂和软膏剂等外用药物，也会被迅速吸收，有时还可在体内产生全身性作用。因此，婴儿无论使用何种药物都应密切注意，以免对其正常生长和发育造成影响。

鉴于婴儿生理尤其是智力上的原因，用药时应注意选择正确的药物剂型。一般来说，为了确保用药安全，只有那些明确标明了婴儿可以使用并规定了相关的用法、用量的药物剂型才能使用。这个时期的婴儿吞咽能力较差，大多数不会自服药，口服给药要注意防止药物误入气管，特别是石蜡油等药物，误入后会引起吸入性肺炎。

下列两类药物婴儿应禁用或慎用。

应尽可能完全避免使用的药物

氯霉素、无味红霉素、磺胺类(2个月以内)、苯乙哌啶、异烟肼、萘啶酸(3个月以内)、呋喃妥因。

需要慎用或需要在医生密切监视下使用的药物

阿司匹林、磺胺类(2个月以上)、含哌嗪的驱虫药、多粘菌素E、雄激素、可的松样药物、萘啶酸(3个月以上)、吩噻嗪类、维生素A(大剂量)。

婴儿忌用药

硬脂酸和红霉素

可引起胆汁郁滞性肝炎，刚发病时眼白发黄，严重时出现全身发黄。

肾上腺皮质激素

可导致脑水肿，引起胃溃疡、肠黏膜坏死或穿孔、骨质疏松、眼晶状体突出、高血压等。

甘草制剂和麻黄素

一般应禁用。

维生素D

服用过多易引起婴儿高血压。

呋喃坦啶

可引起多发性神经炎，手、足皮肤有麻、胀、痛感或蚁行感，并逐渐伸延至躯干，严重时手拿不住东西，足背抬不起来，感觉完全消失，皮肤粗糙、冰凉、不出汗。

肼苯哒嗪

可导致红斑狼疮综合征。

儿童期（2～12岁）用药

儿童处于生长发育阶段，机体尚未成熟，对药物的反应也与成人有很大的不同。因此，应根据儿童的年龄、体重及对药物的敏感性来正确选择药物，合理确定用药剂量。

儿童用药时也应注意选择正确的药物剂型，一般情况下3岁以下儿童不宜使用片剂、胶囊剂等需要吞咽的剂型。液体药剂在服用前应先摇一下药瓶，使各成分混合均匀，然后用标准的量具准确量取所需剂量。

儿童对某些感染较为敏感，在治疗的过程中如果症状消失，不应立即停止服药，以免突然停药引起严重的并发症。

下列两类药物应禁用或慎用。

应尽可能完全避免使用的药物

右旋苯丙胺（3岁以下）、哌醋甲酯（6岁以下）、保泰松、羟基保泰松。

需要慎用或需要在医生密切监视下使用的药物

阿司匹林、对氨基水杨酸、磺胺类、苯妥英钠、利血平、哌嗪类驱虫药、可的松样药物（长期使用）、丙咪嗪、吩噻嗪类、哌醋甲酯（6岁以上）、萘啶酸、雄激素及类似药物。

儿童用药的误区

药物可以治病，但是如果使用不当，也会导致其他疾病，尤其是处于生长发育过程中的儿童，不正确的用药可能造成严重的后果。

以下是儿童服药时常见的误区，应加以注意。

多种药同服

孩子患一种病，一些家长为了让孩子赶快好起来，往往"多管齐下"，同时使用多种药物。殊不知，使用药物过多，由于药物相互作用常可使药效抵消，而药物毒性却累积增强，不仅达不到预期治疗目的，反而会引起严重不良反应。如将磺胺与维生素C合用，可加重肾脏中毒；将青霉素与阿司匹林合用，可降低青霉素的抗菌效果。

滥服补药

有些父母为了增强孩子的体质，促进孩子身体的发育，便长期给孩子服补药或给予大量营养滋补品，但是这些营养品中或多或少都含有一定量的激素或类激素物质，服用过多会造成内分泌功能紊乱，极易使孩子出现肥胖或性早熟等不良反应，影响孩子的正常生长发育。专家建议：健康孩子最好不服补品，5岁以上的体弱儿童可酌情服用，但应在医生指导下进行。

滥用维生素

维生素在儿童的生长发育过程中起着重要作用，有些家长认为维生素有益无害，多吃也无妨。其实，服用维生素并非多多益善，许多药用维生素都会产生一定的不良作用甚至毒性反应，用量过大或过久可能造成体内蓄积而中毒。

滥用维生素可导致的后果

维生素A

服用过量可引起毛发枯干、皮疹、瘙痒、厌食、骨痛、头痛、呕吐等中毒症状。

维生素 C

服用过量可引起腹痛、腹泻、尿路结石、脆骨症等。

维生素 D

服用过量则可引起低热、呕吐、腹泻、厌食，甚至软组织异位骨化、蛋白尿、肾脏损害等。

滥用丙种球蛋白

冬末春初是感冒的高发时期，一些家长认为注射丙种球蛋白可以增强孩子的抵抗力，从而预防感冒。其实，这种做法是不科学的。丙种球蛋白是以混合健康人血浆为原料制成的，主要用于预防麻疹、甲型肝炎、腮腺炎和脊髓灰质炎等，但并不能降低感冒的发病率。如果滥用，有可能出现荨麻疹等副作用。

滥用中药

一般来说，中药的毒副作用比西药少，安全性比西药大一些。但这只是相对而言，并不代表中药就可以随便服用。如果使用过量，中药同样可以对婴幼儿的健康造成损害。如六神丸含有牛黄、冰片、蟾蜍、珍珠、雄黄等成分，可能引起恶心、呕吐、惊厥、心律失常等症状，长期服用还会引起心、肝、肾等脏器的功能损害；珍珠丸含有朱砂，可能诱发齿龈肿胀、咽喉疼痛、记忆力减退、失眠等症状；长期服用牛黄解毒片可导致白细胞减少。可见，中药也不能滥用。

盲目相信新药、贵药

有很多家长总喜欢给孩子买一些新药或价格比较昂贵的药物，他们认为新药和贵药要比老药和价格低廉的药物疗效要好一些。其实，药物的疗效与价格的高低并不是成正比关系的，便宜而对症的才是好药；而"新药比老药好"的观点也是不正确的，因为老药是经过了长期临床验证确实有效的，而且它的主要不良反应也已经为我们所了解，而新药则多处于试用阶段，其具体疗效和不良反应还有待于进一步观察。

用成人药

有的家庭备有小药箱，孩子一旦感冒发热，有些家长就会给他们服用一些去痛片、感冒通之类的成人用药，认为只要减少一点用量就不会出现问题，其实这样做也是不妥的。儿童正处在生长发育的过程中，肝、肾等脏器发育不完善，药物解毒的酶系统、代谢系统均未完全成熟，许多药都不宜使用，否则易产生不良反应，重者可致残甚至死亡。如氟哌酸可引起儿童关节病变，影响其正常发育；安痛定、去痛片含有氨基比林成分，易引起儿童白细胞数量迅速下降，并有致命的危险；感冒通中的有效成分双氯芬酸（双氯灭痛）可损害肝肾功能，并可抑制血小板凝集引起急性血小板减少。

糖水服药

良药苦口，尤其是中药，其味苦涩的程度常常令成人都难以下咽，更不用说是儿童了。因此，父母便经常用糖水给他们喂药，以改善口味。这种服药方法很容易让儿童接受，但是糖水中含有较多的钙、铁等矿物元素，它们会与中药中的蛋白质发生化学反应，使疗效大打折扣；而有些药物正是利用苦味来刺激消化液的分泌而发挥疗效的。此外，糖还会干扰微量元素与维生素的吸收，抑制某些退热药的作用，还会破坏某些药物的有效成分。因此，服药时最好还是用白开水送服。

儿童用药禁忌

慎用阿司匹林

12 岁以下的儿童服用阿司匹林容易患瑞氏综合征，开始时表现为发热、惊厥、频繁呕吐，最后可引起昏迷和肝功能损害，而且很容易被误诊为中毒性脑病或病毒性脑炎。患流感、水痘时更要避免服用阿司匹林，否则可使瑞氏综合征的发病率增加 25 倍。儿童服用复方阿司匹林后可因发汗过多而引起虚脱，若是新生儿服用则有引起黄疸的可能，还会引起暂时性精神障碍等。

忌服速效感冒胶囊

婴幼儿的神经系统发育还不完全，肝脏的解毒功能也不够健全。因此，在感冒发热时如果服用速效感冒胶囊，易引起惊厥，还可导致血小板减少甚至肝脏损害。

忌服维生素 A

维生素 A 与骨骼的生长有关，它能促使软骨的成熟。但维生素 A 摄入量过多，反而会引起骨骼、皮肤、黏膜以及神经系统等方面的病变，尤其是会加速软骨细胞的成熟，使骨骼软骨板变窄甚至早期闭合，造成骨骼只长粗而不长长，影响孩子的身高，严重的还会导致两下肢跛行或缩短畸形。所以，维生素 A 不可乱服。

服用维生素 C 时忌吃猪肝

因为猪肝中含有丰富的铜元素，而铜元素可以促进维生素 C 的氧化，使其降低或失去原有的生物作用，所以在服用维生素 C 时不宜进食猪肝等铜元素含量丰富的食物。

补钙时忌食菠菜及菜汤

因为菠菜等青菜中含有的草酸易与钙形成草酸钙沉淀，从而影响钙的吸收和利用。

服铁剂禁忌

铁剂（如硫酸亚铁、富马酸亚铁等）不能空腹服用，否则会刺激胃肠道；此外，牛奶、豆浆、苏打饼干、菠菜汁、茶水等会影响铁的吸收，也不能与铁剂同时服用。

忌用氨茶碱

婴幼儿对氨茶碱的解毒与排泄功能还不完善，而且其治疗剂量与中毒剂量十分接近，掌握不好很容易因超量而导致氨茶碱急性中毒，出现烦躁不安、出虚汗、心动过速甚至休克死亡。因此，2 岁以内幼儿忌用此药。如果非用不可，必须严格掌握用量，最好在医生的现场指导下服用。

乳酶生忌与抗生素同服

如果在给儿童服用乳酶生的同时服用黄连素、痢特灵等抗生素，可抑制乳酶生的活性，使其失去药效，因此二者不可同服。如果必须配合使用，则应相隔 3 ~ 4 小时。

糖浆剂忌饭前服用

儿童用的各种药物糖浆不宜在饭前、睡前服用，因为糖能抑制消化液的分泌，若在饭前服用，会使儿童产生饱胀感而影响食欲。

儿童服用补剂注意事项

儿童的身体正处在快速生长发育时期，体内物质代谢比较旺盛，需要大量的营养素来维持。在现有的生活条件下，只要保持正常饮食，儿童一般不会出现明显的营养不良。但是，如果儿童没有养成良好的饮食习惯，饮食无规律、偏食挑食，或是体质较弱、消化吸收不好或患某种疾病时，就可能造成营养缺乏。这时，就需要根据儿童的具体营养状况，适当地服用一些营养补剂。

钙、磷等的补充

儿童机体的发育，在形体上首先是骨骼的发育，在这一过程中需要大量的蛋白质和钙、磷等营养素。钙和磷是构成骨骼的主要营养素，体内钙、磷不足就会影响骨骼的正常发育，应当适量补充。但需要注意的是，在补充钙、磷的同时还要补充适量维生素 D，这是因为钙、磷的正常吸收和利用需要维生素 D 的协助。由于儿童户外活动少，缺乏足够的日光照射，致使体内维生素 D 的合成不足，再加上儿童胃肠的消化吸收能力较差而需要量又远大于一般人，所以很容易发生维生素 D 缺乏症，出现低血钙症状，如多汗、睡眠不安、易惊、枕部秃发以及惊厥等，严重时还会引起肢体骨骼畸形等佝偻病症状。因此，在给幼儿补钙时千万别忘了同时补充维生素 D。

维生素 A 的补充

维生素 A 可促进儿童生长发育，维持上皮细胞组织健康，增加对传染病的抵抗力，还对维持正常视力起着重要作用。儿童如果偏食、喂食不当（如已过 6 个月龄仍不在食物中添加鸡蛋、瘦肉等动物性辅食）或患有慢性腹泻、肝炎等疾病，常会造成维生素 A 的缺乏，引起儿童生长发育迟缓、皮肤干燥粗糙、毛发干枯、易患感染等营养不良症状，还可引起干眼症、夜盲症、角膜溃疡和穿孔，严重时甚至可发展为完全失明、眼球萎缩。因此，在儿童的日常饮食中可滴加适量的含有维生素 A 和维生素 D 的鱼肝油，这样既补充了维生素 A，同时也补充了维生素 D，能够做到合理搭配，有利于吸收和利用。

铁、锌等微量元素的补充

人体内所需的微量元素有铁、锌、铜、碘等十几种，儿童中缺铁、缺锌比较常见。

铁是人体合成红细胞的主要原料之一，而儿童常有先天铁贮存不足、后天补充难吸收利用等情况，所以儿童经常患缺铁性贫血。锌是维持人体正常生理功能所必不可少的微量元素之一，对处在生长发育过程中的儿童更是具有不可替代的重要作用。儿童如果缺锌，就会引起厌食、口疮、生长迟缓或停滞，并可影响儿童智力的正常发育。可见，要及时给儿童补充铁、锌等微量元素。

除了上述维生素、微量元素外，儿童需要的其他营养素还有很多种，如蛋白质、糖、脂肪等。但对于绝大多数儿童来说，只要饮食安排合理，不偏食、挑食，一般不会发生基本营养素的缺乏。需要补充供给不足的营养素时，最好采用"食补"的方法，只有在儿童因营养不足而呈现病态时才能考虑"药补"。

儿童预防接种的注意事项

预防接种就是通过注射或服疫苗增加自身的抵抗力，以预防或减轻某些传染病。儿童的机体免疫系统尚未发育完善，对各种传染病的抵抗力较差，很容易感染生病，严重威胁着儿童的健康和生命。因此，有计划、有步骤地接种预防是非常有必要的。

儿童预防接种必须按照规定的程序进行，家长不可擅自行事。同时，预防接种会引起儿童机体的免疫反应，从而产生一些异常现象，需要在预防接种过程中加以注意。

严格遵守规定

儿童预防接种要严格按照规定的月龄、年龄和时间进行，次序不可颠倒，也不可简化程序。如预防结核病的卡介苗应在婴儿出生后 24 小时内接种；预防脊髓灰质炎的儿童麻痹糖丸一般在婴儿出生后满 2 个月时初服，以后每过 1 个月服 1 次，共服 3 次；预防百日咳、白喉、破伤风的百白破三联疫苗一般在婴儿出生满 3 个月接种，初种必须注射 3 针，每次间隔 4 ~ 6 周，1 岁时复种 1 次，7 岁时复种白破二联疫苗。需要注意的是，接种任何一种疫苗后 2 周内不可接种其他疫苗。

注意禁忌证

体温超过 37.5℃的发热儿童，应在退热后再进行预防接种；患有牛皮癣、皮肤感染、皮炎、严重湿疹等皮肤病的儿童，须在病愈后才能进行接种；患有严重心脏病、肝炎、肾炎、活动性结核病和血液病的儿童不宜接种；患有癫痫、脑膜炎后遗症、大脑发育不全、抽搐等神经、精神疾病的儿童不宜接种；有严重营养不良及消化功能紊乱、严重佝偻病、先天性免疫缺陷的儿童不宜接种；有过敏性体质及患哮喘、荨麻疹等过敏性疾病的儿童不宜接种；腹泻期间的儿童应避免服用儿童麻痹糖丸，可在康复后 2 周内补服；腋下或颈部淋巴结肿大的儿童不宜接种；空腹或饥饿时不宜注射，以防血糖过低引起眩晕或昏厥。

注意不良反应

在预防接种后 24 小时左右常会出现一些不良反应，如接种部位红肿、发热、疼痛等现象，有时伴有淋巴结肿大、淋巴管发炎等症状，有的还可能出现头痛、寒战、恶心、呕吐、腹泻、乏力和周身不适等全身反应。如果体温在38℃以下，局部红肿直径在2.5厘米以下，则属于正常的不适反应，不需要做特殊处理。但要保证多休息、多饮水，避免触碰接种部位，一般1～2天后反应会自然消失。如果反应比较强烈、症状比较明显且持续时间较长，则最好尽快到医院治疗。

注意接种后的保护

接种后应让儿童好好休息，2～3天内应避免剧烈活动，并注意注射部位的清洁卫生，防止抓破伤口造成感染，必要时可覆盖伤口或包裹儿童双手。暂时不要洗澡，以防局部感染。让儿童多饮些开水，不要吃大蒜、辣椒等有刺激性的食物。一侧上臂进行皮肤划痕接种后，4周后才能在同侧接种其他疫苗。

注意接种后的疾病预防

疫苗在接种到儿童体内后需要经过一段时间才会发挥作用，产生抵抗力。而儿童在刚刚接种过疫苗后，抵抗力往往有所降低，在接种后2个月内很容易感染疾病，所以家长要特别注意。

儿童剂量的折算

药物说明书上所标注的剂量，大多是成人的一次剂量，儿童在服药时往往需要折算。

按年龄计算

使用时可根据具体情况，如儿童发育、营养状况、体重或其他原因酌定剂量。

儿童用药的剂量

年龄	剂量（成人剂量的）
0～1个月	1/18～1/14
1～6个月	1/14～1/7
6个月～1岁	1/7～1/5
1～2岁	1/5～1/4
2～4岁	1/4～1/3
4～6岁	1/3～2/5
6～9岁	2/5～1/2
9～12岁	1/2～2/3

按体重计算

儿童剂量＝儿童体重（千克）/60千克（成人平均体重）× 成人剂量

如果儿童的体重未知，则可按下列公式推算：

6个月以内的婴儿体重＝月龄×0.6＋3(千克)

6～12个月儿童体重＝月龄×0.5＋3（千克）

1岁以上儿童体重＝年龄×2＋8(千克)

此法比较准确，应用较广。

按体表面积计算

体重 30 千克以下的儿童体表面积＝体重 × 0.035 ＋ 0.1，用药量＝成人剂量 × 儿童体表面积 /1.7（平方米）。其中 1.7 平方米为成人 70 千克的体表面积。

体重 30 千克以上的儿童，其体表面积可按体重每增加 5 千克体表面积增加 0.1 平方米计算。

此法较为合理，适合于各年龄段，成人也可使用，但计算比较麻烦。

以上方法只适用于一般情况。由于药物剂型、制剂工艺等的不同，许多药物是不能按以上方法进行折算的。特别是对于儿童这一特殊的人群，因其智力、身体发育尚未成熟，无论是在药物的吸收、代谢、排泄，还是对药物的敏感性方面，都不同于成人，因此用药时要格外谨慎。如果药物说明书中没有说明儿童用法用量，应向医生或药师进行咨询，或直接购买专供儿童服用的药物。

儿童中成药的选用

中成药在治疗儿童常见病方面发挥着重要作用，儿童常用的中成药一般都具有疗效可靠、使用方便、价格低廉、药性平和、毒副反应小、易于贮存等优点，因此深受家长们的欢迎。

供儿童服用的中成药，大多数都在药名中含有"儿"、"小儿"、"儿童"等字样，如小儿感冒冲剂、小儿百效散、小儿牛黄散、小儿止泻散、小儿化毒散、小儿惊风散、小儿清热片、小儿至宝丸、小儿化食丸、小儿健脾丸、小儿回春丸、小儿化痰丸、肥儿丸、儿童清肺丸、小儿咳喘颗粒、小儿清热止咳口服液等。有的儿童中成药在商标上画有儿童的模样，或者在说明书中注明是儿童用药，这些都可以作为选药时的参考。

在选用儿童中成药之前，首先要了解儿童的具体病情和症状，然后将症状与药物说明相对照，如果二者相符，就可选用此药。需要注意的是，即使是同一疾病，用药也可能不同。如同样是感冒，如果患儿怕冷明显，同时还有发热、无汗、流清鼻涕等症状，这时应该选用辛温解表的中成药，如儿童清肺丸、妙灵丹等；如果患儿发热严重，但不怕冷或怕冷不明显，流浑浊鼻涕，这时则应选用辛凉解表的中成药，如桑菊感冒片、银翘解毒片等。

还需要说明的一点是，不能仅从药名来推断中成药的功效，有时这样做并不可靠。如"肥儿丸"听起来好像是用于促使儿童长胖的，而实际上它是用于治疗脾胃虚弱和肠道寄生虫病的。对药名望文生义，往往会导致用药不当和治疗无效，轻者会贻误病情，重者可造成严重后果。

儿童常用中成药

为了确保儿童的用药安全，我们有必要对儿童常用中成药的主要成分、性质功能、适用范围、用法用量以及不良反应等做更深入的了解。

六神丸

主要由牛黄、麝香、珍珠、雄黄、蟾酥、冰片六味药物组成，具有清热解毒、消肿止痛的作用，通常用于治疗急性扁桃体炎、烂喉丹痧、喉风、咽喉肿痛、吞咽困难、丹毒疮疖以及儿童高热抽风等症，疗效显著。可内服外用。需要注意的是，六神丸含有蟾酥等毒性成分，如果使用过量就会发生中毒，皮肤会出现红斑，甚至出现惊厥、肢体抽搐、口吐白沫、口唇紫绀、呼吸急促等症状，与助消化药多酶片、胃蛋白酶和抗贫血药富马铁片同服会降低药效或失效，与解痉止痛药阿托品等联用会促使雄黄氧化，增加毒性反应，因此使用时要慎重。

金银花露

由金银花蒸馏提炼而成，具有清热解毒和消暑的作用，能抑制多种致病菌，尤其对溶血性链球菌的抑制作用最强。因此，既可用于治疗儿童胎毒和热毒疮疖等症，又可作为清凉解暑饮料，用于治疗暑热烦渴、咽喉肿痛，对预防痱子也有一定的效果，还可以提高免疫力。服用方法：每次服用 60 毫升左右，每日 2 ~ 3 次。切勿暴饮，否则就会像暴食西瓜一样引起腹泻。服药后要及时将瓶盖旋紧，放置在阴凉干燥处，以免发霉变质。

至宝锭

由山楂、槟榔、藿香、紫苏、薄荷、茯苓、陈皮、朱砂、琥珀、牛黄、麝香等 20 多味药配成，有健脾消食、清热解表、疏风镇惊、化痰导滞之功效，对婴幼儿因风寒感冒、消化不良引起的发热怕冷、鼻塞流涕、咳嗽多痰、痰热惊风、恶心呕吐、停食停乳、不思饮食、烦躁不安、身热面赤、牙关紧闭、大便酸臭甚至神昏抽搐等症，均有良好的治疗效果。此药最适合初生儿到 1 周岁以内的患儿服用，但用药时间不宜超过 3 天，服药后如果病情不见好转，应及时请医生治疗。需要提醒一点的是，此药并不具有预防疾病的作用，因此不能作为预防用药经常给孩子服用，否则会有损健康。患有脾虚泄泻、肠炎、痢疾的儿童忌服此药。

一捻散

又称一捻金，由大黄、人参、槟榔、朱砂、牵牛子组成，主要用于治疗饮食不当引起的恶心呕吐、腹胀腹痛、大便秘结、烦躁不安等症，具有用量小、疗效好的特点。服用方法：1 周岁以内，每次口服 0.3 ~ 0.6 克，1 日 2 次；1 ~ 3 岁，每次口服 0.6 ~ 1.2 克，1 日 2 次，空腹用温开水送服。疾病痊愈后应立即停药，不宜多服。此外，一捻散没有解表作用，不适合发热无汗、怕冷、大便稀薄者使用。

紫雪散

原名紫雪丹，因其外形像霜雪且点缀着紫色而得名。主要由生石膏、羚羊角、犀角、麝香、青木香、丁香、朱砂、玄参、芒硝等配合而成，具有清热解毒、镇静开窍等作用。常用于急性热病引起的高热不退、斑疹、吐衄、大便秘结、尿少尿赤、烦躁不安以及神志不清、说胡话等症状，尤其对儿童急惊风疗效显著且起效迅速。此外，对急性扁桃体炎、流行性乙型脑膜炎、流行性脑脊髓膜炎等也有很好的疗效。服用方法：1周岁以内，每次0.3克，1天1次；每增加1岁，用量递增0.3克，5岁以上酌情服用。需要注意的是，此药只有对高热患儿才有退热作用。如果热度并不高的儿童，或突然出现无名高热的儿童也盲目使用该药治疗，虽然可以达到退热的效果，但却掩盖了病情，易造成误诊，所以在病因尚未查明之前最好不要使用此药。

珍贝散

由牛黄、珍珠、川贝、竹黄、沉香、胆南星、冰片等成分组成，具有清热消炎、止咳化痰的作用，常用于治疗儿童气管炎、支气管炎、哮喘性支气管炎等疾病。服用方法：2岁以下，每次0.15～0.3克；3～5岁，每次0.3～0.6克；6～12岁，每次0.6～0.9克，1日3次，用温开水送服或用糖水调服。大便溏薄的患儿慎用。

淡竹沥

又称竹沥、竹沥油，具有化痰止咳、清热镇静等作用，对肺热咳嗽、痰多气喘等症疗效显著，尤其对面红、发热、咳嗽、气喘、痰黄浓稠、小便红赤、大便干结等症效果最佳。此外，淡竹沥还可用于治疗儿童惊风、四肢抽搐、破伤风、癫痫等症，但不适用于外感风寒所致的咳嗽、流涕、痰液呈泡沫状等症，盲目使用会加重病情。

化痰丸

既含有川贝、半夏、南星、桔红、桔梗等化痰止咳药物，又含有钩藤、天麻、天竺黄、僵蚕、朱砂、石菖蒲等清热安神药物，可用于治疗儿童发热、咳嗽痰多及神志不安等症，也具有相应的预防作用。

婴儿乐

含有藿香、薄荷、防风、黄芩、杏仁、茯苓、六神曲、麦芽、甘草等成分，具有解表散风、止咳化痰、镇心安神、和胃消食等功效，主要用于治疗感冒初起和消化不良症状，如发热怕冷、鼻塞流涕、咳嗽痰多、烦躁不安、恶心呕吐、腹痛腹泻、大便酸臭、或不思饮食、腹部胀满、夜卧不安、午后身热、小便红赤、大便臭秽等。空腹用温开水送服。服药的同时忌食生冷、油腻的食物。

如何选用儿童止咳药

与发热相似，咳嗽也是身体的一种保护性反应，如吃饭时不小心米粒呛入喉管，可以通过剧烈的咳嗽将其咳出；患有气管炎、肺炎时，可以通过咳嗽、咯痰把肺内的细菌和病理性分泌物排出体外。因此，不能一有咳嗽就马上使用止咳药。

我们平时所说的止咳药一般包括镇咳药、祛痰药和平喘药3类。镇咳药常用的有甘草合剂、甘草片、咳必清片、咳特灵等；祛痰药常用的有碘化钾、痰咳净等；平喘药常用的有麻黄素、氨茶碱、舒喘灵等。那么，儿童在咳嗽时应选用哪种止咳药呢？

引起咳嗽的原因是多种多样的，因此当儿童咳嗽时，要对引起咳嗽的各种原因进行仔细分析，以便对症下药。如感冒引起的咳嗽是由于上呼吸道炎症的刺激，这时咳嗽对身体没有任何保护作用，因此要服用镇咳药来止咳。但在治疗因气管炎、肺炎引起的咳嗽时，就不宜单独使用镇咳药，因为此时呼吸道内存在大量痰液，单独使用镇咳药会因咳嗽停止将痰液留于呼吸道内，使炎症扩散；这时一般应选用祛痰药，如氯化铵、磺化钾、痰咳净等，其中氯化铵的祛痰作用较强，只能用于痰黏稠而咳不出的患者。但是，祛痰药会产生恶心、呕吐等副作用，所以儿童用量不宜过大，最好在儿科医生的指导下服用。哮喘是由于过敏及炎症刺激引起的支气管平滑肌痉挛，所以平喘药实际上就是解痉药。

有些儿童医院把上述几种咳嗽药配合在一起，组成了几个品种，以发挥各种咳嗽药的协同作用。例如：

咳1号

由远志、氨茴香、碘化钾组成，用于一般咳嗽，无论早期还是晚期均可使用。

咳2号

就是复方甘草合剂，镇咳作用优于1号，化痰作用稍弱，早期咳嗽者慎用。

咳3号

由麻黄素、氯化铵组成，止喘作用强，用于喘息性气管炎。

咳4号

又称百日咳合剂，由溴化钾、麻黄素、复方甘草合剂组成，镇咳作用强，可用于百日咳和剧咳。

此外，某些中成药也有很好的止咳祛痰效果，如川贝止咳糖浆、急支糖浆、梨膏糖、莱阳梨冲剂、蛇胆陈皮末、蛇胆川贝液等。

怎样给孩子喂药

给孩子喂药也是一门学问，尤其是对那些不肯吃药、年龄偏小的孩子，更需要一定的方法和技巧。

（1）服用药丸或药片时可用温开水送服，服后应检查患儿口腔，看药丸或药片是否确实服下。注意不要让患儿躺着服药。对不能吞服药丸或药片的患儿，可先将药丸或药片研成粉末，然后调糖水喂服。

（2）对于普通药粉，可将其粘在母亲的乳头上或奶瓶嘴上，然后给孩子喂奶，药粉可随着乳汁一同服下；药量大时，可重复多次进行。也可用少量白开水或糖水将药粉溶解，然后用小勺或吸管喂服。

（3）如果药味很苦，如黄连素等，可先在小勺里放点糖，然后将药倒在糖上，再放点糖把药盖上，并准备好糖水，不搅拌就倒进口里，然后迅速用糖水送下。

（4）对于油类药物，如鱼肝油、蓖麻油、内服液体石蜡等，可将药滴在饼干或馒头等食物上，或滴在一勺粥里一起吃下。婴幼儿可用滴管直接滴在口中，再喂糖水。

（5）孩子吃完药后要多喝水，以避免药物停留在食管部位产生刺激性，也有利于药物尽快到达胃肠，及早吸收。喂药要按时、按量，服用时要仔细核对药名，以防误服。

（6）在一般情况下，最好在空腹或半空腹时给孩子吃药，需要饭后服用的药应在饭后半小时至1小时服用。在婴儿哭闹时不可喂药，也不能捏鼻子灌药，那样容易把药和水呛入气管，轻者呛咳、呕吐，重者可堵塞气管造成窒息，会有生命危险。

（7）不要将药与牛奶混服，以免婴儿以后讨厌牛奶。味重的药物也不要和食物放在一起喂给孩子，以免引起拒食，造成喂养上的困难。

（8）3～4岁的孩子已经懂事，这时已经不能再灌药，而要向孩子说明服药的必要性，耐心说服让其自行服药；也可在吃药前准备一些糖果等食物，作为对孩子按要求吃药的表扬和鼓励。千万不能用训斥、吓唬甚至打骂的方法逼着孩子吃药，这样会造成恶劣印象，给孩子造成恐惧心理，不但不利于疾病的康复，而且更增加了以后吃药的困难。

孕妇用药注意事项

妇女在怀孕后，体内各系统都会发生一些相应的变化，主要是生殖系统，其他还有消化系统、内分泌系统、神经系统、心血管系统、造血系统以及某些肝脏功能等。怀孕期间用药，药物不但会对孕妇产生影响，而且还可以通过胎盘直接进入胎儿体内或通过母体代谢间接影响胎儿。因此，孕妇在整个怀孕期间应尽量少用药或不用药，如果生病必须用药，则应该在医生指导下服药。

（1）孕妇在怀孕早期经常会出现恶心、呕吐等胃肠反应，此时不能使用对肠胃道有刺激性的药物，如红霉素、阿司匹林、布洛芬类及复方新诺明等，以免加重妊娠反应。此外，长期服用阿司匹林还会影响新生儿血小板功能，引起新生儿出血；磺胺类药如复方新诺明、增效联磺片等还可导致胎儿黄疸。

（2）在怀孕6个月后，孕妇可能会出现血压升高、下肢水肿等症状，此时不能使用易引起高血压和对肾功能有害的药物，如链霉素、庆大霉素、卡那霉素、万古霉素等，这些药还可造成胎儿听觉神经损害，引起先天性耳聋。孕妇如果患有血吸虫病，应避免使用锑剂治疗，因为锑剂常会引起一系列的不良反应，如恶心、呕吐、腹痛、腹泻、头晕、寒战等，此时腹腔内压升高，子宫充血，容易导致流产或早产。此外，锑剂对心脏和肝脏也会产生较严重的毒性，可引起严重的心律失常和中毒性肝炎。

（3）临产妇应避免使用各种抗凝血药，如肝素、蝮蛇抗凝酶、链激酶、尿激酶、华法林、双香豆素等，否则易引起产期出血过多；临产前应用吗啡，可抑制胎儿呼吸中枢，造成新生儿窒息。

（4）注意保胎，防止流产。在怀孕期间不能使用可收缩子宫平滑肌的药物，如麦角制剂、益母草制剂、脑垂体后叶素、催产素、奎宁等，以免引起流产。药性剧烈的泻药如硫酸镁、番泻叶、大黄、芒硝等，也会引起子宫和盆腔充血，以致子宫收缩，应当慎用。利尿药如氯噻酮、速尿、氨苯喋啶等也可能引起子宫收缩，也应慎用。有些中药如巴豆、牵牛、黑丑、白丑、大戟、斑蝥、乌头、商陆、皂角、天南星等毒性较强，三棱、莪术、水蛭、虻虫、麝香、常山等药性猛烈，有流产的危险，应完全禁服。具有活血化淤、行气泄下作用的药物如大黄、枳实、附子、桃仁、茜草、红花等，大辛大热的药物如半夏、肉桂、附子、干姜等，具有滑利作用的药物如木通、通草、瞿麦、茅根等，以及元胡、牛膝、丹皮、薏仁、牛黄、赭石等中药，用量太大也可导致流产，怀孕期间均应慎用。

（5）注意防止胎儿畸形。孕妇用药后，药物可从血浆通过胎盘进入胎儿体内，影响胎儿生长发育，有些药物甚至可引起胎儿畸形，因此用药时要特别小心。尤其是怀孕头3个月，胎儿各种器官正处于形成阶段，对药物分解、解毒能力很差，排泄缓慢，而且胎儿敏感性强，最容易受药物的影响。为了防止药物诱发畸胎或影响胎儿发育，在怀孕头3个月内应尽量避免使用药物，尤其是对胎儿有致畸作用的药物应绝对禁用。

地西泮（安定）、冬眠灵、奋乃静、苯巴比妥、氯氮卓（利眠宁）、甲丙氨酯（眠尔通）等镇静安眠药，都能引起胎儿畸形；甲氨喋呤、白消安、苯丁酸氮芥、环磷酰胺等抗癌药，也可导致胎儿畸形；肾上腺皮质激素、己烯雌酚、睾酮、孕酮等激素类药也能致畸，其中氢化可的松可引起腭裂及骨骼畸形，己烯雌酚可引起胎儿内脏畸形和脑积水，女孩成年后可发生阴道腺癌，还可使男胎女性化并造成后代永久性不育；口服避孕药可引起胎儿先天性心脏病；甲苯磺丁脲、氯磺丙脲等降糖药，可导致胎儿多发性畸形；此外，抗过敏药丙咪嗪、敏克静，抗癫痫药苯妥英钠和扑痫酮，抗凝血药双香豆素、苄丙酮双香豆素和华法林，抗疟疾药磷酸氯喹、乙胺嘧啶和奎宁，缩瞳药毛果芸香碱，拟肾上腺素类药麻黄素和鼻眼净，兴奋药咪嗪和苯丙胺等，都可导致胎儿畸形。

孕妇尿路感染如何用药

众所周知，孕妇发生尿路感染的机会比一般非妊娠妇女明显增多。同时，妊娠尿路感染又不同于非妊娠尿路感染，因为用药时除了要考虑母体之外，还要考虑药物对胎儿的影响。因此，孕妇在发生尿路感染而用药治疗时要高度警惕，以防药物对胎儿造成损害。但是，我们还应该认识到，妊娠尿路感染并非洪水猛兽，完全没必要过度担心，给自己增加心理负担，只要及早诊断和及时治疗，绝大多数都可以治愈，不会引起过多的损害。

从目前的医疗条件来看，治疗尿路感染主要使用的是抗生素。目前，可供孕妇安全选用的抗生素主要有青霉素类和头孢菌素类。临床上，红霉素是治疗非淋菌性尿道炎的一线药物，可作为孕妇的首选药物，对解脲支原体性尿道炎疗效更佳。其他各类抗菌药物对孕妇和胎儿都有不同程度的毒副作用，因此在用药时应特别慎重，除非万不得已不能使用。

常用抗生素对胎儿的不良影响

氨基糖苷类

如链霉素、庆大霉素等，可以引起胎儿听觉神经损害，导致永久性耳聋，还会对肾脏功能造成损害。

酰胺醇类

如氯霉素，会引起新生儿再生障碍性贫血，还可引起灰婴综合征，导致婴儿出生时全身灰紫，并因缺氧而死亡。

磺胺类

如复方磺胺甲恶唑等，孕期6个月以上的孕妇服用后，可引起新生儿核黄疸，严重时可出现发热、烦躁不安、肢体强直甚至惊厥等。

喹诺酮类

氟哌酸（诺氟沙星）、（氧氟沙星）、氟啶酸（依诺沙星）等，可引发新生儿骨骼发育障碍甚至软骨坏死，最好避免使用，必须要用时，服药时间不宜过长。

因此，孕妇在发生尿路感染时千万不能擅自乱服药，而应在医生指导下服用药物，同时应根据具体病情合理用药。

维生素对孕妇的影响

胎儿生长发育所需的各种营养物质必须通过孕妇的血液循环来获得，孕妇体内的营养是胎儿营养的唯一源泉。如果孕妇体内营养缺乏，就会导致胎儿代谢物质资源不足，从而影响胎儿的正常生长发育。因此，女性在怀孕期间一定要注意各种营养物质的摄入和补充，以免发生营养不良。

在孕妇所需的各种营养物质中，维生素是必不可少的。虽然它在体内所需的量并不多，但它对维持正常生命活动却发挥着不可替代的作用。孕妇体内的维生素缺乏或过量时，都会给孕妇和胎儿双方带来很多不良影响。

维生素A对视觉的形成、上皮组织细胞的生长和分化、骨骼的发育和胎儿细胞的发育都是必需的，而且孕妇对维生素A的需要量比未怀孕时增加25%，所以应适当补充维生素A。孕妇如果缺乏维生素A，会影响胎儿视觉器官的发育，引起胎儿眼球不可逆转的软化，还会引起肺不张、膀胱黏膜上皮病变，甚至会抑制皮肤、肌肉、骨骼以及脑细胞的生长，导致胎儿多种异常，如性器官发育不良、畸形等。但要注意服用维生素A不可过量，孕妇如果在怀孕早期大量使用维生素A，可能导致胎儿骨骼畸形、泌尿道畸形以及腭裂、脊柱裂、肢体缺陷等。如果孕妇通过食补仍然无法满足体内对维生素A的需要，这时就要在医生的指导下服用适量的维生素A类药物。

维生素B是人体细胞代谢重要的辅酶，它对多种组织的形成具有重要作用。维生素 B 族对孕妇的影响最大，在怀孕早期，维生素 B 族可以防止胎儿畸形、先天性心脏病，还能抑制恶心和呕吐反应。缺乏维生素 B 会引起血细胞形成障碍，造成孕妇和胎儿贫血，还会使孕妇出现舌炎、周围神经炎、腹泻、感觉迟钝、食欲下降等症，进而干扰营养物质的摄取，影响胎儿发育，导致新生儿智力低下。孕妇平时应多吃些含有维生素 B 的食物，如瘦肉、鱼、紫菜、核桃、芝麻、玉米及绿色蔬菜等。

维生素 C 又叫抗坏血酸，是细胞之间的黏合物，是连接骨骼、结缔组织所必不可少的营养物质。它能促进骨骼正常发育和创伤愈合，还能激活白细胞的吞噬作用，增加对疾病的抵抗能力。怀孕期间胎儿必须从母体获得大量的维生素 C，以维持骨骼、牙齿的正常发育和造血系统的正常功能等。缺乏时可引起坏血病，皮肤、牙龈等部位出血，且会祸及胎儿。因此，孕妇要多吃各种新鲜蔬菜和水果，以补充所需的维生素 C。含维生素 C 丰富的食物有柿椒 (红、青)、菜花、雪里蕻、白菜、西红柿、黄瓜、四季豆、荠菜、油菜、菠菜、苋菜、白萝卜、酸枣、山楂、橙、柠檬、草莓、鸭梨、苹果等。但需要注意的是，孕妇服用维生素 C 可能增加婴儿患哮喘的风险，摄入过多还易引起流产。

维生素 D 是控制钙化的激素，对骨骼和牙齿的形成极为重要。孕妇缺乏维生素 D 时，可出现骨质软化，发病部位先是骨盆和下肢，以后逐渐波及脊柱、胸骨和其他部位，严重时可出现骨盆畸形，从而影响自然分娩。维生素 D 缺乏可使胎儿骨骼钙化、骨脆易断，并会引起胎儿牙齿发育不良，严重者可致先天性佝偻病。为防止维生素 D 缺乏，孕妇要常到户外晒晒太阳，因为阳光中的紫外线能在人体内合成维生素 D。还可以多吃一些富含维生素 D 的食物，如鱼肝油、鸡蛋、鱼、奶、动物肝脏、小虾等。但过多的维生素 D 则会导致胎儿的大动脉和牙齿发育出现问题。

维生素 E 又名生育酚，能促进人体新陈代谢，维持生殖器官正常功能，增强机体耐力，还具有抗氧化作用，能保护生物膜不被氧化，并能维持骨骼、心肌、平滑肌和心血管系统的正常功能。孕妇如果适量补充维生素 E，还可大大减少婴儿患哮喘的概率。孕妇如果出现维生素 E 缺乏，会引起早产儿溶血性贫血。又由于孕妇体内的维生素 E 通过胎盘运送到胎儿的量很少，因此应增加每日的摄入量。维生素 E 广泛存在于绿色植物中，尤其是麦胚油、棉子油、玉米油、菜子油、花生油、芝麻油、莴苣叶、柑橘皮等，维生素 E 含量较多。只要孕妇能保证饮食的多样化，一般不会出现维生素 E 缺乏。同时，服用维生素 E 过多会干扰凝血机制，造成胎儿大脑发育异常，导致新生儿体重偏低，并可增加新生儿患其他并发症的风险。

哺乳期妇女服药对婴儿的影响

药物进入人体经过代谢后，大多数是从肾脏排出体外，但在妇女哺乳期，也有一部分可经乳汁排出。这样，哺乳期妇女服用的药物及其代谢产物就可以通过乳汁进入婴儿的体内，对婴儿产生影响，有的药物可使婴儿受到损害甚至引起中毒。

哺乳期妇女应慎用抗生素和磺胺类药物，抗生素包括青霉素、链霉素、氯霉素、红霉素等。青霉素和链霉素可引起婴儿过敏反应，还可导致耐药菌株的产生；口服氯霉素可抑制骨髓，影响造血功能，甚至引起灰婴综合征，应禁用。如果新生儿的红细胞内先天性缺乏葡萄糖—6—磷酸脱氢酶和谷胱甘肽还原酶，则哺乳期妇女不可服用抗生素、磺胺类、呋喃类、抗疟药、抗结核药以及阿司匹林、水溶性维生素K等药物，否则易造成新生儿体内红细胞的磷酸戊糖通路代谢障碍，导致血红蛋白变性，可引起溶血性贫血，严重时将危及生命。

哺乳期妇女应慎用镇静药和吗啡类成瘾性镇痛药，如使用安定可导致婴儿体重下降和高胆红素血症；使用溴化物可诱发婴儿皮疹和嗜睡；哺乳期妇女患癫痫服用苯妥英钠、苯巴比妥可导致婴儿高铁血红蛋白症，出现嗜睡、虚脱、全身淤斑等症状。需要特别注意的是，吗啡类等成瘾性镇痛药很容易进入乳汁内，而且其浓度可比血浆浓度高好几倍，对6个月内的婴儿易引起呼吸中枢抑制而发生意外，应加以提防。

哺乳期妇女在使用抗甲状腺药如甲基硫氧嘧啶、丙基硫氧嘧啶、他巴唑等治疗甲状腺疾病时，可导致乳汁中药物浓度增高，最高时可达血中药物浓度的12倍。这种乳汁进入婴儿体内后会抑制甲状腺激素的合成，还可促使甲状腺激素继发增高，从而引起婴儿甲状腺肿和甲状腺功能下降，严重影响幼儿甲状腺的正常发育。此外，抗甲状腺药还可引起皮疹、粒细胞减少和黄疸等，应避免使用。

哺乳期妇女如果大剂量使用阿司匹林或口服抗凝药，会损害婴儿的凝血机制，发生出血倾向；大剂量的溴化物、麦角碱类（麦角生物碱、二甲麦角新碱）、大黄类、番泻叶等泻药可使婴儿中毒，导致婴儿大便变稀、次数增加；异烟肼会抑制婴儿生长发育，其代谢还会引起肝中毒，应禁用；哺乳期妇女用较大剂量的阿托品，可使婴儿出现皮肤潮红、心跳加快、高热、兴奋不安；抗高血压药如利血平等可引起婴儿嗜睡、腹泻及鼻塞等症状。

此外，抗肿瘤药、口服降糖药、利尿药、避孕药、抗组胺类、水杨酸盐、锂盐（如碳酸锂）、丙咪嗪、维生素K等药物，在乳汁中的浓度虽然不高，但长期使用也会对婴儿引起不良反应；碘剂、汞剂、皮质激素、放射性药物（如放射性碘）以及安宁、氯丙嗪、灭滴灵等，在乳汁中的含量如果超过母体的血药浓度，也会对婴儿造成损害，因此哺乳期应当禁止使用。如果必须服用，应暂停哺乳。

哺乳期妇女用药注意事项

哺乳期妇女所用的各种药物几乎都可以通过乳汁进入婴儿体内。目前已知有300多种药物可以通过乳汁排出，因此哺乳期妇女在用药时要格外慎重，不仅要考虑药物对自身的危害，而且要尽量防止或减少药物对婴儿的影响。

合理安排用药时间

哺乳期妇女在正常用药时，乳汁中的药物浓度通常较低，乳汁中药物含量一般不超过乳妇用药总量的2%，此药量一般不会对婴儿造成伤害。即便如此，如果哺乳期妇女必须服药且所服药物是相对安全的，其用药时间也应该安排在哺乳后30～60分钟或下次哺乳前4小时以上。在这段时间内，大部分药物已经被母体清除，乳汁中的药物浓度相对较低，药物对婴儿的影响也能降到较低水平。除了合理安排用药时间外，哺乳期妇女还可以通过减少用药次数的方法进一步降低乳汁中的药物浓度，减少药物对婴儿的影响。这样，就能保证哺乳期妇女安全用药，而不必因用药而停止哺乳。

掌握禁用药物

有些药物经乳汁排出的量较多，对婴儿的危害明显，哺乳期妇女必须禁用。如果因治疗需要必须使用，则应在用药期间暂时停止哺乳。这类药物主要有：红霉素、氯霉素、链霉素、阿霉素、庆大霉素、卡那霉素、放线菌素D、氨苄西林、阿莫西林、氯唑西林、磺胺类、异烟肼、阿司匹林、水合氯醛、巴比妥类、苯妥英钠、扑米酮、卡马西平、利巴韦林、甲磺丁脲、硫脲嘧啶、利血平、氯丙嗪、西咪替丁、雷尼替丁、法莫替丁、氧氟沙星、诺氟沙星、环丙沙星、氯氮卓、地西泮、硝西泮、普萘洛尔、阿替洛尔、卡替洛尔，以及各类抗肿瘤药和麻醉性镇痛药等。

掌握慎用药物

有些药物虽然危害不大，但在使用时也需慎重，尽量减少对婴儿的不良影响。这类药物有氨茶碱、氨基糖苷类抗生素、β－肾上腺素受体阻断药、糖皮质激素、吩噻嗪类抗精神病药、噻嗪类利尿药、口服降糖药、乙胺丁醇、溴丙胺太林、雌激素、黄体酮、硫脲类、甲状腺素、磺胺类、维生素A、维生素D、华法林等。

老年人用药的特点

老年人用药的特点由老年人的体质特点和老年疾病的发病特点决定。老年人体内各器官和组织的生理功能都有不同程度的退化，对药物的吸收、分布、代谢、排泄都有一定的影响。又因老年人的免疫功能和抗病能力有所减弱，患病的机会增加，出现慢性疾病较多，用药的品种及数量增多，引起药物不良反应和药物中毒的可能性也增多。因此，老年人用药具有突出的特点。

吸收和利用药物的能力下降

老年人由于胃肠功能减退，导致胃酸和消化酶分泌减少，胃肠蠕动减弱，肠道表面的细胞减少，胃排空时间延长，胃肠道血流量减少。这些变化都会影响对药物的溶解和吸收，但对大多数药物来说影响不太大。然而对于需要在酸性环境中水解而生效的药物，在老年人缺乏胃酸时，则其生物利用度将大大降低，如弱酸性药物水杨酸类、双香豆素类、呋喃妥因、萘啶酸及巴比妥类等。

影响药物分布

老年人血浆中的白蛋白随年龄增加而减少，65～70岁者可比青年人减少1/4。因缺少血浆白蛋白，使一些药物与白蛋白结合减少，影响老年人体内的药物分布，造成游离型药物增多，药物在血中的浓度和停留的时间增加，药效增强，易发生不良反应。此外，老年人体内脂肪增加，尤其是老年女性更加明显，可改变药物在脂肪中的分布情况。

药物代谢速度降低

肝脏是药物代谢解毒的主要器官。老年人随着年龄的增长，肝脏重量不断减轻，70岁以上老年人肝脏的重量比青壮年约低30%。此外，老年人的肝中血流量减少，肝药酶活性降低，功能性肝细胞减少，这些变化都会对药物的代谢产生一定影响。又由于老年人长期服药，已经使肝脏受到了一定的损害，肝脏对药物的代谢速度大大降低。因此，在给老年人使用经肝代谢的药物如氯霉素、利多卡因、普萘洛尔、洋地黄类、氯氮卓及其同类药时，可导致血中药物浓度增高或药物自体内消除延缓，从而产生更多的副作用，所以需适当调整剂量。

药物排泄减慢

肾脏是药物排泄的主要器官。老年人随着年龄的增长，肾脏功能逐渐衰退，肾血流量减少，肾小球的滤过率降低，肾小管的分泌功能减弱，导致肾脏对药物的排泄功能减慢，药物在血中的浓度升高，容易造成药物在体内蓄积而发生中毒反应。因此，给老年人用药时，要根据肾功能调整用药剂量或调整用药的间隔时间。一般来说，60岁以上老年人用药，以成人用量的3/4为宜。

药物之间易相互作用

由于老年人慢性病较多，常常同时使用多种药物。由于药物品种多，药物之间容易发生相互作用。多种药物并用时，配伍得当可产生协同作用，减少不良反应，增加疗效；如果配伍不当就会产生拮抗作用，导致药物不良反应的发生率增高，增加毒副作用。同时，随着用药物品种的增加，不良反应的发生率也相应增高。据统计，同时使用4~6种药物时，不良反应的发生率可高达15%。因此，老年人用药时，应根据药物的相互作用来决定药物及其用量，以减少不良反应。

老年人用药引起的不良反应主要体现在精神、神经系统方面

如硝西泮（硝基安定）可引起头痛，阿米替林、丙咪嗪可引起老年人不安、失眠、健忘、激动等神经系统症状。这些发生在神经系统的毒副反应，多数并不是因为用药过量引起的，而是与老年人的神经系统功能有关。因此，老年人在使用作用于神经系统的药物时要格外谨慎。

老年人用药注意事项

老年人机体各器官的功能都有不同程度的衰退，药物在体内的吸收、分布、代谢、排泄过程都将受到一定的影响，尤其是药物的代谢和排泄受到的影响更大。因此，老年人在用药过程中应特别注意，以防发生药物不良反应。

尽量避免用药

药物只是治疗疾病的一个方面，因此不能一得病就急着用药，特别是老年人，因

为他们大多数不具备自己用药的能力，需要他人协助用药。经常用药不但会对身体造成一定的损害，而且会使药效逐渐下降。因此，老年人患病时，首先要考虑一下能否采取除用药以外的其他方法来解决问题，如便秘者多吃一些含纤维素丰富的食物即可通便。对一些老年慢性病患者，应尽量不用或少用药物治疗，多用其他疗法如针灸、按摩、理疗及锻炼与饮食相结合等方法。当然，如果病情严重非用药不可，则需及时用药，但也应尽量少用药。

选择药物要慎重

老年人最好在明确诊断的基础上使用药物，切忌不明病因就随意滥用药物，以免发生不良反应或延误治疗。

在疾病诊断清楚后，最好听从医生意见来选择药物，医生会根据病情的轻重缓急和患者的体重、性别、用药史、肝肾功能以及健康状况等开出处方，这些药物能有效缓解症状，且毒副作用小、不良反应少、安全性强。如患有失眠、焦虑的老年人，最好使用安定治疗，因为安定不会产生成瘾性，可以长期使用。凡是对老年人损害较大的药物，除非特别需要非用不可，都应尽量使用更安全的替代药物，以减少损害。

此外，老年人应尽量选用最熟悉的药物品种，最好不要使用新药，因为新药的疗效尚不确切，安全程度也很难估计。

根据老年人代谢降低、反应迟缓的生理特点，老年人用药应采取中西药结合的方法。对急性病，可先使用西药治标，迅速控制症状，然后采用中药调养，以利于治本；对慢性病则以中药治疗为主，因为中药比西药作用缓和，副作用也比西药少，老年人使用会更加安全一些。

尽量减少用药种类

老年人用药的种类宜少不宜多，因为同时服用多种药物，会由于药物之间的相互作用而增加或降低药效，引起不良反应。用药物的种类越多，发生药物不良反应的机会也越多，如阿司匹林与激素类药合用可诱发溃疡病大出血；呋喃苯胺酸与氨基糖苷类抗生素及消炎痛、阿司匹林合用，可增加耳肾毒性，降低呋喃苯胺酸的作用；螺内酯与钾盐和血管紧张素转移酶抑制剂合用，可引起高钾血症；氨苯喋啶与非甾体抗炎药合用，可致肾毒性等。再加上老年人记忆力减退，同时服用多种药物容易造成误服、漏服或重复用药，带来不必要的麻烦。所以，老年人应尽量避免联合用药，同时用药最好不超过 3 种，最多不要超过 5 种。

用药剂量宜小不宜大

老年人用药剂量应随年龄的增加而相应减小。一般来说，60 ~ 80 岁者，用药剂量应为成人的 3/4 ~ 4/5；80 岁以上者用药剂量为成人的 1/2。如果患者肝肾功能不好，则更要减少用药剂量或延长用药间隔时间，以防发生不良反应。

对作用较强的药物和初次使用的新药应从小于标准剂量开始，然后根据治疗效果和反应情况再逐渐增量或减量。

选择合适的药物剂型

许多老年人吞药有困难，尤其是大量用药时更加麻烦。因此，老年人不宜使用片剂或胶囊剂，可选用液体剂型，必要时可注射用药。老年人胃肠道功能不稳定，不宜服用缓慢释放的药物制剂，否则会因胃肠蠕动加速而导致释放不充分，反之则会因释放和吸收量增加而产生毒性。

合理把握用药时间

老年人的视力、听力和记忆力都有一定程度的下降，往往因为看错或记错药物名称、使用方法和剂量，听错医生和家人嘱咐而误服药物或忘记服药。因此，老年人的服药方案应尽可能简单，以利于其更好地领会和记忆，最好每种药物每日只服 1 次，用药时间应尽量安排在清晨空腹时，不宜间隙用药。

老年人肾功能减退，对药物及其代谢产物的滤过减少。所以，老年人用药时间越长，越容易发生药物蓄积中毒，有时还会产生成瘾性和耐药性，因此要避免长期用药。老年人用药时间应根据病情以及医嘱合理缩短。患急性病的老年人，在病情好转后应及时停药或减量；必须长期用药者，应在家属或他人的协助和监督下进行。

尽量减少注射给药

由于老年人的肌肉对药物的吸收能力较差，注射后疼痛较为明显，有时容易形成硬结，所以对患有慢性病的老年人，一般不主张用静脉点滴和肌内注射方法给药。但如果患的是急性病、急性感染伴有高热等，则需要静脉途径给药。

注意观察药物反应

老年人在用药过程中要注意观察有无不良反应，如服用阿司匹林可导致大汗不止或引起胃出血，利尿药氢氯噻嗪会引起血糖升高，诱发老年性糖尿病。因此，老年人在用药时一旦发现身体有异常反应，应立即停药，必要时应请医生诊治，更换作用相同或相似、毒副作用小的其他药物。

慎用滋补药

身体虚弱、容易患病的老年人可适当地服用一些补虚益气的药物，以增强体质，提高抗病能力。但要注意的是，滋补药也不可盲目滥用，而应根据自己身体的实际情况，在医疗保健人员的指导下适当选用，否则将有害无益。对于老年人来说，更重要的是要注意合理营养，加强身体锻炼，保持身心健康。

用药不可生搬硬套

有的老年人看到别人使用某种药物治好了某种疾病，便盲目仿效，却忽视了彼此之间的体质和病症差异。如同样是高血脂患者，如果是胆固醇高就该应用烟酸肌醇酯，如果是甘油三酯高则应用安妥明。

老年人患的多是慢性病，有的患者因为长期不愈，就会出现"乱投医"现象，乱用那些未经验证的秘方、单方、验方。由于这些处方药物的疗效无法科学判定，完全是凭运气治病，因此常会延误病情甚至引起中毒，得不偿失。

注意药物的更换

有的老年人用药时总更换药物，今天听说这种药好便用这种药，明天听说那种药好又改用那种药。用药种类不确定，多种药物混用，不但治不好病，反而容易引出毒副反应。

当然，同一种药物也不能长期应用，否则不仅容易产生抗药性，使药效降低，而且会产生对药物的依赖性甚至形成药物依赖。

老年人应该慎用药物

解热镇痛药

如阿司匹林、吲哚美辛、保泰松等。老年人易出现慢性腰背疼痛和四肢关节疼痛，长期服用解热镇痛药易引起不良反应，如阿司匹林可使老年人大量出汗而致虚脱，吲哚美辛可引起胃溃疡、胃肠出血、眩晕、精神障碍等，保泰松可引起水肿和再生障碍性贫血。因此老年人应避免长期使用或少用此类药。

苯二氮卓类抗焦虑药

如氯氮卓（利眠宁）、安定等。此类药物不易从老年人体内排出，还会引起嗜睡等不良反应，长期常用剂量使用会很快产生依赖性和成瘾性，并随之出现耐药性。因此，老年人在服用时应减至成人剂量的 1/3 ~ 1/2。

三环类抗抑郁药

如丙咪嗪、阿米替林等，可引起嗜睡、直立性低血压，使用时应减小剂量。

抗震颤麻痹药

如左旋多巴、苯海索等，易引起老年人精神错乱和运动障碍，如用药期间出现异常，则应及时停药或改用其他药物。

吩噻嗪类药物

如氯丙嗪、奋乃静等，可引起锥体束征，故老年人最好不用。

抗生素

如青霉素、链霉素、卡那霉素、庆大霉素、氯霉素等。抗生素副作用较多，如青霉素容易引起过敏反应，轻者出现全身皮疹，重者可因过敏性休克而死亡；链霉素、卡那霉素、庆大霉素具有耳毒性，可损害第 8 对脑神经，导致听力下降、耳鸣和眩晕，还易引起老年人肾功能障碍；氯霉素可引起再生障碍性贫血。因此老年人最好不要使用抗生素。

导泻药

如酚酞（果导）、大黄等。老年人便秘大多是由身体过胖、腹部肌肉无力、肠蠕动减弱等原因引起，属于功能性硬秘。长期服用泻药会导致结肠痉挛，还会造成体内钙和维生素的缺乏，因此不能长期使用。

洋地黄类药

如地高辛等，由于老年人对药物的排泄减慢，易造成药物在体内的蓄积中毒。因此老年人使用此类药物时应减为青壮年剂量的 1/4 ~ 1/2，并要定期监测血药浓度。

口服降糖药

可引起夜间低血糖，老年人最好选用作用持续时间较短的口服降糖药。

抗凝血药

如华法林等，易引起自发性出血，应减量使用。

苯巴比妥类药

老年人使用时容易出现毒性反应，表现为头晕头胀、步态不稳、反应迟钝，严重者可出现意识模糊，老年人应慎用。

肝素

易引起出血，老年人使用不得超过 48 小时。

心得安

有低血压、心动过缓、哮喘、心功能不全的老年患者不宜使用。

氨茶碱

有些老年人服用后可迅速出现中毒症状，表现为烦躁、忧郁、记忆力减退、定向力差、心律紊乱、血压骤降、呕吐等。肌肉注射时可引起注射部位剧烈疼痛，静脉注射则可能兴奋心脏，引起心律失常、惊厥甚至死亡，故老年人须慎用。

胃复安

又称灭吐灵，常用于治疗恶心、呕吐等胃肠道症状，毒性较低。但是老年人，尤其是糖尿病患者服用后易出现神经系统不良反应，主要表现为急性阵发性肌张力障碍，故老年人最好不用。

肾上腺素、胰岛素、麻黄碱、阿托品、颠茄

老年人对这些药物比较敏感，使用时应酌情减小剂量。

第三章
家庭常见病的药物治疗

感冒

常用中药

中医根据辨证施治的原则，将感冒分为风寒感冒、风热感冒、表里双感、风寒湿滞、气虚感冒等类型进行对症用药。

风寒感冒

主要症状为发热怕冷，头痛，咽喉发痒，周身不适，四肢酸痛，咳嗽，多稀白痰，鼻塞声重，时流清涕，无汗，舌苔薄白，脉浮紧或浮缓等。

选用药物 荆防败毒散、通宣理肺丸、麻黄止嗽丸、小儿四症丸和参苏理肺丸，并以生姜、葱白煎汤为药引。

注意事项 忌用桑菊感冒片、银翘解毒片、羚翘解毒片、羚羊感冒片、复方感冒片等。

风热感冒

主要症状为发热重，微恶风寒，头胀痛，咽喉肿痛，口微渴，少汗出或无汗，鼻塞涕黄，咳嗽痰黄，舌苔薄白或微黄，舌尖红赤，脉浮数等。

选用药物 桑菊感冒片、银翘解毒片(丸)、羚翘解毒片(丸)、Vc银翘片、羚羊感冒片、复方感冒灵片、银黄口服液、板蓝根冲剂、感冒退热冲剂、风热感冒冲剂、桑菊银翘散、银柴冲剂等。

注意事项 忌用羌活丸、参苏理肺丸、通宣理肺丸等。

表里双感（风寒和风热混合型）感冒

主要症状为高热，恶寒，头痛眩晕，四肢酸痛，口苦口干，咽喉肿痛，或咳呕喘满，大便干燥，小便发黄，舌苔薄黄，舌头红赤。

选用药物 防风通圣丸（散）、重感灵片、重感片等。

注意事项 单用银翘解毒片、强力银翘片、桑菊感冒片或牛黄解毒片等疗效欠佳。若属流行性感冒可服用复方大青叶冲剂、感冒冲剂等。

风寒湿滞感冒

主要症状为恶寒发热，热度不高，痰湿中阻，胃脘满闷，恶心呕吐，腹痛泻下，或头重头痛，无汗，或四肢倦怠，苔白，脉浮等。

选用药物 藿香正气丸或藿香正气水、午时茶等。

注意事项 不能选用保和丸、山楂丸、香砂养胃丸等。

气虚感冒

多发于身体虚弱、抵抗力差者，平时易出汗，不耐风寒。主要症状为疲倦乏力，食欲不振，轻度发热，头痛冒虚汗，鼻流清涕，常缠绵日久不愈，或反复多发。

选用药物 补中益气丸、参苏丸。

注意事项 治疗此型感冒不应过于疏散，用一般感冒药疗效不好，需扶正祛邪、益气解表。

常用西药

阿司匹林

阿司匹林又称乙酰水杨酸。

适应证 发热、感冒、头痛、神经痛、肌肉痛、关节炎、痛风等。

注意事项 少数患者服用此药后会出现恶心、呕吐、上腹部不适和过敏等不良反应。还可能引起胎儿异常，孕妇、肾功能不全者应慎用，哮喘、胃及十二指肠溃疡、肝病、心功能不全者应慎用或不用。

扑热息痛

扑热息痛又称对乙酰氨基酚、百服宁、泰诺、必理通。

适应证 由感冒引起的发热、头痛、四肢酸痛、全身不适等症状，关节痛、神经痛、癌性痛及手术后止痛等。

注意事项 少数患者服药后可能出现恶心、呕吐、腹痛、厌食、出汗等不良反应。服药后如果发生红斑或水肿等过敏反应，必须立即停止用药；不能与其他含有扑热息痛的药物同时服用；服药期间应避免饮酒及含酒精的饮料；长时间服用可引起肾损害，过量服用可引起肝损害，严重者可致昏迷甚至死亡；成人24小时内服用的剂量不能多于2克，3岁以下儿童及新生儿因肝、肾功能发育不全最好不用；孕妇和哺乳期妇女慎用。

用药禁忌 酒精中毒、患肝病或病毒性肝炎者禁用，肾功能不全者禁用。

扑尔敏

扑尔敏又称氯苯吡胺、马来拉敏、氯屈米通。

适应证 感冒、过敏性鼻炎、皮肤黏膜变态反应性疾病、荨麻疹等。

注意事项 会引起嗜睡、胸闷、心悸、乏力等不良反应。早产儿、新生儿、孕妇及老年人慎用。

用药禁忌 车、船、飞机驾驶人员，高空作业者，精密仪器操纵者及对本类药物过敏者禁止服用。

布洛芬

布洛芬又称异丁苯丙酸、芬必得、大亚克芬（布洛芬缓释剂）、异丁洛芬、炎痛停。

适应证　各种原因引起的高热、头痛、牙痛、神经痛、肌肉痛、腰背痛、关节痛、痛经及风湿性关节炎等。

注意事项　少数患者服药后可能会出现消化不良、头晕、耳鸣、胃肠道溃疡、转氨酶升高、皮疹等不良反应，宜饭后服用。若患者在服药期间出现胃肠出血，肝、肾功能损害，视力障碍，血象异常以及变态反应等情况，应立即停药。有消化道溃疡及心功能不全病史者、有出血倾向者应慎用。

用药禁忌　对阿司匹林或其他非甾体抗炎药过敏者、哮喘患者、鼻息肉综合征患者、孕妇及哺乳期妇女禁用。

消炎痛

消炎痛又称吲哚美辛、吲哚新。

适应证　风湿性、类风湿性、痛风性关节炎及发热等。

注意事项　可能引起恶心、呕吐、腹痛、腹泻、溃疡等胃肠道反应，有时甚至会引起胃出血及穿孔，饭后服用能够减少胃肠道反应。还可引起头痛、眩晕等中枢神经系统症状。如果头痛持续不减，应立即停药。

用药禁忌　溃疡病、震颤麻痹、精神病、癫痫病、支气管哮喘患者，肾功能不全者、对阿司匹林过敏者以及孕妇、哺乳期妇女及儿童禁用。

扑炎痛

扑炎痛又称贝诺酯、百乐来、苯乐来、乙酰水杨酸酯。

适应证　类风湿性关节炎、急慢性风湿性关节炎、风湿痛、感冒、发热、头痛、神经痛及术后疼痛等。

注意事项　有胃肠道反应，可能引起呕吐、灼心、便秘、嗜睡及头晕等，用量过大可导致耳鸣、耳聋。

用药禁忌　肝、肾功能损害者、对阿司匹林过敏者、不满3个月的婴儿禁用。

阿苯片

阿苯片本品每片含阿司匹林100毫克，苯巴比妥10毫克。

适应证　主要用于儿童的退热，并能预防高热所导致的惊厥。

注意事项　常会引起恶心、呕吐、上腹部不适或疼痛等不良反应，偶可引起支气管痉挛性变态反应，少数患者可出现皮疹、荨麻疹、皮肤瘙痒、剥脱性皮炎等皮肤变态反应。儿童必须在成人监护下使用，连续使用不得超过3天，某些儿童使用本药可能引起异常兴奋。肝肾功能减退、心功能不全、鼻出血以及有溶血性贫血史者慎用。体温过高者应用小剂量，以免出汗过多造成虚脱。不宜与其他中枢神经系统抑制药及抗凝药（如双香豆素、肝素）同用。

用药禁忌　对阿司匹林和苯巴比妥药物及其他解热镇痛药过敏者禁用。呼吸抑制、卟啉病、喘息、鼻息肉综合征患者禁用。血友病、血小板减少症、活动性出血性疾病患者禁用。

咳嗽、咯痰

常用中成药

根据咳嗽、咯痰的不同症状表现，中医上可将其分为4种类型进行辨证论治。

风寒咳嗽

主要症状为咳嗽声重，咽痒，喘息胸闷，怕冷发热，头痛，无汗，痰稀薄色白且量多，常伴有鼻塞、流清涕、骨节酸痛等，舌苔白，脉浮。

选用药物 通宣理肺口服液、苏子降气丸、半夏止咳糖浆、杏仁止咳糖浆、杏苏止咳冲剂、止咳青果丸、蛇胆陈皮胶囊或散剂，以及川贝止咳糖浆、风寒咳嗽丸、复方川贝精片、感冒解痛散、麻黄止咳丸、止咳宁嗽胶囊、止咳合剂等。

风热咳嗽

主要症状为咳嗽，喘息气粗，胸闷咽痛，口渴，鼻流黄涕，发热，出汗，怕风，头痛，痰黏稠色黄，咯痰不爽，舌苔薄黄，脉浮数。

选用药物 二母宁嗽丸、止咳定喘口服液、橘红片、川贝止咳露、川贝枇杷露、复方鲜竹沥口服液等，其他还有白绒止咳糖浆、除咳止嗽丸、二母清肺丸、三蛇胆川贝膏、复方枇杷膏、复方贝母散、复方罗汉果止咳冲剂、橘贝合剂、清金止嗽化痰丸、清气化痰丸、清热镇咳糖浆、风热咳嗽胶囊等；儿童宜选用急支糖浆、复方甘草合剂、银黄口服液、健儿清解液、小儿咳喘灵冲剂和儿童咳液等。

燥邪咳嗽

主要症状为干咳少痰，咯痰不爽，口干，微有发热等。

选用药物 川贝清肺糖浆、养阴清肺膏(糖浆)、罗汉果玉竹冲剂、川贝枇杷膏，其他药物还有止咳橘红丸、止咳梨浆、雪梨蜜膏、川贝末胶囊、镇咳宁口服液等；儿童宜选用儿童清肺口服液。

肺虚咳嗽

主要症状为咳嗽日久，痰少，咳吐不爽，口干，手足微热，气短乏力。

选用药物 百合固金丸、秋梨润肺膏、川贝二冬膏，其他药物还有川贝银耳糖浆、川贝梨糖浆、二冬膏、扶正养阴丸、复方梨膏、橘红梨膏、理气定喘丸、润肺膏等。

常用西药

咳快好

咳快好又称二苯哌丙烷，为非麻醉性、中枢及外周双相止咳药，其镇咳作用比可待因强 2～4 倍，且毒性低。

适应证 刺激性干咳，如感冒或者急慢性支气管炎及各种原因引起的无痰咳嗽，以及由吸烟、刺激物、过敏等引起的咳嗽等。

注意事项 对口腔黏膜有麻醉作用，易产生麻木感，服用时需整片吞下，切勿嚼碎。

偶有口干、胃部烧灼感、食欲不振、乏力、头晕和药疹等不良反应。孕妇应在医生的指导下服用。

用药禁忌 过敏者禁止使用。

咳必清

咳必清又称枸橼酸喷托维林、枸橼酸维静宁，为非成瘾性止咳药，具有中枢和外周性镇咳作用，其镇咳作用约为可待因的1/3。

适应证 无痰或少痰的咳嗽、百日咳、急性支气管炎、慢性支气管炎及各种原因引起的咳嗽。

注意事项 偶有便秘、轻度头痛、头晕、口干、恶心、腹胀、皮肤过敏等不良反应。服药后可能会出现嗜睡现象，司机及操作机器者慎用。痰量多者宜与祛痰药并用。

用药禁忌 青光眼及心功能不全、伴有肺淤血的患者禁用，孕妇和哺乳期妇女禁用。

美沙芬

美沙芬又称右美沙芬、右甲吗喃，为中枢性止咳药，可抑制咳嗽中枢，从而产生镇咳作用，其镇咳作用与可待因相等或稍强，但无止痛作用。一般治疗剂量不抑制呼吸，作用快且安全，长期服用不产生成瘾性和耐受性。

适应证 无痰、干咳，以及感冒、急性或慢性支气管炎、支气管哮喘、咽喉炎、肺结核以和其他上呼吸道感染时的咳嗽。

注意事项 偶有头晕、头痛、轻度嗜睡、口干、食欲不振、便秘等不良反应，用药过量会产生呼吸抑制。

用药禁忌 肝功能不良者慎用，痰多患者慎用或与祛痰药合用。妊娠3个月内妇女、有精神病史者、有呼吸衰竭危险的患者禁用。不能与单胺氧化酶抑制剂(常用于精神抑郁的药物)合用，以免发生高热或死亡。

必嗽平

必嗽平又称溴己新、溴己铵、必消痰等，为黏痰调节剂，对黏痰具有较强的溶解作用，可使痰中的黏多糖纤维素或黏蛋白裂解，从而降低痰液的黏稠度。

适应证 急、慢性支气管炎、支气管扩张、哮喘等痰液黏稠而不易咯出的症状。

注意事项 偶有恶心、胃部不适，减少药量或停药后可消失。偶有血清氨基转移酶短暂升高，但能自行恢复。胃炎或胃溃疡患者慎用。

化痰片

化痰片又称羧甲基半胱氨酸、羧甲司坦，为黏痰调节剂，主要影响支气管腺体的分泌，使低黏度的唾液黏蛋白分泌增加，而高黏度的岩藻黏蛋白产生减少，从而使痰液的黏稠度降低，易于咳出。

适应证 慢性支气管炎、支气管哮喘等疾病引起的咳嗽、咯痰，尤其是痰液黏稠、咯痰困难和痰液阻塞气管等，也可用于防治手术后咯痰困难和肺炎并发症。用于小儿非化脓性中耳炎，有预防耳聋的作用。

注意事项　偶有轻度头晕、恶心、腹泻、胃部不适、胃肠道出血、皮疹等不良反应，有消化道溃疡病史者慎用。

痰之保克

痰之保克又称氨溴索、沐舒痰、兰勒索。本品为黏痰溶解剂，可使痰中的黏多糖纤维化裂解，稀化痰液，并能抑制支气管黏膜酸性糖蛋白的合成，从而降低痰液黏稠度，使之易于咳出。

适应证　伴有咯痰和过多黏液分泌物的各种急、慢性呼吸道疾病，尤其是严重的慢性支气管炎、气喘性支气管炎及支气管哮喘。

注意事项　有轻度胃肠道反应，片剂宜饭后服用，皮疹极少见，妊娠头3个月内妇女慎用。

支气管哮喘

常用中成药

中医通常将哮喘分为实喘和虚喘两类。在治疗方面，实喘重在治肺，以散邪宣肺为主；虚喘重在治肺肾，以滋补纳气为主。根据症状不同，实喘可分为寒喘、热喘和痰喘3类；而虚喘可分为肺气虚和肺肾阴虚两类。

寒喘

主要症状为气促喘息，咳嗽，咯痰少而清稀、色白呈黏沫状，口不渴，脉弦滑，常伴有怕冷发热、头痛、无汗、鼻塞、流涕等症状。

选用药物　通宣理肺口服液等。

热喘

主要症状为呼吸急促，呛咳阵作，喉有哮鸣音，咳嗽，痰黄稠难以排出，咽干，口苦口渴喜饮，身热汗多，舌质红，苔黄腻，脉滑数。

选用药物　止咳定喘口服液。

痰喘

主要症状为咳嗽痰多，色白黏稠，气逆作喘，胸部满闷，严重时出现恶心、呕吐等症状。

选用药物　橘红片、止咳化痰丸、咳嗽定喘丸、清气化痰丸等。

肺气虚

主要症状为咳嗽痰多，痰液清稀，面色苍白，气短作喘，动则出汗，精神不振，身倦无力等。

选用药物　人参保肺丸等。

肺肾阴虚

主要症状为气短作喘，咳嗽痰少，或干咳无痰，或痰中带血，口干咽燥，腰膝酸软，头晕耳鸣，潮热盗汗，舌红，苔少，脉细数。

选用药物 二母宁嗽丸、二母宁嗽颗粒剂、麦味地黄丸、都气丸等。

常用西药

糖皮质激素

糖皮质激素简称激素，是当前治疗支气管哮喘最有效的首选抗炎药，可分为吸入剂、口服剂和静脉用药。

适应证 吸入激素是控制哮喘长期稳定的最基本的治疗手段；在急性严重哮喘发作早期，口服糖皮质激素能够防止病情进一步加重；在哮喘持续状态时则需要用大剂量的糖皮质激素作短期全身给药；治疗慢性严重哮喘可长期吸入大剂量的糖皮质激素。

注意事项 糖皮质激素吸入剂可产生局部不良反应，主要是口咽不适、口咽炎、声音嘶哑、偶尔出现的上呼吸道刺激性咳嗽和口咽部的念珠菌感染，吸药后用清水漱口可预防或减轻口腔念珠菌感染。

选用药物 常用的吸入激素有二丙酸倍氯米松、布地缩松、氟尼缩松、氟替卡松和曲安缩松等，口服剂有泼尼松、泼尼松龙，静脉用药主要有琥珀酸氢化可的松。

白三烯调节剂

白三烯调节剂包括白三烯受体拮抗剂和合成抑制剂，不但能缓解哮喘症状，而且能减轻气管炎症。

适应证 白三烯受体拮抗剂特别适用于运动性哮喘及阿司匹林哮喘。

注意事项 会产生轻微的胃肠道症状，少数患者会出现皮疹、血管性水肿、转氨酶升高等不良反应，停药后可恢复正常。

选用药物 扎鲁司特、孟鲁司特。

色甘酸钠

色甘酸钠又称咽泰、咳乐钠，是一种新型非激素类抗变态反应药，能稳定肥大细胞膜和嗜碱细胞膜，从而抑制组胺、5-羟色胺、白三烯等过敏介质的释放，对其他炎症细胞释放介质也有一定的抑制作用。

适应证 主要用于预防过敏性哮喘发作。

注意事项 少数患者会出现咽喉不适、胸闷等不良反应，偶见皮疹，孕妇慎用。

β_2 受体激动剂

适应证 短效吸入型 β 受体激动剂是治疗哮喘急性发作症状和预防性治疗运动诱发哮喘的首选药物，长效吸入型 β_2 激动剂可抑制抗原引起的速发和迟发反应及组胺引起的气管反应性增高。

注意事项 长期应用会引起 β 受体功能下调和气管反应性增高，增加哮喘发作的次数，因此不主张长期、有规律的应用。如果需要长期应用，应该和吸入激素配合应用。

选用药物　短效(作用时间为 4 ～ 6 小时)的有沙丁胺醇(喘乐宁、舒喘灵)、特布他林(博利康尼、喘康速)、非诺特罗(酚丙喘定、酚丙喘宁),长效(作用时间 12 ～ 24 小时)的有沙美特罗(施立稳)、福莫特罗(安通克)、丙卡特罗(美喘清)、班布特罗(巴布特罗)。

茶碱(黄嘌呤)类

适应证　长效茶碱用于控制夜间哮喘,静脉给药主要用于重危症哮喘。

注意事项　茶碱的不良反应主要有胃肠道症状(恶心、呕吐)、心血管症状(心动过速、心律紊乱、血压下降),最好饭后服用以降低对胃肠道的刺激。偶尔会兴奋呼吸中枢,严重的会导致抽搐甚至死亡。用药时最好进行血药浓度监测,将浓度保持在 5 ～ 15 毫克/毫升。酒精中毒及合用甲氰咪胍、喹诺酮、大环内酯类药物等会降低茶碱的代谢,应减少用药量;吸烟能加快茶碱的代谢,应增加用药量。发热、妊娠、幼儿、老年人、肝肾功能不全、心律失常、严重心脏病患者及甲状腺功能亢进者慎用。

选用药物　氨茶碱、茶碱、羟丙茶碱、二羟丙茶碱、恩丙茶碱、胆茶碱等。

抗胆碱药物

此类药物以吸入剂型为佳,虽然起效较慢,但药效持续时间较长,不良反应少,长期使用不会出现耐药性。

适应证　主要用于单独使用 β_2 激动剂不能控制症状的哮喘患者,对老年性哮喘及并发有慢性阻塞性肺疾病的哮喘特别有效。与 β_2 激动剂联合使用具有更强、更持久的支气管舒张作用,尤其适用于夜间哮喘及多痰的患者。

注意事项　少数患者会出现口苦或口干感及咽部刺激,青光眼患者还会出现眼压升高症状。

选用药物　异丙托溴铵(溴化异丙阿托品)。

慢性支气管炎

常用中成药

慢性支气管炎属中医咳嗽的范畴,根据症状及脉象可将本病分为几个类型,然后进行辨证论治。

风寒袭肺型

主要症状为咳嗽声重,或有气急喘息及胸闷,咯痰稀薄色白,初起多兼有恶寒,头痛,咽痒,发热,鼻塞,流清涕,身痛,无汗,口不渴,苔薄白或白腻,脉浮滑或弦紧。

选用药物　通宣理肺口服液等。

风热犯肺型

主要症状为咳嗽声粗,喘促气粗,痰稠色黄,咽痛,鼻流黄涕,身热头痛,口渴喜冷饮，胸闷烦躁，汗出，舌质红，苔薄黄，脉浮数。

选用药物 羚羊清肺丸等。

痰热蕴肺型

主要症状为咳嗽气喘，胸脘满闷，痰黏色黄，咳出不爽，兼有发热出汗，流涕，咽痛，烦热口渴，口淡无味，溺黄，大便干结，舌质红，苔黄腻，脉滑数。

选用药物 痰喘丸等。

肺脾气虚型

主要症状为咳嗽气短，痰白而稀或泡沫，自汗，胸脘痞闷，大便溏薄，神疲乏力，声低懒言，每遇风寒则咳嗽或喘息发作加重，舌质淡，苔白薄，脉虚。

选用药物 三蛇胆陈皮末、黄荆油胶丸等。

肺肾阴虚型

主要症状为干咳少痰，或痰中带血，或咯血，或伴喘息；面色潮红，盗汗，五心烦热，咽干口燥，失眠，舌质红，苔少，脉细数。

选用药物 麦味地黄丸、二冬膏、琼玉膏等。

肺肾阳虚型

主要症状为咳喘久作，呼多吸少，动则尤甚，痰稀色白或如泡沫，畏寒肢冷，腰膝酸痛，疲倦乏力，舌质淡，苔白而滑，脉沉细无力。

选用药物 金匮肾气丸、参桂鹿茸片、参芪蜂王浆、蛤蚧精等。

常用西药

抗生素

慢性支气管炎并发感染时，可选用抗生素配合治疗。常用抗生素有青霉素、链霉素、红霉素、氯霉素、麦迪霉素、复方新诺明等，严重感染时，可选用氨苄西林、环丙沙星、氧氟沙星、阿米卡星（丁胺卡那霉素）、奈替米星（乙基西梭霉素）或头孢氨苄、头孢呋辛等头孢类抗生素联合静滴给药。反复感染患者，可采用预防性用药，可选用复方磺胺甲噁唑长期用药。

祛痰止咳药

常用咳嗽药水有氯化铵、棕色合剂、鲜淡竹沥、吐根糖浆，此外，止咳还可用咳必清、咳美芬等。常用祛痰药物有沐舒痰（盐酸溴环己胺醇）、化痰片（羧甲基半胱氨酸）、碘化钾等，溴己新（必嗽平）、氯化铵、棕色合剂等也有一定的祛痰作用。当痰多而黏稠，不易咯出时，可用枇杷叶蒸汽吸入，或用超声雾化吸入，以稀释气管内分泌物。

解痉平喘药

喘息型支气管炎常选用解痉平喘药物，如氨茶碱、喘定、丙卡特罗（美喘清）等。慢性支气管炎有可逆性阻塞者及阵发性咳嗽伴有不同程度的支气管痉挛时，应采用支气管舒张剂来改善症状，常用药物有异丙托溴铵（溴化异丙阿托品）气雾剂、特布他林（博利康尼）、沙丁胺醇、丙卡特罗（美喘清）等。

病毒性肺炎

常用中成药

板蓝根冲剂、抗病毒冲剂、双黄连粉针剂等。

常用西药

抗病毒药：三氮唑核苷（病毒唑）、金刚烷胺、α–干扰素、胸腺肽等。抗生素：在继发细菌感染时，可应用青霉素、头孢菌素等抗生素治疗。

肺结核

常用中药

肺结核可根据症状及脉象分为 3 种类型进行辨证论治。

阴虚肺热型
主要症状为午后潮热，手足心热，夜间盗汗，两颧发热，唇红咽干，形体消瘦，干咳无痰，或痰少不易咯出，或痰中带血丝，舌苔薄，边尖红，脉细数。
选用药物 贝母二冬膏、保肺散、贝母梨膏、百花膏、羊胆丸、罗汉果玉竹冲剂、复方抗结核片等。

肺肾阴虚型
主要症状为潮热盗汗，腰脊酸软，头晕耳鸣，心烦失眠，五心烦热，颧红体瘦，咳呛气急，痰少质黏，或咯血、血色红量多，或伴胸痛、舌红、少苔，或光剥，脉细数无力。
选用药物 玉露保肺丸、金贞麦味地黄丸、补金片、养阴清肺膏、养阳脉安片、麦味地黄丸等。

气阴两虚型
主要症状为午后潮热颧红，热势不高，恶风畏冷，自汗盗汗，食少，神疲气短，咳嗽无力，痰稀白量多，偶带淡红色，舌淡有齿印，苔薄白，脉细数无力。
选用药物 润肺止嗽丸、人参固本丸、天麻王浆、百部丸、人参滋补膏、万年春蜂王浆、雪哈银耳胶丸等。

常用西药

异烟肼

异烟肼又名异烟酰肼，对结核杆菌有高度的选择性和较强的抑制和杀灭作用，对细胞内外的结核杆菌同样有效，为治疗结核病的首选药物。

适应证　各种类型的结核病。

注意事项　大剂量使用可导致维生素 B 缺乏，出现周围神经炎、中枢神经中毒症状，如头痛、失眠、记忆力减退、神经兴奋、易怒、欣快感、幻觉、抽搐、四肢感觉异常等。少数患者会出现排尿困难、肝脏损伤、白细胞减少、嗜酸粒细胞增多和贫血等。

用药禁忌　肝肾损害、肝肾功能不全者、精神病和癫痫病患者忌用。孕妇慎用。

利福平

利福平又名甲哌力复霉素，为高效的广谱抗生素，作用与异烟肼类似，比链霉素强，能杀灭细胞内外的结核杆菌、麻风杆菌等。

适应证　主要应用于各种类型的结核病，尤其是重症结核病和耐药结核菌引起的结核病。也可用于麻风、军团菌肺炎及金黄色葡萄球菌引起的败血症和胆管感染，还可用于厌氧菌感染。外用可治疗沙眼及敏感菌引起的眼部感染。

注意事项　可致恶心、呕吐、食欲不振、腹泻、腹胀、胃痛等胃肠道不良反应，还可致白细胞减少、血小板减少、嗜酸性粒细胞增多、肝脏损害、黄疸、脱发、头痛、疲倦、眩晕、视力模糊、蛋白尿、血尿、肌病、心律失常、低血钙等不良反应。此外，利福平还可引起多种过敏反应，如药物热、皮疹、急性肾功能衰竭、胰腺炎、剥脱性皮炎和休克等，在某些情况下还可发生溶血性贫血。长期服用此药可降低口服避孕药的作用而导致避孕失败。婴儿、肝肾功能不良者和 3 个月以上孕妇慎用。用药期间应定期检查肝肾功能。食物可阻碍药物吸收，所以宜空腹服药。

用药禁忌　肝功能严重不全、胆管阻塞者和 3 个月以内的孕妇禁用。

乙胺丁醇

乙胺丁醇为人工合成抑菌性抗结核药，对结核杆菌有较强的抑制作用，结核杆菌对本药与其他药物之间无交叉耐药现象，是较好的第二线抗结核药物。

适应证　与利福平或异烟肼等其他抗结核药联用，可治疗各型活动性结核病。也可用于非典型结核分支杆菌病的治疗。

注意事项　可引起恶心、呕吐、腹泻等胃肠道反应，大剂量使用时易发生球后视神经炎，表现为视力障碍、辨色力受损、视野缩小、出现暗点。用药前和用药期间应每日检查视野、视力、红绿鉴别力等，一旦出现视力障碍或下降，应立即停药。用药期间血尿酸浓度会增高，应定期监测血清尿酸。偶见肝功能损害、下肢麻木、畏寒、关节肿痛、粒细胞减少、皮疹、瘙痒以及幻觉、不安、失眠等精神症状。痛风、视神经炎、糖尿病眼底病变、肝肾功能减退者慎用。

用药禁忌　孕妇、哺乳期妇女、糖尿病患者、乙醇中毒者及 13 岁以下的儿童均禁用。

链霉素

链霉素为氨基糖苷抗生素，是抗结核治疗中的主要用药。在低浓度时可抑制结核杆菌，高浓度时有杀菌作用。此外，链霉素对革兰阴性菌的抗菌作用十分突出，但对革兰阳性菌的抗菌作用不及青霉素。

适应证 适用于各种结核病，尤其是浸润型肺结核、粟粒性肺结核和结核性脑膜炎等，还适用于革兰阴性菌所引起的泌尿道感染、肠道感染、败血症等。

注意事项 链霉素具有耳毒性，可引起眩晕、恶心、呕吐、平衡失调、耳鸣、耳部饱满感、听力减退甚至耳聋。还可有麻木、针刺感或面部烧灼感，少数患者可出现视力减退、皮疹、斑丘疹、瘙痒、药物热等过敏反应，偶有过敏性休克。链霉素对肾脏也会造成一定损害，可引起排尿次数减少或尿量减少、食欲减退、极度口渴、蛋白尿、管型尿和血尿等。孕妇、哺乳期妇女、新生儿、婴幼儿、肾功能减退、重症肌无力、帕金森病患者慎用。服药过程中如果出现耳鸣、耳有堵塞感、皮疹、药物热等不良反应，应及时停药。

用药禁忌 对链霉素过敏者忌用。

吡嗪酰胺

吡嗪酰胺又名异烟酰胺，对细胞内结核杆菌具有抑制和杀灭作用，但抑菌作用不及链霉素和异烟肼，为二线抗结核药。吡嗪酰胺毒性大，单用容易产生耐药性，常与利福平和异烟肼等其他抗结核药物联合应用，以产生协同效应，缩短疗程。

适应证 主要用于其他抗结核药物治疗失败而复治的患者，是三联或四联强化期短程化疗方案中的基本药物之一。

注意事项 肝脏损害最常见，可引起转氨酶升高，用药量过大可引起肝细胞坏死，还可引起高尿酸血症而致关节痛，因此在用药期间要定期检查肝功能和血尿酸。偶见发热及皮疹等过敏反应，甚至可能出现黄疸。个别患者对光敏感，皮肤见光部位呈鲜红棕色，长期服药者的皮肤呈古铜色，停药后可逐渐恢复。因此在服药期间应避免暴晒，一旦发生过敏反应，应立即停药。此外，还可引起食欲不振、恶心及呕吐等胃肠道反应。糖尿病、溃疡病患者慎用。

用药禁忌 肝功能不良者、痛风患者及3岁以下小儿禁用。

对氨基水杨酸钠

对氨基水杨酸钠又名对氨基柳酸钠、派斯钠，能够妨碍结核杆菌对氨基苯甲酸的利用，阻碍叶酸合成，从而影响蛋白质的合成，抑制结核杆菌生长。常配合异烟肼、链霉素等应用，以增强疗效并避免细菌产生耐药性。

适应证 主要用于各种类型的活动性结核病。

注意事项 可引起恶心、呕吐、食欲不振、腹泻、腹痛、胃烧灼感等胃肠道反应，与水杨酸类同服可加重胃肠道反应并可致溃疡出血，应在饭后服用或与碳酸氢钠同服，可减轻症状。偶见皮疹、瘙痒、剥脱性皮炎、药物热、结晶尿、蛋白尿、白细胞减少、肝损害、黄疸，应立即停药。避光下贮存和使用，变色后不可再用。能干扰利福平的吸收，两者同服时最好间隔 6 ~ 8 小时。肝肾功能减退者慎用。

高血压

常用中成药

高血压病在中医上属于眩晕的范畴，可分 3 种类型辨证论治。

肝阳上亢型

主要症状为头胀痛，眩晕，耳鸣，烦躁，失眠，口干口苦，面红目赤，舌红，苔黄，脉弦或弦数。

选用药物 田七花精、脑立清、安宫降压丸、牛黄降压丸、天麻定眩丸、天麻钩藤冲剂、降血压糖浆、天麻眩晕宁、罗布麻叶冲剂、醒脑降压丸等。

阴虚火旺型

主要症状为头痛，眩晕，腰膝酸软，心烦口干，耳鸣健忘，心悸失眠，舌红，苔薄白或少苔，脉弦细而数。

选用药物 二至丸、左归丸、六味地黄丸、延寿丹、健脑补肾片、滋肾宁神丸、阿胶首乌汁、补肾养血丸等。

阴阳两虚型

主要症状为重度眩晕头痛，劳累更甚，全身乏力，心悸气短，失眠多梦，腰膝酸软，夜尿频多，面色苍白，畏寒肢冷，或有双下肢水肿，舌质淡嫩，苔白，脉沉细或细弦。

选用药物 冬青补汁、参芪二仙片、龟鹿二胶丸、壮腰健肾丸、双龙补膏、复方羊红膻片等。

常用西药

利尿剂

利尿剂是治疗高血压的代表性药物，能促进血液中的水分排泄，增加尿量，以降低循环系统的水量，减少心脏的负荷，达到降低血压的目的。同时，它还能帮助肾脏促进盐分排泄，对盐摄取过量的患者十分有效。

适应证 单纯性高血压、心力衰竭。

选用药物 速尿、利尿酸、双氢克尿噻、氯噻酮、安体舒通、氨苯喋啶等。

注意事项 可能会产生无力、性欲降低、低血钾、姿势性低血压、食欲不振等副作用。长期使用可能会引起血糖、电解质、尿酸升高等代谢异常问题，痛风患者应谨慎服用，糖尿病患者应提防血糖过高。

β 受体阻滞剂

β 受体阻滞剂的主要作用是抑制心脏的收缩、减慢心率，从而减少心脏需氧量以达到降低血压的目的。降压安全、有效，单独使用一般能使收缩压下降 2.0 ~ 2.5 千帕。

适应证 高血压并发冠状动脉心脏病、一般高血压。

选用药物 阿替洛尔(氨酰心安)、美托洛尔(倍他乐克、美多心安)、拉贝洛尔(柳胺苄心定)、比索洛尔(搏苏)。

注意事项 初次使用常有疲惫感或手脚麻冷的感觉，常见副作用有呼吸不畅、失眠、性欲降低等。长期使用可能会引起血糖、电解质、尿酸升高等代谢异常问题，痛风患者应谨慎服用，糖尿病患者应提防血糖过高。

用药禁忌 怀孕期间禁止服用，除非可能治疗效益大于危险性，服药期间应杜绝哺乳。心率很慢、存在心脏传导阻滞和患有哮喘的高血压患者禁止服用。

钙拮抗剂

钙拮抗剂可以抑制使血管收缩的钙离子发挥作用，它作用于周边血管平滑肌，使其扩张，进而使血管扩张，降低血压。在降压的同时，不会降低重要器官的血液供应，不会影响血脂、血糖的代谢，因此老年高血压和患有心、脑、肾损害的高血压患者适宜使用。

适应证 高血压并发冠状动脉心脏病、一般高血压及脑梗塞。

选用药物 短效的有硝苯地平(心痛定)、恬尔心，中效的有尼群地平，长效的有氨氯地平(络活喜)、非洛地平(波依定)、尼卡地平。缓释和控释制剂具有长效的作用，如硝苯地平控释片、恬尔心缓释片、缓释异搏定(维拉帕米)。

注意事项 使用初期可能会出现潮红、头痛等症状，有心跳缓慢、下肢轻微水肿、便秘、疲倦等副作用，可以通过降低剂量或更换钙离子阻断剂的种类来加以改善。

血管紧张素转换酶抑制剂（ACEI）

血管紧张素转换酶抑制剂通过抑制体内血管紧张素转换酶的作用，来阻止血管紧张素的合成，从而达到控制血压的目的。这类降压药安全有效，不影响血脂和血糖的代谢，对肾脏也有保护作用。

适应证 高血压并发心力衰竭和糖尿病、冠心病。

选用药物 短效的有卡托普利(巯甲丙脯酸)，中效的有依那普利(依那林)，长效的有苯那普利(洛汀新)、培多普利(雅施达)、福辛普利(蒙诺)、贝那普利(一平苏)、米达普利(达爽)等。

注意事项 可能会产生持续性咽痒干咳、食欲不振、疲倦等副作用，万一出现水肿应立即停药。另外，必须注意肾功能的变化，肾功能不强的患者会加速恶化，甚至引起肾衰竭。

用药禁忌 严重肾功能衰竭、双侧肾动脉狭窄患者以及孕妇禁止服用。

血管紧张素 II 受体拮抗剂（ARB）

这是一类最新的降压药，与血管紧张素转换酶抑制剂相比，它能更充分、更有选择性地阻断血管及组织中的血管紧张素 II 受体，进而控制血压。它不会引起咽痒干咳、血管神经性水肿等不良反应，副作用小，比以往的抗高血压药物更具安全性。

适应证 高血压、动脉硬化、心肌肥厚、心力衰竭、糖尿病、肾病等。

选用药物 氯沙坦、缬沙坦、伊贝沙坦和替米沙坦等。

注意事项 可能会产生呼吸道感染、头痛、眩晕、腹泻等副作用。服用大量利尿剂的患者在服用此药时容易产生姿势性低血压，因此必须调整原先用药的剂量或减少此药的用量。

用药禁忌 孕妇禁用。

α 受体阻滞剂

α 受体阻滞剂主要用于扩张血管，通过使血管肌肉松弛而达到降低血压的目的。它不影响血脂和血糖的代谢，而且能够缓解前列腺肥大引起的症状，对伴有前列腺肥大的老年人更为适用。

适应证 高血压、糖尿病、高血脂。

注意事项 和利尿药合并使用时可能会引起姿势性低血压，因此服用该药的患者起床时要格外小心，动作要慢。另外还可能产生眩晕、心跳过快、肠胃不适等副作用。老年人和肝肾功能不良者应谨慎使用。

用药禁忌 孕妇及幼儿禁用。

常用药物 短效的有哌唑嗪，长效的有多沙唑嗪、特拉唑嗪等。

冠心病

常用中药

冠心病属于中医胸痹、胸痛、原心痛等范畴，可分为以下5个类型，据此辨证治疗。

胸阳不振型

表现为胸闷憋气，心前区绞痛，心悸气短，面色苍白，怕冷喜暖，乏力自汗，舌淡体胖有齿痕，舌苔薄白或白腻，脉沉迟无力。

选用药物 冠心苏合丸、心舒丹、速效救心丸、乌头赤石脂丸等。

气滞血淤型

表现为阵发性心前区刺痛，痛引肩背，胸闷气短，心悸不宁，舌质紫暗或有淤点，脉沉涩或弦涩。

选用药物 血府逐淤片、冠心片、愈风宁心片、丹七片、复方丹参片等。

脾虚痰聚型

表现为体多肥胖，疲倦嗜睡，咳嗽痰稀，胸闷气憋作痛，心悸气短，大便溏薄，舌苔厚腻。

选用药物 香砂六君丸、人参归脾丸、二陈丸等。

肝肾阴虚型

表现为胸闷气憋，夜间胸痛，头昏耳鸣，口干目眩，夜卧不宁，腰酸腿软，舌红，脉细。

选用药物 二至丸、杞菊地黄丸等。

肝肾阴虚型

表现为胸闷心痛，有时夜间憋醒，头晕耳鸣，心悸气短，怕风肢冷，五心烦热，舌暗，苔少，脉细弱结代。

选用药物 通脉养心丸、养血安神丸等。

常用西药

阿司匹林

阿司匹林能抑制血小板的聚集，可防止凝血块的形成，减少血栓形成，缓解血管痉缩，降低心跳频率。

适应证 头痛、冠心病等。

注意事项 患有哮喘、溃疡病、腐蚀性胃炎、痛风及发生其他过敏性反应时应慎用；肝功能减退时服用该药会加重肝脏毒性反应和出血倾向，肝功能不全和肝硬变患者易出现肾脏不良反应；心功能不全或高血压患者在大量用药时，可能会引起心力衰竭或肺水肿；肾功能衰竭时服用会有加重肾脏毒性的危险。

用药禁忌 血友病或血小板减少症、有出血症状的溃疡病或其他活动性出血时禁用。

硝酸甘油

当冠心病、心绞痛突然发作时，立即把硝酸甘油药片含于舌下，可快速吸收，扩张冠状动脉血管，以增加冠状动脉血流量及心脏氧气供应量。

适应证 心绞痛急性发作、急性左心室衰竭。

注意事项 可能产生头痛、面潮红、心悸等副作用。硝酸甘油是一种亚硝酸盐，对光敏感，怕热，长时间暴露于空气中或受热后，有效成分会很快挥发散失，因此应储存在深棕色的玻璃瓶中，严密封盖，并放置于阴凉处。不宜长期存放，最好每 3 个月更新一瓶。

用药禁忌 硝酸甘油能使脑压和眼压升高，所以严重贫血、脑出血、青光眼、眼内压高者禁用；对硝酸酯、亚硝酸盐类、巴比妥剂有反应者禁用；冠状动脉闭塞、冠状动脉血栓症者禁用；避免烟酒；服用威而钢者禁用；含药时不能站立，以免出现头晕甚至昏倒，应坐靠在宽大的椅子或凳子上。

血管扩张剂

此类药物能扩张冠状动脉血管，使冠状动脉血流量轻度增加，从而改善心肌的血供和缺氧状况，缓解心绞痛。

适应证 冠心病、心力衰竭。

注意事项　可能会引起头痛等副作用，要预防胸闷、胸痛引起的心肌梗死的发作。

用药禁忌　硝酸酯类血管扩张剂，如 5－单硝酸异山梨醇酯等。

心力衰竭

常用中成药

中医治疗时，可根据症状及脉象将心力衰竭分为以下 3 个类型，然后进行辨证论治。

气虚血淤型

表现为呼吸困难，活动时加重，口唇紫绀，咯血痰，舌暗无光泽，有淤点或淤斑，脉细数。

选用药物　冠心苏合丸、复方丹参片等。

心肾阴虚型

表现为呼吸困难，口渴咽干，面颊潮红，心悸，烦躁，入夜盗汗，手足心热，舌质红，苔少，脉弦或细数。

选用药物　天王补心丹。

阳虚水泛型

表现为心悸，气短而喘，胸满不能平卧，下肢水肿或全身水肿，腹胀，尿液量少，怕冷，舌质淡胖大，苔白，脉沉无力。

选用药物　金匮肾气丸。

常用西药

常用治疗药物有洋地黄类制剂、利尿剂、血管扩张剂、血管紧张素转换酶抑制剂（ACEI）、血管紧张素Ⅱ受体拮抗剂（ARB）、β受体阻滞剂等。

洋地黄

洋地黄能增强心脏的收缩能力，使衰弱的心脏跳动得强而有力，以输送更多的血液到身体各个组织，减轻水分过多导致的心力衰竭。

适应证　心力衰竭。

选用药物　可能产生的副作用有腹泻、胃口降低、疲倦、嗜睡、轻微的恶心、呕吐等。

用药禁忌　曾服用此药产生严重反应者禁用。

利尿剂、血管紧张素转换酶抑制剂（ACEI）、血管紧张素Ⅱ受体拮抗剂（ARB）、β受体阻滞剂等详见高血压用药。

血管扩张剂详见冠心病用药。

高脂血症

常用中药

中医上可将高脂血症分为痰浊、湿热、阴虚、阳虚、淤血等 5 种类型，然后进行辨证论治。

痰浊阻络型

主要症状为体形肥胖，胸脘痞闷，眩晕，四肢麻木，舌苔厚且白腻，脉濡滑有力。

选用药物 天麻丸、白金降脂丸、冠心苏合丸等。

湿热蕴郁型

主要症状为形肥面垢，脘痞，呕吐恶心，心烦多梦，大便不畅，小便黄赤，皮肤及眼睑有黄色斑块，舌红，苔黄腻，脉濡滑数有力。黄赤，皮肤及眼睑有黄色斑块，舌红，苔黄腻，脉濡滑数有力。

选用药物 龙胆泻肝片、当归龙荟丸、防风通圣丸等。

肝肾阴虚型

主要症状为头晕耳鸣，口燥咽干，腰膝酸软，五心烦热，舌红，苔少，脉细数。

选用药物 杞菊地黄丸、麦味地黄丸、二至丸等。

脾肾阳虚型

主要症状为面色苍白，疲倦乏力，四肢清冷，腰膝发凉，便溏溲清，纳呆腹胀，舌淡，苔润，脉沉细无力。

选用药物 桂附理中丸、脾肾双补丸、金匮肾气丸等。

淤血阻络型

主要症状为胸闷气憋，心前区或胸背刺痛，舌质暗有淤斑，脉沉涩。

选用药物 复方丹参片、冠心苏合丸、大黄等。

常用西药

胆酸结合剂

肠肝循环减少，粪便中胆固醇和胆汁酸的排出量增多，促进肝内胆固醇的消耗，由此降低胆固醇的浓度。

适应证 高胆固醇血症，但对高甘油三酯血症无效。

选用药物 消胆胺。

注意事项 可能产生便秘、腹胀、消化不良、胀气等副作用。此药应在空腹时用大量的水送服，又因为它会影响其他药物的正常吸收，因此应在服用此药 1 小时前或 4 小时后使用其他药物。

用药禁忌 对胆酸结合剂过敏者禁止使用。

烟碱酸

烟碱酸又称为烟酸，是水溶性 B 族维生素的一种。它以降低低密度脂蛋白和甘油三酯为主，也能降低低密度脂蛋白和胆固醇。同时，它还有扩张周围血管的作用，用药后可降低心肌梗死的发病率。

适应证　高脂血症、动脉粥样硬化症、血管性偏头痛、头痛、脑动脉血栓形成、肺栓塞、内耳眩晕症、中心性视网膜脉络膜炎等。

注意事项　其不良反应有皮肤潮红并有热感、瘙痒，有时可引起荨麻疹、胃肠不适、恶心、呕吐、心悸、视觉障碍等。还会对肝脏造成损害，引起轻度肝功能减退、消化性溃疡发作，使血糖和血尿酸升高。饭后服用可减少不良反应。

用药禁忌　溃疡病、糖尿病及高尿酸患者，肝脏损害、严重低血压、出血或动脉出血者禁用。

纤维酸衍生物（贝特类）

纤维酸衍生物能够增加经由粪便排出的胆固醇量。它还能提高周边脂蛋白脂酶的活性，加速低密度脂蛋白及甘油三酯的分解代谢，进而降低血浆内甘油三酯的浓度。服用此药还能减少患胰腺炎的危险，对减少动脉粥样硬化也有帮助。

适应证　主要用于治疗高脂血症，对高甘油三酯症最有效。

注意事项　可能产生恶心、腹胀、腹泻、胃肠不适、嗜睡、过敏等副作用。

用药禁忌　孕妇、严重输尿管结石患者、严重肝肾病患者不可使用。

选用药物　吉菲贝齐(诺衡)、苯扎贝特(必降脂及脂康平)、非诺贝特(力平脂)、氯贝丁酯(安妥明)、益多酯(特调脂)等。

他汀类药物

他汀类药物使用安全方便，副作用少，不会增加癌症发生率，是目前已知最有效的降脂药。

适应证　高胆固醇血症。

注意事项　可能产生肌炎、肝功能指数上升、失眠等副作用，偶有皮疹、下痢、腹痛、胃不适等症状。与纤维酸衍生物博利脂、烟碱酸、免疫抑制剂环孢菌素、红霉素同时服用时会增加危险性，易出现横纹肌溶解症。

用药禁忌　孕妇禁用。

胃酸过多症

常用中药

"烧心"、"心口痛"的病证在中医上称为"胃脘痛"，根据其症状表现的不同可分为脾胃虚寒证、肝气犯胃证、饮食停滞证和寒邪客胃证 4 种类型，然后进行辨证论治。

脾胃虚寒证

主要症状有胃凉隐痛，喜温喜按，空腹病重，进食后减轻，食欲不振，畏寒肢凉，泛吐清水，疲倦乏力，大便稀薄等，舌质淡，舌苔白，脉虚弱。

选用药物 香砂养胃丸、香砂平胃颗粒、温胃舒胶囊、柴芍六君丸、健脾片、暖胃舒乐、胃太平胶囊、香砂和胃丸、小建中冲剂、仲景胃灵丸等。

肝气犯胃证

主要症状有胃部胀痛，痛窜后背，气怒痛重，经常嗳气、大便不畅等，常因心情不悦而发作，舌苔薄白，脉弦沉。

选用药物 加味左金丸、木香顺气丸、养胃舒胶囊、胃得安片、沉香化气片、气滞胃痛冲剂、胃苏冲剂等。

饮食停滞证

主要症状有伤食胃痛，胃部胀满，嗳出腐酸气，或呕吐不消化食物，呕吐后症状减轻，大便不畅等，舌苔厚腻，脉弦滑。

选用药物 大山楂丸、加味保和丸、神曲茶等。

寒邪客胃证

主要症状有胃凉暴痛，恶寒喜暖，得热痛减，遇寒痛增，喜热饮食，舌苔薄白，脉弦紧。

选用药物 温胃舒胶囊、白蔻调中丸、开胸顺气丸、舒泰丸、调胃舒肝丸、舒肝和胃丸、沉香舒气片、香药胃安胶囊、安胃颗粒、乌贝颗粒、丁桂温胃散等。

常用西药

硫糖铝

硫糖铝又称胃溃宁、舒可捷等，它能与溃疡面上的渗出蛋白结合形成保护膜，覆盖溃疡面，阻止胃酸、胃蛋白酶和胆汁酸的渗透、侵蚀，从而有利于黏膜再生和溃疡愈合。

适应证 胃及十二指肠溃疡。

注意事项 最常见的不良反应是便秘，少见或偶见有口干、消化不良、恶心、腹泻、胃痛、腰痛、眩晕、嗜睡、皮疹、瘙痒等，可与适当抗胆碱药合用。不宜与多酶片及西咪替丁合用，否则两药疗效均降低。治疗收效后，应继续服药数月，以免复发。哺乳期妇女慎用，习惯性便秘者不宜使用。

氢氧化铝

本品有中和胃酸、局部止血、保护溃疡面等作用，作用缓慢而持久，但效力较弱。

适应证 胃炎、胃酸过多症、胃及十二指肠溃疡等。

注意事项 可妨碍磷的吸收，长期服用可引起便秘，严重时甚至引起肠梗阻，故不宜长期大剂量服用。有长期便秘史的患者慎用，为防止便秘可与三硅酸镁或氧化镁交替服用。肾功能不全者慎用。铝离子能与四环素类药物结合而影响后者的吸收，故不宜同用。

三硅酸镁

三硅酸镁又称三矽酸镁，能中和胃酸和保护溃疡面，作用缓慢而持久，可达 4～5 小时，不产生气体。在反应中生成胶状氧化硅覆盖在溃疡表面，对胃黏膜产生保护作用。

适应证 胃酸过多症、胃及十二指肠溃疡病。

注意事项 服药后可引起轻度腹泻，长期服用可能引发肾硅酸盐结石。肾功能不全者或长期大剂量服用者可出现眩晕、惊厥、心律失常或精神症状及异常疲乏无力。妊娠期头 3 个月慎用。

三硅酸镁

三硅酸镁又称三矽酸镁，能中和胃酸和保护溃疡面，作用缓慢而持久，可达 4～5 小时，不产生气体。在反应中生成胶状氧化硅覆盖在溃疡表面，对胃黏膜产生保护作用。

适应证 胃酸过多症、胃及十二指肠溃疡病。

注意事项 服药后可引起轻度腹泻，长期服用可能引发肾硅酸盐结石。肾功能不全者或长期大剂量服用者可出现眩晕、惊厥、心律失常或精神症状及异常疲乏无力。妊娠期头 3 个月慎用。

西咪替丁

西咪替丁也称甲氰咪胍，是一种 H_2 受体拮抗剂，能明显地抑制胃酸分泌，缓解因胃酸过多刺激胃黏膜引起的胃部灼痛感觉。

适应证 十二指肠溃疡、胃溃疡、卓－艾综合征、上消化道出血、返流性食管炎、急性胃炎等。

注意事项 较常见的不良反应有腹泻、乏力、嗜睡、头晕、头痛、肌痛、皮疹、血清转氨酶轻度升高等，少数患者可出现不安、感觉迟钝、语言含糊不清、出汗、幻觉、妄想等症状，偶见精神紊乱，多见于老年人、幼儿、重病患者，一般停药后几日内能恢复。长期用药或用药剂量较大(每日剂量超过 1.6 克)时，可引起男性乳房发育、阳痿、精子计数减少、女性溢乳、性欲减退等，停药后即可消失。严重心脏及呼吸系统疾病、慢性炎症如系统性红斑狼疮、器质性脑病、肝肾功能不全者及小儿慎用。

用药禁忌 孕妇、哺乳期妇女、婴幼儿、药物过敏者禁用。

盐酸雷尼替丁

盐酸雷尼替丁也称呋硫硝胺、善得胃、胃安太定、思达等，也是一种 H_2 受体拮抗剂，具有较强的抑制胃酸分泌作用，其抑酸强度比西咪替丁强 5～8 倍，可缓解胃酸分泌过多和烧心。

适应证 良性胃溃疡、十二指肠溃疡、吻合口溃疡、返流性食管炎、卓－艾氏综合征。

注意事项 一般轻微副反应包括腹泻、便秘、恶心、乏力、出汗、头痛、头晕、肌肉痛、一过性皮疹等，偶见焦虑、兴奋、健忘等精神症状，罕见不良反应有药物性肝炎、间质性肾炎、粒细胞减少及转氨酶升高等，停药后可恢复。长期使用可导致 B 族维生素缺乏。肝功能不全者及老年患者慎用，严重肾功能损害患者应减量应用，胃溃疡患者应排除癌症后方可使用。

用药禁忌 孕妇及哺乳期妇女、8 岁以下儿童和对本品过敏者禁用。

法莫替丁

法莫替丁又称信法丁、胃舒达，是一种新型 H₂ 受体拮抗剂，有很强的抑制胃酸分泌作用，其作用强度比西咪替丁大 30 ~ 100 倍，比雷尼替丁大 3 ~ 20 倍，可缓解胃酸过多和烧心等症。

适应证 胃及十二指肠溃疡、吻合口溃疡、返流性食管炎、上消化道出血、卓 — 艾氏综合征等。

注意事项 最常见的不良反应有头痛、头晕、便秘和腹泻，偶见皮疹、荨麻疹、白细胞减少、转氨酶升高，罕见腹胀、食欲不振、心率加快、血压升高、颜面潮红、月经不调等。肝、肾功能不全及婴幼儿慎用，应在排除肿瘤和食管、胃底静脉曲张后再给药。

用药禁忌 对本品过敏者、严重肾功能不全者及孕妇、哺乳期妇女禁用。

奥美拉唑

奥美拉唑又称洛赛克、奥克、渥米哌唑等，对胃酸分泌有明显的抑制作用，起效迅速。

适应证 胃及十二指肠溃疡、返流性食管炎和卓 — 艾综合征等。

注意事项 不良反应主要为头痛、恶心、呕吐、胀气、腹泻、便秘、上腹痛等，偶见皮疹、转氨酶和胆红素升高、嗜睡、眩晕、失眠、疲乏、消化不良、视力障碍等。孕妇及哺乳期妇女、严重肝肾功能不全者慎用，必要时剂量减半。

用药禁忌 对本品过敏者、严重肾功能不全者及婴幼儿禁用。

枸橼酸铋钾

又称胶体次枸橼酸铋，为胃黏膜保护剂。在胃酸条件下产生沉淀，形成弥散性的保护层覆盖于溃疡面上，阻止胃酸、酶及食物对溃疡黏膜的侵蚀，并能促进溃疡黏膜再生和溃疡愈合。同时还能降低胃蛋白酶的活性，增加黏蛋白分泌，促进黏膜释放前列腺素。

适应证 胃及十二指肠溃疡、慢性胃炎及缓慢胃酸过多引起的胃痛、胃烧灼感和反酸。

注意事项 服药期间口中可能带有氨味，舌苔及大便可呈灰黑色，停药后即自行消失。服药期间不得食用高蛋白食物（如牛奶等），也不能与抗酸药及其他含铋制剂同时服用。肝、肾功能不良者应减量或慎用。

用药禁忌 对本品过敏者、严重肾功能不全者及孕妇禁用。

慢性胃炎

常用中药

慢性胃炎在中医多属于胃脘痛、胃痞证、虚劳等范畴，治疗时根据症状及脉象不同，将其分为 4 个类型，然后进行辨证论治。

气滞型

主要症状为胃脘胀痛，牵连两胁，嗳气频繁，胸闷气短，每遇心情不好时症状加重，嗳气或矢气后则感到症状有所减轻，舌淡红，苔薄白，脉弦。

选用药物 舒肝丸、沉香化滞丸、四逆散、逍遥散、气滞胃痛冲剂等；胃酸较多时可服左金丸。

虚热型

主要症状为胃脘隐痛或灼痛，伴嘈杂心烦，饥不欲食，口燥咽干，舌红少津，脉细数。

选用药物 阴虚胃痛冲剂、阴虚胃痛片、猴菇菌片、胃痛宁等。

食滞型

主要症状为胃脘满痛，嗳腐食臭，泛酸倒饱，腹胀便秘，口舌生疮，舌苔黄厚，脉弦而滑。

选用药物 保和丸、加味保和丸、大山楂丸、木香顺气丸等。

气虚型

主要症状为胃脘隐痛、喜按，食欲不振，神疲乏力，气短懒言，自汗，头晕，面色无华，饭后胃脘胀闷不舒，大便不调，舌淡，苔白，脉弱无力。

选用药物 人参健脾丸、香砂养胃丸、香砂六君子丸、三九胃泰、参苓白术散等。若伴有胃痛遇冷加重、得温减轻者，可配合服用黄芪建中丸、附子理中丸等。

常用西药

抗酸药

用于反酸、胃酸分泌增高的患者，常用药物有氢氧化铝、复方胃舒平、雷尼替丁、西咪替丁、硫糖铝、丙谷胺、碳酸钙等。

补酸药

用于消化不良、胃酸分泌缺乏的患者，常用药物有 1% 稀盐酸、胃蛋白酶合剂等；并发缺铁性贫血的患者可口服硫酸低铁或肌内注射维生素 B_{12}。

止痛药

用于腹痛的患者，常用药物有颠茄片、阿托品、普鲁苯辛、胃安等。

抗生素

用于有局灶性感染或幽门螺杆菌检查阳性者，常用药物有庆大霉素、链霉素、黄连素、卡那霉素、新霉素、甲硝唑、痢特灵等。

止吐药

用于呕吐及检查发现明显胆汁返流者，常用药物有胃复安（灭吐灵）、吗丁啉等。

激素类药

用于与自身免疫有关的低酸性慢性胃炎，常用糖皮质激素治疗，如泼尼松、地塞米松等，疑有消化性溃疡者禁用。

消化性溃疡

常用中药

本病属中医胃痛、胃脘痛、心痛等范畴，治疗时根据症状及脉象不同，将其分为4个类型，然后进行辨证论治。

肝气犯胃型

主要症状为胃脘胀满疼痛，胁满太息，气怒时疼痛加剧，每因情绪波动而复发，经常嗳气，大便不畅，舌淡红，苔薄白或薄黄，脉弦或弦数。

选用药物 柴胡疏肝丸、调胃舒肝丸、舒肝丸、养胃舒胶囊、气滞胃痛冲剂、胃苏冲剂等。

肝胃郁热型

主要症状为胃脘灼痛，吞酸，口苦而干，喜冷饮，烦躁易怒，便干尿赤，舌红，苔黄，脉弦而数。

选用药物 左金丸、加味左金丸、龙胆泻肝丸、溃疡宁胶囊等。

脾胃虚寒型

主要症状为胃脘隐痛，喜温喜按，遇寒加重，空腹痛重，得食痛减，食后腹胀，厌食纳呆，倦怠乏力，神疲懒言，畏寒肢冷，大便溏薄，呕吐清涎，舌淡，苔白，脉沉细弱。

选用药物 附子理中丸、黄芪建中丸、虚寒胃痛冲剂或胶囊等。

淤血阻络型

主要症状为胃脘刺痛，痛处不移，拒按，甚则呕血、黑便，舌紫暗或有淤斑，脉弦涩或细。

选用药物 元胡止痛片、九气拈痛丸、心腹气痛丸等。

常用西药

抗酸药

可降低胃、十二指肠内的酸度，从而缓解疼痛。常用药物有氢氧化铝凝胶、碳酸氢钠、碳酸钙、次碳酸铋、三硅酸美、胃舒平、乐得胃、氧化镁合剂等。此类药物宜在饭前半小时或疼痛发作时服用。

抗胆碱药

可用阿托品、颠茄片、普鲁苯辛、胃疡平等。疼痛剧烈时肌注阿托品可迅速缓解，疼痛顽固者可加用冬眠灵或非那根。

H_2 受体阻滞剂

如西咪替丁等，能抑制胃酸和胃蛋白酶的分泌，对缓解症状和促进溃疡愈合有良好效果。

质子泵抑制剂

如洛赛克等。

胃黏膜保护剂

如硫糖铝、枸橼酸铋钾、生胃酮等，能保护胃黏膜免受胃酸和胃蛋白酶的损害，并能促进溃疡的愈合。

止吐药

如灭吐灵（胃复安）等。

抗生素

常用庆大霉素、痢特灵等，可抑制甚至杀灭幽门螺旋杆菌。

胃肠痉挛

常用药物

阿托品

阿托品为阻断 M 胆碱受体的抗胆碱药，能解除平滑肌痉挛，抑制腺体分泌，使心跳加快、瞳孔散大、眼压升高，并能兴奋呼吸中枢。

适应证 内脏绞痛、麻醉前给药、角膜炎、虹膜睫状体炎等，还可用于抢救感染中毒性休克、有机磷农药中毒等。

注意事项 常引起口干、眩晕，严重时可有瞳孔散大、皮肤潮红、心率加快、兴奋、烦躁、谵语、惊厥等症状。

用药禁忌 青光眼和前列腺肥大患者禁用。

颠茄

颠茄又称颠茄叶、颠茄根,能解除平滑肌和血管痉挛,抑制胃酸分泌,同时有镇痛作用。

适应证 胃及十二指肠溃疡和轻度胃肠、平滑肌痉挛等。

注意事项 可有心率加速、心悸、口干、便秘、出汗减少、皮肤干燥、瞳孔轻度放大、视力模糊、排尿困难等不良反应。与制酸药、吸附性止泻药等合用时会使颠茄的疗效降低。脑损害、心脏病、高血压、甲状腺功能亢进、肺部疾病、返流性食管炎、胃肠道阻塞性疾病、溃疡性结肠炎、肝肾功能中度损害者慎用。

用药禁忌 青光眼、尿潴留、前列腺肥大及心动过速患者禁用。

氢溴酸山莨菪碱

氢溴酸山莨菪碱又称山莨菪碱,作用与阿托品相似或稍弱,具有松弛平滑肌,解除血管痉挛,改善微循环及镇痛作用。但副作用较小,扩瞳和抑制腺体分泌的作用较弱,且极少引起中枢兴奋症状。

适应证 胃肠痉挛性疼痛、感染中毒性休克、血管性疾患、多种神经痛、眩晕病、眼底疾病、突发性耳聋及有机磷农药中毒等。

注意事项 一般可见口干、皮肤潮红、轻度扩瞳、视力模糊,个别患者有心率加快及排尿困难,多在1～3小时内消失。用量过大有类似阿托品样中毒症状,可用新斯的明或氢溴酸加兰他敏解除症状。不可与抗酸药同时服用。幽门梗阻、膀胱颈梗阻和伴心动过速的充血性心力衰竭患者慎用。

用药禁忌 脑出血急性期、青光眼、前列腺肥大、尿潴留、返流性食管炎患者禁用。

溴丙胺

溴丙胺又称普鲁本辛、丙胺太林,能松弛胃肠平滑肌,对抑制汗液、唾液及胃液分泌有作用。

适应证 胃及十二指肠溃疡、胃痉挛、幽门痉挛、结肠痉挛、胆绞痛和胰腺炎等引起的腹痛,也可用于多汗症、妊娠呕吐及遗尿症。

注意事项 可见口干、视物模糊、心悸、排尿困难、便秘、头痛等,减量或停药后可消失。使用过量可引起类似阿托品样中毒症状。心脏病、肝功能损害、高血压患者慎用。

用药禁忌 青光眼、前列腺肥大、返流性食管炎患者禁用,手术前禁用。

腹胀

常用中成药

治疗腹胀的常用中成药有木香顺气丸、香砂养胃丸、香砂六君丸、丁沉透膈丸、神曲胃痛丸、保和丸、大山楂丸、香砂平胃颗粒、健胃消食片、沉香化气片、四磨汤、邦消安等，其他还有调气丸、和胃平肝丸、加味四消丸、健脾丸、积术丸、逍遥丸、猴头健胃灵胶囊、洁白胶囊、六味能消胶囊、摩罗丹、复方制金柑冲剂等。

常用西药

二甲硅油

二甲硅油又称肠胃舒，为排气消胀药，能降低气泡表面张力，消除胃肠道中的泡沫，使被泡沫贮留的气体得以排除，从而缓解胀气。

适应证　各种原因(包括腹部手术)引起的胃肠道胀气、急性肺气肿等。

注意事项　服药后1小时左右见效，但对非气体性胃肠道膨胀感(如消化不良等)无效。气雾剂在温度高于42℃时容易发生胀裂，应注意密闭并置于阴凉处保存，瓶外防护套为防胀裂之用，切勿撕下。温度过低不能喷雾时，可微加温后使用。

乳酶生

乳酶生又名表飞鸣，是一种活的乳酸杆菌的干燥制剂，可在肠内分解糖类生成乳酸，使肠内酸度增加，从而抑制肠内病原体(腐败菌)的生长繁殖，防止蛋白质发酵，抑制肠内气体产生，从而减轻饱闷、腹胀等症状，促进消化和止泻。

适应证　消化不良、肠内过度发酵、肠炎、腹胀及小儿饮食不当所引起的腹泻、绿便等。

注意事项　不宜与抗生素(红霉素、氯霉素等)、抗酸药、磺胺类药等合用，必须用时应间隔2～3小时。应在冷暗处保存，超过有效期后不宜再用。

药用炭

药用炭又称活性炭，能吸附肠内异常发酵产生的气体，减轻腹胀。还能吸附多种有毒或无毒的刺激性物质，减轻肠内容物对肠壁的刺激，减少肠蠕动，起到止泻的作用。

适应证　消化不良性腹泻、胃肠胀气、食物中毒等。

注意事项　服药后可影响肠道的营养吸收，因此不可长期应用于3岁以下小儿的腹泻或腹胀。能吸附抗生素、维生素、磺胺类药、生物碱、乳酶生、激素等，对消化酶(如胃蛋白酶、胰酶)的活性也有影响，均不宜合用。应于干燥处贮存。

腹泻

常用中药

中医根据腹泻的症状不同，将其分为食滞胃肠型、脾肾亏损型、胃肠湿热型3个类型，然后进行辨证论治。

食滞胃肠型

主要症状为腹部胀痛、大便臭似败卵，腹泻后可稍减轻，不思饮食、嗳气、呕吐酸水等。

选用药物 加味保和丸、克泻胶囊、胃立康片、资生丸等。

脾肾亏损型

主要症状为大便稀薄，夹带有未消化的食物，稍吃油腻食物大便次数即增多，疲乏无力。

选用药物 人参健脾丸、补中益气丸、补脾益肠丸、固本益肠片。

胃肠湿热型

多数患者腹痛即欲泻，大便急迫、便色黄褐、味臭，肛门有烧灼感，同时伴有发热症状。

选用药物 葛根芩连片、香连片、温中止泻丸、萸连片。

常用西药

盐酸小檗碱

盐酸小檗碱又称小檗碱，对细菌只有微弱的抑制作用，但对痢疾杆菌、大肠杆菌、金色葡萄球菌等引起的肠道感染有较好的疗效。

适应证 主要用于治疗肠道感染、腹泻。

注意事项 偶有恶心、呕吐、皮疹、发热，停药后即可消失。儿童使用时要防止溶血性贫血，怀孕期头 3 个月慎用。不可与含鞣质的药物合用，以免降低药效。

用药禁忌 对本品过敏者、溶血性贫血患者禁用。

十六角蒙脱石

十六角蒙脱石又称思密达，对消化道内的多种病毒、病菌及其产生的毒素均有较强的选择性固定、抑制作用，对消化道黏膜有很强的覆盖能力，并能修复、提高黏膜屏障对攻击因子的防御功能。

适应证 主要用于急、慢性腹泻，对儿童急性腹泻效果尤佳，也用于返流性食管炎、胃炎、结肠炎、肠易激综合征等。

用药禁忌 本品可能影响其他药物的吸收，如需联合用药，应在服用本品前 1 小时服用其他药物。少数患者会出现轻微便秘，可减少剂量继续服用。治疗返流性食管炎宜饭后服用，治疗胃炎、结肠炎宜饭前服用，治疗腹泻宜于两餐之间服用。

鞣酸蛋白

本品口服后在胃内不分解，至小肠内经胰蛋白酶分解出鞣酸，使肠黏膜表层内的蛋白质凝固，形成一层保护膜而减轻刺激，减轻肠内容物的刺激作用而减少肠蠕动，起到收敛止泻作用。

适应证 急性胃肠炎、非细菌性腹泻、小儿消化不良。

用药禁忌 大量服用可引起便秘。能影响胰酶、胃蛋白酶、乳酶生等的药效，还可使含铁制剂、洋地黄类（如地高辛）等药沉淀，妨碍其吸收，故不宜同时服用。治疗菌痢时，应先控制感染。应遮光、密封保存，忌用铁质器盛装。

便秘

常用中药

中医治疗时，根据症状及脉象不同，将便秘分为5个类型，然后进行辨证论治。

热秘

主要症状为大便干结，小便短赤，面红心烦，或有身热，口干口臭，腹满胀痛，舌红，苔黄或黄燥，脉滑数。

选用药物 中成药：新清宁片；方药：麻仁、芍药、枳实、大黄、厚朴、杏仁。

气秘

主要症状为排便困难，大便干或不干，伴嗳气频作，胸胁痞满，甚则胀痛，舌苔白，脉弦。

选用药物 中成药：开胸顺气丸；方药：沉香、木香、大黄、枳实、槟榔、乌药。

气虚

主要症状为大便秘而不结，虽有便意而临厕努挣乏力，挣则汗出气短，便后疲乏；伴见面色㿠白，神疲气怯，肢倦懒言，舌淡，苔白，脉弱。

选用药物 中成药：补中益气丸；方药：黄芪、生白术、陈皮、火麻仁各、白蜜，气虚明显者可加党参。

血虚

主要症状为大便干结，面色无华，头晕目眩，心悸健忘，唇舌色淡，脉细涩。

选用药物 中成药：润肠丸；方药：当归、生地、麻仁、枳壳、肉苁蓉、大黄。

阴虚

主要症状为大便干结如羊粪状，伴形体消瘦，口干思饮，或有心悸，颧红，失眠，眩晕，腰膝酸软，舌红，苔少，脉细数。

选用药物 中成药：增液口服液；方药：玄参、麻仁、玉竹各、麦冬、生地、山药、山茱萸、决明子、丹皮、茯苓、泽泻、蜂蜜。

常用西药

此类药物有些不宜长期服用，建议在医生指导下选择使用。主要包括（如石蜡油、酚酞、蓖麻油、比沙可啶）、渗透性泻剂（如硫酸镁、甘油栓、开塞露）。

石蜡油

在肠道中不被消化，吸收极少，对肠壁和粪便起润滑作用，同时能妨碍结肠对水分的吸收，从而润滑肠腔、软化大便，使之易于排出。

适应证 痔疮等肛门疾患所致的大便干结，高血压、心衰患者的便秘及预防术后排便困难。

注意事项 长期使用可妨碍维生素 A，维生素 D，维生素 K 及钙，磷的吸收，导泻时可引起肛门瘙痒。老年患者服药不慎，偶可致类脂性肺炎。不可与表面活性剂同时使用，以免增加矿物油的吸收。不适用于慢性便秘。

酚酞

适应证 习惯性顽固便秘。

注意事项 与碳酸氢钠和氧化镁等碱性药合用能引起粪便变色，偶能引起皮炎、药疹、瘙痒、灼痛及肠炎、出血倾向等，长期应用可使血糖升高、血钾和血钙降低、肌肉痉挛等。幼儿及孕妇慎用。

用药禁忌 老年人、婴儿、哺乳期妇女禁用。阑尾炎、直肠出血、充血性心力衰竭、肾功能不全、高血压、粪块阻塞、肠梗阻患者也应禁用。

蓖麻油

适应证 习惯性便秘，尤其可作为外科手术前或诊断检查前清洁肠道之用。

注意事项 大剂量服药后可出现恶心、呕吐、腹泻，严重者可发生脱水、水及电解质紊乱等。长期服用可导致脂溶性维生素吸收障碍，不可与脂溶性驱肠虫药合用。

用药禁忌 孕妇禁用。

比沙可啶

比沙可啶又称便塞停，能直接刺激小肠和大肠黏膜内感觉神经末梢，引起直肠反射性蠕动增加，从而产生缓泻作用。

适应证 急、慢性便秘，习惯性便秘，手术前、腹部 X 线检查前、内窥镜检查前的肠道排空及手术后恢复正常的排便习惯。

注意事项 服药时不得咀嚼和压碎，服药前后 2 小时不得服牛奶或抗酸剂。少数患者有腹痛感，排便后可自行消失。孕妇慎用。直肠栓剂可能产生轻度的里急后重。

用药禁忌 疑有阑尾炎、胃肠炎、直肠出血及肠梗阻的急腹症患者禁用，肛门破裂或痔疮溃疡者禁用。

硫酸镁

硫酸镁又名泻盐、硫磺。

适应证 口服用于习惯性便秘，配合驱虫药用于导泻、胆囊炎、胆石症、高血压脑病、子痫等。

注意事项 可见腹痛、水泻等反应，大量、长时间口服可产生脱水、水及电解质紊乱等。不可与脂溶性驱肠虫药同用。心肾功能不全、呼吸系统疾病患者及年老体弱者慎用。

用药禁忌 心脏传导阻滞、心肌损害、严重肾功能不全、肠道出血、急腹症、孕妇及经期妇女禁用。

甘油栓

为固体润滑性导便药，作用较为温和，塞入肛门后缓慢溶化，能润滑并刺激肠壁，促进肠蠕动，软化大便，使大便易于排出。用药后数分钟即可引起排便。

适应证　适应于各种便秘，尤其是小儿及年老体弱者。

注意事项　无明显不良反应，偶有口干、恶心、呕吐、头痛、头晕、上腹部不适等表现，适当卧床休息即可减轻。受热或受潮后影响使用，因此应置阴凉、干燥处保存。

开塞露

本品可刺激直肠壁，反射性地引起排便，并有润滑作用。

适应证　轻度便秘。

注意事项　无明显不良反应。使用时将特制容器的尖端剪开，剪口尽量圆滑，以免损伤肛门和直肠黏膜，外涂少量油脂，缓缓插入肛门，然后将药液挤入直肠，引起排便。不宜长期使用，否则会因经常刺激肠壁而引起结肠痉挛性便秘。

痔疮

常用中药

中医治疗时，根据症状及脉象不同，将痔疮分为 3 个类型，然后进行辨证论治。

淤滞型

主要症状为痔核初发，黏膜淤血，肛门瘙痒不适，伴有异物感，或轻微便血，淤阻作痛，舌暗，脉弦涩。

选用药物　内服中成药有痔疮内消丸、少腹逐淤丸、消痔丸等；外用药有痔疮膏、化痔栓等。

湿热型

主要症状为肛门坠胀灼痛，便血，大便干结，小便短赤，口干苦，舌边尖红，苔黄厚腻，脉弦数。

选用药物　内服中成药有地榆槐角丸、肠风槐角丸、脏连丸等，便秘加服脾约麻仁丸；外用药有马应龙麝香痔疮膏、九华膏、野茶花栓等。

血虚型

主要症状为便血日久，眩晕耳鸣，心悸乏力，面色苍白，舌淡，苔白，脉沉细。

选用药物　归脾丸、阿胶补血膏等，年老体虚、痔核脱出难以恢复者，可服补中益气丸。

常用西药

内痔

大便干燥时可口服液状石蜡，并发感染者可用 1：5000 高锰酸钾溶液或高渗盐水坐浴，也可选用抗生素治疗。第Ⅰ、Ⅱ期内痔并发出血、年老体弱、患有其他疾病不适合手术治疗或术后遗留的内痔，均可采用注射疗法治疗，注射常用药物有 5% ~ 10%酚植物油溶液或甘油水溶液、5%盐酸奎宁尿素水溶液、5%鱼肝油酸钠溶液、2%酚和 8%氯化钠甘油溶液、4%明矾水溶液及消痔灵注射液等。有便血时可口服安络血，也可肌注维生素 K_3、维生素 K_4 或止血芳酸。贫血者可给予硫酸亚铁、力勃隆口服。

外痔

原则上以非手术疗法为主，应每天坚持热水坐浴。严重或伴有炎症时，应卧床休息，同时用抗生素治疗。血栓外痔伴有剧痛时，应在局部麻醉下做放射状梭形切口，取出血栓，然后用 1 ∶ 5000 高锰酸钾溶液坐浴，每日 1 次，直至切口愈合。

慢性肝炎

常用中药

中医理论认为，慢性肝炎是由肝气不舒、抑郁日久、横逆犯胃所致。中医治疗时，根据症状及脉象，将其分为 5 个类型，然后进行辨证论治。

肝郁脾虚型

主要症状为右胁或两胁胀痛、腹胀午后为甚，精神抑郁或烦躁，肢困乏力，食欲不振，大便稀溏，舌淡或暗红，苔薄白，脉沉弦。

选用药物 逍遥丸加减、逍遥散合四君子汤。

气滞血淤型

主要症状为右胁胀痛或刺痛，按之有块，胁下微积，肝脾肿大，面色晦暗，或乳房结块，头面皮肤可见红丝赤缕，肝掌，蜘蛛痣，皮下出血点，可有鼻衄、齿衄或吐血，形体消瘦，女子月经色暗有块，经行腹痛，舌质紫暗或有淤斑，苔薄或无苔，脉弦涩。

选用药物 膈下逐淤汤或参芪鳖甲汤。

肝肾阴虚型

主要症状为两胁隐痛或热痛，纳差腹胀，头晕目眩，口干舌燥，两目干涩，五心烦热，失眠多梦，腰膝酸软，疲倦乏力，便干溲赤，男性遗精，乳房肿大，女子月经不调，舌质红或绛或有裂纹，无苔或少苔，脉弦细数。

选用药物 一贯煎加减。

脾肾阳虚型

主要症状为两胁隐痛，腰酸肢软，腹胀如鼓，畏寒喜暖，四肢不温，神疲乏力，面色苍黄，食欲不振，大便稀溏，下肢水肿，阴部潮湿，自汗，男性阳痿早泄，女子月经不调，白带量稀多，舌质淡，舌体胖嫩，边有齿痕，苔薄白或白腻，脉沉细无力或沉迟。

选用药物 补脾汤合右归饮加减、四君子汤或附子理中汤合右归丸或金匮肾气丸。

湿热内蕴型

主要症状为两胁或右胁疼痛，恶心，时有呕吐，口干，喜冷饮，厌油，食欲不振或痞满嗳气，大便干或黏，色灰暗，或身目俱黄，低热，舌质红，舌苔黄腻或灰厚而腻，脉弦滑。

选用药物 参苓白术散或三仁汤加减。

治疗慢性肝炎还可选用柴胡舒肝丸、舒肝和胃丸、舒肝平胃丸、舒肝调气丸、葵花牌护肝片、乙肝宁冲剂、双虎清肝颗粒等中成药。

常用西药

抗病毒药

常用的有阿糖腺苷及单磷酸阿糖腺苷、干扰素及干扰素诱导剂（如聚胞嘧啶核苷酸、潘生丁等）、无环鸟苷等。

免疫抑制药

常用的有肾上腺皮质激素（泼尼松、泼尼松龙、地塞米松、氢化可的松等）、强力新、秋水仙碱、硫唑嘌呤等。

免疫促进剂

试用的有免疫核糖核酸、胸腺素与胸腺肽、抗乙型肝炎转移因子、左旋咪唑、猪苓多糖、香菇菌多糖、云芝胞内多糖及白细胞介素-Ⅱ等。

维生素

可适量补充多种维生素，如复合维生素 B，维生素 B_1，维生素 C，维生素 K 等，以促进消化功能、增进食欲，对促进肝细胞的修复有一定作用。

口疮

常用中药

中医治疗时，根据症状及脉象将本病分为以下几个类型，然后进行辨证论治。

心脾积热型

主要症状为口疮起病较急，多分布于舌尖及舌腹部，有黄豆大小的黄白色溃烂点，周围鲜红微肿，灼痛明显，说话或进食时加重。可伴有发热、口渴、口臭、心烦、失眠、小便黄赤、大便秘结。舌质红，苔黄，脉数有力。

选用药物 牛黄解毒丸、牛黄清胃丸、导赤散、凉膈散等。

阴虚火旺型

主要症状为口疮反复发作，此起彼伏，绵延难愈，数量少，分散，且大小不等，边缘清楚，灼热疼痛，疮周红肿稍窄，微隆起。可伴口咽干燥，头晕耳鸣，失眠多梦，心悸健忘，腰膝酸软，手足心热。舌质红，苔少，脉细数。

选用药物 六味地黄丸、知柏地黄丸、大补阴丸、六味地黄汤、甘露饮等。

脾肾阳虚型

主要症状为口疮反复发作，日久难愈，数目少，色淡而不红，大而深，表面灰白，溃烂周围淡红疼痛，疼痛时轻时重，服凉药后加重，劳累后尤甚。可伴有面色苍白，头晕乏力，腹胀纳少，大便溏薄；或腰酸膝软，四肢不温，怕冷，口淡无味，食欲不振。舌质淡，苔白，脉沉弱或沉迟。

选用药物 附桂八味丸等。

除此之外，中医还用吹药、敷药、涂药、漱口药等治疗口疮。局部吹药主要有冰硼散、柳花散、锡类散、珠黄散、养阴生肌散、青吹口散、西瓜霜等；局部涂药主要有鸡蛋黄油、柿霜等，用于治疗阴虚火旺者；浓绿茶、漱口方用于清热解毒、消肿敛疮，治疗辨证属实证者。如果溃疡长期不愈，可取适量吴茱萸，焙干研末，用陈醋调成糊状，取涌泉穴，每晚睡前贴敷。

常用西药

局部用药

溃疡面积小，数目少者可用口腔溃疡膏、1%～2%紫药水、地塞米松甘油糊剂或粘贴片等贴敷于患处，也可在溃疡表面涂麻醉剂，一般在进食前涂布止痛。溃疡面积较大时可用10%硝酸银液或50%三氯醋酸液烧灼溃疡面，一般可迅速缓解疼痛并加速愈合。同时应用0.5%甲硝唑含漱剂或复方甲硝唑含漱剂（口泰）、0.1%利凡诺或0.05%洗必泰含漱，一般于早、晚刷牙后含漱。对于病情严重而顽固的患者，应保持口腔卫生。

全身用药

可口服维生素 B_1，维生素 B_2，维生素 B_6 及维生素 C，有继发感染时可全身使用抗生素。

牙痛

常用中药

中医将牙痛分为风寒牙痛、风热牙痛、胃火牙痛、虚火牙痛、龋齿牙痛等型，进行辨证论治。

风寒牙痛

主要症状为牙龈疼痛,初起轻微,逐渐加重,遇热疼痛减轻,受风、遇冷疼痛加剧,时恶风寒,口不渴,舌质淡红,苔薄白。

选用药物 方药白芷汤、苏叶散加味,药选苏叶、荆芥、防风、桂枝、白芷、细辛、荜拨、生姜等。

风热牙痛

主要症状为牙齿疼痛,呈阵发性,遇风发作,患处遇冷疼痛减轻,受热则疼痛增加,牙龈红肿疼痛,全身或有发热、恶寒、口渴,舌质红,苔白干或微黄,脉浮数。

选用药物 方药薄荷连翘方加味,药选金银花、连翘、竹叶、薄荷、知母、升麻、露蜂房、桔梗、甘草等。

胃火牙痛

主要症状为牙齿疼痛剧烈,牙龈红肿较严重,或出脓渗血,甚至肿连腮颊,咀嚼困难,头痛身热,口渴引饮,口气臭秽,大便秘结,小便赤黄,舌苔黄厚,脉象洪数。

选用药物 方药清胃散、玉女煎、葛根白虎汤加减,药选黄连、升麻、生地、丹皮、石膏、知母、桔梗、大黄等。

虚火牙痛

主要症状为牙齿隐隐作痛或微痛,反复发作,午后疼痛加重,日久不愈,牙龈微红,微肿,日久龈肉萎缩,牙齿浮动,咀嚼无力。全身可兼见腰膝酸痛,五心烦热,头晕眼花,口咽干燥不欲饮,舌质红嫩,少苔或无苔,脉多细数。

选用药物 方药六味地黄丸合托里散,知柏八味丸或左归丸。药选熟地、山萸肉、山药、茯苓、丹皮、泽泻、黄芪、杞子、骨碎补、麦冬、牛膝、石膏、金银花等。

龋齿牙痛

主要症状为牙痛,齿根有龋洞,遇冷、热、酸、甜等刺激可使疼痛加重。

选用药物 方药定痛散加减,药选黄连、苦参、细辛、白芷、川椒、乌梅、连翘、桔梗、干姜、当归、生地、甘草等。

常用西药

引起牙痛的疾病有很多种,因此在用药前首先要弄清楚引起牙痛的原因和疾病的状况,然后再对症用药。

对于牙髓炎造成的疼痛,在疼痛轻微时可服用止痛药,能起到一定的缓解作用。如果疼痛剧烈,止痛药的作用将不明显,这时最好找牙医进行治疗,在就医之前可使用口服止痛药。

根尖周炎早期可使用抗生素和消炎止痛药,如樟脑酚等,有利于控制炎症。如果炎症范围扩大,出现面颊部红肿热痛、化脓,甚至出现发热、全身疼痛等症状时,需要对全身使用抗生素和消炎止痛药,如广谱抗生素和灭滴灵(甲硝唑);疼痛者可以加用去痛片等止痛药,疼痛剧烈者还可以在病牙周围注射局部麻醉剂,如普鲁卡因等。

冠周炎的治疗以局部处理为主，可用生理盐水和2％双氧水冲洗局部，再放置碘甘油，最后用洗必泰漱口液漱口。如果出现面颊部红肿热痛，甚至全身发热、疼痛等症状时，也可以使用广谱抗生素和消炎止痛药灭滴灵（甲硝唑）等。

无论根尖周炎还是冠周炎，如果病情得不到控制，都容易导致口腔颌面部间隙感染，此时可考虑静脉注射抗生素，如青霉素等，应根据患者的情况合理选择。

牙周病

常用中成药

中医治疗时，根据症状及脉象将牙周病分为3个类型，然后进行辨证论治。

肾阴虚损型
主要症状为龈肿、露根，牙龈少量出血，牙齿松动，耳鸣，失眠，腰酸，舌红，苔少，脉细数。
选用药物　六味地黄丸、寄生肾气丸。

胃火上蒸型
主要症状为龈肿明显，极易出血，口臭明显，口渴，便秘，舌红，苔黄，脉数。
选用药物　牛黄清胃丸、保安散、泻黄散。

气血不足型
主要症状为龈色淡白，头晕，倦怠，畏寒，舌淡，苔白，脉细。
选用药物　八珍益母丸、十全大补丸、补中益气丸。

常用西药

局部治疗
应控制牙菌斑，彻底清除牙石。在炎症期间，可用3％双氧水清洗牙齿牙龈，洗后擦干，再将2％碘甘油涂在牙龈上，或用1％双氧水漱口。严重者可应用抗生素及镇痛药，以控制感染和炎症蔓延。对已形成牙周袋者可用3％双氧水冲洗。

全身治疗
除非出现急性牙周症状，一般不用抗生素（螺旋霉素等），严重者可口服甲硝唑。此外，还可选用牙周宁、维生素类（维生素A，维生素C等）来控制全身疾病，如糖尿病、贫血、消化道疾病、神经衰弱及消耗性疾病，同时促使牙周组织修复并辅助改善炎症。

牙龈炎

常用中成药

中医治疗时，根据症状及脉象将牙龈炎分为 3 个类型，然后进行辨证论治。

胃经实火型

主要症状为胃脘嘈杂，烦渴多饮，牙龈肿胀，口臭，牙龈出血，便秘，舌红，苔黄，脉滑数。

选用药物 牛黄清胃丸。

阴虚胃热型

主要症状为头晕，腰膝酸软，失眠多梦，五心烦热，口干不欲饮，胃脘嘈杂，舌红，苔黄，脉沉细。

选用药物 六味地黄丸、麦味地黄丸等。

外感风热型

主要症状为口渴，发热，牙龈红肿，舌红，苔白，脉浮数。

选用药物 银翘解毒丸、犀羚解毒丸等。

常用西药

局部用药

应先清除牙垢、牙菌斑和食物残渣，然后使用 3% 的双氧水或生理盐水冲洗，擦干后涂敷 1% 碘甘油；也可用 1：5000 高锰酸钾溶液或复方硼砂溶液漱口，或选择性使用含漱药物，如口泰含漱液、雅士洁口净等。

全身用药

如果牙龈炎由全身疾病引起，应以治疗全身疾病为主。急性炎症期可口服螺旋霉素、甲硝唑或肌注先锋 5 号、青霉素。适当使用维生素 C，维生素 A 和维生素 D 可以提高机体抵抗力和修复能力，有助于牙周组织的修复。

急性结膜炎

常用中成药

本病属于中医眼科病"暴风客热"、"天行赤眼"范畴，可分以下几种类型，然后进行辨证论治。

风热内侵型

症见眼症骤起，沙涩刺痒，怕光流泪，眵多眼赤，舌红，苔薄黄，脉浮数。

选用药物 银翘解毒丸合黄连解毒丸，或防风通圣散合三黄片。

热毒炽盛型

症见眼睑肿大如桃，刺痒剧烈，怕光涩痛，泪热眵多，白睛暴赤，舌红，苔黄，脉数有力。

选用药物 龙胆泻肝丸。

热邪伤阴型

症见病后10余日眼干不适，白睛微赤，舌红少津，脉细数。

选用药物 养阴清肺丸、杞菊地黄丸。

外用中成药种类较多，常用的有三黄眼液、10%千里光眼液、10%穿心莲眼液、黄连西瓜霜眼液等。

常用西药

针对不同症状采用不同的治疗方法。

当眼睛分泌物较多时，可用适当的冲洗剂如生理盐水或2%硼酸水冲洗结膜囊，也可对患眼滴眼药水或涂眼药膏。

治疗急性卡他性结膜炎可局部滴用10%的磺胺醋酸钠、0.25%～0.5%的氯霉素、0.1%的新霉素、0.2%～0.5%的庆大霉素、0.5%的卡那霉素等。晚上睡前可涂抗生素眼膏，如环丙沙星、金霉素眼药膏，每次点药前应先将分泌物擦洗干净，以提高疗效。分泌物较多的患者，可用3%硼酸溶液或生理盐水冲洗结膜囊，重症者可冷敷，并发角膜炎时应按角膜炎进行治疗。

治疗急性病毒性结膜炎可局部滴用0.1%疱疹净、0.2%阿糖胞苷、4%吗啉双胍、0.1%无环鸟苷及0.05%环胞苷溶液。此外，还要选用1～2种抗生素眼药水，以预防混合感染。炎症期不宜使用皮质类固醇类滴眼。

治疗过敏性结膜炎可点皮质类固醇眼药水，如可的松、地塞米松等。此外，还应适当配合使用抗生素眼药水，并口服扑尔敏或赛庚啶等，以预防感染。

慢性结膜炎

常用中药

可在辨证的基础上选服滋阴降火丸、知柏地黄丸、银翘解毒丸等，外用药可选用珍珠明目液。

常用西药

对于细菌引起者，可给予适当抗生素眼药水及眼膏，同时加用适量的收敛性眼液。对于非细菌性者，应在查找并去除病因的基础上，局部给0.25%～0.5%硫酸锌眼药水，也可试点皮质类固醇类眼药水，但注意不可常用，且应观测眼压。

沙眼

常用中药

本病相当于中医的"椒疮"和"粟疮"范畴，治疗时可根据症状和脉象将本病分为 3 个类型，然后进行辨证论治。

风热偏盛型

主要症状为眼内痒涩，迎风流泪，睑内细小颗粒丛生。

选用药物 银翘解毒丸。

脾胃热盛型

主要症状为涩痒痛重，眵泪多而胶黏，羞明难睁，睑内红赤，脉络模糊，颗粒大，大便秘结，舌红，苔黄，脉滑数。

选用药物 广陈皮、防风、元明粉、荆芥、桔梗、大黄各 10 克，连翘、知母、黄芩、元参、生地各 12 克，黄连 6 克。

血热壅盛型

主要症状为眼刺痒灼痛，碜涩羞明，眵泪胶黏，睑内颗粒多且连成片，色红赤，重者黑睛赤膜下垂。可兼心烦口干，舌红，脉数。

选用药物 大黄、红花、白芷、防风各 10 克，当归、栀子仁、黄芩、赤芍、生地、连翘各 12 克，生甘草 6 克。可酌加丹皮。

常用西药

局部用药

可局部滴用 0.1% 利福平、0.1% 酞丁安的生理盐水混悬液、0.5% 金霉素、0.5% 新霉素眼药水。也可点 0.3% 氟哌酸、0.25% ~ 0.5% 的氯霉素眼药水、10% ~ 30% 磺胺醋酰钠眼药水。晚上可涂抗生素眼膏。

全身用药

急性期或严重的沙眼，除局部滴用药物外，还可短期口服碘胺制剂、红霉素、罗红霉素、阿奇霉素、克拉霉素、强力霉素、美满霉素、螺旋霉素、新霉素等。

睑腺炎

常用中药

中药医称睑腺炎为"土疳"或"土疡"，治疗时可根据症状和脉象将本病分为不同类型，然后进行辨证论治。

风热外侵型

主要症状为睑部肿物初起，局部微有红肿痒痛，伴头痛，发热，全身不适等，舌苔薄白，脉浮数。

选用药物 银翘解毒丸。

热毒壅盛型

主要症状为眼睑红，肿痛难睁，兼有口干，头痛，发热，尿黄，便秘，舌质红，舌苔黄，脉数有力。

选用药物 连翘败毒丸或牛黄解毒丸。

此外，还可外涂玉枢丹或清火眼丸。取药研磨成汁，涂于结肿部位即可。

常用西药

可用抗生素眼药水如 0.25%氯霉素眼药水或 0.1%利福平眼药水点眼，也可用抗菌沙眼膏如 0.5%红霉素眼药膏涂眼。症状严重或伴有发热等全身症状者，应全身使用抗生素或磺胺类药物，以控制炎症、防止扩散。可以口服复方新诺明、麦迪霉素或红霉素等，也可肌肉注射青霉素。

外耳道疖

常用中药

中医称本病为"耳疔"，认为是由于邪毒侵入耳窍而发病，宜采用清热解毒，消肿止痛的方法进行治疗。

内治法

可口服中成药牛黄解毒丸或犀黄丸，也可选用药物如金银花、地丁、丹皮、生甘草、野菊花、蒲公英、龙胆草等。大便干燥者可加大黄、耳闷、耳聋者可加柴胡、栀子；耳痛剧烈者应加赤芍、制乳香、制没药。

外治法

可外用中成药金黄膏、黄连膏、黄马膏涂患处。

常用西药

早期全身应用磺胺类药或抗生素类药，以控制感染。一般可口服螺旋霉素、红霉素(按常规量)。疼痛剧烈者可口服去痛片等镇痛剂，以减轻痛苦，或给青霉素80万单位每日2次肌注。

疖肿初期尚未成熟时，可用小纱条或棉球蘸10%鱼石脂甘油或2%~5%酚甘油，塞于外耳道内，每日换1~2次；或以8%醋酸铝溶液局部湿敷。也可用红霉素软膏涂于外耳道。

疖肿已成脓者，可用石炭酸烧灼，不宜切开排脓。如果疖肿自行破溃，则应及时用棉签清除脓液，并局部涂抹75％酒精或4％硼酸酒精，以清洁外耳道皮肤，并放置棉条引流，直至痊愈。

急性化脓性中耳炎

常用中药

中医认为急性化脓性中耳炎早期为肝胆火盛、邪热外侵所致，宜采用清泄肝胆、疏散风热的方法进行治疗。

宜选用柴胡、龙胆草、栀子、蔓荆子、黄芩、泽泻、车前子（包煎）、木通、生甘草等药物。

中医认为化脓期热毒灼伤血络成脓，宜采用清热解毒、活血排脓的方法进行治疗。宜选用穿山甲、天花粉、乳香、白芷、赤芍、皂刺、金银花、陈皮、蒲公英、黄芩、生甘草、防风等药物。

在中医辨证指导下服用中成药，如内服龙胆泻肝丸或犀黄丸，以疏风清热、解毒消肿。

常用西药

全身治疗可用足量抗生素或磺胺类药。局部治疗可用3％过氧化氢溶液清洗脓液，用0.25％氯霉素或红霉素等滴耳。

慢性化脓性中耳炎

常用中药

中医认为慢性化脓性中耳炎为肾元亏损及脾虚湿困、上犯耳窍所致，宜采用补肾健脾，祛湿排脓的方法进行治疗。

宜选用党参、黄芪、茯苓、泽泻、薏米、川芎、皂刺、白芷、炙甘草。脓多者加鱼腥草、冬瓜子；急性发作期可加菊花、蒲公英、车前子（包煎）；脓有臭味者加桃仁、穿山甲、红花。

常用西药

在流脓期间应多用药水治疗，可用3％双氧水，先用该药彻底清洗外耳道的脓液，脓液清洗干净后，再滴入抗生素药水，然后将头偏向健耳一侧5分钟，以使药液充分进入中耳。切忌在流脓期间喷入药粉，以免影响引流。

突发性耳聋

常用中药

中医认为突发性耳聋多因气滞血淤，耳部经络被淤血所阻塞，使得清阳之气不能上达于耳窍，导致耳部的正常生理功能减退，从而发生了耳鸣、耳聋。宜采用活血祛淤、通络开窍的方法进行治疗。宜选用愈风宁心片、复方丹参片、葛根片、葛根素片、六味地黄丸等。也可选用柴胡、生甘草、香附、川芎、当归、赤芍、菖蒲、路路通。伴有眩晕者可加菊花、双勾藤、夏枯草；体质虚弱者可加党参、炙黄芪；情绪易急躁者可加白芍、灵磁石。

常用西药

可选用血管扩张剂、抗凝剂、降低血液黏稠度药、激素类、维生素等药进行治疗。

血管扩张剂

常用罂粟碱90毫克或川芎嗪160毫克静脉滴注，每日1次。也可用氢溴酸山莨菪碱肌肉注射。口服药还可采用地巴唑、烟酸、氟桂利嗪(西比灵)等。

抗凝剂

可用肝素50毫克加入5%葡萄糖100毫升中静脉滴注；也可口服双香豆素100毫克。用药期间注意凝血机制检查，有出血倾向者禁用。

降低血液黏稠度药

可用10%低分子右旋糖酐500毫升静脉滴注，有心衰及出血性疾病者禁用。

激素类

可口服泼尼松，也可静脉滴注氢化可的松或地塞米松。

维生素类

维生素 B_1，维生素 B_{12} 等。

过敏性鼻炎

常用中药

中医将过敏性鼻炎称为"鼻鼽"，以突发性和反复发作性鼻塞、鼻痒、打喷嚏、流清涕为主要症状，常有过敏史。中医还认为，过敏性鼻炎患者体质多属肺、脾、肾虚损，根据其症状可分为3种类型，然后进行辨证论治。

肺气虚寒型

主要症状为鼻痒难忍，喷嚏连连，继之流大量清水样鼻涕，鼻塞不通，嗅觉减退、恶风怕冷，易感冒，遇风冷易发作，反复不愈。全身症状有倦怠懒言，气短音低，或有自汗，面色苍白，舌质淡红，苔薄白，脉虚弱。

选用药物 温肺止流丹、五屏风散、防风通圣散、通窍鼻炎片等。

脾肾阳虚型

主要症状为鼻痒、打喷嚏、流清涕，鼻塞，经久不愈，畏寒怕冷，或见便溏、身倦，或见腰膝冷痛，夜尿多，鼻黏膜苍白水肿，有清稀鼻涕，舌淡胖或有齿印，苔白，苍白水肿，脉沉细。

选用药物 金匮肾气丸等。

肺脾虚寒型

主要症状为鼻塞鼻胀较重，鼻涕清稀或黏白，淋漓而下，嗅觉迟钝，双下鼻甲黏膜肿胀较甚，苍白或灰暗，或呈息肉样变。患病日久，反复发作，平时常感头重头昏，神昏气短，怕冷，四肢困倦，胃纳欠佳，大便或溏，舌质淡或淡胖，舌边或有齿印，苔白，脉濡弱。

选用药物 温肺止流丹、五屏风散、防风通圣散、通窍鼻炎片等。

常用西药

症状较轻时，可外用滴鼻液，如1%麻黄素滴鼻液与0.5%可的松药水滴鼻。还可选用抗组胺类药如扑尔敏口服，也可口服赛庚啶、息斯敏等药。症状较重时可选用类固醇激素如泼尼松口服。需要注意的是，此药久服可产生水、盐、糖、蛋白质代谢紊乱，所以应在医生的指导下服用。

慢性鼻炎

常用中药

慢性鼻炎属中医的"鼻窒"范畴，中医认为本病以肺脾气虚和气滞血淤为主，可据此分为以下两种类型进行辨证论治。

肺脾气虚、邪滞鼻窍型

主要症状为交替性鼻塞，或鼻塞时重时轻，鼻涕黏少，遇寒时症状加重，头微胀不适，或见咳嗽痰稀，气短，面色苍白，或见食欲欠佳，大便或溏，体倦乏力，舌质淡红，苔薄白，脉缓或浮无力。

选用药物 若以肺气虚为主，则口服温肺止流丹；若以脾气虚为主，则口服参苓白术散。

邪毒久留、气滞血淤型

主要症状为持续性鼻塞，涕多或黄稠，或黏白，不易擤出，嗅觉迟钝，语言不畅，咳嗽多痰，耳鸣不聪，舌质红或有淤点，脉弦细。

选用药物 口服当归芍药汤或藿胆丸。

也可参考基础方药：苍耳子、白芷、辛夷、薄荷。慢性肥厚性鼻炎加川芎、赤芍；鼻涕多者加半夏 10 克，茯苓、冬瓜子各 12 克。

常用西药

解决鼻塞问题，可用 1% 麻黄素或呋喃西林麻黄素液、氯霉素麻黄素液滴鼻。也可用 0.05% 盐酸羟甲唑啉滴鼻。

封闭疗法：可用 0.25%～0.5% 普鲁卡因作迎香、鼻通穴位封闭，也可作鼻丘封闭或下鼻甲黏膜下封闭。

硬化剂下鼻甲注射：对于慢性肥厚性鼻炎，当上述治疗无效时，可选用 50% 葡萄糖、15% 氯化钠、5% 鱼肝油酸钠或 80% 甘油等硬化剂，作下鼻甲注射液。

慢性咽炎

常用中药

慢性咽炎在中医上称为"慢喉痹"，根据征候可分为肺阴虚、肾阴虚两种类型，然后进行辨证论治。

肺阴虚型
主要症状为咽喉干燥，咽痒，咳嗽，发声不扬，讲话乏力，时有"吭咯"动作。
选用药物 养阴清肺膏、铁笛丸等。

肾阴虚型
主要症状为咽部微痛、灼热，头晕，眼花，心烦，失眠，五心烦热，盗汗，腰膝酸软。
选用药物 六味地黄丸、清咽丸等。

此外，治疗慢性咽炎还可选用藏青果冲剂、穿心莲片、复方青果冲剂、利咽解毒颗粒、金莲花冲剂等。中药外治时，可用珍珠层粉、双料喉风散少量均匀地喷于咽部。

常用西药

治疗慢性单纯性咽炎常用复方硼砂溶液、呋喃西林溶液、2% 硼酸溶液等含漱，也可用 2% 碘甘油涂咽部，还可口含四季润喉片、杜灭芬喉片、健民咽喉片、桂林西瓜霜等。或用 2%～5% 硝酸银涂搽咽部，有消炎、收敛作用。治疗慢性肥厚性咽炎除了应用单纯性咽炎的疗法外，还要用 20% 硝酸银或电灼法灼烧，也可用冷冻、二氧化碳激光治疗。

此外，还可选用以下西药。

度米芬
度米芬又叫杜灭芬，为季铵盐类表面活性剂，易吸附于菌体表面，改变细菌胞浆膜的通透性，扰乱其新陈代谢，从而产生广谱杀菌作用。

适应证 慢性咽炎、扁桃体炎。

注意事项 偶见恶心，一般可耐受。可引起接触性皮炎，应避免与肥皂、碘酊或其他阳离子消毒剂同时使用。

地喹氯铵

地喹氯铵又叫利林、克菌定，为阳离子表面活性剂，能吸附于细菌细胞壁，改变细胞壁的通透性，从而有效地抑制、杀灭细菌和真菌，减轻口腔和咽喉部的炎症或肿胀。

适应证 急慢性咽炎、口腔溃疡、牙龈炎、牙周炎等。

注意事项 偶见恶心、胃部不适，罕见皮疹过敏反应。使用时应逐渐含化，不可嚼碎口服。

复方地喹氯铵

商品名为多得益，由地喹氯铵和短杆菌素组成，二者配伍后可扩大抗菌谱，增强抗菌作用，从而提高疗效。

适应证 慢性咽炎、口腔溃疡、牙龈炎、牙周炎等。

注意事项 偶见恶心、胃部不适，罕见皮疹、皮肤瘙痒等过敏反应。使用时应逐渐含化，切勿嚼碎口服。

西地碘片

商品名为华素片，活性成分为分子碘，可直接卤化细菌的体蛋白，杀菌力强，活性大，能杀灭各种微生物。

适应证 慢性咽喉炎、慢性牙周炎、牙龈炎以及口腔溃疡等。

注意事项 偶见皮疹、皮肤瘙痒等过敏反应，长期含服可导致舌苔染色，停药后可消退。甲状腺疾病患者慎用。

用药禁忌 对本品过敏者或对其他碘制剂过敏者禁用，孕妇及哺乳期妇女禁用。

溶菌酶

溶菌酶是一种黏多糖溶解酶，能液化细菌细胞壁，使革兰氏阳性菌细胞壁断裂而死亡，从而达到杀灭细菌的目的，具有抗菌、抗病毒、止血消肿、加快组织恢复功能等多种作用。

适应证 慢性咽喉炎、口腔溃疡、牙龈炎、牙周炎等。

注意事项 偶见皮疹等过敏反应。连续使用3天炎症仍未消除者，应向医生咨询。

氯已定

氯已定又名洗必泰，通过改变细胞浆膜通透性而起杀菌作用，为广谱杀菌剂。

适应证 慢性咽炎、口腔溃疡、牙龈炎、牙周炎等。

注意事项 可引起接触性皮炎，高浓度溶液对眼结膜有较强的刺激性，应避免对眼直接使用，也不能用于中耳等敏感器官。含漱剂可使牙齿着色、味觉失调，还能对儿童和青年口腔造成无痛性浅表脱屑损害；使用本品的口腔制剂后至少需半小时才可刷牙。消毒皮肤黏膜或伤口时可出现局限性或全身性荨麻疹等过敏反应，还可有咳嗽、哮喘、呼吸困难、腹痛、休克等反应。

湿疹

常用中药

中医治疗时，根据症状及脉象将湿疹分为3个类型，然后进行辨证论治。

湿热浸淫型

发病急，病程短，可泛发全身各部，初起皮损潮红，发热肿胀，继而出现密集小水疱，破后渗液流津，瘙痒不止，常伴身热、心烦口渴、胸闷纳呆、大便干结、小便短赤，舌质红，苔薄白或黄腻，脉滑数。

选用药物　龙胆泻肝丸、牛黄清心丸、防风通圣丸、二妙丸、皮肤康洗液等。

脾虚湿蕴型

发病较缓，皮损潮红，瘙痒不重，偶有少量渗液，可见红斑鳞屑，常伴倦怠乏力，纳差，腹胀便溏，面色萎黄，舌质淡胖，苔白或白腻，脉濡滑。

选用药物　润肤丸、秦艽丸、参苓白术散、松花散等。

血虚风燥型

病情反复发作，病程较长，皮损颜色暗淡或呈灰褐色素沉着，皮肤增厚，表面粗糙，呈苔藓样变，常有少量鳞屑，剧痒，多呈阵发性发作，常伴头昏乏力、食差腹胀、腰酸肢软或形体消瘦，舌淡，苔白，脉细滑。

选用药物　羌月乳膏等。

此外，还可根据需要选用黑豆馏油软膏、十味乳香丸、荨麻疹丸等药。

常用西药

湿疹的治疗主要在于寻找致病原因，除去过敏因素，同时对症治疗。

施行局部治疗时，对于急性湿疹：无渗出时，可外用炉甘石洗剂或冰片、5%明矾炉甘石洗剂等。仅有潮红者可酌用硼酸滑石粉1日多次撒扑。瘙痒明显时，可酌加皮质类固醇激素霜外用。有渗出时，可用复方硫酸铜溶液、2%～4%硼酸溶液或生理盐水、0.5%醋酸铅或醋酸铝溶液等，也可用40%氧化锌油外涂，渗出减少后改用氧化锌糊膏包敷，局部无渗液时可用肤轻松软膏。

对于亚急性湿疹，局部糜烂结痂并有小量渗液时，可选用糊剂，如氧化锌糊膏或5%糠馏油糊膏，无渗液时可用肤轻松软膏。

对于慢性湿疹，可根据皮损肥厚、干燥程度应用不同浓度的焦油类（煤焦油、松馏油、糠馏油、黑豆馏油）软膏或糊剂。损害较薄或轻度糜烂渗出者，可用焦油糊剂；皮损处干燥肥厚者可用5%～10%煤焦油硫黄软膏或10%～20%煤焦油酊；也可在焦油制剂中加入一定浓度的水杨酸或硫黄。对于慢性肥厚性湿疹，可在焦油制剂中加入适当浓度的皮质激素，疗效更好。

施行全身治疗时，可选用抗组胺药（赛庚啶、扑尔敏、非那根、苯海拉明、息斯敏等）、维生素类药（如维生素C，维生素B1，维生素B6）、皮质类固醇激素类（如口服泼尼松、地塞米松等）。

荨麻疹

常用中药

荨麻疹相当于中医的"痦瘤"或"隐疹"，治疗时可根据症状及脉象将其分为3个类型，然后进行辨证论治。

风热犯表型

发病急，风团色红，灼热剧痒，遇热则皮损加重，伴发热、恶寒、咽喉肿痛、心烦口渴、胸闷腹痛、恶心欲吐，舌红，苔薄白或薄黄，脉浮数。

选用药物 防风通圣丸、银翘解毒丸、消风散加减。

风寒束表型

皮疹色粉白，遇风寒加重，得暖则减，口不渴，或有腹泻、头身痛，舌淡体胖，苔白，脉浮紧。

选用药物 秦艽丸、通宣理肺丸、方桂枝汤或麻黄桂枝各半汤加减。

血虚风燥型

风团反复发作，迁延日久，午后或夜间加剧；伴心烦易怒，口干，手足心热，舌红少津或舌质淡，脉沉细。

选用药物 秦艽丸合二至丸或龟苓膏、当归饮子加减。

常用西药

对于急性荨麻疹可选用抗组胺类药，必要时可用苯海拉明。也可选用维生素。伴有消化道症状者可用甲氰咪胍。病情急、皮损广泛的严重病例应给予泼尼松或地塞米松、氢化可的松。过敏性休克应就地抢救治疗，可用氢化可的松。对于慢性荨麻疹可选用抗组胺类药物，如赛庚啶或酮替芬。其他可从扑尔敏、特非那丁、苯海拉明等抗组胺类药中选2～3种联合或交替应用。也可用维生素K口服，或选用普鲁卡因。还可选用组胺球蛋白。另外，皮损面积较小时可用乐肤液及去炎松尿素霜，全身大面积皮损时可外用1%薄荷醑或1%炉甘石薄荷脑洗剂，每日数次。

手癣足癣

常用中药

中医称足癣为"湿脚气"，根据征候表现分为湿热下注证、血虚风燥证等类型，然后进行辨证论治。

湿热下注证

趾间浸渍，覆以白皮，水疱密集，糜烂流水，浸淫成片，瘙痒疼痛或有发热，常伴恶臭，夏季尤甚。伴舌红苔腻，脉滑数。

选用药物 脚气散。

血虚风燥证

足跖或趾间、足缘皮肤增厚、干燥，边缘角化过度，伴点状或片状脱屑，重者足跟、足缘甚至整个足跖皮肤皲裂疼痛，动则出血，冬季加重。

选用药物 珊瑚癣净、愈裂贴膏等。

常用西药

水疱型可外涂癣霜如克霉唑霜、咪康唑霜（达克宁霜）、皮康霜等，或用复方土槿皮酊治疗，临床上还可使用复方雷锁辛擦剂、10%～30%冰醋酸液等外涂。

擦烂型不可用刺激性强的药物，正确的治疗方法是先用3%硼酸溶液或1：5000～1：8000高锰酸钾溶液或1%～2%雷锁辛溶液湿敷，干燥脱屑后改用1%～2%益康唑霜、咪康唑霜、克霉唑霜等抗真菌药膏或酊剂治疗。有继发感染者可用1：5000呋喃西林液或0.1%雷夫奴尔溶液进行湿敷，糜烂好转后改用2%水杨酸氧化锌糊剂包裹，干燥后用环吡酮胺、联苯苄唑霜（美克霜、孚琪霜）、特比萘酚软膏等外涂。

鳞屑角化型应以软膏剂为主，如5%～10%水杨酸软膏、复方水杨酸软膏、5%硫黄软膏、克霉唑软膏等，也可选用霜剂，如咪康唑霜。对于过度角化型，可先将2克水杨酸粉溶于2000毫升热水中，然后浸泡15～20分钟，每日1次，泡后用5%～10%水杨酸软膏外涂，每日2次。水疱型和鳞屑型还可用十一烯酸癣药水加环吡酮胺软膏等。

一般患者只需局部治疗。严重患者应进行全身治疗，可口服伊曲康唑。

痤疮

常用中药

中医治疗时，根据症状及脉象将痤疮分为肺经风热、肠胃湿热、脾失健运3个类型，然后进行辨证论治。

肺经风热型

主要症状为颜面潮红，痤疮欣热、疼痛，或有脓疱、口干、小便黄、大便干燥，舌红，苔薄黄，脉细数。

选用药物 枇杷清肺饮加减，有脓疱者加蒲公英、地丁，口干者加生石膏、知母，便干者加生大黄。

肠胃湿热型

主要症状为皮疹红肿疼痛，伴便秘溲赤，纳呆腹胀，舌红，苔黄腻，脉滑数。

选用药物 茵陈蒿汤加减，或用防风通圣丸、三黄片等。

脾失健运型

主要症状为皮疹色红不鲜，反复发作，或结成囊肿，或伴便溏，纳呆，神疲乏力，苔白，脉濡滑。

选用药物 参苓白术散加减。

用西药

内服药物治疗

维生素类：可口服维生素 B_2，维生素 B_6，复合维生素 B 及泛酸钙，顽固性痤疮可服用维生素 A 和维生素 E。

维甲酸类：维甲酸类药物可抑制滞留的角化过度，防止新的阻塞和炎症形成，减少皮脂分泌和痤疮的形成，常用的有维甲酸片或维胺脂。

内分泌制剂：皮损严重者可内服己烯雌酚或肌肉注射绒毛膜促性腺激素，月经前痤疮症状加重者可肌肉注射黄体酮，青壮年女性患者可服用口服避孕药。此外，还可口服抗雄激素如复方炔诺酮、安体舒通等。严重痤疮，如囊肿性痤疮及聚合性痤疮患者可使用皮质类固醇激素，常用的有泼尼松等，与女性激素或抗雄激素联合使用疗效更好。

抗生素：以红霉素最为常用，疗效好且副作用小，此外还可应用强力霉素和洁霉素等。

锌制剂：常用的有甘草锌胶囊、硫酸锌片等，疗效不完全一致。

外用药物治疗

维甲酸类：可用0.05%～0.1%维甲酸霜或0.05%维甲酸酒精外搽，有皮肤刺激性，若出现明显潮红则应停用。

抗生素类：常用的有 2%红霉素软膏、1%洁霉素软膏、1%～2%红霉素酒精、1%林可霉素醑、1.5%红霉素洗剂或溶液、1%氯霉素雷锁辛酒精、2%氯霉素水杨酸硼酸酒精等。

过氧苯甲酰：常用的是 2.5%～10%过氧苯甲酰凝胶或霜剂，与维甲酸或抗生素类联合外用可增强疗效，副作用也较小。

锌制剂：由于口服锌制剂有一定的副作用，因此可用 1%～2%硫酸锌溶液外搽，与红霉素制剂联合外用疗效更好。

硫黄和雷锁辛制剂：常用的有复方硫黄洗剂、硫软膏、5%硫黄霜、硫新霜和2%雷锁辛酊剂等。

脓疱疮

常用中药

中医称本病为"黄水疮"、"滴脓疮"、"浸淫疮"，一般分为热毒和湿热两种类型，然后进行辨证论治。

热毒型

夏季发病，肌肤水疱或脓疱，疱内脓液清晰可见，疱周绕以红晕，脓疱溃破溢脓，结痂，邻近淋巴结肿痛，常伴有发热，尿赤便干，口渴，舌红，苔黄，脉数等。

选用药物 犀角化毒丸、五福化毒丸等。

湿热型

夏秋季发病，肌肤水疱、大疱，四周红晕，疱破脂水淋漓，浸淫成片，痒痛相兼，结脓痂，可伴发热，口渴，纳呆，便干尿黄，舌红，苔黄腻，脉濡数。

选用药物 龙胆泻肝丸、当归龙荟丸等。

常用西药

主要分局部治疗和全身治疗。

局部治疗

对大多数病例，仅用局部治疗即可，以清洁、消炎、杀菌、止痒、干燥为原则。疱壁未破者可外搽1%樟脑、10%硫黄炉甘石洗剂。疱壁已破形成糜烂面或结痂者，可先用0.1%利凡诺溶液、雷夫奴尔液或高锰酸钾液湿敷，然后外用0.5%新霉素软膏、百多邦软膏、2.5%～5%白降汞软膏、环丙沙星软膏等，也可用2%紫药水溶液。

每次外用药前均应清洁创面，可选用的清洗药有0.1%雷夫奴尔液、1∶8000高锰酸钾液、1∶2000黄连素液、0.02%呋喃西林液、0.05%～0.1%新洁尔灭液、3%硼酸溶液、3%双氧水等。

全身治疗

对于皮损广泛，伴有发热症状或淋巴结炎者，可选用磺胺药或抗生素制剂进行治疗。一般应首先选用敏感性较高的抗生素，如苯唑青霉素、邻氯青霉素等，其次可用庆大霉素或先锋霉素V，对青霉素过敏者也可选用红霉素或磺胺类药，如复方新诺明等。

疥疮

常用中药

宜选用黄连解毒汤合五味消毒饮加减，或用如意金黄散。

常用西药

硫黄软膏是治疗疥疮常用而有效的药物，搽药期间不洗澡，不换衣。第4天洗净药物，并洗澡换衣，将换下的衣服、毛巾等煮沸或烫洗消毒，被褥、床单用阳光暴晒。一般治疗1~2个疗程，停药后观察1周左右，如无新的皮损出现，即为痊愈。其他药物还可选用10%百部酊、雄黄膏、2.5%丁香罗勒油乳膏、10%克罗米通乳膏、苯甲酸酯乳剂等外搽。

失眠

常用中药

失眠在中医上称"不寐"，治疗时根据症状及脉象不同分为5个类型，然后进行辨证论治。

心血亏虚型

主要症状为失眠头晕，多梦健忘，心慌气短，神疲乏力，面色苍白，唇和舌色淡，苔黄，脉细弱。

选用药物 养血安神丸、脑乐静、安神宝颗粒、复方枣仁胶囊、夜宁糖浆、灵芝糖浆等。

阴虚火旺型

主要症状为入睡困难，失眠多梦，心慌心烦，同时兼有手足心发热，口渴咽干，盗汗，面颊及舌红，苔少，脉细数。

选用药物 枣仁安神颗粒、神衰康胶囊、琥珀安神丸、安神补心丸等。

肝郁化火型

主要症状为不易入睡，甚则彻夜不眠，入睡后则多梦易惊醒，急躁易怒，胸胁胀满，善太息，伴头晕头胀，目赤耳鸣，口干而苦，不思饮食，口渴喜饮，小便黄赤，大便秘结，舌质红，苔黄，脉弦而数。

选用药物 酸枣仁合剂、泻肝安神丸等。

痰热内扰型

主要症状为失眠，心烦，口苦，目眩，头重，胸闷，恶心，嗳气，痰多，舌质偏红，舌苔黄腻，脉滑数。

选用药物　礞石滚痰丸等。

心胆气虚型

主要症状为虚烦不寐，入睡后又易惊醒，触事易惊，终日惕惕，心神不安，胆怯恐惧，并伴心悸、气短、自汗，倦怠乏力，舌淡，苔白，脉弦细。

选用药物　安神定志丸、睡安胶囊、豆蔻无味散等。

常用西药

首选安定类药，如舒乐安定或硝基安定，对解除短期失眠疗效很好。但长期服用可能引起药物耐受性和成瘾性，故应短期(2～4周)服用，2～3周后应逐渐减量，最后停用。不可养成用催眠药入睡的不良习惯。其次，还可选用谷维素或天麻素。

抑郁症

常用中药

抑郁症属中医学"郁症"、"脏燥"等范围，中医认为引起本病的主要原因为内伤七情（喜、怒、忧、思、悲、恐、惊），所欲不达，导致肝失疏泄，脾失健运，心神失养，脏腑阴阳气血失调而成。治疗时可根据症状及脉象分为6个类型，然后进行辨证论治。

肝气郁结型

主要症状为精神抑郁，情绪不宁，善太息，胸闷肋痛，痛无定处，腹胀嗳气，不思饮食或呕吐，大便失畅，月事不行，苔薄或光剥，脉弦劲。

选用药物　柴胡疏肝散加减。

气郁化火型

主要症状为性情急躁易怒，胸闷肋痛，嘈杂吞酸，口干而苦，大便秘结，头痛目赤，耳鸣，舌红，苔黄，脉弦数。

选用药物　丹枝逍遥散、合左金丸加减。

气滞痰郁型

主要症状为咽中不适如有梗阻，咳之不出、咽之不下，胸中窒闷或兼肋痛，苔白腻，脉弦滑。

选用药物　半夏厚朴汤、温胆汤加减。

久郁伤神型

主要症状为精神恍惚，心神不宁，悲忧善哭，疲乏，时时欠伸，舌质淡，苔薄白，脉弦细。

选用药物　甘麦大枣汤加减。

心脾两虚型

主要症状为神志恍惚，多思善虑，言语错乱，心悸胆怯，少寐健忘，面色不华，头晕神疲，食欲不振，舌质淡，脉细弱。

选用药物 归脾汤加减。

阴虚火旺型

主要症状为眩晕，心悸少寐，心烦易怒或遗精，腰酸，冲任不调，形瘦面红，口干，舌质红，苔少，脉细而数。

选用药物 滋水清肝饮加减。

除了上述方药以外，还可服用逍遥丸、开胸顺气丸等中成药。

常用西药

治疗抑郁症的西药主要用来改变脑部神经化学物质的不平衡，常用的有抗抑郁剂、镇静剂、安眠药及抗精神病药物，如氟西丁、帕罗西丁、多塞平、阿米替林等。抑郁症的治疗主要在于心理治疗。

神经衰弱

常用中药

中医称神经衰弱为郁病或郁证，多由神志不舒或郁怒、气机郁滞、气血失调、精神刺激所致。治疗时可根据症状及脉象分为7个类型，然后进行辨证论治。

肝肾阴虚型

主要症状为头痛头昏，耳鸣目眩，失眠多梦，心烦易怒，记忆力减退，腰酸腿软，遗精尿频，精神萎靡，手足心热，月经不调，舌红，苔少，脉弦细。

选用药物 六味地黄丸或杞菊地黄丸加减。

心肾不交型

主要症状为头晕耳鸣，心悸多梦，失眠健忘，烦热盗汗，口干咽燥，腰酸腿软，遗精阳痿，月经不调，舌尖红，苔少，脉细数。

选用药物 天王补心丹、交泰丸或酸枣仁汤。

心脾两虚型

主要症状为失眠多梦，心悸心慌，头晕眼花，口淡无味，腹胀不适，不思饮食，大便溏薄，倦怠无力，手足麻木，面色无华，舌淡红，苔薄白，脉细弱。

选用药物 归脾汤加减。

阴虚阳亢（内热）型

主要症状为头痛眩晕，胁痛，耳鸣眼花，烦躁易怒，失眠健忘，夜寐不安，乱梦遗精，五心烦热，口燥咽干，大便干结，小便短黄，舌质红，苔少，脉细数。

选用药物 杞菊地黄丸和朱砂安神丸加减。

肝气郁结型

主要症状为情志不畅，郁思内伤，情绪不稳，善疑多虑，闷闷不乐，头昏目眩，食少，胸闷不舒，两胁胀痛或走窜作痛，女性伴有月经不调或乳房胀痛，舌质淡红，舌苔白腻或白滑，脉弦滑。

选用药物 逍遥散加减。

肾阴虚型

主要症状为精神萎靡，少寐易醒，注意力不集中，记忆力减退，阳痿早泄，神疲乏力，舌淡，苔白，脉沉细弱。

选用药物 六味地黄丸或左归饮加减。

肾阳虚型

主要症状为面色苍白，声音低弱，精神萎靡，少寐易醒，腰酸腿软，四肢不温，头晕目眩，自汗腰冷，阳痿早泄，小便频数，舌淡，苔少，脉细无力。

选用药物 桂附八味丸和右归丸加减。

常用西药

焦虑严重者可服用安定类抗焦虑药物，如安定、舒乐安定、硝基安定、氟安定等；失眠者可选用催眠剂，如司可巴比妥（速可眠）、安眠酮等；伴有头痛者可选用颅痛定。此外，还可适当选用谷维素、普萘洛尔（心得安）、氯美扎酮、维生素 B_1 等。

头痛

常用中药

中医将头痛分为外感和内伤两大类，据此辨证论治。外感头痛包括：风寒头痛、风热头痛、风湿头痛。内伤头痛包括：肝阳头痛、肾虚头痛、血虚头痛等。

风寒头痛

症状为头痛阵发性发作，多跳痛或隐痛，一侧或整个头痛，痛及项背，发热怕冷，遇寒则发作或加剧，寒冷季节发作频繁，常喜裹头，口不渴，舌苔薄白或有舌质暗，脉浮紧。

选用药物 川芎茶调散或风寒感冒冲剂、都梁丸等。

风热头痛

症状为头痛且胀，甚则头痛如裂，多呈阵发性，遇热或日晒则发作或加剧，炎热季节发作频繁，发热恶风，面红目赤，口渴喜饮，大便秘结，小便黄赤，舌质红，舌苔黄，脉浮数。

选用药物 芎芷石膏汤或桑菊感冒片、黄连上清丸等。

风湿头痛

症状为头痛如裹布，肢体困重，纳呆胸闷，小便不利，大便或溏，舌质淡红，苔白腻，脉濡。

选用药物 玉壶丸、加减神术散、羌活胜湿汤等。

肝阳头痛

症状为头晕胀痛，心烦易怒，夜眠不宁，或兼胁痛，面红口苦，失眠多梦，舌苔薄黄，或舌红少苔，脉细数或弦。

选用药物 天麻钩藤饮。

肾虚头痛

症状为头痛且空，常伴眩晕，腰膝酸软，神疲乏力，健忘，遗精带下，耳鸣少寐，偏肾阳虚则见畏寒肢冷，偏肾阴虚则见面色潮红，五心烦热，盗汗，舌红，苔少，脉沉细无力或细数。

选用药物 大补元煎。

血虚头痛

症状为头痛而晕，午后较甚，心悸不宁，失眠多梦，神疲乏力，面色少华，甚则萎黄，舌质淡，苔薄白，脉细弱。

选用药物 加味四物汤。

气虚头痛

症状为头痛绵绵，时发时止，遇劳加重，伴有头晕，神疲乏力，气短懒言，饮食无味，自汗，面色苍白，舌质淡红或淡胖，边有齿印，苔薄白，脉细弱或脉大无力。

选用药物 顺气和中汤。

痰浊头痛

症状为头痛昏蒙重坠，胸脘满闷，呕恶痰涎，倦怠无力，舌质淡红，苔白腻，脉滑或弦滑。

选用药物 半夏白术天麻汤。

淤血头痛

症状为头痛剧烈，经久不愈，痛处固定不移，痛如锥刺，日轻夜重，或有头部外伤史，或长期头痛史，舌质紫或有淤斑，苔薄白，脉弦细或细涩。

选用药物 通窍活血汤。

常用西药

治疗头痛的常用西药有布洛芬、阿司匹林、扑热息痛、贝诺酯、扑炎痛、消炎痛等，详见感冒常用西药。

偏头痛

肝胆湿热型

头痛偏于一侧,伴见面红目赤,心急烦躁,口苦咽干,便干溲赤,舌红,苔黄腻,脉弦滑数。

选用药物 龙胆泻肝丸、当归龙荟丸、泻青丸等。

风火上扰型

偏头痛经常发作,可波及全头,痛热较剧,心烦口渴、面目红赤、便干溲赤,舌红,苔黄,脉洪滑数。

选用药物 防风通圣丸、黄连上清丸、牛黄清心丸等。

淤血阻络型

痛如针刺,固定不移,局部络脉怒张,舌暗有淤斑,脉沉弦涩。

选用药物 丹七片、血腑逐淤丸(片)、活血化癌丸、化症回生丹等。

痰湿中阴型

头痛且眩,恶心呕吐,胸闷脘痞,一身沉重,舌苔白腻且厚,脉濡滑或弦滑。

选用药物 藿香正气丸、千金化痰丸、平胃丸、小半夏合剂等。

常用西药

偏头痛轻度发作时可用阿司匹林、索密痛或布洛芬,伴恶心呕吐者可用灭吐灵。病情较重者应在发作早期使用麦角胺咖啡因片,口服或肌肉注射氯丙嗪,必要时可用泼尼松或地塞米松。以上药物无效时,可口服或皮下注射英明格。间歇期为防止发作可选用谷维素、心得安、尼莫地平、维生素 E、苯噻啶、阿米替林或安定等。

索密痛

又名索米痛、去痛片,具有解热、镇痛、镇静作用,抗风湿作用很弱。

适应证 用于发热、头痛、偏头痛、牙痛、痛经、神经痛、肌肉痛、关节痛及其他各种慢性钝痛。

注意事项 偶见皮疹或剥脱性皮炎,极少数过敏者有粒细胞缺乏症,多因长期用药引起,因此连用 1 周以上应定期检查血常规。还可导致肾脏损害,严重时可致肾乳头坏死及尿毒症。

用药禁忌 贫血、造血功能障碍患者及对苯巴比妥类药物过敏者禁用。

麦角胺咖啡因

又名麦加片,由酒石酸麦角胺和咖啡因组成的复方制剂,麦角胺能使脑动脉血管的过度扩张与搏动恢复正常,与咖啡因合用有协同作用,可增加疗效,减少不良反应。

适应证 主要用于偏头痛发作早期,开始有先兆症状时服用效果更佳,也可用于血管扩张性头痛及其他神经性头痛。

注意事项 用量过大时常见有恶心、呕吐、上腹部不适、腹泻、四肢乏力、肌痛甚至胸区痛，有时可引起偏头痛发作时恶心、呕吐加剧。本药无预防和根治作用，只宜头痛发作时短期使用，偏头痛发作后不宜服用。

用药禁忌 严重高血压、活动期溃疡病、甲状腺功能亢进、闭塞性血管疾病、冠状动脉供血不足、心绞痛、肝肾功能损害及对本药过敏者和孕妇均禁用。

糖尿病

常用中药

本病属中医"消渴病"范畴，根据症状及脉象可分为以下3种类型，进行辨证论治。

肺胃燥热型
主要症状为烦渴多饮，多食易饥，形体消瘦，口干舌燥，舌边尖红，苔黄干，脉滑数。
选用药物 琼玉膏、雪梨膏、二冬膏、玉泉丸等。

肾阴亏损型
主要症状为尿频量多，浑浊如脂膏、有甜味，手足心热，腰酸无力，口干，舌质红、苔少，脉沉细数。
选用药物 六味地黄丸、麦味地黄丸、参麦地黄丸、黄精丹等。

阴阳两虚型
主要症状为尿频量多、浑浊如脂膏，腰膝酸软，气短乏力，面色白或黑，颜面或下肢水肿，大便溏泻或腹泻与便秘交替出现，阳痿，畏寒肢冷，舌质暗淡，苔白而干，脉沉细无力。
选用药物 右归丸、参茸补丸、桂附八味丸、金匮肾气丸、蛤蚧大补丸等。

磺用西药

磺酰脲类
磺酰脲类的主要作用是刺激胰岛分泌更多的胰岛素，并能增加组织对胰岛素的敏感性，使组织细胞吸收更多的葡萄糖，以利于血糖的下降。

适应证 血糖较高、但有潜在胰岛素分泌能力的Ⅱ型糖尿病。

注意事项 常会产生胃肠不适，此外还有低血糖、食欲不振、皮疹、皮肤痒等副作用。长期使用容易产生耐药性。饮酒会增加低血糖的危险，使用类固醇、β受体阻滞剂、烟碱酸等会降低此药的效果。饭前30分钟服用此药能显著降低饭后血糖。

用药禁忌 肝脏、肾脏功能不佳者禁止使用，以免发生低血糖的危险。

选用药物 优降糖、甲磺丁脲(D860)、达美康、糖适平、美吡达、格列苯脲等。

双胍类

此类降糖药不刺激胰岛素的分泌，但能抑制食欲，减少身体对葡萄糖的吸收，降低肝脏输出葡萄糖的能力，加强身体对胰岛素的敏感性。

适应证　食欲较为旺盛、体重较重的Ⅱ型糖尿病。

注意事项　可能产生味觉改变、食欲减退、反胃、呕吐、腹部胀气、腹泻、皮肤发疹等副作用，严重的会发生乳酸中毒，出现虚弱、疲倦、肌肉疼痛、呼吸困难、发冷、晕眩、心律不齐等症状。同时服用胃肠药西咪替丁时要减少此药的用量，以免发生药物相互作用，引起乳酸中毒。

用药禁忌　肝脏、肾脏功能不健全者禁止服用，服药时禁止饮酒，以免发生乳酸中毒。

选用药物　二甲双胍。

苯甲酸衍生物类

此类降糖药具有促使胰脏迅速但短暂地分泌胰岛素的作用，主要针对用餐时血糖的变化发挥作用，可用来控制饭后血糖升高。

适应证　不胖、有潜在胰岛素分泌能力但对磺酰脲药效果不佳的Ⅱ型糖尿病。

注意事项　可能导致低血糖，但危险性较低。此外还可能引起心血管问题，与其他药物同时使用或饮酒时可能发生药物相互作用。由于此药的作用很快，药效持续时间很短，因此应在用餐时服用，以利于饭后血糖最高时迅速发挥作用。

选用药物　瑞格列奈(诺和龙)和那格列奈(唐力)。

葡萄糖苷酶抑制剂

此药主要作用于小肠，可以抑制肠道中的酶将碳水化合物分解成糖的作用，延迟碳水化合物的消化，从而有效地降低饭后血糖浓度。

适应证　适用于各型糖尿病，特别是餐后血糖较高的Ⅱ型糖尿病。

注意事项　可能产生腹胀、腹泻等副作用，同时服用磺酰脲类药或胰岛素时，会增加发生低血糖的危险性，一旦发生低血糖应立即饮用牛奶或口服葡萄糖进行缓解。应在开始用餐时服用，以降低饭后血糖升高的浓度。

用药禁忌　患大肠激躁症、溃疡性结肠炎、局部回肠炎、局部肠梗阻、慢性营养吸收障碍失调等腹部疾病的患者禁止服用。

选用药物　阿卡波糖(拜唐平)和伏格列波糖(倍欣)。

胰岛素增敏剂

又称做噻唑烷二酮，是最新一类口服降糖药，它不刺激胰岛素的分泌，但能从多种角度增强胰岛素敏感性，使胰岛素发挥正常作用，将葡萄糖带进细胞内代谢，达到降低血糖的目的，同时能避免肝脏产生过多的糖分。

适应证　Ⅱ型糖尿病。

注意事项　可能产生水肿、体重增加、疲劳等副作用，严重时会对肝脏造成损伤。应适时进行血液检查，当肝功能指数上升到正常值上限 2.5 倍以上时应立即停药。

用药禁忌　有活动性肝病或肝功能指数在正常值上限 2.5 倍以上者禁止服用。

选用药物　罗格列酮(文迪雅)和吡格列酮(卡司平、艾汀)。

甲状腺功能亢进症

常用中药

中医治疗时,根据症状及脉象可将本病分为几个类型,然后进行辨证论治。

阴虚火旺型

主要症状为面红,心悸,出汗,急躁易怒,食多消瘦,甲状腺肿大,舌红,苔黄,脉弦数。

选用药物　生石膏、生地、山药、生牡蛎、太子参、玄参、香附、山萸肉、麦冬、知母、五味子、甘草、丹皮。

气阴两虚型

主要症状为甲状腺肿大,心悸怔忡,怕热多汗,形体消瘦,神疲乏力,腰膝酸软,舌红,苔薄黄,脉细数。

选用药物　黄芪、生地、生牡蛎、党参、麦冬、枸杞子、山药、白芍、香附、山萸肉、五味子、甘草。

肝郁脾虚型

主要症状为精神抑郁,胸闷胁痛,吞咽不利,神疲乏力,大便溏稀,双目凸出,甲状腺肿大,月经不调,舌淡,苔薄白,脉弦细。

选用药物　丹参、当归、白术、茯苓、党参、山药、香附、柴胡、制半夏、黄芩、陈皮、白芥子、甘草。

常用西药

抗甲状腺素药

常用的有甲基硫氧嘧啶或丙基硫氧嘧啶、他巴唑和甲亢平等。

适应证　症状较轻,甲状腺轻、中度肿大者;20 岁以下青少年、儿童、孕妇及年迈体弱或并发严重心、肝、肾等疾病而不适宜手术者;甲状腺次全切除后复发又不适宜用 131 碘治疗者;术前准备或作为 131 碘治疗后的辅助治疗;伴恶性突眼症者。

注意事项　用药后可出现白细胞或粒细胞减少、皮疹、荨麻疹、头痛、关节痛、恶心、厌食、肝坏死、黄疸、再生障碍性贫血、毛发脱落和精神症状等。多数患者用药 1～3 个月后症状基本缓解,然后改为维持量服用 1～2 年。注意不能过早停药或间断服药,否则容易引起复发。用药期间要定期检查血常规和肝功能。

用药禁忌　对此类药物有严重过敏反应或毒性反应者禁用;应用抗甲状腺药物治疗两个疗程复发者及哺乳期甲亢患者禁用。

放射性 131 碘治疗

适应证 35 岁以上，尤其老年并发有心脏病，糖尿病，严重的肝、肾疾病而不能手术者；甲状腺次全切除术后复发者；对抗甲状腺药物过敏或长期治疗无效，或停药后复发者；甲亢伴突眼者。

注意事项 最初两周内甲亢症状可有加重，少数患者在服药后 1～2 周内有轻微反应，主要为乏力、头晕、食欲下降、胃部不适、恶心、皮肤瘙痒、甲状腺局部胀感和轻微疼痛等，一般数天后即可消失。

用药禁忌 小于 25 岁者、孕妇及哺乳期妇女、有重度肝肾功能不全者、重度甲亢患者及甲亢危象、重度浸润性突眼症、周围血白细胞数少于 3×10^9/ 升者及结节性甲状腺肿伴功能亢进者禁用。

甲状腺功能减退症

常用中药

中医治疗时，根据症状及脉象可将本病分为几个类型，然后进行辨证论治。

气血两虚型

主要症状为神疲乏力，少气懒言，反应迟钝，面色萎黄，纳呆便溏，畏寒怕冷，手足不温，月经量少或闭经，舌淡或胖，苔薄，脉细弱。

选用药物 党参、黄芪、丹参、山药、白术、茯苓、熟地、白芍、当归、川芎、砂仁、甘草、肉桂。

脾肾阳虚型

主要症状为精神淡漠，神疲乏力，嗜睡倦怠，畏寒肢冷，面色光白，面部臃肿，皮肤粗糙，纳呆腹胀，腰脊酸痛，男性阳痿，女子闭经，舌淡胖，苔白腻，脉沉细而缓。

选用药物 党参、黄芪、白术、茯苓、熟地、菟丝子、泽泻、附子、桂枝、仙灵脾、砂仁、甘草、干姜。

肝肾阴虚型

主要症状为腰膝酸软，失眠多梦，五心烦热，视物不清，口干舌燥，月经量少，舌红少津，苔薄黄，脉细数。

选用药物 黄芪、丹参、熟地、山药、枸杞子、白芍、炒枣仁、菟丝子、杭菊、山萸肉、肉苁蓉、鹿角胶、柴胡、甘草。

此外，还可选用全鹿丸、右归丸、人参鹿茸丸等中成药。

常用西药

甲状腺片

治疗本病用甲状腺激素替代疗法效果显著，需终生服用，替代疗法首选甲状腺片。

注意事项 应从小剂量开始，每日 20 ～ 40 毫克，于早晨一次顿服，以后每 2 周增加 20 ～ 40 毫克，最终剂量可达每日 80 ～ 160 毫克。当治疗见效至症状改善、脉率及血清 T_3、T_4 恢复正常时，应用维持量，每日 40 ～ 120 毫克。治疗过程中如有心悸、多汗、失眠、体重减轻等反应时，应减少剂量或暂时停服，若出现呕吐、腹泻、发热、心动过速或心律不齐、肌肉颤动或痉挛，甚至心绞痛、心衰时，应立即停药。老年冠心病或其他心脏病者应酌情减量。

左甲状腺素钠（左旋甲状腺素，T_4，优甲乐）

注意事项 应从小剂量开始，每日 2 次，每次口服 25 微克，以后每 2 周增加 50 微克，最终剂量可为每日 150 ～ 300 微克，维持量每日 100 ～ 150 微克。

三碘甲状腺原氨酸（T_3）

注意事项 每日口服 10 微克，可逐渐增至每日 40 ～ 100 微克，维持量每日 20 ～ 40 微克，本制剂作用快而强，但作用时间短。

缺铁性贫血

常用中药

中医将缺铁性贫血包括在虚证之中，属于血虚，治疗时可根据症状及脉象分为 5 个类型，然后进行辨证论治。

肝血亏损型

主要症状为头晕目眩，视物昏花，面色无华或萎黄，肢体麻木，月经不调或闭经，爪甲不荣，舌淡，苔白，脉虚弱。

选用药物 四物合剂(丸)、阿胶胶囊(口服液、胶块)。

脾虚血亏型

主要症状为疲倦乏力，头昏眼花，面色萎黄或苍白，食少腹胀，便溏，月经量少，舌淡，苔薄白，脉细弱；心脾两虚者，兼有心悸气短，失眠多梦，健忘烦躁，毛发干枯脱落，爪甲脆裂，反甲等。

选用药物 归脾丸等。

气血两虚型

主要症状为眩晕耳鸣，面色苍白或萎黄，爪甲不荣，疲倦乏力，心悸气短，或月经不调，舌淡，苔薄白，脉细无力。

选用药物 八珍丸、人参养荣丸、十全大补丸、健脾生血颗粒等。

脾肾阳虚型

主要症状为面色萎黄或苍白无华，形寒肢冷，唇甲淡白，周身水肿，甚则可有腹水，心悸气短，耳鸣眩晕，倦怠神疲，腰酸腿重，大便溏薄或有五更泻，小便清长，男性阳痿，女性月经不调或闭经，舌质淡或有齿痕，苔白滑润，脉沉细。

选用药物 右归丸合四君子丸。

虫积型

除有贫血症状外，尚有腹胀或嗜食生米、茶叶、泥土等，善食易饥，恶心呕吐，大便干结或溏薄有奇臭，神疲肢软及其他虫积见症，苔薄，脉虚弱。

选用药物 化虫丸或榧子杀虫丸加减。

常用西药

硫酸亚铁

又称硫酸低铁、绿矾、铁矾，是治疗缺铁性贫血的特效药。

适应证 主要用于慢性失血（月经过多、消化道溃疡、痔疮出血、子宫肌瘤出血、钩虫病失血等）、营养不良、妊娠、儿童发育期等引起的缺铁性贫血。

注意事项 本药对胃肠道黏膜有刺激性，可致恶心、呕吐、上腹疼痛、腹泻等，饭后服用可减少胃肠道不良反应。可致便秘，并排黑便，大量口服可致急性中毒，出现胃肠道出血、坏死，严重时可致休克。不可与含钙、磷酸盐类、含鞣酸药物、抗酸药和浓茶同服，否则会使铁盐沉淀，妨碍其吸收；与四环素类可形成络合物，互相妨碍吸收。

用药禁忌 消化性溃疡病、溶血性贫血等患者禁用。

富马酸亚铁

又称富马酸铁、富血铁、富马铁等，作用与硫酸亚铁相同，但含铁量较高(33％)，较难被氧化，奏效较快，副作用稍小。

适应证 同硫酸亚铁。

注意事项 偶有胃肠道不适，如恶心、呕吐、上腹疼痛等，可引起便秘和黑便，还可引起溃疡性结肠炎、肠炎。酒精中毒、肝炎、急性感染、肠道炎症、胰腺炎等患者慎用。不可与制酸药、磷酸盐类、含鞣质药和浓茶同用，否则易产生沉淀而影响吸收。

用药禁忌 消化道溃疡、溃疡性肠炎、肝肾功能严重损害、非缺铁性贫血及对铁过敏者忌用。

葡萄糖酸亚铁

又称葡萄糖酸低铁，作用同硫酸亚铁及富马酸亚铁，但作用温和，铁利用率高，口服经十二指肠吸收，起效快，不良反应较小。

适应证 同硫酸亚铁及富马酸亚铁。

注意事项 同富马酸亚铁。

乳酸亚铁

乳酸亚铁又称乳酸亚铁，作用同硫酸亚铁等铁制剂，但吸收率较高。

适应证 同硫酸亚铁。

注意事项 宜饭后服用。

琥珀酸亚铁

琥珀酸亚铁又称琥珀酸低铁、速力菲，吸收率较高，无铁锈味。

适应证 缺铁性贫血症的预防及治疗。

注意事项 个别患者可能出现恶心、呕吐、腹泻等不良反应，必要时可适当减少服用量或停药。宜饭后服用，服时忌饮茶水，以免被鞣质沉淀而失效。

巨幼红细胞性贫血

常用中药

巨幼红细胞性贫血属于中医"血虚"、"虚劳"范畴，治疗时可根据症状及脉象分为4个类型，然后进行辨证论治。

心脾两虚型

主要症状为面色萎黄或淡白，发焦易脱，倦怠无力，食少纳呆，心悸气短，睡眠不安，或有头晕，口唇黏膜苍白，爪甲色淡，舌质淡胖，苔薄，脉虚细。

选用药物 归脾汤加减。

脾胃虚弱型

主要症状为面色苍白或蜡黄，食欲不振，神倦乏力，或有腹泻便溏，唇舌色淡，苔薄，脉弱。

选用药物 五味异功散加味。

肝肾阴虚型

主要症状为两颧嫩红，目眩耳鸣，腰腿酸软，潮热盗汗，口干舌燥，指甲枯脆，肌肤不泽，舌红，苔少，脉细数。

选用药物 左归丸加减。

脾肾阳虚型

主要症状为面色、口唇淡白，畏寒肢冷，精神困倦，食欲不振，大便溏薄，身体消瘦或水肿，心慌气短，舌质淡胖，苔薄，脉沉细。

选用药物 十四味建中汤加减。

常用西药

叶酸缺乏者，可每次口服叶酸5～10毫克，每日3次，连用2周后，可改每日1次。如胃肠反应大，影响叶酸吸收，可每日肌注甲酰四氢叶酸钙3～6毫克，直至血常规完全恢复正常为止。维生素C能促进叶酸的利用，可同时口服，以提高疗效。

维生素B_{12}缺乏者，可每日肌肉注射100微克，连续2～4周，直至血常规恢复正常。以后每周肌肉注射2次，每次100微克，以增加储备。

如明确是叶酸或维生素 B_{12} 缺乏时，可给相应药物治疗。如不明确时，应将两者联合应用。因为同时有维生素 B_{12} 和叶酸缺乏时，应用其中的一种有可能使另一种更为缺乏，且单用叶酸治疗反而会加重神经系统并发症，故宜两药同时应用。维生素 B_{12} 和叶酸联合应用时，再加服维生素 C，可提高疗效。

溶血性贫血

常用中药

溶血性贫血属中医"血虚"、"虚劳"，"黄疸"范畴，治疗时可根据症状及脉象分为 4 个类型，然后进行辨证论治。

湿热内蕴型

主要症状为尿呈茶色或酱油色，面色萎黄，身目俱黄，倦怠乏力，纳呆食少，口干口苦，黏腻不思饮，或午后发热，腰背酸痛，大便秘结，舌质红，苔黄腻，脉濡数。见于急性发作期。

选用药物 茵陈五苓散加减。

气血两亏型

主要症状为尿偶呈酱色或见目黄身黄，头晕心悸，神疲懒言，面色苍白或萎黄，气短乏力，唇甲色淡，舌质淡，舌体胖，苔白，脉细弱。

选用药物 八珍汤加减。

脾肾两虚型

主要症状为夜尿频，或呈茶色，腰膝酸软无力，面色无华，倦怠、畏冷，食欲不振，纳少便溏，舌质淡，苔薄白，脉沉细。

选用药物 十四味建中汤或四君子汤合六味地黄汤加减。

气滞血淤型

主要症状为腹有症积，推之不移，胁肋作胀，舌质暗，或有淤斑，脉细。

选用药物 血府逐淤汤加减。

常用西药

肾上腺皮质激素

可抑制抗原抗体反应，主要适用于免疫性溶血性贫血、伯氨喹啉型溶血性贫血、阵发性睡眠性血红蛋白尿症及误输异型血者。常用泼尼松、地塞米松等。

免疫抑制剂

对肾上腺皮质激素治疗效果不佳或需较大剂量维持时，可考虑加用或改用免疫抑制剂。常用的免疫抑制剂有硫唑嘌呤、环磷酰胺、瘤可宁、6－巯基嘌呤、甲氨喋呤、甲基苄肼等。

雄激素

可肌肉注射丙酸睾酮，每次 100 毫克或口服康力隆。

补剂

并发叶酸缺乏者，可口服叶酸制剂；若长期血红蛋白尿而有缺铁表现者应补铁。阵发性睡眠性血红蛋白尿患者补充铁剂时应谨慎，因铁剂可诱使其发生急性溶血。

白细胞减少症

常用中药

本病属于中医学"虚劳"的范畴，治疗时根据症状及脉象分为气血两虚、下元亏损、血热、血淤、温热等型，然后进行辨证论治。

气血两虚型

主要症状为面色无华，唇甲色淡，眩晕心悸，周身乏力，食欲减退，或见低热不退，舌淡苔白见润，脉细无力。

选用药物　八珍益母丸、十全大补丸、归脾丸、补中益气丸等。

下元亏损型

主要症状为腰膝酸软，神疲乏力，头晕耳鸣。偏于阴虚者可见五心烦热，舌红少苔；偏于阳虚者可见四肢清冷，舌淡胖嫩，脉象沉细或沉细数。

选用药物　偏阴虚者宜服六味地黄丸、左归丸，偏阳虚者宜服金匮肾气丸、右归丸、还少丹等。

血热型

主要症状为心烦易怒，夜寐多梦，舌红起刺，脉沉滑数。

选用药物　犀角地黄丸、犀角化毒丸等。

血淤型

主要症状为面色晦暗，腹中包块触痛，舌暗有淤斑，脉沉涩。

选用药物　大黄蟅虫丸、鳖甲煎丸等。

温热型

主要症状为高热畏寒，周身酸楚，口渴欲饮，头痛头晕，咽红肿疼痛，或有溃疡，舌绛，苔黄，脉数。

选用药物　羚翘解毒丸、犀角解毒丸、紫雪散、安宫牛黄丸等。

常用西药

碳酸锂

可增加粒细胞的生成，但对慢性骨髓功能衰竭者无效。副作用可有震颤、胃部不适、腹泻、瘙痒、水肿等，停药后即可消失。

利血生

内含半硫胱氨酸、苯乙酸，可促进造血功能，对放射线、药物及化学药物所引起的中性粒细胞减少有一定的疗效。

维生素 B_4

为核酸的活性成分，能刺激白细胞生成。

肾上腺皮质激素

当使用一般升白细胞药物治疗无效、白细胞持续减少时，可能为免疫因素引起。这时使用肾上腺皮质激素可获得较好且持久的疗效。可选用泼尼松口服，也可选用氢化可的松 0.2 ~ 0.3 克，加入 300 毫升 5％葡萄糖液中静滴。

滴虫性阴道炎

常用中药

本病相当于中医的"阴痒"、"虫蚀"，治疗时可根据症状及脉象分为两个类型，然后进行辨证论治。

脾虚湿热型

主要症状为外阴、阴道瘙痒，带下量多，色黄如脓，或呈泡沫状，或挟赤带，神疲乏力，胸闷不舒，胃纳减少，苔薄腻，脉细弱。

选用药物 治带片等。

肝经郁热型

主要症状为阴部瘙痒，带多如脓或夹血丝，有腥臭气味，口苦口干，苔黄，脉弦数。

选用药物 龙胆泻肝丸等。

常用西药

局部治疗

先用 0.5％ ~ 1％乳酸或醋酸溶液或 1∶5000 高锰酸钾溶液冲洗阴道，每日 1 次，以增强阴道防御能力。并发感染者可用 1∶2000 新洁尔灭液冲洗阴道或坐浴。阴道冲洗后或每晚睡前将灭滴灵 200 毫克塞入阴道内，10 天为一疗程，也可用滴维净 1 片或卡巴砷 200 毫克塞入阴道。

全身治疗

滴虫性阴道炎的滴虫不仅可寄生在阴道及阴道黏膜的皱襞内，还可寄生在泌尿道及宫颈腺体的深处。因此，单纯局部用药不易根治，往往需要结合全身用药治疗。服用灭滴灵可引起恶心、呕吐、眩晕、头痛及导致胎儿畸形，怀孕20周以前不宜口服。

念珠菌性阴道炎

常用中药

阴道炎属中医的"阴痒"、"带下"范畴，治疗时可根据症状及脉象分为3个类型，然后进行辨证论治。

湿热下注型

主要症状为带下量多，其味腥臭，色白如豆腐渣状，阴部奇痒、灼痛，坐卧不安，口苦而腻，口渴欲饮，心烦少寐，胸闷不适，纳谷不香，小便黄赤，舌质红，舌苔黄腻，脉滑数。

选用药物 调经止带丸、白带丸、止带片等。

脾虚湿盛型

主要症状为白带增多，臭气较轻，色白如乳块状或豆渣样，外阴瘙痒，神疲乏力，纳少便溏，舌质淡，舌苔薄白，脉细濡。

选用药物 立止白带丸、调经白带丸、妇科白带膏等。

肝肾阴虚型

主要症状为阴部干涩，灼热瘙痒，带下量多色黄，或呈血样，五心烦热，头晕目眩，腰膝酸软或腰痛，时有烘热汗出，口干不欲饮，舌红，苔少，脉细数。

选用药物 知柏地黄丸、杞菊地黄丸等。

常用西药

全身用药

可口服伊曲康唑（斯皮仁诺）。此外，每周使用1次氟康唑，不但能有效治疗念珠菌性阴道炎，而且能有效防止此病的复发。

局部用药

在医生指导下使用碱性溶液（2%～4%的碳酸氢钠等）冲洗外阴及阴道。冲洗擦干后可将治疗霉菌的药物制霉菌素、硝酸咪康唑（达克宁）、克霉唑等栓剂放入阴道内，每晚1枚，共用1～2周。也可用制霉菌素软膏或3%克霉唑软膏涂抹外阴处，每日1～2次。

前列腺增生

常用中药

中医治疗时，可根据症状及脉象将本病分为 7 个类型，然后进行辨证论治。

下焦淤阻型

主要症状为前列腺增大，小便点滴而下，或尿线变细，或时断时续，甚至阻塞不通，小腹胀满疼痛，舌质紫暗，有淤点或淤斑，脉细涩。

选用药物 代抵当丸加减、桂枝茯苓丸、复方丹参片等。

肾阳不足型

主要症状为前列腺增大，夜尿增多，小便不通或滴沥不畅，面色苍白，精神萎靡，腰酸膝软，畏寒肢冷，舌质淡，苔薄白，脉沉细或迟弱。

选用药物 济生肾气丸加减、济生肾气丸、右归丸等。

湿热下注型

主要症状为前列腺增大，小便点滴不通或频数，短赤灼热，小腹胀满，大便秘结，口苦口黏，舌质红，苔黄腻，脉滑数或弦数。

选用药物 八正散加减、复方穿心莲片、龙胆泻肝丸、黄连素片等。

中气不足型

主要症状为前列腺增大，小腹坠胀，时欲小便而不得出，或量少而不畅，精神疲乏，食欲不振，少气懒言，舌质淡，苔薄白，脉细弱。

选用药物 补中益气汤合春泽汤加减、补中益气丸、刺五加片等。

肝郁气滞型

主要症状为前列腺增大，小便不畅甚或不通，胁腹胀满，情志抑郁，或多烦易怒，口苦咽干，舌质红，苔薄或薄黄，脉弦数。

选用药物 沉香散加减、六郁丸等。

肾阴亏损型

主要症状为前列腺增大，小便频数或淋漓不断，遇劳即发，时发时止，经久不愈，伴头晕耳鸣，腰膝酸软，五心烦热，口干便燥，舌质红，苔少，脉细数无力。

选用药物 知柏地黄丸、左归丸、杞菊地黄丸等。

脾肾阳虚型

主要症状为前列腺增生，小便频数，余沥不尽，腰酸膝软，食少便溏，少腹冷痛，形瘦神疲，面色苍白，便秘尿少，舌质淡胖有齿痕，脉沉细。

选用药物 老年人癃闭汤加减、三肾丸、肾气丸等。

常用西药

抗雄激素药物

己烯雌酚：副作用有恶心呕吐、男性乳房发育、阳痿。

甲地孕酮：可降低血浆中睾酮水平。

氟硝丁酰胺：可使患者前列腺体积缩小，残余尿量减少。副作用有男性乳房发育、恶心呕吐、肝功不正常。

α 受体阻滞剂

高特灵（四喃唑嗪）：主要用于缓解膀胱颈部梗阻，改善排尿情况。副作用较少，一般不会引起头晕及体位性低血压。

盐酸酚苄明（竹林胺）：用于治疗前列腺增生症引起的尿频、尿急、尿线细、尿滴沥、排尿等待等排尿困难。可有轻度口干、鼻塞、头晕、乏力、心悸、早搏等。

酚妥拉明：静脉缓慢滴注，显效快，作用时间短，一般可用于急性尿潴留。副作用常可见头晕、视力障碍及体位性低血压。

5－α 还原酶抑制剂

保列治（非那甾胺）：基本无副作用，少数患者可引起性功能障碍。

特异性阻断雄激素双氢睾酮和前列腺激素受体制剂

舍尼通（普适泰）：无明显毒副作用，但起效较慢、疗程较长。

类风湿性关节炎

常用中药

类风湿性关节炎属中医的"痹证"、"历节风"、"鹤膝风"等范畴，治疗时可根据症状及脉象将本病分为4个类型，然后进行辨证论治。

风寒湿痹型

主要症状为关节疼痛、肿胀、晨僵，得温或活动后症状减轻。风偏胜者关节多窜痛；寒偏胜者疼痛较剧，遇寒加重；湿偏胜者肿胀明显。舌体正常或胖大，舌质淡红或淡白，苔薄白或白腻，脉弦或弦滑或弦紧。

选用药物 蠲痹汤加减。

风湿热痹型

主要症状为关节红肿疼痛，甚则痛不可伸，得冷稍舒，或兼身热恶风，舌红，苔黄，脉弦滑数。

选用药物 桂枝芍药知母汤加减。

痰淤痹络型

主要症状为关节肿痛日久，渐现强直畸形，屈伸不利，并伴皮下结节，肌削形瘦，神疲面枯，腰膝酸痛，头晕眼花等，舌暗淡或有淤斑，苔薄白或白腻，脉细或细涩。

选用药物 独活寄生汤加减。

肾阳虚亏型

主要症状为关节肿大，僵硬冷痛，恶寒，面无华色，精神萎靡，手足不温，腰酸腿软，小便清长，舌质淡，苔白，脉沉迟。

选用药物 金匮肾气丸加减。

常用西药

非甾体类抗炎药

非甾体类抗炎药是治疗类风湿性关节炎的一线药物，用于初发或轻症病例，具有消炎止痛的作用，但不能阻止类风湿性关节炎病变的自然过程。本类药物彼此间可发生相互作用，因此任选一种为宜，不主张联合应用，并应注意个体化。常用的有以下几种。

阿司匹林: 阿司匹林是治疗类风湿性关节炎的首选药物，长期服用易发生恶心、呕吐、胃痛及食欲减退等消化道症状，严重者可致胃黏膜糜烂、溃疡和出血，大剂量服用数年可引起肾损害。一般在饭后服用或与制酸剂同用，也可用肠溶片以减轻胃肠道刺激。

吲哚美辛（消炎痛）: 吲哚美辛是一种吲哚醋酸衍生物，具有较强的抗炎、解热和镇痛作用，也有抑制肉芽形成的作用。患者如不能耐受阿司匹林可换用此药，夜间或睡前服用可抑制晨僵。每日100毫克以上时易产生副作用。

丙酸衍生物: 丙酸衍生物包括布洛芬、萘普生和芬布芬等，作用与阿司匹林相似，疗效相仿，副作用较小，可作为阿司匹林的替代药物。

改变病情的药物

这是治疗类风湿性关节炎的二线药物，适合于经过一线药物治疗后不能控制病情者，或开始治疗时已有骨侵蚀者，可任选其中一种。服药以后不能立即生效，一般要在几周或几个月后病情才见好转；持续服药时，可部分或全部控制疾病的症状，但在停药以后，症状又会在不同时间内复发。此类药物常用的有以下几种。

口服金制剂: 口服金制剂对关节疼痛及晨僵疗效明显，也能使血沉及C反应蛋白好转，有效率可达70%~90%。目前常用的是硫代苹果酸金钠，若治疗过程中用药总量已达1 000毫克而病情仍无改善，则应停药。金制剂疗效确切，但副作用也较多，应慎用，也不宜与免疫抑制剂或细胞毒药物合用。

青霉胺: 青霉胺是一种含巯基的氨基酸药物，对慢性类风湿性关节炎有一定效果。

除了能缓解关节症状外，还可使血沉及 C 反应蛋白降低、类风湿因子转为阴性。本药副作用较多，如过敏性皮疹、骨髓抑制（血小板、白细胞减少）、蛋白尿及肝肾损害等。

雷公藤：雷公藤具有消炎、抗菌、调节免疫、活血化淤、杀虫等作用。副作用有恶心、呕吐、腹痛、腹泻、皮疹、口腔溃疡、女性月经不调及停经、男性精子减少、肝肾损害、白细胞或血小板减少、色素沉着等，停药后可消除。

氯喹：氯喹对类风湿性关节炎有一定的治疗效果，但显效缓慢，服药后常需 6 周 ~ 6 个月才能达到最大疗效，可作为水杨酸制剂或递减皮质类固醇剂量时的辅助药物。每日每千克体重 4 毫克，分次口服。用药过程中常有较多胃肠道反应，如恶心、呕吐和食欲减退等。长期应用须注意视网膜的退行性变、视神经萎缩、骨髓抑制、心肌损害等。

免疫抑制药物

这是治疗类风湿性关节炎的三线药物，对一、二线药物无效或有严重反应，特别是伴有明显脏器损害、坏死性血管炎的患者可选用此类药物，疗效较好，但需注意骨髓抑制等严重的毒性反应。此类药物常用的有以下几种。

环磷酰胺：副作用有骨髓抑制、白细胞及血小板下降，肝脏毒性损害及消化道反应、脱发、闭经、出血性膀胱炎等。

硫唑嘌呤：副作用较轻。

甲氨喋呤：有免疫抑制与抗炎作用，可降血沉，改善骨侵蚀。副作用有厌食、恶心、呕吐、口腔炎、脱发、白细胞或血小板减少、药物性间质性肺炎与皮疹等。孕妇禁用，以免引起胎儿畸形。

皮质激素

皮质激素是治疗类风湿性关节炎的四线药物，对急性炎症有显著疗效，长期应用副作用较多，停药后极易复发。

骨质疏松症

常用中药

骨质疏松症属于中医学"骨痹"、"骨痿"的范畴，治疗时可根据症状及脉象将本病分为 6 个类型，然后进行辨证论治。

肝肾阴虚型

主要症状为腰膝酸痛，疲乏少力，头晕目眩，耳鸣健忘，失眠多梦，患部痿软微热，关节僵硬。男性阳强易举、遗精，女性经少经闭，或崩漏，形体消瘦，潮热盗汗，五心烦热，咽干颧红，溲黄便干，舌红少律，苔少，脉细数。

选用药物 六味地黄丸、左归丸或滋阴大补丸加减。

肾阳虚衰型

主要症状为腰膝酸软而痛，畏寒肢冷，尤以下肢为甚，头晕目眩，精神萎靡，面色苍白或黝黑。或小便清长，夜尿频多；或大便久泄不止，消化不良，五更泄泻；或水肿，腰以下为甚，按之凹陷不起，甚则腹部胀满，全身肿胀，心悸咳喘；舌淡，苔白，脉沉弱。

选用药物　金匮肾气丸、右归丸加减。

肾精不足型

主要症状为患部酸楚隐痛，筋骨萎弱无力，早衰，发脱齿摇，健忘恍惚，舌红，脉细弱。

选用药物　河车大造丸加减。

气血两虚型

主要症状为腰背酸软而痛，四肢乏力，关节酸痛，伴心悸失眠，少气懒言，乏力自汗，面色萎黄，食少便溏，舌淡，脉细弱。

选用药物　人参归脾丸、十全大补汤或归脾汤加减。

气滞血淤型

主要症状为腰背酸痛，甚至弯腰驼背，活动受限，或四肢关节僵硬变形，胸胁胀闷，走窜疼痛，伴性情急躁，或刺痛拒按，舌暗红，苔白腻，脉细涩。

选用药物　血府逐淤胶囊、桃红四物汤或身痛逐淤汤加减。

风邪偏盛型

主要症状为患部瘙痒，可见红斑，游走性关节疼痛，入夜稍安，肢节屈伸不利，手足不仁，苔薄白，脉浮。

选用药物　防风汤或如意通圣散加减。

常用西药

钙剂

无机钙氯化钙、碳酸钙、磷酸钙、有机钙葡萄糖酸钙、柠檬酸钙、乳酸钙、门冬氨酸钙、活性钙和钙尔奇 D 等。对于老年患者，可给予中等剂量维生素 D。

维生素 D 制剂

常用药物有罗钙全和阿法骨化醇。

雌激素

常用药物有雌二醇、己烯雌酚、复方雌激素、尼尔雌醇、利维爱。

降钙素

常用药物有降钙素、益钙宁、密钙息等。

养生保健篇

第一章
人体四季养生与保健

从《黄帝内经》中的"四气调神大论"说起

　　"四气调神大论"是《黄帝内经》中《素问》第二篇的篇名，即《素问·四气调神大论》。原意是：应顺应自然界四时气候的变化，调摄精神活动，以适合自然界生、长、化、收、藏的规律，从而达到养生防病的目的。

　　一是春季调神。"春三月，此谓发陈，天地俱生，万物以荣。……以使志生，生而勿杀，予而勿夺，赏而勿罚……"就是说，在春天的3个月里，是自然界万物推陈出新的季节，此时自然界生机勃勃，万物欣欣向荣，人们也一定要使自己的情志生机盎然。在春天只能让情志生发，切不可扼杀；只能助其畅达，而不能剥夺；只能赏心怡情，绝不可抑制摧残，这样做才能使情志与"春生"之气相适应。

　　二是夏季调神。"夏三月，此谓蕃秀，天地气交，万物华实。……无厌于日……使华英成秀，使气得泄，若所爱在外……"就是说，夏季的3个月，是万物繁荣秀丽的季节，天气与地气上下交合，万物成熟结果。此时，人们在精神上易厌倦，但夏主长气，人气不宜惰，应保持情志愉快不怒，应该像植物一样，向外开发，以使体内阳气宣泄，这样才能使情志与"夏长"之气相适应。

　　三是秋季调神。"秋三月，此谓之容平，天气以急，地气以明。……使志安宁，以缓秋刑，收敛神气，使秋气平，无外其志，使肺气清……"意思是：立秋后阴气开始占上风，阳气开始衰落，气候由热转凉，出现天气清凉劲急、万物肃杀的自然状态。此时，万物都已经成熟，人体阳气也开始收敛，此时在精神方面，要使神气内敛，志意安宁，不使志意外露，阳气外泄，避免秋天肃杀之气的伤害，即"以缓秋刑"。这就能使情志与"秋收"之气相适应。

　　四是冬季调神。"冬三月，此谓闭藏，水冰地坼……使志若伏若匿，若有私意，若已有得……此冬气之应，养藏之道也。"本句意为：冬天的三个月，阳气都藏匿起来，阴气最盛，大地千里冰封，万里雪飘，一派阴盛寒冷之景象。此时，在精神方面，要使志意内藏不宜外露，这样才能使情志与"冬藏"之气相应，符合冬季保养"藏"之机的道理。

　　四气调神是建立在中医"天人合一"的整体观念上的养生观。人必须适应四时生长收藏的规律，适时调整自己的思想状态和衣食起居，否则就会受到疾病的侵袭。但是，我们现在的很多做法已经严重违背了这种最基本的养生法则，我们冬天有暖气，在房间里就可以吃冷饮，夏天有空调，不用出一点汗，但是这也滋生了很多的"富贵病"，这是现代生活的尴尬。

四季养生总宗旨：内养正气，外慎邪气

自然界分布着五行（即木、火、土、金、水）之常气，以运化万物。人体秉承着五行运化的正常规律，因此才有五脏生理功能。不仅如此，人们必须依赖于自然界所提供的物质而生存。所以，人与自然环境存在着不可分割的联系，自然和人的关系好比"水能载舟，亦能覆舟"，既有有利的方面，也有不利的方面。

可是，人对自然不是无能为力的，疾病是可以预防的，只要五脏元真（真气）充实，营卫通畅（指人的周身内外气血流畅），抗病力强，则正气存内，邪不可干，人即安和健康。

所以，四季养生保健的根本宗旨在于"内养正气，外慎邪气"。

首先，"内养正气"是养生的根本，任何一种养生方法的最终目的都是保养正气，保养正气就是保养人体的精、气、神。人体诸气得保，精和神自然得到充养，人体脏腑气血的功能也得到保障，即"五脏元真通畅，人即安和"。

张仲景内养正气的方法主要是通过调养精神，采用养神畅志与立志修德相结合，促使精神内守，真气存内，防病益寿。

其次，"外慎邪气"则是警惕外界一切可能致病的因子，主要是从有病要早治、生活要节制等方面来调摄养生。

张仲景认为，邪气刚入人体之表，应当及时治之，"勿使九窍闭塞，如此则营卫调和"，病邪就不会由表入里，病势也就不会由轻变重而损害正气，是养生祛病益寿之妙法。由于他在日常生活中能够坚持这种做法，因此他在一生中没有得过什么危急重症，更没有因病重而卧床不起。

外慎邪气的另一个方面是指对自己的生活注重节制，忌"贪"字。比如，起居有常，起卧有时，从不贪睡，每天坚持锻炼身体，并做一些力所能及的体力劳动；衣着打扮应当以舒适为宜，根据气候的变化而适当增减着装，但不要因天气寒冷就穿着过暖，也不要因为天热贪凉而过少穿衣；饮食方面则要讲究五味适中，五谷相配，饮食随四时变化而调节，忌贪饮暴食偏食；在心理健康方面，应当注重陶冶情操，坦然怡然地待人接物，不以物喜，不以己悲，心态良好自然能够改善身体状况，减轻乃至避免机体发生病患的可能。

四季养生总原则：春夏养阳，秋冬养阴

春夏养阳、秋冬养阴，也就是在春、夏季节保养阳气，在秋、冬季节保养阴气。因为身体与天地万物的运行规律一样，春夏秋冬分别对应阳气的生长收藏。如果违背

了这个规律，就会戕害生命力，破坏人身真元之气，损害身体健康。

但是，有人可能会对这种说法有疑问：春夏季节天气逐渐热了，为什么还要养阳？那不更热了？秋冬季节天气逐渐转冷，为什么还要养阴？不就更冷了吗？

道理在于，春夏的时节气候转暖而渐热，自然界温热了，会影响人体，人感到暑热难耐时，一则人体的自身调节机制会利用自身机能即大量消耗阳气，来调低自身温度抗暑热以适应外界环境的变化；二则天热汗出也会大量消耗阳气，汗虽为津液所化，其性质为阴，但中医认为，汗为心之液，所以汗的生成，也有阳气的参与。

秋冬的时节气候转冷而渐寒，自然界寒冷了，也会影响人体，人感到寒冷时，一则人体的自身调节机制会利用自身机能大量调动阳气，来调高自身温度抵御严寒以适应外界环境的变化；二则秋冬季节阳气入里收藏，中焦脾胃烦热，阴液易损。

所以说，春夏之时阳虚于内；秋冬之时阴虚于内。在养生保健上就要做到"春夏养阳、秋冬养阴"。正如清代著名医家张志聪所谓"春夏之时，阳盛于外而虚于内，所以养阳；秋冬之时，阴盛于外而虚于内，所以养阴"。总之，主要还是阳气易于亏耗。

但是，这并不代表，秋冬养阴就不用养阳了。因为对于人体来说，阳代表能动的力量，即机体生命机能的原动力。阳化气，人们把阳和气连起来叫阳气；阴代表精、血、津液等营养物质，即机体生命机能的基本物质。阳气是人体生存的重要因素，由阳气生成的生命之火，是生命的动力，是生命的所在；阴成形，通常又把它叫做阴液。阴液是有形物质，濡养了人体形态的正常发育及功用。阴所代表的精、血、津液等物质的化生皆有赖于阳气的摄纳、运化、输布和固守，只有阳气旺盛，精血津液等物质的化生以及摄纳、运化、输布和固守才有依赖。只有阳气的能动作用，才能维持人体生命的正常功能。这就是阳气在人体的能动作用，它不仅主宰了人的生命时限，而且还确定了人体五脏六腑的功能状态。所以，不论何季，"养阳"都是非常重要的。

春季养"生"，让身体与万物一起复苏

"春三月，此谓发陈，天地俱生，万物以荣。夜卧早起，广步于庭，被发缓形，以使志生，生而勿杀，予而勿夺，赏而勿罚。此春气之应，养生之道也。"

这是《黄帝内经》中关于春季养生之道的论述。春三月是指农历的一、二、三月；"此谓发陈"的"陈"字是指冬天积累、收藏的东西，这是生发的基础。如果冬天没有好好地收藏，春天就没有生发的基础，就不能很有精力地投入一个新的开始。

那么春季该如何养生，才能养生机呢？《黄帝内径》中提到要"夜卧早起"，也就是说告诫人们要晚睡早起，春天是个生发的季节，不能总睡觉，如果睡眠过多，就会阻碍身体气机的生发，所以春天要尽量少睡点。其次是"广步于庭"，意思是没事的时候，可以在家里的庭院里大踏步地行走，这样有利于身体内气机的生发。第三就是"被发缓形"，就是披散着头发，放松形体，不能穿紧身衣约束自己的身体，使身体完全处于一种放松的状态。

"生而勿杀，予而勿夺，赏而勿罚"的意思都是说：春天是万物生长的季节，这

个季节人体同样也在生发，这个时候人要有那种给予的精神，不能动任何的杀机，人自身也要保持欣欣向荣的气机，这样万物才能茁壮成长，人的身体才能健康，否则就会伤了人和天地的生机。这是春天的养生法则。如果违背这种法则就会损伤肝脏，供给夏季长养的力量就减少了，到了夏天就容易出现寒性病变。

春天是肝气最足、肝火最旺的时候。肝在中医五行当中属木，此时它的功能就像是春天树木生长时的情形；这时候人最容易生气发火，肝胆是相表里的，肝脏的火气要借助胆经的通道才能往外发，所以很多人会莫名其妙地感到嘴苦、肩膀酸痛、偏头痛、乳房及两肋胀痛，臀部及大腿外侧疼痛。这时你按摩一下肝经上的太冲穴就可以达到止痛的效果。因为出现上述疼痛的地方就是胆经的循行路线，通过胆经来抒发肝之郁气，是最为顺畅的。

曾经有一位30多岁的男性说他最近一段时间不知道怎么回事一上班就想跟别人吵架，心里老想发火。当问及他平时的工作生活情况时，他说因为工作紧张，每天都要加班到11点，单位离家又远，每天睡眠不足5个小时。这样已经半年了。中医认为，肝主藏血，人在睡眠时血可养肝，而长期加班，肝失所养，导致肝气不疏、肝郁气滞，所以就有了想跟人吵架的念头。这说明生活规律、不熬夜、保证充足的睡眠，也是养肝必不可少的。

春季有人经常腿抽筋，有人经常会腹泻。有人经常困倦，这又是一种情形，就是"肝旺脾虚"。五行中肝属木，脾属土，二者是相克的关系。肝气过旺，气血过多地流注于肝经，脾经就会相对显得虚弱，脾主血，负责运送血液灌溉到周身，脾虚必生血不足。运血无力，造成以上诸般症状，这时可以服用红枣、山药薏米粥以健脾养血，脾血一足，肝脾之间就平和无偏了。

早春天气，乍暖还寒，有时还会倒春寒，所以一定要注意增减衣服，所谓"春捂秋冻"，就是说早春要多穿暖一点，不要急于脱冬衣；办公室及家庭要多开窗户，一天至少开两次窗户，每次15～30分钟；多吃温阳性食物、生发性食物、酸性食物、甜味食物等，具体有豆芽、韭菜、青笋、香椿、酸枣、橙子、猕猴桃、羊肝、猪肝、鸡肝等；春天还要多出去郊游、踏青、赏花，多走路、多运动，多晒太阳以养阳。

总之，春天是万物生发的季节，在这个季节要按时睡，早起，放松自我，缓行于庭院，不要压抑自己，使精气慢慢升起来，否则会伤肝。另外，春季要多吃五谷、豆子等种子类食物，如五豆粥（红豆、黄豆、绿豆、白豆、黑豆）因为种子主生发；也可多吃新鲜的应季蔬菜，这也是有生发之功效的。

适当"春捂"好处多，但也要捂对时间

民间历来有"春捂"的说法，从中医理论讲，"春捂"既是顺应阳气生发的养生需要，也是预防疾病的自我保健。"春捂"易让人忽视的是腿和脚，其实人体下半身的血液循环较差，容易遭风寒侵袭，尤其是抵抗力弱的老人和儿童，受寒后伤肺，易引发感冒、哮喘等疾病。

进入春季，万物复苏，人也要适当增加活动量。春季锻炼要多去户外，但早春时节，身体各器官功能还处在较低水平，此时不宜进行激烈、长时间的运动。一些节奏较慢且运动量不大的户外活动更适于早春，如慢跑、步行、做广播体操、放风筝等。锻炼结束时要立即擦干汗液，以防着凉。

在饮食调整上，多食韭菜和菠菜对身体健康十分有好处。春季是肝旺之时，要少食荤菜和牛羊肉等燥性食物，否则会使肝火更旺，伤及脾胃。此时应多食一些性味甘平的食品，如韭菜等。水果、食用菌、鱼、白菜、大枣、蜂蜜等富含维生素的食物也是春季应该常吃的食品。春天干燥，容易口角生疮，大便干滞，多吃菠菜可缓解这些不适。

另外，"春捂"也要捂对时间，不能一味地捂。"二月休把棉衣撤，三月还有梨花雪"、"吃了端午粽，再把棉衣送"都是比较笼统的时间概念，不够明确。如今，医疗气象学的兴起对春捂有了更科学、更具体的研究。

首先要把握时机。冷空气到来前24～48小时及时做准备。医疗气象学家发现，许多疾病的发病高峰与冷空气南下和降温持续的时间密切相关。比如感冒、消化不良，在冷空气到来之前便捷足先登。而青光眼、心肌梗塞、中风等，在冷空气过境时也会增加。因此，捂的最佳时机，应该在气象台预报的冷空气到来之前24～48小时，再晚便是雨后送伞了。

其次要注意气温。15℃是春捂的临界温度。研究表明，对多数老年人或体弱多病而需要春捂的人来说，15℃可以视为捂与不捂的临界温度。也就是说，当气温持续在15℃以上且相对稳定时，就可以不捂了。

再次要小心温差。日夜温差大于8℃是捂的信号。春天的气温，前一天还很温暖，刹那间就可能飘起雪花，面对这种变化多端的天气，日夜温差大于8℃就是该捂的信号。

最后要把握时间。7～14天恰到好处。捂着的衣衫，随着气温回升总要减下来。而减得太快，就可能生病。对此，医学家建议，气温回冷需要加衣御寒，此后即使气温回升了，也得再捂7天左右，体弱者才能适应，减得过快则有可能冻出病。

夏季养"长"，适当宣泄体内淤滞

夏季是天地万物生长、葱郁茂盛的时期。金色的太阳当空而照，向大地洒下了温暖的阳光，这时，大自然阳光充沛，热力充足，万物都借助这一自然趋势加速生长发育。人在这个时候也要多晒太阳多出汗，宣泄出体内的淤滞，这样才能使气血通畅，为以后的收藏腾出地方。如果在夏天宣泄得不够，到了秋冬季节想进补的话，根本就补不进来。所以夏天该散就散，但是不能过度。

另一方面，因为夏季属火，主生长、主散发，夏天多晒太阳、多出汗，可借阳气的充足来赶走身体里的积寒。但现代人通常都处于有空调的环境下，整个夏天都很少出汗，这样反而会让体内的寒气加深，抑制散发，秋天就会得痰证（呼吸方面的病），降低了适应秋天的能力，所谓奉收者少。

中医认为长夏（农历6月，阳历7～8月间）属土，五脏中的脾也属土，长夏的气候特点是偏湿，"湿气通于脾"，也就是说湿气与脾的关系最大，所以，脾应于长夏，是脾气最旺盛、消化吸收力最强之时，因而是养"长"的大好时机。另外，夏季对应人体五脏中的"心"，有心脏病的人在夏天容易复发或者症状加重。所以夏季应以养心为先。

那么，夏天我们应该怎样"养长"和"养心"呢？

首先，要保证睡眠。中午的时候人们总是精神不振、昏昏欲睡，因此有条件的话可以增加午休的时候，以消除疲劳，保持精力充沛。

第二，要保证营养，春季天热气压低。人吃饭少，营养补充不足，而且，天亮得早黑得晚，人劳作的时间加长，睡眠也不足。总的来讲，人体消耗大、一方面是出汗，一方面是活动时间多，人的体质会下降。所以这时候更应该注意养自己的身体，增加营养，多吃绿叶蔬菜和瓜果，早晚时喝点粥或汤是大有好处的，尤其是绿豆汤或粥，既能生津止渴、清凉解暑，又能滋养身体。

第三，要及时补水，要多喝凉白开水，不能用饮料代替饮水，因为饮料中含有糖分，含糖越多，渗透压也越高，越不容易为细胞吸收，反而会被细胞带走，容易引起体内缺水，这也是饮料不如水解渴的原因。

第四，不能因暑贪凉，《黄帝内经》里说："防因暑取凉"，这是告诫人们在炎热的夏天，在解暑的同时一定要注意保护体内的阳气，因为天气炎热，出汗较多，毛孔处于开放的状态，这时机体最易受外邪侵袭。所以不能只顾眼前的舒服，过于避热趋凉，如吃冷饮，穿露脐装，露天乘凉过夜，用凉水洗脚，这些都能导致中气内虚，暑热和风寒等外邪乘虚而入。

第五，保持心静，夏天容易使人心烦，特别是在气温高、无风、早晚温度变化不明显时，就更容易使人心胸憋闷，产生烦躁和厌烦情绪，从而诱发精神疾病。所以夏天应该清心寡欲、闭目养神。

最后要提醒冠心病、风湿性心脏病、肺源性心脏病、高血压性心脏病患者要特别保护自己的心脏，因为闷热天气会导致呼吸不畅，心脏难受，动脉血压持续增高，加剧心肌缺血、缺氧。

夏季护脾胃，不可贪吃冰西瓜

夏天吃西瓜前，很多人喜欢把它放在冰箱里，冻得凉凉的再拿出来食用。这样虽然嘴上舒服了，却会对脾胃和咽喉造成很大的伤害。

西瓜本来就是生冷性寒的食物，一次吃得过多容易伤脾胃，如果贪凉吃冷藏时间过长的冰西瓜，对脾胃的伤害就更大。

此外，西瓜中有大量水分，可冲淡胃液，从而引起消化不良，使胃肠道抗病能力下降，容易导致腹胀、腹泻。特别是在劳动、剧烈运动之后，如果大量吃冰西瓜，很容易引发胃痛或加重胃病。胃肠虚弱的婴幼儿和平时就有脾胃虚寒、消化不良等肠胃道疾病的人，最好少吃。

大量吃冰西瓜还可能引起咽喉炎或加重咽部不适。因为西瓜在低温下冷藏后，瓜瓤里的水分会结成冰晶，食用时口腔受到突然的刺激，会引起咽炎等不良反应。

感冒初期也应少食西瓜，否则会加重病情或使病程延长。但当感冒加重，出现高热、口渴、咽痛、尿黄赤等症状时，可适当吃些西瓜，有助于病人痊愈。妇女月经期、痛经以及慢性支气管炎、肺气肿等呼吸系统疾病患者均不宜多吃冰西瓜。

因此，西瓜最好是现买现吃，如果买回的西瓜温度较高，需要冷处理一下，可将它放入冰箱降温，把温度调至15℃，并且放置时间不超过两小时。

秋季养"收"，人应该处处收

《素问·四气调神大论篇》中有："秋三月，此谓容平，天气以急，地气以明，早卧早起，与鸡俱兴，使志安宁，以缓秋刑，收敛神气，使秋气平，无外其志，使肺气清，此秋气之应，养收之道也。逆之则伤肺，冬为飧泄，奉藏者少。"

秋季的3个月，是万物收获的季节。此时秋风劲急，秋高气爽，收敛过于生发，天气下降，地气内敛，外现清明，人们也应该早睡早起，收敛精神而不外散，以缓和秋季肃杀的伤伐，使神气安定。这是秋季养生的法则，如果违背了这个法则，就会伤损肺脏，到了冬季便会出现顽固不化的泄泻，供给冬季收藏的就减少了。

那么，生活中我们应该如何进行"养收"呢？

早睡早起

秋季，自然界的阳气由疏泄趋向收敛、闭藏，在起居方面要合理安排睡眠时间，早卧早起。晚上10点就睡觉，11点就能养肝胆之气，不然你的肝胆是养不起来的，尤其是嗜酒的男人一般肝胆都不好，再加上晚上睡觉晚，导致肝病惹上身。

在这里要特别提醒老年朋友，随着年龄的增加，老年人的气血阴阳俱亏，会出现昼不精，夜不瞑的少寐现象。古代养生专家说，老人宜"遇有睡意则就枕"，也就是说什么时候困了什么时候就睡，这是符合养生原则的。

使志安宁

肾藏志，顺应了秋收之气，就能使肾经不妄动。所以在秋季的时候人们的性生活要有所收敛。动物交媾都是春天和夏天最疯狂，秋天和冬天就非常少见，有些动物甚至干脆冬眠了。动物是最遵守自然法则的，要不是因为外来伤害送命的话，绝对是可以尽享天年的。而现在的人又怎么样呢？从来不遵守自然之法则而行事，所以耗损了身体的精气，从而导致疾病的发生。

饮食调养

秋天秋高气爽，气候干燥，应防"秋燥"，秋季的膳食应贯彻"少辛增酸"原则，尽可能少食葱、姜、蒜、韭菜等辛味之品，多食酸味果蔬。如雪梨、鸭梨，生食可清火，煮熟可滋阴、润肺而防燥。

秋季易伤津液，故饮食还要以防燥护阴、滋阴润肺为基本准则。多食芝麻、核桃、糯米、蜂蜜、乳品等可以起到滋阴润肺、养血作用的食物。对年老胃弱的人，可采用晨起食粥法以益胃生津，如百合莲子粥、银耳冰糖粥、红枣糯米粥等都是益阴养胃佳品。初秋，又属长夏季节，此时湿热交蒸，人体脾胃内虚，抵抗力下降，而气候渐冷，这时饮食还要适当多食些温食，少食塞痛之物。

内心宁静

秋季日照减少，花木开始凋谢，特别是霜降之后。"无边落木萧萧下"，常使人触景生情，心中产生凄凉、忧郁、烦躁等情绪变化。中医认为，"喜怒思忧恐"五志之中，肺在志为忧，忧的情绪很容易伤肺。《红楼梦》中的林黛玉经常咳嗽，还患有肺病，这与她忧郁的性格是分不开的。因此秋季养肺就要注意精神情志方面的养生，培养乐观情绪，可以参加一些登山赏红叶等有意义的活动。我国古代民间就有重阳节登高赏景的习俗，登高远眺，饱览奇景，有心旷神怡之感，可使一切忧郁、惆怅顿然消失，又调剂生活，实为人间乐事。

另外，如果先天肺气不足，有畏寒怕冷，气短语低等症的，可用艾卷灸督脉的命门，腰部的肾腧，肚脐下的关元，肾经的太溪等穴，温经通脉滋补肺虚。按摩和针灸肺经的中府穴，可以补肺气。

敛不外泄天干物燥，秋季补水不可少

在秋天，人们经常出现皮肤干涩、鼻燥、唇干、头痛、咽干、大便干结等秋燥症状。中医认为，在夏季人出汗过多，体液损耗较大，到秋季时身体各组织都会感觉水分不足，从而导致"秋燥"。

少言补气

人如果每天不停地说话就会伤气，其中最易伤害肺气和心气。补气的方法：西洋参 10 克、麦冬 10 克，泡水，代茶饮，每天一次。

注意皮肤保湿

秋天对应人体的肺脏，而肺脏的功能是主管人体皮肤，所以皮肤的好坏与人体肺脏相关。食物以多吃百合为最佳，因为百合有润肺止咳、清心安神、补中益气的功能。秋天多风少雨，气候干燥，皮肤更需要保养，多食百合有滋补养颜护肤的作用。但百合因其甘寒质润，凡风寒咳嗽、大便溏泄、脾胃虚弱者忌用。

多吃梨和香蕉

梨肉香甜可口，肥嫩多汁，有清热解毒、润肺生津、止咳化痰等功效，生食、榨汁、炖煮或熬膏，对肺热咳嗽、麻疹及老年咳嗽、支气管炎等症有较好的治疗效果。若与荸荠、蜂蜜、甘蔗等榨汁同服，效果更佳。但梨是寒性水果，寒性体质，脾胃虚弱的人应少吃。香蕉有润肠通便、润肺止咳、清热解毒、助消化和健脑的作用。但胃酸过多者不宜吃香蕉，胃痛、消化不良、腹泻者也应少吃。

冬季养"藏"，养肾防寒是关键

《素问·四气调神大论篇》中有："冬三月，此谓闭藏，水冰地坼，无扰乎阳。早卧晚起，必待日光。使志若伏若匿，若有私意，若已有得。去寒就温，无泄皮肤，使气亟夺。此冬气之应，养藏之道也。逆之则伤肾，春为痿厥，奉生者少。"

冬季的主气为寒，寒为阴邪，易伤人体阳气，阴邪伤阳后，人体阳气虚弱，生理机能受到抑制，就会产生一派寒象，常见情况有恶寒、脘腹冷痛等。另外，冬季是自然界万物闭藏的季节，人体的阳气也要潜藏于内，由于阳气的闭藏，人体新陈代谢水平相应降低。因而需要生命的原动力"肾"来发挥作用，以保证生命活动适应自然界的变化，人体能量和热量的总和来源于肾，也就是人们常说的"火力"，"火力"旺说明肾脏机能强，生命力也强。反之生命力就弱。冬天，肾脏机能正常则可调节机体适应严冬的变化，否则将会导致心颤代谢失调而发病。综上所述，冬季养生的重点是"防寒养肾"。

《天枢·天年》中皇帝问大医岐伯，有人不能寿终而死的原因。岐伯回答："薄脉少血，其肉不实，数中风寒……故中寿而尽也。"其中"数中风寒"便是早亡的一个重要原因。所以我们要健康，要长寿，就要防寒。现在很多人，尤其是时尚女性，冬天的时候，上身穿得厚厚的，下面却只穿条裙子。这样的装束，虽然美丽"冻"人，但对身体的伤害是无穷的。俗话说"风从颈后入，寒从脚下起"。虽然血总是热的，但很多人气血虚弱，或阳气不足，新鲜血液很难循环到脚上去，没有热血的抵挡，寒气便会乘虚从脚下侵入，所以为了你的健康请穿上棉鞋、厚袜子和暖裤吧。

冬三月，寒水结冰，地表干裂，一派生机闭塞之象。人在此时千万不要扰动阳气的收藏，起居应该早睡晚起，早睡以养阳气，保持温热的身体，一定要等太阳出来了才起来活动，这是人体阳气迅速上升，血中肾上腺皮质激素的含量也逐渐升高，此时起床，则头脑清醒，机智灵敏，而且早晨空气中负离子浓度高，对人体也非常有益。

冬季属阴属水，要藏得住才保证春季的生发。因此，冬季一定要养好肾阴，要收敛，澡都要少洗，每周一到两次，但可以每天用热水泡脚。这样才能养住体内已经收敛的阳气，所谓"无扰乎阳"。

衣服要穿暖，多晒太阳，冬天不宜洗冷水澡也不提倡冬泳，以免阳气耗损太大；多吃温补性食物，这些食物能温暖人身，驱除寒邪，温热性食物主要指温热及养阳性食物如羊肉、牛肉、鸡肉、狗肉、鹿茸等，冬天以炖食最好。其中，羊肉和鸡是冬天温补的主要肉食。羊肉的膻味可用花椒、料酒及大蒜去除。

鸡是中国传统的补品，俗话说："逢九一只鸡，来年好身体。"就是要多吃鸡，冬天喝鸡汤最好。多吃益肾食品，如腰果、芡实、山药熬粥、栗子炖肉、白果炖鸡、大骨头汤、核桃等。多吃黑色食品，因黑色入肾，如黑木耳、黑芝麻、黑豆、黑米、乌骨鸡等"黑色食品"都可补肾，多吃冬令节气菜，如萝卜，萝卜可顺气，老百姓常说："冬吃萝卜夏吃姜，不用医生开药方"。此外，萝卜还有抗癌作用，多吃养阴食物，如龟、鳖、鱼、海参、甲鱼等。

另外，中医认为肾藏精，是人的生命之本。房事不节，会损伤肾精，久而久之，便会使肾气亏损，产生精神萎靡，耳目失聪，面容憔悴，皮肤干枯等未老先衰的症状。冬季与肾脏相应，因此这个季节应节制性生活，以保肾固精。

冬季保暖重点部位——头部、背部、脚部

冬季气候寒冷，人体易受寒发病，尤其是老年人与体质虚弱者。因此，要想平安地度过寒冬，必须重视保暖，而头部、背部、足部则是保暖的重点。

中医认为，"头是诸阳之会"。体内阳气最容易从头部散发掉，所以，冬季如不重视头部保暖，很容易引发感冒、头痛、鼻炎、牙痛、三叉神经痛等，甚至引发严重的脑血管疾病。

冬季里如背部保暖不好，则风寒极易从背部经络上的诸穴位侵入人体，损伤阳气，使阴阳平衡受到破坏，人体免疫机能下降，抗病能力减弱，诱发多种疾病或使原有病情加重及旧病复发。

俗语说"寒从脚起"。现代医学认为，双脚远离心脏，血液供应不足，长时间下垂，血液循环不畅，皮下脂肪层薄，保温能力弱，容易发冷。脚部一旦受凉，便通过神经的反射作用，引起上呼吸道黏膜的血管收缩，血流量减少，抗病能力下降，以致隐藏在鼻咽部的病毒、细菌乘机大量繁殖，引发人体感冒或使气管炎、哮喘、关节炎、痛经、腰腿痛等旧病复发。

因此，冬季要特别注意头部、背部、脚部的健康保暖。

第二章
十二时辰养生保健法则

我们体内有个不舍昼夜的"钟"

人的生命活动都遵循着一定的周期性或节律而展开。例如，人的情绪、体力、智力，都有一定的时间规律，人体的许多生理指标，如脑电图、体温、血压、呼吸、脉搏，以及激素的分泌量等，都是按照季节、昼夜的规律而有节奏地变化着，这就是人体内的"生物钟"现象。

生物钟控制着人体的一切生理功能，使人体所有的生命活动都按一定的规律而发生周期性的改变，所以起居作息也必须符合生物钟的运转规律。若起居作息毫无规律，就会降低人体对外界环境的适应能力，导致疾病的发生和引起早衰。所以，人类应该及早认识到生物钟、掌握生物钟、顺应生物钟。

近几年，国际上对时间生物学研究十分重视，提出了时间病理学、时间药理学和时间治疗学等概念。昼夜节律是正常生理功能的一个重要组成部分，可以说健康人体的每一生理功能均表现出高度精密和稳定的昼夜节律。例如，在健康生理状态下，体温、心率和血压下午最高，而听觉和痛觉傍晚最敏感。某些激素如可的松和睾丸酮在早晨起床时最高，而胃泌素、胰岛素和肾素水平下午和傍晚最高，褪黑素、催乳素在睡眠时达到高峰。生长素的高峰也在熟睡时，因此，充足的睡眠是儿童生长的重要保障。生物钟失灵了，人体就会有病；而人体一旦有病，生物钟也会失灵。

谁违背了作息规律谁就要受到惩罚

天道自然是有规律的，人身是自然的造化，当然是符合自然界规律的，关键在于人自己按不按照规律去做，是不是在任意地挥霍自己的身体和健康，吃、喝、拉、撒、睡、玩……人体的各项生命活动都是有规律的，到什么时候就做什么事，只有按照身体本身的规律去做，才能更好地养护身体。

孙思邈是我国著名的医药学家，终年102岁，他长寿的秘诀之一就是作息规律。孙思邈将作息时间具体规定为"虽云早起，莫在鸡鸣前；虽言晚起，莫在日出后。"规律的作息是健康的保证，如果你无视身体的生物钟，而恣意违背作息规律的话，早晚有一天会受到惩罚。罗健就是一个例子：

刚过35岁的罗健是一家外企的高级经理，平时工作非常忙，经常在世界各地飞来飞去，一日三餐都很难保证，更别说充足的睡眠了，加班成了家常便饭，有时他还会通宵开会讨论项目。有一天，在工作时他突发心肌梗塞，虽然经医生抢救保住了性命，但他的心脏薄得像牛皮纸一样，随时都有生命危险，平时连咳嗽都不行，因为一咳嗽血管就会破，他整天战战兢兢，不知哪儿会出问题。

有一天他向医生抱怨说："为什么上帝对我这么不公平。我才35岁，人家七八十岁的都没得病，我为什么这么倒霉呀？"医生说了："据我所知，上帝是最公平的，我讲的上帝是指自然规律。自然规律是一样的，人世间很多事不公平，但上帝是公平的。你为什么得病，很简单，你违背了作息规律，规律是铁，谁碰谁流血。"

可见，作息规律是不可违背的，谁不遵守谁就会受到惩罚。要保证身体健康就要在作息习惯方面，建立一套科学、合理的作息制度，这是因为有规律的作息制度，可以在人体中枢神经系统形成一种良性刺激，建立各种各样有节律的条件反射，使各组织器官的生理活动能不知疲倦地长时间地进行下去。使人更好地与外界环境相适应，提高人体的健康水平。这也是强身健体，延年益寿的重要途径。

子时：恍惚冥杳，上床就寝

在中国古代的养生学范畴中，子时这一个概念非常重要！

要说子时，先说十二时辰。古人将一天平分为十二个时辰。其中子时和午时正好是一天之中两个阴阳相交的时刻！子时的中点之前为阴之终，中点之后为阳之始；午时的中点之前为阳之极，中点之后为阴之起。依照子午，划分出子、丑、寅、卯、辰、巳、午、未、申、酉、戌、亥十二个时辰。其中子午为经，卯酉为纬，因此这四个时辰最为关键，其中尤以子时为要。

道教的内丹学说认为，生命力量来自阳，而子时是一阳来复。因而在修行上特别重视子时，如保证在子时之前入睡。也有在子时打坐的，希望借助外界一阳来复的助力，来帮助体内的阳气积聚，逐渐培养成"纯阳"之躯，也就成仙了。这当然包含一些臆想的成分，但有一定的参考意义。

另外，内丹学上有一个"活子时"的概念。有一些人认为，虽然天人相交，但人体是一个独立的小天地，因而天地有子午阴阳相交，人体也有阴阳相交。由此，人体一阳来复的时候，也就称为"活子时"。

男性在清晨之时，即使没有性欲也会勃起，这就是一种活子时现象。另外，一个疾病中的人，偶尔有精神状态比平时好的情况，也是活子时现象。但如果是重病将死之人，精神突然转好，则可能是回光返照。

在子时与活子时，如果能够抓住这个关键时刻，做到"含光默默"并能"恍惚冥杳"，对生命力的提升有很大的效用。相反，如果在这个时刻消耗精气，其损害也比其他时候要严重。

所以，无论如何，夜里11点到凌晨1点一定要上床睡觉。

丑时：养肝吉时，熟睡为宜

有些企业老总，经常晚上应酬喝酒，因此他们多患有肝脏疾病。这是为什么呢？主要有两个原因：一是酒会伤肝；二是凌晨 1 ~ 3 点是肝经当值，也是肝脏排毒的最旺盛时期，此时只有让身体进入睡眠状态，才能将身体的血气能量调入肝脏进行排毒，否则这些能量就会被其他器官占用，毒素排不出去，肝自然会受损伤。

在十二生肖中，"丑"为"牛"，就是说此时的生发之气虽然更大了些，但是不能只升不降，要想有更大的作为，必须约束收敛。中医"肝为将军之官，谋略出焉"也表达了同样的意思，将军不只是英勇善战，而是要考虑再三才能出击。这就像一个人在事业很兴盛的时候，恰恰应该低下头，把自己放在最低点一样。也就是说，要想养好肝，凌晨 1 ~ 3 点就要睡好。

那么，如何能够使肝气畅通，让人体气机生发起来呢？我们开头已经说过，就是要配合肝经的工作，做起来很简单，睡觉就可以。另外，养肝气我们还可以按摩肝经。

总之，虽然睡觉养肝是再简单不过的事，但是对于很多经常应酬的人来说，这个时候可能正在兴头上，一笔生意就要谈成了，精神正处于很兴奋的状态，根本不可能睡觉，这样就给脂肪肝、乙肝等疾病造就了"舒适的温床"。因此，要想把肝脏养好，丑时一定要睡觉。

寅时：以静制动，深度睡眠

凌晨 3 ~ 5 点为十二时辰中的寅时，对应到人体是肺经当令。人体的气机都是讲顺其自然的，都是从肺经开始的，这个时候是阳气的开端，是人从静变为动的一个开始，也就是转化的过程，所以需要有一个深度的睡眠。

有些老人到这个时候容易早醒，实际上是气血能量已经不够了。如果这个时候醒来小便的话，代表老人比较虚；如果这个时候醒来，同时是大汗淋漓的话，就要高度注意了，因为可能因为气血不足导致心脏病的发生。这也是为什么凌晨三四点钟心脏病人容易出现死亡的原因。

《黄帝内经》认为，春天的时候人要散步，但要慢慢散步，让生发之机慢慢起来，不要一下子就起来。就是说，第一要缓缓地生发，第二要精神放松。所以在此提醒大家，一般老人心脏功能不太好的话不提倡早锻炼，有心脏病的人一定要晚点起床，同时要慢慢地起床，而且不主张早上锻炼。

在中医里，肺为"相傅之官"，一日之中，寅时身体各部分对血、气的需求量都开始增加，这时肺这个"相傅之官"就一定要担当起均衡天下（身体）的职责，一旦"宣发"、"肃降"失职，后果往往很严重。因此，在寅时一定要让自己有个深度的睡眠。

卯时：积极起床，排出糟粕

早上 5 ~ 7 点，也就是卯时，是大肠经值班，这个时候天也基本亮了，天门开了，故该起床了。而且，这个时候代表地户开，又叫肛门要开，所以我们也应该正常地排便，把垃圾毒素排出来。

中医讲究表里，所谓表里，就是一阴一阳组合的，大肠与肺相表里，肺气足了才可以排出大便。肺是阴，主内；大肠是阳，主外。打个比方，人在大便的时候，通常会有个习惯性的动作：憋气，这是因为肺是主气的，这个时候要憋一口气，然后大便才下来。所以，如果生病了去找中医，医生首先都会问二便（大、小便）。千万别大意，因为这是一个很重要的情况，问大便就是要知道你心肺功能如何。如果心血旺的话，那么大便是成形的，而且是很粗的。所以，小孩的大便和老人的大便不一样，小孩的大便又粗又大又长，可是到年老的时候，都拉得特别细，说明心肺功能差了，这就叫肺与大肠相表里。心肺功能好的话，大便功能就好。

另外，卯时起床后，最好先空腹喝一杯凉开水，刺激大肠，有利于晨便。这样才能排出体内垃圾，减少大便中毒素对身体的毒害。

大肠有一个很重要的功能，就是"津"的功能，所谓"津"，是往外渗透的力量。津的力量过强时，就会便秘；如果津的力量特别弱时，就会拉稀。而津的力量的强与弱又和别的脏器密切相关，所以用吃泻药的办法来治疗便秘是很不明智的，它会消耗人体很大的元气。治病是治"津"的功能，如果大便总是不正常的话，就是肺的功能弱了，应该从养肺的方面入手。

辰时：天地阳盛，进食滋补

辰时是指上午 7 ~ 9 点，又名食时，古人"朝食"之时也就是吃早饭时间，辰时的生肖对应的是龙，相传这是"群龙行雨"的时候。阳气开始占据主动，阴气相反开始处于劣势。阴阳互根，为了滋生阳气，需要食物来补充。所以，最好的养生方法是吃早饭。

我们知道，从子时开始到卯时，实际上是人体中营养再分配的时间。辰时吃早饭，就是要补充营养。这个时候是天地阳气最旺的时候，所以吃早饭是最容易消化的时候。如果不吃早饭，长期下去对人体的损伤是非常大的。

首先，早饭是大脑活动的能量之源，如果没有进食早餐，体内无法供应足够血糖以供消耗，便会感到倦怠、疲劳、脑力无法集中、精神不振、反应迟钝。尤其是上班族，不吃早饭会影响一天的工作质量。

其次，不吃早餐，胃中没有食糜充填，胃长时间处于饥饿状态，会造成胃酸分泌过多，侵蚀周围组织，于是容易造成胃炎、胃溃疡等疾病。

再次，在三餐定时情况下，人体内会自然产生胃结肠反射现象，也就是说能促进排便；若习惯成自然，时间久了可能造成胃结肠反射作用失调，而产生便秘。

最后，不吃早餐，饥肠辘辘地开始一天的工作，身体为了取得动力，会动用甲状腺、甲状旁腺、脑下垂体之类的腺体，去燃烧组织，除了造成腺体亢进之外，更会使得体质变弱，患上慢性疾病。

人体具有保护自身的能力，当身体意识到营养匮乏，先消耗的是碳水化合物和蛋白质，最后消耗的才是脂肪，所以不要以为不吃早饭会有助于脂肪的消耗。恰好相反，不吃早饭，还会使午饭和晚饭吃得更多，瘦身不成反而更胖，所以一定要吃早饭。

常言道：早饭要吃好，"好"字代表着要营养充足、全面，要尽可能地一次性吃全，蛋白质、脂肪、维生素、水分、糖类、矿物质等，但不要太绝对。牛奶、鸡蛋、粥、火腿、包子、蔬菜、水果等，可以自由搭配一下。

巳时：广纳营养，理家读书

上午 9 ~ 11 点，这个时候是脾经当令。脾主运化，指早上吃的饭在这个时候开始运化。如果把胃比做一口锅，吃了饭要消化，那就靠火，把脾胃里的东西一点点腐化掉。那么，脾是什么呢？脾的右边是一个"卑鄙"的"卑"，就像古代的一个烧火的丫头，在旁边加点柴，扇点风，这些东西都会补充到人的身体里。

有的人得了糖尿病，就是脾脏不好，因为胰岛素和脾都是相关的。还有重症肌无力的问题，不要小瞧它，到了老年的时候，每个人都有一些这样的症状，都有点肌无力，这就是脾虚弱的现象。

前文说到吃早餐不会发胖，这也和脾主运化有关，如果人体脾的运化功能好的话，就可以顺利地消化和吸收。"巳"在月份对应四月，阳气已出，阴气已藏，山川万物一片葱茏，这是一个利于吸收营养和生血的时刻。

另外，脾主一身的肌肉，很多思虑过度的人也特别瘦，所以古代人讲心宽体胖，人心特别宽的话，就特别放松，浑身长的都是肉，因此不要思虑过度。现在小孩子老被逼着学习，活动量少，就变成虚胖，有的小孩身体越来越差，这也和脾有关。

人体自身的脾需要运动，而我们的肌肉也需要运动。在属相里，巳和蛇相对应，蛇在古代就是大蚯蚓，它有钻土的能力，它能够把土地疏松，所以脾就是具有这种功能的。脾经当令时，适合理家或读书，如果不需要上班，那么到户外去晒晒太阳也是不错的选择。

午时：吃好睡好，多活十年

午时指上午 11 点到下午 1 点，这个时候是心经值班。

中国文化特别重视子时和午时，这两个时间段是天地气机的转换点，因而人体也要注重这种天地之气的转换，做出适当的调整。中医认为："午时一阴生。"在午时，一上午的运化全是阳气，这个时候则开始阴生。此时心经最旺，有利于周身血液循环，心火生胃土有利于消化，但最好静坐或闭目休息一下再进餐。午餐应美食，所谓美食，不是指山珍海味，而是要求食物暖软，不要吃生冷坚硬的食物。还要注意最好多醋少盐，并且只吃八分饱。食后用茶漱口，涤去油腻，然后午休。

中医认为心为"君主之官，神明出焉"，而午时正是阴生，阴气忤逆阳气之时，正所谓"阴阳相搏谓之神"，此时睡眠最能养精气神，所以子时一定要睡觉，午时一定要小憩。

另外，午时属相是马，马的性子非常烈，马属火。我们的心就像一匹烈马，永远努力工作着，因此一定要善待它。所以，在这阴阳交替的时辰，人最好处于休息状态。

未时：消化食物，静养心神

下午1~3点，是小肠经当令。在前一个时辰，要把午饭吃好，但是如果吸收不好的话，就会在人体形成垃圾，这就是小肠的问题了。

中医里，心脏为君主之官，是没有什么过错的，于是总有人要代君受过。如果你是一个臣子，你就要明白，有事的时候就要担当，要代君受过。如果下午两三点出现脸红心跳的问题，实际上是心脏在警示了，因为脸红就是一个心火外散的现象。

刚刚出生的婴儿，皮肤基本上是黄里偏红，因为小孩的光是被细毛含在里面的，所以小孩不会出现红光满面。老人是因为脸上那一层细毛退掉了，没有东西含着它，所以才出现了光。千万别以为红光满面是什么好事，尤其是出现了红色桃花状，就好像化妆了一样，这是很危险的。特别是在眉毛的正中间，如出现红如灯花状，是非常不好的。因此，下午1~3点的时候若出现了一些病症，要往心脏那里想。

未时对应的生肖是羊。"羊"字下面加"大"字就是"美"，在中国传统文化里，美的概念首先是要满足口腹之欲，因此未时是主滋味的，这个时间有助于吸收和消化。

从养生角度，此时最好能午睡一觉，为食物在身体里的吸收和消化提供良好的环境保证。当然，如果实在睡不着或没有条件，也可以选择练气功、邀友弈棋、看看报纸，或者做点家务。

申时：补水排毒，夕而习复

下午3~5点的时候膀胱经当令。膀胱经是很重要的经脉，在中医中称为太阳经。它是从足后跟沿着后小腿、后脊柱正中间的两旁，一直上行到脑部，是一条大的经脉。此时，气血运行到膀胱，膀胱经旺，有利于泻掉小肠下注的水液及周身的"火气"。

有的人在申时小腿疼，很可能就是膀胱经的问题，而且是阳虚，是太阳经虚的象。后脑疼也是膀胱经的问题，记忆力衰退也和膀胱经有关，主要原因是阳气上不来，上面的气血不够，所以会出现记忆力衰退的现象。

千万别把膀胱理解为储尿器。申时在十二生肖里是猴子，猴子是不安分的动物，是比较活跃的。所以古代讲"朝而受业，夕而习复"，这个时间段是学习的好阶段。一般情况下，正常人在这个时间段的判断力应该非常好，因为此时气血上输于脑部，学习效率就会很高。

这个时候吃些水果或者给身体补充水分，能够有效排除毒素，不仅美容养颜，而且能让健康常驻。

有的人也许会说"我这个时候就是难受"，这说明身体出现了问题，如果这个时候特别犯困则是阳虚。

此外，申时还特别适合读名人诗文，或练书法，或去田园绿地，或观落霞。

酉时：饭后散步，长寿百年

"酉"是成就的意思，酉时（下午5～7点）则代表一天或一年的关门。人体也像自然天地一样，从这一时刻起开始进入秋冬的收敛收藏时机。此时，身体所表现出来的病变，往往是肾的收藏功能出现了问题，如发低热是肾气大伤，尤其是青春期或新婚后的男性要注意这一点。

酉时是肾经当令。肾主藏精，因此中国人对肾最为关注。那什么是精呢？打个比方，精就像"钱"，什么都可以买。人体细胞组织哪里出现问题，"精"就会变成它或帮助它。精是人体中最具有创造力的一个原始力量，它是支持人体生命活动的最基本的一种物质，当你需要什么的时候，把精调出来才可以得到。

从另一个角度讲，元气藏于肾，是我们天生带来的，即所谓的"人活一口气"。所以大家到一定年龄阶段都讲究补肾，而身体自有一套系统，经脉要是不通畅的话，吃多少补品都没用，不是想补就能补进去的，一定要看自己的消化吸收能力。

肾精足的一个表现就是志向。例如，老人精不足志向就不高远，小孩精足志向就高远。所以，人要想做大事，首先就要保住自己的肾精。

酉时适宜吃晚餐。晚餐宜少，可饮一小杯酒，但不可醉；晚饭后漱口，涤去饮食之毒气残物，对牙齿有好处。

吃过了饭，最好在适当的时候活动一下，而不是立即睡觉或一动不动地看电视。俗话说："饭后百步走，能活九十九。"但这个"走"是有讲究的。饭后的胃正处于充盈状态，需要足够的血液才能保证消化，如果饭后立即活动，血液就会分散一部分用于满足其他部位的需要，因而不利于消化。故饭后最好休息半小时再走动。

还要注意的是，冬季室内、外温差较大，在室内进餐后不宜立即出去，而应坐下来休息一下，20～30分钟以后再开始活动。同时，饭后不要立即饮水。许多人刚喝完酒就喝几杯水或茶，以为这样可以稀释酒精的浓度，其实这对身体危害很大。因此，最好饭后半小时再饮水。

戌时：适度娱乐，安抚脏腑

晚上 7~9 点是心包经当令。什么是心包呢？心包是心脏外膜组织，主要是保护心肌正常工作的。中医认为，在戌时人体的阳气应该进入了阴的接口，这时阴气正盛，阳气将尽，而心包经之"膻中"又主喜乐，通常人们会在这时进行晚间的娱乐活动。

从养生角度，这个时候正是睡前准备阶段，我们可以做一些轻微的活动，然后安眠。至于那些令人兴奋的狂欢活动或应酬活动，以及让人兴奋不已的电视节目，都应尽量避免。

中医认为，我们生病往往是因为脏腑受了邪。然而，心是君主，是不受邪的。那么，邪气袭来，谁来承受呢？答案是心包。很多人出现的心脏方面的毛病都可以归纳为心包经的病。例如，有的人心脏跳得特别厉害，那就是心包受邪了，先是心怦怦地跳，然后毛病就沿着心包经一直走下去。中医治病的原则就是从脏走到腑，所以利用经脉就可以治疗这类病。再比如，有人觉得中指发麻，那就是心包出问题了，因为心包经走中指；如果你觉得小指发麻，那是心脏有问题。另外，大拇指为肺经所主，所以大鱼际发青可能是肺寒导致的。老年人一方面要多观察手指，也要多活动手指，对身体有好处。

由于此时心包当令，所以最好的养生方法就是拨心包经。具体操作很简单，就是用大拇指掐在腋窝的底下，里面有一根心经，这个大经一拨，手指发麻，就算对了。你只要坚持每天拨那个地方，对心脏是最好的，实际上就等于是给心经的一个回路，因为它两边都得拨。

亥时：阴阳和合，安眠长寿

亥时，即晚上 9~11 点，三焦经在我们体内值班。什么是"三焦"呢？"焦"的意思是用小火烤小鸟，因此，三焦无论是指人体上、中、下，还是里、中、外，都是指生命处于一团暖融融的气息中，中国人形容它为"氤氲"，中医把这氤氲交融的状态归属于少阳，故而"亥"这个字就像一男性搂抱一怀孕女性。而《说文解字》的第一个字是"一"，最后一个字就是"亥"，如果说"一"在古代文化中代表先天的混沌，那么"亥"字则表示又回到初始的混沌状态，生命的轮回重又开始。

人类的生命与生活，同样是会沿着其本来的秩序运动和发展，可以在结束的时刻又重新开始一切。所以，亥时我们应该安眠，让身体得到休息和休整，并从这种彻底的休整中孕育新的生机。也就是三焦通百脉，进入睡眠，让百脉休养生息。

同时，亥时是阴阳和合的时段，这个时候是性爱的黄金时刻，其实也就是通过男女的交合配合身体完成阴阳和合的这个过程，达到"三交通泰"。中医虽然讲究保精色忌，房事不能过度，但是身体健康的情况下，和谐的性爱会令人身心欢愉，激发生机，有益无害。

从位置上来看，三焦经的终点叫丝竹空，就是我们的眼外角，鱼尾纹就长在这个地方，很多女士也会在这个地方长斑，所以经常刺激三焦经就可以减少鱼尾纹和防止长斑；三焦经绕行耳朵，所以耳朵上的疾患如耳聋、耳鸣、耳痛等都可通过刺激本经穴位得到缓解；三焦经从脖子侧后方下行至肩膀小肠经的前面，可以和小肠经合治肩膀痛，还能治疗颈部淋巴结炎、甲状腺肿等发生在颈部的疾病；三焦经顺肩膀而下行到臂后侧，又可治疗肩周炎，再下行通过肘、腕，因此还可治疗网球肘和腱鞘炎。

第三章
二十四节气里的健康智慧

立春保健养生方案

"立"为开始之意，立春就是春天的开始，表明严冬已经过去，万物复苏的春季来临。中医认为，春季属于五行"金、木、水、火、土"中的木，而人体五脏与五行对应的是"心、肝、脾、肺、肾"。肝属木，木的物性是生发，肝脏也具有这样的特征，所以从立春开始在精神养生方面，要力戒暴怒，更忌情怀忧郁，做到心胸开阔，乐观向上，保持恬静、愉悦的心态。

春寒虽不像寒冬腊月那样酷冷，但如果过早脱下棉衣，很可能使人体防御功能被摧毁，导致流感、肺炎、哮喘等呼吸道疾病的发生，或使原有的疾病加重，这时除了要保持穿暖少脱之外，特别要注意的是护好两头，即重点照顾好颈部和双脚。

下面，为大家推荐两道立春进补食疗方：

（1）高粱粥

材料：高粱米 100 克，桑螵蛸 20 克。

做法：先将高粱米淘洗干净，用温水浸泡半小时左右；将桑螵蛸煎取浓汁，去渣将药汁与高粱米同入砂锅，再加水适量，以文火煮粥，至米熟烂粥稠为度。

功效：益气健脾、补肾固涩。脾胃气虚所致的食欲不振、食后欲呕、便溏腹泻、面色无华；肾气不固所致的遗尿、夜尿多、遗精阳痿等患者可用。

注意：高粱米不易熟烂，故宜适当久煮。素有习惯性便秘者不宜服。

（2）首乌粥

材料：制首乌 15 克，粳米 50 克，白砂糖适量。

做法：先将制首乌放入砂锅，加水适量煮取药汁，再用药汁与粳米以文火共煮稀降粥熟烂后，调入白糖搅匀即成。

功效：益精血、补肝肾。治疗肝肾精血亏虚所致的面色萎黄、形体消瘦、腰膝酸软无力、头晕耳鸣、头发早白、肢体麻木等。

雨水保健养生方案

从雨水这一天开始，雨量会逐渐增加，湿邪之气也会随之而来。春寒料峭，湿气一般夹"寒"而来，因此雨水前后必须注意保暖，不要过早减少衣物以免受凉。同时少食生冷之物，以顾护脾胃阳气。

另外，雨水时节，人体血液循环系统开始处于旺盛时期，故易发生高血压、痔疮出血等疾病。所以雨水节气的养生重点是：摄养精神；继续进行春捂防春寒，并防止风湿；做适当的体育运动，提高身体免疫力；适当对脾胃进行补益。

俗话说"春困秋乏"，特别是春日的下午，人们工作学习时间长了，就感到特别疲乏，这个时候伸个懒腰，就会觉得全身舒展，精神爽快，即使在不疲劳的时候，有意识的伸几个懒腰，也会觉得舒适，伸懒腰可使人体的胸腔器官对心肺挤压，利于心脏的充分运动，使更多的氧气供给各个组织器官，同时，由于上肢、上体的活动，能使更多的含氧的血液供给大脑，使人感到清醒舒适。

下面，为大家推荐两道雨水进补食疗方：

（1）山莲葡萄粥

材料：山药 50 克，莲子肉 50 克，葡萄干 50 克，粳米 50 克，白砂糖适量。

做法：将山药、莲肉、葡萄干洗干净，与粳米同入锅，加水适量，以文火煮粥，粥熟后即可放入白糖。

功效：益气健脾、补血养心。

（2）西洋参粥

材料：西洋参 3 克，麦冬 10 克，淡竹叶 5 克，粳米 30 克。

做法：先将麦冬、淡竹叶煎取药汁，后用药汁与粳米文火煮粥，待粥将熟时，加入西洋参，再稍煮片刻即成。

功效：益气养阴、生津止渴、宁心安神。

惊蛰保健养生方案

"蛰"在汉语里的解释就是藏的意思，此时天气回暖，春雷开始震响，惊蛰的意思就是，春雷响起，蛰伏的动物感受到了春天的温暖，就开始出来活动了，蛇虫鼠蚁、病菌等害人虫也会结束冬眠，所以这个时候我们要注意增强体质，以驱邪气。

饮食上应该多吃一些清淡的食物，如糯米、芝麻、蜂蜜、乳品、豆腐、鱼、蔬菜、甘蔗等，以及一些能够提高人体的免疫功能、调血补气、健脾补肾、养肺补脑的补品。

下面，为大家推荐两道惊蛰进补食疗方：

（1）首乌丹参蜂蜜汁

材料：制首乌 20 克，丹参 15 克，蜂蜜 15 克。

做法：将制首乌、丹参洗干净，以清水文火慢煎，去渣取汁，调入蜂蜜搅匀即成。

功效：补血滋阴活血。适用于动脉硬化、高血压、慢性肝炎等属血虚兼有淤血者。

（2）柚皮汤

材料：新鲜柚皮 2 只，葱末 30 克，调料适量。

做法：先将柚皮用炭火烧焦，刮去外层，放入清水中浸泡 1 天，去除苦味，然后切块，加水炖熟，加入葱末、调料即可服食。

用法：每日 1 剂。

功效：疏肝理气。

春分保健养生方案

春分节气平分了昼夜、寒暑。所以，在保健上应注意保持体内的阴阳平衡，饮食上要禁忌大热、大寒的饮食，保持寒热均衡。可根据个人的体质选择搭配饮食，如吃寒性食物鱼、虾，佐以温热散寒的葱、姜、酒等，食用韭菜、大蒜等助阳之物时，配以滋阴之蛋类，以达阴阳平衡之目的。

下面，为大家推荐两道春分进补食疗方：

（1）银花生地黄绿豆汤

材料：银花、生地黄各 20 克，绿豆 30 克，白糖适量。

做法：将银花、生地黄加水煎汤，去渣，再入洗净的绿豆煮汤，熟后调入白糖即成。

用法：每日 1 剂，2 ～ 3 次分服。

功效：滋阴清热、凉血解毒。

适应证：猩红热恢复期，症见丹痧布齐后 1 ～ 2 日，皮肤开始脱屑，此时身热渐退，咽部糜烂疼痛亦渐减轻，但尚有低热、唇口干燥，或伴干咳、食欲不振等。

（2）枇杷叶汤

材料：鲜枇杷叶 15 克，白糖适量。

做法：将枇杷叶洗净，用纱布包好，放入砂锅内，加水煎沸 15 ～ 20 分钟，弃枇杷叶，调入白糖即成。

用法：每日 1 剂，连服 3 日。

功效：清热止咳、降气化痰、和胃止呕。

适应证：预防猩红热。

清明保健养生方案

每年的 4 月 5 日左右为清明节气。对于养生来说，清明时节基本上不会有寒流出现了，即使在天气交接中会出现几天的"倒春寒"现象，但气温的大趋势是升高的。清明前后，比较显著的气候特点是多雨，天气比较阴凉，养生重点应该放在补肾、调节阴阳虚亢等方面。

清明时节比较常见的阴阳失调证有：

（1）阴虚阳亢证，常见的症状包括：头痛头晕，耳鸣眼花，失眠多梦，腰膝酸软，面时潮红，四肢麻木；

（2）肝肾阴虚证，常见症状有：头晕眼花，目涩而干，耳鸣耳聋，腰酸腿软，足跟痛；

（3）阴阳两虚证，这是非常严重的情况，常见的症状有：头目昏花，面色苍白，间有烘热，心悸气短，腰膝酸软，夜尿频多，或有水肿。

防治这些病症，应针对阴阳失调，本虚标实的病理，从调和阴阳，扶助正气着手，采用综合调养的方法，从饮食、起居、情志调摄等方面多下工夫。

下面，为大家推荐两道清明进补食疗方：

（1）萝卜生姜汁

材料：萝卜、生姜各适量（萝卜10份，生姜1份），食盐少许。

做法：将萝卜、生姜洗净捣烂，取汁，加食盐调匀。

用法：每次服150毫升，每日2～3次。

功效：宽中下气、和胃止痛。

适应证：胃脘部阵发剧痛、腹胀等。

（2）玄参炖猪肝

材料：玄参15克，鲜猪肝500克，菜油、酱油、生姜、细葱、白砂糖、料酒、湿淀粉各适量。

做法：将猪肝洗干净，与玄参同时放入锅内，加水适量，炖煮约1小时后，捞出猪肝，切成小片备用，将炒锅内放入菜油，投入洗净切碎了的姜、葱，稍炒一下，再放入猪肝片中，将酱油、白砂糖、料酒混合，兑加原汤适量，以湿淀粉收取透明汤汁，倒入猪肝片中，搅拌均匀即成。

功效：滋阴、养血、明目。

适应证：肝阴血亏虚所致的两目干涩、迎风流泪、头晕眼花、视物模糊、视力下降、夜盲症以及慢性肝炎而属肝阴血虚者。

谷雨保健养生方案

谷雨以后，雨量开始增多，空气湿度逐渐增大。待空气潮湿到一定程度就会引起人体的不适反应。此时的养生重点要放在调节人体内部环境以适应外部环境方面，从而保持人体各脏腑功能的正常。

另外要注意的是，此时虽然气温回升较快，天气不再寒冷，但是由于雨量较多，早晚还是较凉，因此，早晚出门时要注意增减衣服，避免受寒感冒。过敏体质的人这个季节则应防花粉症及过敏性鼻炎、过敏性哮喘等。应减少户外活动，避免与过敏原接触。在饮食上减少高蛋白质、高热量食物的摄入，出现过敏反应及时到医院就诊。

在饮食方面，这个节气应该多吃一些有滋阴养胃、降压降脂、抗菌消炎、清热解毒、祛除风湿、温补养血等功效的食物，如：菊花鳝鱼、草菇豆腐羹、生地鸭蛋汤等。

下面，为大家推荐两道谷雨进补食疗方：

（1）鸡肝草决明蛋汤

材料：鸡肝50克，草决明10克，鸡蛋1个，味精、精盐各适量。

做法：将鸡肝洗干净，切成片；草决明入砂锅，加水适量，煎取药汁，以药汁为汤烧开后，下入鸡肝片，打入鸡蛋，加入味精、精盐调味即成。

功效：补血、养肝、明目。

适应证：肝血亏虚所致的目暗昏花、视物模糊，以及夜盲症而属肝血虚者。

（2）当归杞子汤

材料：鸡肉250克，制首乌15克，当归15克，枸杞子15克，味精、精盐各适量。

做法：将鸡肉洗干净，切成小块；制首乌、当归、枸杞子用纱布袋装好，扎紧口与鸡块同入砂锅，加水适量，先以武火烧开，后用文火慢炖，至鸡熟烂时，除去药袋，加入味精、精盐调味即成。

功效：补益精血。

适应证：肝肾精血亏虚所致的形瘦体弱、面色萎黄、腰膝酸软、头晕眼花、视物模糊、须发早白、稀疏易脱、肢体麻木、月经量少色淡、爪甲枯脆等。

立夏保健养生方案

每年的5月6日左右是立夏，立夏表示即将告别春天，是夏天的开始。在天气炎热的时候，心里会有莫名的烦躁，人也会变得暴躁易怒喜欢发脾气，这就是气温过高导致心火过旺所致，也是中医"心主神明"的表现。

现代医学研究发现，人的心理、情绪与躯体可通过神经—内分泌—免疫系统来互相联系、互相影响。所以，情绪波动起伏与机体的免疫功能降低以及疾病的发生都是有关系的。特别是老年人，由生气发火引起心肌缺血、心律失常、血压升高甚至猝死的情况并不少见。所以，立夏时节要养心，就要做到精神安静、喜怒平和，多做一些比较安静的事情，如绘画、书法、听音乐、下棋、种花、钓鱼等，以保持心情舒畅。

在饮食方面，立夏以后天气渐热，应多吃清淡、易消化、富含维生素的食物，少吃油腻和刺激性较大的食物，否则易造成身体内、外皆热，而出现上火的痤疮、口腔溃疡、便秘等病症。还应该多喝牛奶，多吃豆制品、肌肉、瘦肉等对"养心"有好处的食品。

立夏以后虽然天气渐热，但毕竟还没到伏天酷热之时，所以不要急于换上单薄的衣服，晚上睡觉也不要盖得过少，以免夜里受寒感冒。老年人更要注意避免气血淤滞，以防心脏病发作。

下面，为大家推荐两道立夏进补食疗方：

（1）荷叶荔枝鸭

材料：鸭子1只（约1000～1500克），荔枝250克，瘦猪肉100克，熟火腿25克，鲜荷花1朵，料酒、细葱、生姜、味精、精盐、清汤各适量。

做法：将鸭子宰杀后，除尽毛，剁去嘴、脚爪，从背部剖开，清除内脏，放入沸水锅中氽一下，捞出洗干净，荷叶洗净，掰下花瓣叠好，剪齐两端，放开水中氽一下捞出；荔枝切成两半，去掉壳和核；将火腿切成丁，猪肉洗净切成小块；生姜、细葱洗净后，姜切片，葱切节。取蒸盆一个，依次放入火腿、猪肉、鸭、葱、姜、精盐、料酒，再加入适量开水，上笼蒸至烂熟，去掉姜、葱，撇去汤中油泡沫，再加入荔枝肉、荷花、清汤，稍蒸片刻即成。

功效：滋阴养血、益气健脾、利水消肿。

适应证：阴血亏虚、气阴两虚所致的神疲气短、形体消瘦、烦热口渴、骨蒸劳热、午后低烧、不思饮食、消化不良、干呕呃逆、干咳少痰、小便不利、肢体浮肿、贫血等。

（2）牛肚薏米粥

材料：牛肚 100～150 克，薏米 100 克，食盐适量。

做法：先将牛肚洗干净，切成细块，与薏米同入砂锅，加水适量，以文火煮粥，待牛肚熟烂，粥将熟时加入少量食盐，搅匀稍煮片刻即可。

功效：益气、健脾、祛湿。

适应证：脾胃气虚所致的食欲不振、神疲乏力、便溏腹泻、小便不利、肢体浮肿、白带量多，以及慢性胃炎、胃及十二指肠溃疡、慢性肠炎、慢性肝炎等而属脾胃气虚者。

小满保健养生方案

每年的 5 月 21 日左右是小满，小满以后，气温明显升高，降雨量也有所增加，温高湿大，如起居不当很容易引发风疹、汗斑、风湿症、脚气等病症。防治这些病症在饮食方面应常吃具有清利湿热作用的食物，如赤小豆、薏苡仁、绿豆、冬瓜、黄瓜、黄花菜、水芹、黑木耳、胡萝卜、西红柿、西瓜、山药、鲫鱼、草鱼等；住处的房屋应保持清爽干燥；易发皮肤病的人应勤洗澡勤换衣服，保持皮肤的清洁干爽，有条件的可以经常进行药浴和花草浴；精神方面，应注意保守内敛，忌郁闷烦躁。

下面，为大家推荐两道小满进补食疗方：

（1）栗肉淮山粥

材料：栗子肉 30 克，淮山药 15～30 克，茯苓 12 克，炒扁豆 10 克，莲子（去心）肉 10 克，大枣 5 枚，粳米 100 克，白砂糖适量。

做法：将栗子肉、淮山药、茯苓、扁豆、大枣用清水洗干净，与粳米同入砂锅，加水适量，以文火慢熬成粥，待粥将熟时，加入白糖，搅匀稍煮片刻即可。

功效：益气健脾、祛湿止泻。

适应证：脾胃气虚、水湿内停所致的食欲不振、神疲气短、腹胀水泻、小便不利、慢性水肿、白带量多、小儿疳积等。

（2）葛根粉粥

材料：葛根粉 30 克，粳米 50 克。

做法：先将葛根洗净切片，水磨澄取淀粉，晒干备用，每取 30 克，与粳米（先浸泡一宿）同入砂锅内，加水 500 毫升左右，以文火煮至米花粥稠为度。

功效：清烦热、生津液、降血压。

适应证：阴津不足之烦热口渴及高血压、冠心病、心绞痛、老年性糖尿病、慢性脾虚泻痢等。

芒种保健养生方案

每年的6月6日左右是芒种。我国江西省有句谚语说："芒种夏至天，走路要人牵；牵的要人拉，拉的要人推。"这是在讲芒种夏至时节人们都非常懒散，甚至走路都没精神。这是因为入夏气温升高，降雨增多，空气中的湿度增加，湿热弥漫空气，致使人体内的汗液无法通畅地发散出来，所以人们多会感觉四肢困倦，萎靡不振。要缓解这种懒散之情，首先应该在精神上保持轻松、愉快的状态，这样才能使气机得以宣畅，通泄得以自如。另外，要晚睡早起，多多呼吸自然清气，适当接受阳光照射，以顺应阳气的充盛，利于气血的运行，振奋精神。中午还可以小憩一会以消除疲劳。

在饮食方面，养生家普遍认为夏三月的饮食应以清淡为主。大医家孙思邈认为"常宜轻清甜淡之物，大小麦曲，粳米为佳"，就是说应该多吃清淡的食物，还告诫人们食勿过咸、过甜。

下面，为大家推荐两道芒种进补食疗方：

（1）清脑羹

材料：干银耳50克，炙杜仲50克，冰糖250克。

做法：将炙杜仲煎熬3次，收取药液待用。将干银耳用温水发透，除去蒂头、杂质，洗干净；冰糖置文火上溶化，熬至微黄色，备用。取一洁净锅，倒入炙杜仲药汁，下入银耳，视银耳泡发情况，可适量加入清水，置武火上烧沸后，改用文火久熬银耳熟烂，再冲入冰糖汁熬稠即成。

功效：补肝肾、降血压。

适应证：肝肾阴虚所致的头目眩晕、眼胀昏花、腰膝酸软、耳鸣耳聋、心悸怔忡、烦躁失眠，以及高血压病、动脉硬化等属肝肾阴阳亢者。

（2）山楂益母茶

材料：山楂30克，益母草10克，茶叶5克。

做法：将上3味放入杯内，用沸水冲泡，代茶饮用。

用法：每日1剂。

功效：清热化痰、活血通脉、降脂。

适应证：气滞血淤、心络受阻型冠心病。

夏至保健养生方案

6月21日或22日为夏至日。夏至，由于气温过高，很多人会出现体倦乏力以及头痛头晕的症状，严重者甚至会晕厥。发生这些病症的原因是：一，夏季天气炎热，人体大量出汗导致水分过多流失，如果得不到及时补充，就会使人体血容量减少，继而大脑供血不足，引发头痛；二，人体在排汗时，更多的血压流向体表，使得原本就血压偏低的人血压更低，发生头痛；也有些人是因为睡眠不足、脾胃虚弱、食欲不振导致头痛。要避免这些情况就要注意多喝水，保证体内的充足水分，另外就是应选择适合自己的降温方式以避免中暑，不要一味的吃冷饮，冷饮吃多了也会引发所谓的"冷饮性头痛"，而且容易导致肠胃疾病，损害健康。

饮食调养是夏至养生中的重要一环，应补充充足的蛋白质，这是体内供热最重要的营养素；夏季在补充维生素方面，要比其他季节高至少一倍，因为大剂量的维生素 B_1、维生素 B_2、维生素 C 乃至维生素 A、维生素 E 等，对提高耐热能力和体力有一定的作用；三是要补充水和无机盐。水分的补充最好是少量、多次，可使机体排汗减慢，减少人体水分蒸发量。而无机盐，可在早餐或晚餐时喝杯淡盐水来补充；四是要多吃清热、利湿的食物，如西瓜、苦瓜、鲜桃、乌梅、草莓、西红柿、绿豆、黄瓜等。

下面，为大家推荐两道夏至进补食疗方：

（1）银杏叶茶

材料：银杏叶 5 克（鲜品 15 克）。

做法：将银杏放入杯内，用沸水冲泡，代茶饮用。

用法：每日 2 剂。

功效：益心敛肺、化湿止泻。

适应证：冠心病。

（2）萝卜蜂蜜方

材料：白皮大萝卜 1 个，蜂蜜 60 克。

做法：将萝卜洗净，挖空中心，纳入蜂蜜，封紧，置大碗内，隔水蒸熟饮服。

用法：每日 1 剂。

功效：清热解毒、润燥止咳。

适应证：胸膜炎。

小暑保健养生方案

每年的 7 月 7 日左右是小暑。小暑以后，天气更加炎热，人常会感到心烦气躁，倦怠无力。所以这段时间的养生重点在于"心静"二字，以舒缓紧张情绪，保持心情舒畅。常言道"心静自然凉"就是这个道理。

在饮食方面，尤其要提醒大家注意的是：夏季是消化道疾病多发季节，在饮食上一定要讲究卫生，注意饮食有节，不过饱过饥，还要注意饮食丰富，以保证人体对各种营养成分的需求。

另外，中医养生有"冬病夏治"之说，那些每逢冬季发作的慢性疾病，如慢性支气管炎、肺气肿等呼吸道疾病，风湿痹症等症状，可以通过伏天贴膏药的方法进行治疗。从小暑就可以开始贴敷了。

下面，为大家推荐两道小暑进补食疗方：

（1）夏枯草炖猪肉

材料：夏枯草 20 克，瘦猪肉 100 克。

做法：将上 2 味加水炖熟，吃肉喝汤。

用法：每日 1 剂。

功效：滋阴润燥、清火散结。

适应证：胸膜炎。

（2）鸡冠花丁香汤

材料：鸡冠花 10 克，丁香 3 克。

制法：水煎服。

用法：每日 1 剂。

功效：清热收敛、凉血止血。

适应证：风湿性心脏病。

大暑保健养生方案

每年的 7 月 23 日左右是大暑。这个节气的养生，首先要强调预防中暑，当出现持续 6 天以上最高气温大于 37℃时，中暑人数会急剧增加，所以无论在家也好，外出活动也好，应尽量避开中午以及午后的最高气温时间段。此节气也是心血管疾病、肾脏及泌尿系统疾病患者的一大危险关头，因此这些病症患者更要格外小心。

大暑时节也应该进行适当的运动，年轻人剧烈运动后的大汗淋漓会有种舒服的畅快感，中老年人则应选择一些平和的运动，如快走、爬山、游泳、太极拳、羽毛球、乒乓球等。

下面，为大家推荐一道"强心茶"，可作为大暑的祛暑食疗方。

材料：老茶树根 30 ~ 60 克，糯米酒 1 小杯。

做法：将老茶树根洗净切片，与糯米酒一同放入砂锅内，加水煎汤，去渣。

用法：睡前 1 次服下，每晚 1 剂。

功效：温阳利水、强心益肾。

适应证：心肾阳虚、水湿泛滥型风湿性心脏病，症见心悸气喘、倚息不得卧、头晕胸闷、口渴不饮、小便短少、全身浮肿、恶寒肢冷、面色无华等。

立秋保健养生方案

每年的 8 月 8 日左右是立秋。立秋以后，各种瓜果开始陆续上市，但民谚有"秋瓜坏肚"的说法，就是指立秋以后如生食大量瓜类水果易引发胃肠道疾患。此外，人们在夏天已经生食了大量瓜果，立秋以后如果再这样吃下去，就会损伤肠胃，导致腹泻、下痢、便溏等急慢性胃肠道疾病。因此，立秋之后应慎食瓜类水果，脾胃虚寒者尤应禁忌。

立秋以后，因秋燥而起的疾病也会困扰一些人，在养生方面就要注意滋养津液，多喝水、淡茶等饮料，并吃些能够润肺清燥、养阴生津的食物，如萝卜、西红柿、豆腐、藕、秋梨、等，少吃辛辣、油炸及膨化食物，少饮酒。

在起居方面，这一时节应"早卧早起，与鸡俱兴"，虽然不至于和鸡起得一样早，但也应该早睡早起，多呼吸新鲜空气，在清晨安静广阔的空间里宣泄情绪，这对身体都是有好处的。

下面，为大家推荐两道立秋进补食疗方。

（1）沙参枸杞粥

材料：沙参15～20克，枸杞15～20克，玫瑰花3～5克，粳米100克，冰糖适量。

做法：先将沙参煎汁去渣，后以药汁与枸杞、粳米同入砂锅，再加水适量，用文火煮粥，待粥将熟时，加入玫瑰花、冰糖，搅匀稍煮片刻即可。

功效：滋阴润燥、养血明目。

适应证：阴血亏虚所致的多咳少痰、痰中带血、咽喉干燥、声音嘶哑、胃脘灼痛、饥而不欲食、干呕呃逆、头晕眼花、两目干涩、视物模糊、手足心低热等。

注意：外感风寒所致咳嗽不宜服。

（2）人参百合粥

材料：人参3克，百合15～25克，粳米50克，冰糖适量。

做法：先将人参研末；百合剥皮去须，洗净切碎；后共与粳米同入砂锅，加水适量，以文火煮粥，待粥将熟时，加入冰糖，搅匀稍煮片刻即可。

功效：益气滋阴、润肺安神。

适应证：气阴两虚所致的心悸气短、烦渴神疲、久病形瘦、失眠健忘、心神不宁、食欲不振、久咳声低、干咳少痰，以及神经衰弱、癔症、慢性支气管炎、肺气肿、肺结核、支气管扩张、百日咳等而属气阴亏虚者。

处暑保健养生方案

每年的8月23日左右是处暑节气。处暑以后，气温会逐渐下降，这时候人体容易出现的情况就是"秋乏"，俗话说"春困秋乏夏打盹"，人们经常会有懒洋洋的疲劳感，所以这个节气的养生首先是要保证睡眠充足。

在饮食方面，处暑时依然应该保持饮食清淡，少吃油腻、辛辣及烧烤类的食物，如辣椒、生姜、花椒、葱、桂皮等，多吃蔬菜水果，多喝水，多吃鸡蛋、瘦肉、鱼、乳制品和豆制品等。

为缓解秋乏，处暑时除去养成良好的生活习惯，还要加强锻炼，如登山、散步、做操等，以强健身心，减轻季节交替时身体的不适感。经常伸伸懒腰也可缓解秋乏，伸懒腰时人体的胸腔器官会对心、肺形成挤压，可以促进心脏的充分运动，使其提供更多的氧气供给各个组织器官。所以，即使在不疲劳的时候，有意识地伸几个懒腰，也会觉得舒适。

下面，为大家推荐两道处暑进补食疗方。

（1）羊肺汤

材料：羊肺一具，柿霜、杏仁、绿豆粉各30克，白蜂蜜60克。

做法：先将杏仁去皮后研成细末，用柿霜、绿豆粉装入碗内，倒入蜂蜜调匀，加入适量清水，和成浓汁状，备用。将羊肺挤尽血污，用清水冲洗干净，再将药汁灌入羊肺内，装碗后加水适量，隔水蒸熟，取出后将碗中汤汁浇注在羊肺上即成。

功效：益气养阴、止咳平喘。

适应证：肺虚、气阴两虚所致的形体消瘦、精神疲乏、心悸喘促、咳嗽不宁、口唇干燥，以及肺结核、老年慢性支气管炎、肺气肿、肺源性心脏病等而属肺气阴亏虚者。

（2）炖猪肉黑豆汤

材料：瘦猪肉200克，黑豆30克，浮小麦50克，精盐、味精各适量。

做法：将猪肉洗干净，切成小块；浮小麦用细纱布袋包好扎紧。将猪肉与黑豆、浮小麦药袋同入砂锅，加水适量，先用武火烧沸，后改文火煨炖，待肉熟豆烂后，加入精盐、味精调味，除去药袋，饮汤食肉和豆。

功效：滋阴益气、壮体止汗。

适应证：阴虚、气阴两虚所致的形体消瘦、皮肤干燥、自汗盗汗、神疲乏力、心烦气短、口渴多饮、唇舌干燥等。

白露保健养生方案

每年的9月7至9日为白露。白露时节，支气管哮喘发病率很高，要做好预防工作，排除诱发因素，体质过敏的人应注意花粉、粉尘、皮毛、牛奶、鸡蛋、鱼、虾、螃蟹、油漆、药物等，尽量避免与之接触。另外，调整身体和精神状态，避免情绪压抑、过度劳累对缓解咳嗽、气喘、心悸等症状也有帮助。在饮食上也要慎重，少吃或不吃鱼虾海鲜、生冷炙烩腌菜和辛辣酸咸甘肥的食物，多吃青菜、萝卜、葡萄、柿子、梨、芝麻、蜂蜜等润肺生津、养阴润燥的食物。

天气转凉后，还容易导致胃部抽搐，引起腹泻、恶心等症状，尤其是那些身体比较瘦平时胃就不太好的人，胃部的保暖非常重要。因为身体较瘦的人通常胃壁较薄，在气温变化的情况下更容易产生痉挛，轻者导致胃痛和消化不良，重者则可能产生呕吐和腹泻等情况。胃部受凉还会导致"肠易激综合征"，直接表现就是严重腹泻，导致疲劳和浑身无力，甚至会发生脱水等情况。

所以，白露以后要注意为身体保暖，特别是一些年轻的女性，不要舍不得换下夏天单薄的裙子。还应注意少吃生、凉食物，多吃熟食和暖食，尤其不要在早上吃水果和喝凉水，避免肠胃受到过度刺激。

下面，为大家推荐两道白露进补食疗方。

（1）罗汉果猪肺汤

材料：罗汉果1个，猪肺250克，调料适量。

做法：将猪肺切成小块，挤出泡沫，洗净，罗汉果切块，共置锅内，加水煮汤，调味食用。

用法：每日1剂。

功效：滋阴润肺、利喉开音。

适应证：肺肾阴虚型慢性喉炎，症见声嘶日久、咽喉干燥、喉痒、干咳、痰少而黏、额红唇赤、头晕耳鸣、虚烦少寐、腰膝酸软、手足心热等。

（2）咖啡豆汤

材料：咖啡豆（炒）6 ~ 9 克。

做法：将咖啡豆加水浓煎饮服。

用法：每日 1 剂。

功效：强心、利尿。

适应证：肺气肿、慢性支气管炎。

秋分保健养生方案

每年的 9 月 23 日左右是秋分节气，秋分正好是秋季 90 天的中分点，如春分一样，秋分这天阳光几乎直射赤道，昼夜时间的长短再次相等，秋分过后，北半球开始昼短夜长。

在饮食方面，中医从阴阳平衡角度出发，将饮食分为宜与忌，不同的人有其不同的宜忌，如对于那些阴气不足，而阳气有余的老年人，则应忌食大热峻补之品；对发育中的儿童，如无特殊原因也不宜过分进补；痰湿质人应忌食油腻；木火质人应忌食辛辣；患有皮肤病、哮喘的人应忌食虾、蟹等海产品；胃寒的人应忌食生冷食物等。

这个时候，秋燥还是没有结束，不过这时的"燥"，已经不是刚刚立秋时的温燥，而是凉燥，可以煮些健胃健脾，补肾强骨，而且软糯甜香，非常适口的栗子粥。润肺、清火、制燥咳，通便秘的百合粥、菊花粥，也是不错的选择，不仅可以温补身体，还可以缓解秋燥。

下面，为大家推荐一道"山楂陈皮汤"，对于秋分时的慢性喉炎很有效。

材料：山楂 30 克，陈皮 15 克，红糖适量。

制法：水煎服。

用法：每口 1 剂。

功效：活血化淤、行气祛痰。

适应证：气滞血淤型慢性喉炎，症见声音嘶哑，日久不愈，讲话费力，或有少量黏痰附着，不易咯出，声带色暗，有小结或息肉等。

寒露保健养生方案

每年的 10 月 8 日或 9 日是寒露。寒露是一个冷热交替的节气，此时，人体阳气慢慢收敛，阴精开始潜藏于内，故养生也应以保养阴精为主，也就时说，秋季养生不能离开"养收"这一原则。

在人体五脏中，肺对应秋，肺气与金秋之气相应，此时燥邪之气易侵犯人体而耗伤肺的阴精，如果调养不当，人体就会出现咽干、鼻燥、皮肤干燥等秋燥症状。因此，寒露时节的养生应以滋阴润肺为宜，多食用芝麻、糯米、粳米、蜂蜜、乳制品等柔润食物，少食辣椒、生姜、葱、蒜类等易损伤阴精的辛辣之食。

寒露以后，由于气温下降较快，感冒也成为此时的流行病，在城市，这个时间已经开始接种流感疫苗了。而在日常养生中，首先要做到感冒适时添加衣物，不要盲目坚持"秋冻"，还要多加锻炼，增强体质。

下面，为大家推荐一道"白果汤"，对于寒露时节易引起的哮喘、咳嗽较有效。

材料：白果仁（炒）9 ~ 12 克。

做法：将白果仁加水煎汤，调入白糖或蜂蜜服食。

用法：每日 2 剂。

功效：敛肺气、定喘咳。

适应证：支气管哮喘、肺结核咳嗽。

霜降保健养生方案

每年的 10 月 23 日或 24 日是霜降，这是秋季的最后一个节气。霜降，顾名思义就是：由于天气寒冷，露水已经凝结成霜了。

天气逐渐变冷，风湿病、"老寒腿"、慢性胃病又成了常见病，防治这些病症主要是注意身体的局部保暖。老年人要适当地多穿些衣服，膝关节有问题的可以穿上一副护膝，晚上睡觉时也要注意保暖。胃不好的人注意不要吃寒凉的东西，觉得胃部不适时，可以用热水袋暖一会儿，疼痛就会缓解。

深秋时节，正是枫树、黄栌树等植物的最佳观赏季，可以在晴朗的天气外出登山观赏美景。但是，老年人应注意不要运动过量，外出活动以颐养身心为宜，感觉劳累时不要硬撑，此外也要注意保暖防病，不要在大风天去爬山，以免感冒或者染上呼吸系统疾病。

下面，为大家推荐两道霜降进补食疗方。

（1）桑叶茶

材料：经霜桑叶 30 克。

做法：将桑叶加水煎汤，取汁，代茶饮用。

用法：每日 1 剂。

功效：祛风散热、止咳平喘。

适应证：风热痰喘。

（2）山楂茶

材料：生山楂 30 克。

做法：将山楂加水煎汤，代茶饮用。

用法：每日 2 剂。

功效：破气行於、消积化滞。

适应证：脂肪肝。

立冬保健养生方案

每年的 11 月 7 日或 8 日是立冬，这是冬季的第一个节气。在民间，立冬是进补的好时节，认为此时进补才足够抵御严冬的寒冷。

传统中医养生有"冬时天地气闭，血气伏藏，人不可作劳汗出，发泄阳气"之说，意思是冬天天气闭藏，人体的气血也潜藏起来了，这时候人不可以过分劳作大汗淋漓，泄露阳气。立冬以后，天气还不是太冷，在衣着方面也要注意，不能穿的过少过薄，这样会容易感冒，损耗阳气，当然也不能穿得过多过厚，否则腠理开泄，阳气不得潜藏，寒邪也易于侵入。

经常晒太阳对人体也有很多益处，特别是冬季，大自然处于"阴盛阳衰"状态，人体内部也不例外，所以在冬天常晒太阳，能起到壮人阳气、温通经脉的作用。

在饮食方面，冬季也是进补的最好季节，民间有"冬天进补，开春打虎"的谚语。冬季食补应注意营养的全面搭配和平衡吸收。元代忽思慧所著《饮膳正要》曰："……冬气寒，宜食黍以热性治其寒。"也就是说，少食生冷，但也不宜燥热，有的放矢地食用一些滋阴潜阳，热量较高的膳食为宜，同时也要多吃新鲜蔬菜以避免维生素的缺乏，还要多吃牛羊肉、乌鸡、鲫鱼，多饮豆浆、牛奶，多吃萝卜、青菜、豆腐、木耳等。冬季进补还应因人而异，因为食有谷肉果菜之分，人有男女老幼之别，体质有虚实寒热之辩，故"冬令进补"应根据实际情况有针对性地选择进补方案，万不可盲目进补。

下面，为大家推荐一道简单有效的立冬进补方——"蘑菇豆腐汤"。

材料：蘑菇 250 克，豆腐 200 克，调料适量。

做法：按常法煮汤服食。

用法：每日 1 剂。

功效：清热润燥、益气解毒。

适应证：脂肪肝。

小雪保健养生方案

每年的 11 月 22 日或 23 日是二十四节气中的小雪节气。小雪前后，天气经常是阴冷晦暗的，一些容易受天气影响的人就会觉得郁闷烦躁，特别是本身就患有抑郁症的人还可能会加重病情，所以在这个节气要着重调养心情，保持开朗豁达，尽量少受天气的影响。也可以多参与一些户外活动、在晴朗的时候多晒太阳以增强体质，预防疾病。

冬季天气寒冷，在饮食方面应适当多吃些热量较高的食物，提高碳水化合物及脂肪的摄入量。全麦面包、稀粥、糕点、苏打饼干等均属碳水化合物，这些食物的摄入既有助于御寒，其中所含的微量矿物质硒还可以振奋情绪。要注意增加维生素的供给，多吃萝卜、胡萝卜、辣椒、土豆、菠菜等蔬菜；以及柑橘、苹果、香蕉等水果。动物肝、瘦肉、鲜鱼、蛋类、豆类等食品也可以保证身体对维生素 A、维生素 B$_1$、维生素 B$_2$ 等的需要。

下面，为大家推荐一道小雪进补食疗方。

四物炖鸡汤

材料：母鸡 1 只（约 1.5 千克），当归 10 克，熟地黄 10 克，白芍 10 克，川芎 8 克，料酒、胡椒粉、生姜、细葱、味精、精盐、清汤各适量。

做法：将母鸡宰杀后，除净毛，剁去脚爪，剖腹清除内脏，冲洗干净，入沸水锅中汆一下。将当归、熟地黄、白芍、川芎洗净，切成薄片，用纱布袋装好，扎紧口；生姜、细葱洗净，姜切片，葱切节，备用。将砂锅置武火上，掺入清汤，放入鸡，药袋烧开后，撇去浮沫，加料酒、姜、葱，改用文火炖至鸡肉烂熟，骨架松软，拣去药袋、姜、葱不用，加入精盐、味精、胡椒粉调好味即成。

功效：益血补虚。

适应证：心肝血虚所致的面色无华、头晕眼花、心悸失眠、多梦健忘、视物模糊、两目干涩、手足麻木、屈伸不利、月经推后、经少色淡、经后小腹空痛等。

大雪保健养生方案

每年的 12 月 7 日前后是二十四节气中的大雪。关于大雪节气的养生，从中医的角度来看，此时已到了"进补"的大好时节。这里的进补并不是一般狭义理解上的随便吃些营养价值高的食品，或者用点壮阳的补药，进补其实是养生学的一个分支内容，具体来说是要通过养精神、调饮食、练形体、慎房事、适温寒等综合调养达到强身健体益寿的目的。

但是，进补要有所讲究，首先要注意适度原则，不可太过，不可不及。如若稍有劳作则怕耗气伤神，稍有寒暑之异便闭门不出，食之唯恐肥甘厚腻而节食少餐，这样不仅无异于补养，甚至会损害健康。所以，即使是补养也要注意动静结合、劳逸结合、补泻结合、形神共养，不可失之偏颇。

下面，为大家推荐几道大雪进补食疗方。

（1）灵芝猪蹄汤

材料：灵芝 30 克，黄精 15 克，鸡血藤 15 克，黄芪 18 克，猪蹄 250 克，味精、精盐各适量。

做法：将猪蹄去净残毛，刮洗干净，剁成小块。将灵芝、黄精、鸡血藤、黄芪洗净，用纱布袋装好，扎紧口，与猪蹄同入砂锅，加水适量，先以武火烧开，后改文火慢炖至猪蹄烂熟，捞出药袋不用，加入味精、精盐调好味即成。

功效：益气补血。

适应证：白细胞减少症而属气血两虚者。

（2）参蛤蒸鸭

材料：白鸭1只（约1~1.5克），人参10克，蛤蚧5克。料酒、细葱、生姜；味精、精盐、清汤各适量。

做法：将鸭子宰杀后，除净毛，剁去嘴、脚掌，在鸭的背面近尾部横开一刀，抠净内脏；冲洗干净；入沸水锅中氽一下捞出，装入蒸盆备用。将人参、蛤蚧烘脆研成细末；生姜、细葱洗净，姜切片，葱切节备用。将人参、蛤蚧粉末放入鸭的腹腔内，再加入姜片、葱节、料酒、清汤，上笼用武火蒸至鸭子熟烂，加味精、精盐调好味即成。

功效：补肺肾、定咳喘。

适应证：肺肾气虚、肺肾气阴两虚所致的神疲气短、久咳声低、动则喘促、气不接续、常自汗出、腰膝酸软、咳则小便出，以及老年慢性支气管炎、支气管哮喘、肺气肿等而属肺肾气虚者。

冬至保健养生方案

每年的12月22日左右是二十四节气中的冬至，在养生学上，冬至是一个重要的节气，因为"冬至一阳生"，冬至过后体内的阳气开始萌芽，这个时候人们应该顺应这一身体机能的变化，做好各方面的身体调养。

首先要做到静神少虑、畅达乐观、讲究生活情趣，适当进行锻炼，防止过度劳累，精神调养不论在任何节气都是养生的重点，拥有一个好的心态对于保持身体健康是很有益处的。

其次要注意饮食调养，可分别从补气、补血、补阳、补阴4个角度来调配饮食：

补气食品，是指具有益气健脾功效，对气虚证有补益作用的食品，如糯米、党参、黄芪、大枣、山药、胡萝卜、豆浆、鸡肉等；

补血食品，是指对血虚证者有补益作用的食品，如动物肝脏、动物血制品、红枣、花生、龙眼肉、荔枝肉、阿胶、桑葚、黑木耳、菠菜、胡萝卜、乌鸡、海参、鱼类等都有一定的补血作用；

补阳食品，是指具有补阳助火，增强性功能的功效，对阳虚证有补益作用的食品，如狗肉、羊肉、虾类、鹿肉等，核桃仁、韭菜、枸杞子、鸽蛋、鳝鱼、淡菜等也有补阳作用；

补阴食品，是指具有滋养阴液，生津润燥的功效，对阴虚证有补益作用的食品，如银耳、木耳、梨、牛奶、鸡蛋等。

冬至是进补的好时节，日常饮食应对照上述分类，选择适合自己的进补方式，为来年打下一个好的身体基础。

下面，为大家推荐两道冬至进补食疗方。

（1）红烧龟肉

材料：龟1只（750~1000克），菜油、料酒、生姜、细葱、花椒、酱油、冰糖各适量。

做法：将龟放入盆中；加热水（约40℃），使其排尿，宰去头、足，剖开去龟壳、内脏，将龟肉洗干净，切成块；姜、葱洗净切碎，备用。将锅中放入菜油烧热后，下入龟肉块，反复翻炒，再加入姜、葱、花椒、冰糖，烹以酱油、料酒，加适量清水，将锅置炉上，以文火煨烧至烂熟即成。

功效：滋阴补血。

适应证：阴血亏虚所致的头晕目眩、午后低烧、骨蒸劳热、形体消瘦、心悸心烦、久咳咯血、便血等。

（2）山楂荷叶茶

材料：山楂 15 克，荷叶 12 克，茶叶 3 克。

做法：将上 3 味水煎取汁，代茶饮用，每日 1 剂。

功效：清热强心、活血化淤。

适应证：中风。

小寒保健养生方案

每年的 1 月 6 日前后是小寒节气。民间有句谚语：小寒大寒，冷成冰团。小寒表示寒冷的程度，从字面上理解，大寒冷于小寒，但在气象记录中，小寒却比大寒冷，可以说是全年二十四节气中最冷的节气。

寒冷的冬天有一种简单的方法可以健身——搓手。搓手的做法很容易：双手抱拳，双手虎口接合，捏紧，再移动双手转动，在转动过程中使手的各部分互相摩擦。搓手的时间没有限制，时间稍长，两只手都会感到暖烘烘的。经常将双手在一起摩擦搓手，可以预防冻疮的发生，使手指更加灵活自如，同时对大脑也有一定的保健作用；对于经常待在室内的人，经常搓手，还能促进血液循环和新陈代谢，预防感冒。

此外，在严冬季节，人们经常一进屋就把冻僵的手脚放到取暖器旁边烤，或插入热水里暖。其实这样对手脚皮肤保健非常不利，日后很容易生冻疮。正确的方法是在距取暖器不远的地方，将裸露的手脚互相搓擦，使手脚的温度自然回升，待皮肤表面变红时，再移到取暖器旁或放入热水中取暖。

下面，为大家推荐两道小寒进补食疗方。

（1）灵芝粥

材料：灵芝 10 克，杜仲 15 克，糯米 100 克，冰糖适量。

做法：将灵芝、杜仲加水适量煎煮，去渣取汁，然后以药汁与糯米同入砂锅；加水适量，煮成稀粥，加入冰糖搅匀即成。

功效：滋阴补肾、养心安神。

适应证：心肾阴虚所致的腰膝酸软、心悸心烦、失眠多梦、记忆力减退，以及神经衰弱、心动过速、贫血等属心肾阴虚者。

（2）山药桂圆粥

材料：淮山药 50 克，桂圆肉 15 克，荔枝肉 15 ~ 20 克，五味子 3 ~ 5 克，粳米 350 克，白砂糖适量。

做法：先将五味子煎水，去渣取药汁与淮山、桂圆肉、荔枝肉、粳米同入砂锅，加水适量，以文火煮粥，待粥将熟时，加入白糖，搅匀稍煮片刻即可。

功效：滋补心肾、安神固涩。

适应证：心肾阴虚所致的腰膝酸软、潮热盗汗、手足心低热、心悸心烦、失眠多梦、消渴多尿、遗精早泄、头晕耳鸣等。

大寒保健养生方案

每年的1月20日或21日是大寒。关于大寒节气的养生，依然要以温补为主，这是年尾调养身体的重要时刻，以养精蓄锐迎接新的一年。大寒虽然已经不像小寒那样酷寒，但天气还是比较寒冷，所以在衣着上还是要注意保暖，早晚天气较冷时尽量减少在户外的时间。

饮食仍然是温补的重要途径，不妨多吃红色蔬果及辛温食物，如红辣椒、红枣、红萝卜、樱桃、红色甜椒、红苹果等蔬果能为人体增加热能，使体温升高，多吃还能抵抗感冒病毒，加速康复，是冬季的首选食物。此外，一些辛温食物如紫苏叶、生姜、青葱、洋葱、花椒、桂皮等，也对风寒感冒具有显著的食疗功效。

一些根茎类食物，如芋头、番薯、山药、马铃薯、南瓜等具有丰富的淀粉及多种维生素、矿物质，也可快速提升人体的抗寒能力。

若无尿酸高、肾脏病、糖尿病、高血压等疾病，可在大寒之时喝一点酒，如米酒、葡萄酒等，有助于气血循环，睡前小酌1杯，更能提高睡眠质量。

另外，冬末气候寒冷干燥，许多人还容易出现嘴唇干裂、口角炎等问题，这主要是缺乏维生素 B_2 所致，可多食酸乳酪、花粉、酵母粉等，症状很快就会有所改善。

下面，为大家推荐两道大寒进补食疗方。

（1）洋葱炒肉丝

材料：洋葱150克，瘦猪肉60克，调料适量。

做法：按常法烹制食用。

用法：每日1剂。

功效：滋阴养血、扩张血管。

适应证：动脉硬化、高血压、糖尿病等。

（2）双耳汤

材料：银耳、黑木耳各10克，冰糖适量。

做法：按常法蒸熟食用。

用法：每日1～2剂。

功效：滋阴益气、凉血活血。

适应证：动脉硬化、冠心病等。

第四章
不同体质的养生与保健

平和体质：养生要采取"中庸之道"

顺四时，调五味，平和体质这样养护

对于平和体质的人，养生保健宜饮食调理而不宜药补，因为平和之人阴阳平和，不需要药物纠正阴阳之偏正盛衰，如果用药物补益反而容易破坏阴阳平衡。对于饮食调理，首先，"谨和五味"。饮食应清淡，不宜有偏嗜。因五味偏嗜，会破坏身体的平衡状态。如过酸伤脾，过咸伤心，过甜伤肾，过辛伤肝，过苦伤肺。其次，在维持自身阴阳平衡的同时，平和体质的人还应该注意自然界的四时阴阳变化，顺应此变化，可保持自身与自然界的整体阴阳平衡。再则，平和体质的人可酌量选食具有缓补阴阳作用的食物，以增强体质。

平和体质的人春季阳气初生，宜食辛甘之品以发散，而不宜食酸收之味。宜食韭菜、香菜、豆豉、萝卜、枣、猪肉等。夏季心火当令，宜多食辛味助肺以制心，且饮食宜清淡而不宜食肥甘厚味。宜食菠菜、黄瓜、丝瓜、冬瓜、桃、李、绿豆、鸡肉、鸭肉等；秋季干燥易伤津液，宜食性润之品以生津液，而不宜食辛散之品。宜食银耳、杏、梨、白扁豆、蚕豆、鸭肉、猪肉等。冬季阳气衰微，故宜食温补之品以保护阳气，而不宜寒凉之品。宜食大白菜、板栗、枣、黑豆、刀豆、羊肉、狗肉等。

另外，南瓜蒸百合是平和体质者的佳品。准备南瓜250克，百合100克，罐装红樱桃1粒，白糖、盐、蜂蜜各适量。将南瓜切成菱形块，百合洗净；南瓜、百合装盘，撒上调料，装饰红樱桃，上笼蒸熟即可。

戒烟少酒，别让烟酒毁了你的好体质

我们都知道，平和体质是世界上最好的体质，也是健康长寿的根基。然而，拥有了平和体质还要尽心维护，否则就有可能把自己的好体质毁掉。比如吸烟、酗酒，就是伤害体质最大的两种恶习。在生活中，这样的情形是很常见的：有的人小时候身体很好，其家人也都长寿，但是由于染上了吸烟、酗酒的恶习，结果把自己的身体给毁了。

烟草燃烧后产生的烟气中92%为气体，如一氧化碳、氢氰酸及氨等，8%为颗粒物，内含焦油、尼古丁、多环芳香羟、苯并芘及 β-萘胺等，已被证实的致癌物质约40余种，其中最危险的是焦油、尼古丁和一氧化碳。吸烟对人体的危害是一个缓慢的过程，

需经较长时间才能显示出来，尼古丁又有成瘾作用，使吸烟者难以戒除。吸烟可诱发多种癌症、心脑血管疾病、呼吸道和消化道疾病等，是造成早亡、病残的最大病因之一。

另外，大量事实证明，少量饮酒可活血通脉、助药力、增进食欲、消除疲劳、使人轻快，有助于吸收和利用营养，而长期过量饮酒能引起慢性酒精中毒，对身体有很多危害。

引起体内营养素缺乏

蛋白质、脂肪、糖的缺乏，其主要原因是由于长期饮酒的人约有一半以上进食不足。酒能使胃蠕动能力降低，造成继发性恶心，使嗜酒者丧失食欲，减少进食量。

损害肝脏

酒精的解毒主要是在肝脏内进行的，90%～95%的酒精都要通过肝脏代谢。因此，饮酒对肝脏的损害特别大。酒精能损伤肝细胞，引起肝病变。连续过量饮酒者易患脂肪肝、酒精性肝炎，进而可发展为酒精性肝硬化或肝硬化腹水，最后可导致肝癌。

损害消化系统

酒精能刺激食道和胃黏膜，引起消化道黏膜充血、水肿，导致食道炎、胃炎、胃及十二指肠溃疡等。过量饮酒是导致某些消化系统癌症的因素之一。

导致高血压、高脂血症和冠状动脉硬化

酒精可使血液中的胆固醇和甘油三酯升高，从而发生高脂血症或导致冠状动脉硬化。血液中的脂质沉积在血管壁上，使血管腔变小引起高血压，血压升高有诱发中风的危险。长期过量饮酒可使心肌发生脂肪变性，减小心脏的弹性收缩力，影响心脏的正常功能。

导致贫血

酒精等毒性物质被吸收入血液后，能刺激、侵蚀红细胞及其他血细胞的细胞膜，会引起血细胞萎缩、破裂、溶解，从而不断减少。贫血患者体内往往缺乏制造血液的营养物质，而酒精等毒性物质又会破坏摄入的营养素。这样，就会进一步导致血细胞制造障碍，还可使红细胞、白细胞及血小板等越来越少，从而造成严重贫血。酒精还能干扰骨髓、肝、脾等造血器官的造血功能。

降低人体免疫力

酒精可侵害防御体系中的吞噬细胞、免疫因子和抗体，致使人体免疫功能减弱，容易发生感染，引起溶血。久而久之，就可能改变整个人的体质。

事实上，酒精不但是慢性杀手，也可以直接夺人性命。酒精与其他有毒物质不同，它无须经过消化系统就可以通过肠胃直接进入血管，饮酒后几分钟，它就可以迅速扩散到人体的全身。酒精对大脑和神经中枢影响最大，这也是酒精杀人的最快手段。

平和体质来自平和的生活环境

虽然人的体质受先天因素影响很大，但也并不意味着它是不可改变的。其中，家居环境就是影响体质重要的后天因素之一。好的体质，在恶劣的环境下生存，也可能

变成差的；差的体质，经过适宜环境的调理，也会变成平和体质。那么，什么样的家居环境才能造就平和体质呢？很多人都提出了这样的疑问。其实答案很简单，清新舒适、健康宜人的环境当然是最好的了。那么，怎样才能达到这样的环境要求呢？包括以下三点。

（1）室温要适中。人体对生活环境的温度是有一定要求的，不能太高，也不能太低。一般情况下，人体最舒适的环境温度，夏季为 25 ～ 27℃，冬季则为 18 ～ 20℃。如果室内温度过高，就会影响人的体温调节功能，由于散热不良而引起体温升高、血管舒张、脉搏加快、心率加速；反之，如果温度过低的话，则会使人体代谢功能下降，脉搏、呼吸减慢，皮下血管收缩，皮肤过度紧张，呼吸道黏膜的抵抗力减弱，容易诱发呼吸道疾病。

（2）空气湿度要适中。在生活中，大多数人都是关心室内的温度够不够，而很少有人关注室内空气的湿度。其实，空气湿度与人体健康的关系也是非常密切的。一般情况下，最利于生活的相对湿度应该是在 45% ～ 65% 之间。因为夏天湿度过大，人会感到闷热、烦躁，冬天人则会觉得阴冷、抑郁。湿度太小，空气过于干燥，则会使人体的水分流失，导致皮肤粗糙、皲裂，还会降低人体的抵抗力，容易感染疾病。所以说，不干不湿的空气湿度才是最利于日常养生的。

（3）室内植物摆放有讲究。很多人喜欢在家里摆放一些花或者绿色植物，不仅可以美化居室环境，还可以增加活力、清洁空气，但是植物花草是不能胡乱摆放的，比如，针叶植物属"阳"，可放置在朝南的房间内；低垂圆叶植物属阴，可放在朝北的房间；多刺的植物要放在人不易碰到的位置。在高血压患者的卧室里放一些艾叶和银花，有降血压的功效；失眠的人则可以在床头放一些薰衣草，可以加速睡眠，等等。

平和体质的最佳运动方式——太极拳

平和体质者养生宜采取中庸之道，在运动方面也要尽量选择平和一些的方式，不能过激，其中在传统的运动方式中，太极拳可以说最适合于平和体质者。

太极拳是我国的国粹，经常练习太极拳，对于身心健康有意想不到的收获，集练气、蓄劲、健身、养生、防身、修身于一体，是一种适合经常锻炼的养生功法。

太极拳对人体健康的促进作用是综合而全面的，长期坚持练习太极拳，对于防病抗衰、益寿延年有着不可估量的作用。著名中医吉良晨就说："太极拳是个宝。养生保健，我向人们首推太极拳。"

练太极拳，不是一般的学习拳式，必须懂得很多基本功，做到"放松""气道通畅"。肺主一身之气，肺气调则周身气行，故练功必须令肺气顺，不可使气道结滞，所以说练拳不可闭气、使力，要以放松、沉气为主，并配合呼吸、配合开合等。这些要求使得练太极拳的人们在练拳过程中注意放松并调整呼吸，每次练拳下来心情舒畅、精神饱满，而且身体微微出汗，促进体内新陈代谢，起到祛病强身的健身功效。

目前流行的各式太极拳都有几十个动作，对一般人来说，练习有一定难度，而十二式方位太极拳和二十四式简化太极拳适合于普通人练习。

另外，平和体质的人清晨起来也可以做一组保健操，这对保健健身也非常有帮助。

　　（1）深呼吸：直立，挺胸收腹，做深呼吸3次。

　　（2）摆臂：双臂用力后摆，同时顺势弯腰，使面部尽可能靠近膝部，随即直身，双臂前摆并举过头顶，然后再次弯腰并向后摆臂，快速做4～8次。

　　（3）踢手：分腿直立，两臂向前平伸，先踢右腿，用脚踢左手，还原后换左腿踢右手。注意双腿不要弯曲且身体保持直立。左右各做8次。

　　（4）下蹲：两腿并拢站好，挺胸，收腹，紧腰，随即吸气，两臂向前平伸，身体下蹲，臀部紧靠脚跟上。重复练习8～16次。

　　（5）前倾：立正站好，向前迈出一条腿，略为弯曲。双手十指交叉，两臂向上伸直，然后上身前倾，另一条腿绷直，向上伸拉脊柱。完成1次后换腿再做。重复练习8～16次。

　　（6）起跑姿势：做起跑姿势，两腿一前一后绷直，双臂前伸手指着地，身子尽可能向前弯至膝部，呼气，然后慢慢抬起身子。两腿交替重复练习8～16次。

　　（7）抬腿：立正站好，双手叉腰，收腹，紧腰，挺胸，同时一腿向后抬，稍停。然后将后抬的腿放下还原。两腿交替重复练习8～16次。

　　（8）摸脚摸背：蹲下，左手向后摸自己的右脚，右手从上面向后摸自己的背部。换另一只手再做，重复练习8～16次。

　　（9）抬头：站好，两腿稍分开，左臂向上伸直，左膝弯曲，同时抬头看举在上方的手。两腿交替各做8～16次。

　　（10）转体：两脚开立，与肩同宽，上体前屈与下肢呈90°，两手交叉放在头后，然后上体向右侧转，再慢慢侧转回来。重复练习8～16次。

　　（11）触踝：立姿，两腿稍分开，身体前倾，右手掌触摸左脚踝，同时高举左手，换另一侧练习。重复8～16次。

　　（12）弯腰：两脚开立，大于肩宽，向前弯腰，两臂在身前交叉，然后再分开。自然呼吸，让身体在这一姿势中放松，然后慢慢起身，结束动作。

平和体质宜食补，不宜药补

　　"养生之道，莫先于食。"饮食养生首先指的是应用食物的营养来防治疾病，促进健康长寿的。尤其是对于平和体质的人来说，食补就可以了，不必进行药补。古人云："是药三分毒"，我们平时之所以用药，就是要借助药性，对"病"进行矫枉过正，使身体达到平和，而对于平和体质来说，本身就已经平和了，就不必再用什么"补药"对身体进行补益了，因为这样一来，不仅达不到强壮体质的效果，甚至还会造成意想不到的危害。

　　那么，平和体质的人应该样进行食补呢？我们要认识到，饮食是人类维持生命的基本条件，而要使人活得健康愉快、充满活力和智慧，则不仅仅满足于吃饱肚子，还必须考虑饮食的合理调配，保证人体所需的各种营养素的摄入平衡且充足，并且能被人体充分吸收利用。除此之外，我们还应注意以下四个原则：

饮食有节

这一点对于中老年人尤为重要，因为随着年龄的增长，生理功能逐渐减退，机体的新陈代谢水平逐渐减弱，加之活动量减少，体内所需热能物质也逐渐减少。因此，每日三餐所摄入的热能食物也应减少，这样才能更好地维持体内能量的代谢平衡。

如果到了中老年阶段饭量仍不减当年，摄入能量食物过多，势必造成体内能量过剩，多余能量就会转化为脂肪，使身体发胖，并影响心脏功能。这也是诱发高血压、冠心病、动脉粥样硬化等心血管疾病的主要原因。所以，中老年人应适当地节制饮食，饮食应当少而精，富于营养又易于消化，多吃新鲜蔬菜、水果，限制高脂肪、高热能食物的摄入量。每餐的食量应适可而止。一般以七八分饱为宜。

三餐有别

这主要指两点，在食物选择方面，早餐应选择体积小而富有热量的食物，午餐应选择富含优质蛋白质的食物，晚餐则应吃低热量、易消化的食物。在摄入量上，应做到"早饭吃好，中饭吃饱，晚饭吃少"，现在很多年轻人习惯于早餐吃得很少或不吃早餐，晚餐吃得很多，这对健康是有害的。

合理搭配

饮食合理搭配就是要做到粗细粮混食，粗粮细做，干稀搭配；副食最好荤素搭配，忌偏食或饮食单调。

饮食清淡

古代医学家和养生学家都强调，饮食宜清淡，不宜过咸。正常人一般每天摄入盐要控制在6克以下。如患有高血压、冠心病或动脉硬化者，必须控制在3克以下。不过饮食清淡也不应该绝对化，比如盛夏季节，人体因大量出汗，会令体内盐分丢失过多，这时就应注意及时补充盐分。

另外，养成良好的饮食习惯也是饮食养生的一个重要方面。比如吃饭时细嚼慢咽，不可狼吞虎咽，以利于消化吸收；吃饭时要专心，不要一边吃饭，一边想其他的事情，或看书、看电视，既影响食欲，也影响消化液的分泌，久之可引起胃病；吃饭时要有愉快的情绪，才能促进胃液分泌，有助于食物的消化。如果情绪过于激动，兴奋、愤怒等情绪之下勉强进食，会引起胃部的胀满甚至疼痛；饭后不要立即躺卧和剧烈运动。

平和体质者也要防"未病"

很多人可能会认为，既然平和体质这样优秀，那么平和体质的人一定是从来不得病的。这种观念是非常有害的。要知道，人生病主要有两个原因，一个是内邪，一个是外邪。对于平和体质的人来说，一般自身不容易生病，但如果不注意生活习惯，感受了外邪，虽然可能比一般人的抗病能力更强，但还是会生病的。

事实上，每个平和体质的人正常情况下都能活到百岁，但往往因饮食不节、起居失常、寒暑之变、情志所伤等原因造成体弱早衰，甚至夭亡。一般来说，保养方式欠佳是诱发平和体质者患病和缩短寿命的根本原因，人们欲延年益寿，首先应在疾病预防上下工夫。如果疾病已经形成才用药治疗，这时候已略显晚矣。因此，平和体质的人也要加强"未病先防"的思想。在日常生活中，除了我们前面提到的，还要注意以下六点：

（1）劳逸结合。劳动和休息是调节人体各器官生理功能的必要条件，过劳则伤气损血，过逸则滞气涩血。因此，平素要注意劳逸结合，保证气血充沛、运行无阻，才能体健身强。

（2）勤动脑。大脑如同机械，用之才能灵活，不用则易生锈。

（3）保养眼部。利用春秋之季，每日早晚到室外望远、看近，并在休息时闭目使眼球上下左右转动，大约10分钟即可。这有利于气血通畅而使眼不花，已花者亦可减轻症状。

（4）调整呼吸。每天早晨起床后到室外，深深吸入外界的清气，缓缓呼出体内的浊气，约10分钟为宜。这对增强肺的功能活动，防止气管炎和肺气肿的发生都是简单有效的方法。

（5）注意气候变化。冷热是调节人体各器官阴阳平衡的重要因素之一，如寒热失调、阴阳不和，则产生偏寒或偏热之病，因此要时刻注意寒暑之变，以防外邪侵袭。

（6）适当运动。工作之余适当进行肢体活动，有利于气血运行，使关节滑利而动作不衰。

总之，长寿是通过养生来实现的，养生的目的就是调养生命机能，有效地预防疾病的发生，从而保持身体机能旺盛不衰，这是延年益寿行之有效的措施。即使是平和体质的人，也必须外避寒暑、内扬正气、饮食有节、起居有常、勿妄劳作，才能有效地预防疾病。反之，若违背养生之道，则易使百病加身。延年益寿需要理论和实践相结合，切忌空谈理性的认识，而不去施行。

气虚体质：养生重在益气健脾，慎避风邪

硬熬伤正气，别因好强毁了健康

许多人因为工作的缘故，即使身体已经很疲劳了，还在硬撑着。其实，疲劳是身体需要恢复体力和精力的正常反应，同时，也是人们所具有的一种自动控制信号和警告。如果不按警告立即采取措施，那么就容易损害人体正气，最终积劳成疾，百病缠身。尤其是对于气虚体质的人来说，本身就经常会感到周身乏力、肌肉酸痛、头昏眼花、思维迟钝、精神不振、心悸、心跳、呼吸加快等症状，如果再不注意休息，"硬熬"下去，可能就离"过劳死"不远了。这绝对不是危言耸听。

一般来说，在日常生活中，我们应该注意在以下几个方面不要"硬熬"。

（1）身体患病时不可硬熬。事实上，气虚体质者的大脑、心脏、肝肾等重要器官生理功能已经在不知不觉中衰退了，细胞的免疫力、再生能力和机体的内分泌功能也在下降。如果再对头痛发热、咳嗽、乏力、腰酸、腿痛、便血等不适症状不重视，听之任之，强忍下去，终将拖延耽误，酿成重症。

（2）如厕时不可硬熬。对于气虚体质的人来说，大小便硬熬也是致命的。大便硬憋，可造成习惯性便秘、痔疮、肛裂、脱肛，除此之外还可诱发直肠结肠癌。憋尿引起下腹胀痛难忍，甚至引起尿路感染和肾炎的发生，对健康均十分有害。因此，要养成定期大便和有了尿意就应立即小便的良好习惯。

（3）起居上不可硬熬。气虚体质的人，一般到了晚上就会感到头昏思睡，这时千万不要硬撑，不可强用浓咖啡、浓茶去刺激神经，以免发生神经衰弱、高血压、冠心病等。

（4）肚子饿时不可硬熬。对于气虚体质者来说，也不要随便推迟进食时间，否则可能引起胃肠性收缩，出现腹痛、严重低血糖、手脚酸软发抖、头昏眼花，甚至昏迷、休克。经常饥饿不进食，易引起溃疡病、胃炎、消化不良等症。

（5）口渴时不可硬熬。水是人体最需要的物质，气虚体质者必须养成定时饮水的习惯，每天饮水 6 ~ 8 杯为宜。渴是人体缺水的信号，表示体内细胞处于脱水状态，如果置之不理，硬熬下去则会影响健康。

过度运动不是养生，而是在伤"气"

运动，是健康生活的必要条件之一。但有些人急于求成，希望快点看到运动的成果，或者误以为运动越多身体越好，因此过于频繁运动，或进行过度剧烈的运动，结果往往适得其反。因为运动不是越多越好、强度越大越好，过度的运动反而会伤害身体的正气。

过度运动将导致未老心"衰"

对于高血压和心衰病人，医生是主张积极运动的，但要避免运动过度，因为这些人本来气就已经虚了，如果过度运动超出了心脏的负荷范围，就必将加重心脏损伤，致使血压升高和心衰。只有适量锻炼才有助于血压和心脏功能的恢复。只要先用药物将血压控制在正常范围之内，然后完全可以进行大量运动，比如打球、游泳、跑步，都可以有效地减轻体重、增强血管弹性，尤其是早期高血压患者更应该及早进行这种治疗性生活改变。至于心衰病人，除非实在起不来床，否则力所能及的锻炼都是有益无害的。

过度运动会影响孩子智力

运动神经专家指出：运动对人体的健康无疑是有益的，但也应该把握一个适当的度，否则会对大脑机能造成损害。特别是孩子，他们的气还不足，大脑功能尚未发育完善，更容易受到影响。

专家表示：过度运动时会耗竭能源物质 ATP，这可能是引起大脑功能下降的主要原因。另外，过度运动还会造成血液重新分配，自由基大量堆积，因血流加速造成血管内皮损伤而使脑的血液和氧供应减少。因此，很多人常会在剧烈运动后注意力不集中、失眠、健忘，长此以往将会对人体健康造成很大伤害。

因此，专家建议，对于儿童来讲，最好多做一些机械运动，如摆放积木等。这些运动表面上看起来简单，其实能大大促进孩子的大脑发育和手眼协调能力。

过度运动不能达到减肥的目的

运动能提高身体的基础代谢率，消耗热量，因此有助减肥瘦身。但是，强度大的运动并不会消耗更多的脂肪，尤其在无氧运动时，肌糖原无氧酵解过程中产生的代谢产物是乳酸，乳酸在有氧条件下在肝脏中大部分分解为二氧化碳和水，一部分重新合成肝糖原，但也有少量乳酸通过代谢合成脂肪。这就是为什么过度运动不能减少脂肪的原因。为此，运动医学专家建议想瘦身减肥者，一般运动半小时到一小时，心跳达到每分钟 130 ~ 175 下左右，可算是运动适度，这样可达到瘦身效果。

规律运动是不会使人生病的，不规律的生活才最危险。所以，我们一定要合理制订自己的运动计划，给身体充分恢复的时间。一般说来，肌肉稍有酸胀感，并能在两三天内恢复，是比较理想的。如果运动锻炼给你带来的是愉快和活力，那才是达到了最佳的效果。

气虚体质养生重避风邪

自然界有风、寒、暑、湿、燥、火（热）这些正常的气候现象，而当它们发生异常之时就会侵入人体而致病，称为"六邪"。中医借用"风邪、寒邪、暑邪、湿邪、燥邪、热（火）邪"之名，概括所有的由外界因素干扰人体所致的疾病原因。

对于气虚体质的人来说，在日常生活中尤其要注重避风邪。由于气虚的人免疫力低下，体内已经没有或者很少有能力来抵御风邪，一遇到大风，或者人体出汗后受风，就会使风邪在人体内长驱直入，造成疾病。

那么，对气虚体质的人来说，风邪致病有哪些特点呢？归纳起来有这些：

（1）浮越：风有上浮外越的特性，所以病在表上，易于散泄。通常感冒引起的头痛、鼻塞、咽痒、咳嗽、恶风、发热、汗出等，就属于感受了风邪。病初起可以用"姜汤"这些普通方剂对早期感冒有很好的疗效。

（2）善行数变：善行，是说风邪致病，病位行无定处。表现为肌肉、关节的游走性疼痛，痛无定处的风湿性关节炎等。数变，则是说风邪致病的变化多，如荨麻疹的皮肤瘙痒，疹块时隐时现，此起彼伏。因蛇肉有很好的祛风作用，故而常为中医用来治疗这些关节与皮肤疾病。

（3）善动：意思是风邪致病，病症表现有摇动的特性，所以人体不由自主的晃动，如突然晕倒、眩晕、手抖、抽搐、面肌痉挛等，都属于风邪致病。高血压引起的脑出血、脑血栓等，表现为发病突然，昏厥不省人事，口眼歪斜等"动摇"的特征，故称为"中风"。治疗时也要用祛风药。

（4）兼邪致病：风邪经常与其他外邪一起致病，如风与寒、风与湿、风与热、风与燥等，形成复合致病因素，病症表现则兼有两种外邪的特点。

风邪的这些致病特点让人们对它防不胜防，所以气虚体质者更应提高警惕，谨慎应对。其实，日常生活中防风邪的办法简单易行。比如春夏风邪最盛的时候，不在阳台、树下、露天或有穿堂风的厅堂、凉滑的水泥地上睡觉；而无肩、无领、露背的衣服也会给风邪以可乘之机；紧身衣和透气性差的衣服因为不能散汗，所以汗出当风可能引发肌肉关节酸痛或四肢僵硬而致病。

如果不慎感受风寒，引发感冒等症，在症状初期可以采取这种祛风方案：侧卧在床上，左侧或右侧均可。全身放松，手握拳，屈膝。用鼻吸气，直到不能再吸时闭气。坚持片刻直到忍耐不住时，缓缓吐气。然后调匀呼吸，重复前面的动作。如此反复呼吸，至出汗时翻身，姿势同前，重复前面的动作，到身出大汗时停止。

这种呼吸方法可以祛除体内风寒之气，不过在运作中，要保持室内温暖，不可受凉。

补气血，千万别陷入误区

对于气虚体质的人来说，补气血固然重要，主动调养气血本来也是好事，但由于人云亦云，方法不对，也因此导致了不少啼笑皆非的笑话。

人和人之间的体质不同，气血水平不同，补气血怎么可以整齐划一呢？生活中，人们的气血养生误区比比皆是。

只有女人需要养气血

在90%以上的人眼里，补气血是女人的事，甚至更无知一点说是产后妇女的事。虽然由于生理的原因，女人比男人更容易血虚，但并不能因此说补气血是女人的专利。

在临床上，男人得虚证的也不少。老年多虚证，久病多虚证，其他如先天不足、烦劳过度、饮食不节、饥饱不调等，皆能导致虚证，所以男人也要注意补气血。

运动能增加气血能量

运动会打通经络，强化心脏功能，提高清除体内垃圾的能力，但是不会增加人体的气血能量。运动对健康的影响，主要是加快血液循环的速度，可以使一些阻塞的经络畅通，特别是对于心包经的打通有很好的效果。心包经的通畅，可以强化心脏的能力，提升人体的免疫功能，也会加快人体的新陈代谢，加快人体废物的排除。

如果只是单纯的运动，完全不改善生活习惯，增加或者调整睡眠的时间，则运动只是无谓的消耗血气能量而已。

现代许多繁忙的都市人都利用夜间进行运动，人体经过了一整天的体力消耗，到了晚上必定已经没有多余的能量可供运动。因此运动时身体必定是调动储存的肝火，加上运动的激发，精神处于亢奋状态，在夜间九、十点钟停止运动后，至少需要两三个小时让这种亢奋状态消除，才可能入睡。由于肝火仍旺，这一夜的睡眠必定不安稳。这种运动对身体不但没有任何益处，如果形成长期的习惯，反而会成为健康的最大杀手。有的人以为运动可以创造能量，所以才能在运动之后精神特别好，殊不知完全是透支肝火的结果。

寒凉的食物不能吃

并不是所有的寒凉食物进入肚子里都会对身体产生负面影响，只要与人的体质、吃的季节相适宜，能起到中和、平衡的作用，就可以吃。比如夏天，人体大量出汗，而适量吃些大寒的西瓜，它能除燥热，又能补充人体内因出汗过多而丢失的水分、糖分，这时的西瓜对身体来讲就能起到协调、补血的作用，而天冷时吃西瓜就容易导致血亏。

寒、热食物要搭配着吃，比如吃大寒的螃蟹时，一定要配上温热性质的生姜，用姜去中和蟹的寒凉，这样就不会对身体有任何的伤害，还利于蟹肉的消化、吸收。

黑色食物一定能补血

我们经常看到这样的宣传——黑色食物补肾、补血，如黑芝麻、黑豆、黑米、黑木耳、海带、紫菜、乌鸡等。其实并不尽然，温热是补、寒凉是泻。黑米、乌鸡性温，补血、补肾效果明显；黑芝麻，性平，补肾、补肝、润肠、养发；黑豆，性平，补肾、活血、解毒；黑木耳性凉，海带、紫菜性寒，夏天可以经常吃，冬天尽量不要吃。

所以，任何食物补还是不补，一定要看食物的属性，而不是根据颜色排资论辈。

常念"六字诀"，可补脏腑之气

对于气虚体质者来说，补气有很多方法，但如果是补脏腑之气，那么念"六字诀"可以说是一种非常简单有效的方法了。

首先做好预备功：头顶如悬，双目凝神，舌抵上腭，沉肩垂肘，含胸拔背，松腰坐胯，双膝微屈，双脚分开，周身放松，大脑入静，顺其自然，切忌用力。

念"嘘"字补肝气

本功法适用于肝气虚，对肝郁或肝阳上亢所致的目疾、头痛以及肝风内动引起的面肌抽搐、口眼歪斜等有一定疗效。

练功时，两手相叠于丹田，男左手在下，女相反；两瞳着力，足大拇指稍用力，提肛缩肾。当念"嘘"字时，上下唇微合，舌向前伸而内抽，牙齿横着用力。呼吸勿令耳闻。当用口向外喷气时，横膈膜上升，小腹后收，逼出脏腑之浊气，大凡与肝经有关之脏器，其陈腐之气全部呼出；轻闭口唇，用鼻吸入新鲜空气。吸气尽后，稍事休息，再念"嘘"字，并连做6次。

念"呵"字补心气

本功法适用于心气虚，对心神不宁、心悸怔忡、失眠多梦等症有一定疗效。

练功时，加添两臂动作，这是因心经与心包经之脉都由胸走手。念"呵"字时，两臂随吸气抬起，呼气时两臂由胸前向下按，随手势导引直入心经，沿心经运行，使中指与小指尖都有热胀之感。应注意念"呵"字之口形为口半张，腮用力，舌抵下颌，舌边顶齿。亦要连做6次。

念"呼"字补脾气

本功法适用于脾气虚，对脾虚下陷及脾虚所致消化不良有效。

练"呼"字功时，撮口如管状，唇圆如筒，舌放平，向上微卷，用力前伸。此口形动作，可牵引冲脉上行之气喷出口外，而洋溢之微波则侵入心经，并顺手势达于小指之少冲穴。循十二经之常轨气血充满周身。需注意的是，当念"呼"字时，手势未动之先，足大趾稍用力，则脉气由腿内侧入腹里，循脾入心，进而到小指尖端。右手高举，手心向上，左手心向下按的同时呼气；再换左手高举、手心向上，右手心下按。呼气尽则闭口用鼻吸气，吸气尽稍休息做一个自然的短呼吸，再念"呼"字，共连续六次。

念"丝"字补肺气

本功法适用于肺气虚，对于肺病咳嗽、喘息等症有一定疗效。

练"丝"字功时，两唇微向后收，上下齿相对，舌尖微出，由齿缝向外发音。意念由足大趾之尖端领气上升，两臂循肺经之道路由中焦健起，向左右展开，沿肺的经脉直达拇指端的少商穴内。当呼气尽时，即闭口用鼻吸气。休息一会儿，自然呼吸一次，再念"丝"字，连续做6次。

念"吹"字补肾气

本功法适用于肾气虚，对早泄、滑精等症有效。

练"吹"字功时，舌向里，微上翘，气由两边出。足跟着力，足心之涌泉穴，随上行之脉气提起，两足如行泥泞中，则肾经之脉气随念"吹"字之呼气上升，并入心包经。同时两臂撑圆如抱重物，躯干下蹲，并虚抱两膝。呼气尽，吸气之时，横膈膜下降，小腹鼓起，如上述四个字吸气时之动作，连续做6次。

念"唏"字理三焦之气

本功法对由于三焦气机失调所致耳鸣、耳聋、腋下肿痛、齿痛、喉痹症有效。

练"唏"字功时，两唇微启，稍向里扣，上下唇相对不闭合。舌平伸而微有缩意，舌尖向下，用力向外呼气。两手心向上经由膻中向上托，过头顶，一边托一边呼气后，再由面前顺势下降至丹田。当念"唏"字之时，四肢稍用力，少阳之气随呼气而上升，与冲脉并而悬通上下，则三焦之气获理，脏腑之气血通调。

一觉闲眠百病消，补气不忘睡眠好

对于气虚体质的人说来说，在所有的补气方式中，睡眠是最理想的一种。在日常生活中，人们常有这样的体会，当睡眠不足时，第二天就显得疲惫不堪，无精打采，工作效率低；若经过一次良好的睡眠，这些情况就会随之消失。这正是元气得到了补充。

科学研究证明，良好的睡眠能消除身体疲劳，使脑神经、内分泌、体内物质代谢、心血管活动、消化功能、呼吸功能等得到修整，促使身体完成自我修补，提高对疾病的抵抗力，所以说"一觉闲眠百病消"。

人们很早发现，睡眠是人体恢复元气、体力的主要方式。但对于这种方式的研究，特别是作为内部调理修复系统来研究比较少。

现在人们知道，人体进入睡眠状态，就是与外界联系为主的系统暂时停止（吸氧除外），以内部调理为主的系统开始启动。这一系统运行的功能包含解除疲劳、祛除病气、修复损坏的肌体、分泌人体所需的腺体激素等。

解除疲劳功能不用赘述。一觉醒来，精气复原，这是人人皆知的常识。但多数人认为这是由于经过休息，肌体处于相对静止状态，这个认识是不全面的，准确地说应是修整，是转换为另一种以平衡为主要特征的运行状态——平衡供氧、平衡电位、平衡血压……

祛除病气功能也是显而易见的。感冒病人大汗淋漓的排毒现象往往出现在病人熟睡时段。重症病人出现昏睡进而从昏睡中醒来，也是睡眠能够祛病的证明，前者是人体自身的复原功能提出睡眠祛病的需求，后者是祛病功能发挥作用的效果显现。

修复损坏的肌体功能也是这样——事实上，人们正是通过深呼吸达到充足的供氧，通过与清醒时不同的生物电刺激和含氧量充足的血液回流一次又一次地对疲倦和损伤的肌体、神经和器质进行抚摩、修复，不仅能使肌体复原，还能使损伤部位较快愈合。我们还发现，人在清醒时由大脑指挥肢体，生物电是一种走向，睡眠时这一动作电位肯定要变化，这时得服从修复系统工作的需要。这就如同我们维修信号系统，维修时的电流走向和正常运行时的电流走向会有所不同一样。

可见，充足、安稳的睡眠对保持身体的健康是必要的，尤其是生病的人，更需要睡眠来恢复精神和体力。白居易就很重视睡眠，他认为充足的睡眠对养生是非常有好处的。他多次情不自禁地赞美睡眠的作用和带给他的好心情，"一觉闲眠百病消""一饱百情足，一酣万事休"等，对于酣睡后的舒适畅快，诗人是有切身体会的。

湿热体质：养生重在疏肝利胆，祛湿清热

湿热体质宜重"四养"

湿热体质者常见面部有不清洁感，面色发黄、发暗、油腻。牙齿发黄，牙龈比较红，口唇也比较红。湿热体质的大便异味大、臭秽难闻。小便经常呈深黄色，异味也大。湿热体质的女性带下色黄，外阴异味大，经常瘙痒。舌红苔黄。

形成湿热体质一方面是先天因素，后天也很重要。如果一个人抽烟、喝酒、熬夜三者兼备，那注定是湿热体质；滋补不当也促生湿热体质；肝炎也容易导致湿热体质；长期的情绪压抑也会形成湿热体质，尤其情绪压抑后戒酒浇愁者。湿热体质者易感皮肤、泌尿生殖、肝胆系统疾病。

一般来说，湿热体质应当从下面四个方面进行调养。

（1）饮食调养：少吃甜食，口味清淡。湿热体质者要少吃甜食、辛辣刺激的食物，少喝酒。比较适合湿热体质的食物，如绿豆、苦瓜、丝瓜、菜瓜、芹菜、荠菜、芥蓝、竹笋、紫菜、海带、四季豆、赤小豆、薏仁、西瓜、兔肉、鸭肉、田螺等；不宜食用麦冬、燕窝、银耳、阿胶、蜂蜜、麦芽糖等滋补食物。

（2）家居环境：避免湿热环境。尽量避免在炎热潮湿的环境中长期工作和居住。湿热体质的人皮肤特别容易感染，最好穿天然纤维、棉麻、丝绸等质地的衣物，尤其是内衣更重要。不要穿紧身的。

（3）药物调养：适当喝凉茶。祛湿热可以喝王老吉之类的凉茶，但也不能喝得过多。也可以吃些车前草、淡竹叶、溪黄草、木棉花等，这些药一般来说不是很平和，不能久吃。

（4）经络调养：肝腧、胃腧、三阴交。湿热明显时首选背部膀胱经的刮痧、拔罐、走罐，可以改善尿黄、烦躁、失眠、颈肩背疲劳酸痛。上述穴位不要用艾条灸，可以指压或者毫针刺，用泻法，要针灸医生才能做。

脚臭其实是脾湿造的"孽"

"脚臭"似乎是男人的通病，很多人上一天班回到家，一脱鞋，那脚简直是臭不可闻。人们通常认为，脚臭的人是天生的"汗脚"，没有办法改变。其实，这种想法

是错误的,汗脚和臭脚多是由脾湿造成的,只要将脾湿调养好,脚臭的问题也就解决了。

中医认为,阳加于阴谓之汗,比如人们在运动的时候,运动生阳,阳气蒸腾阴液,就形成了汗,跟烧水时产生的蒸汽是一个道理。适度出汗是正常现象,对人体有好处。但"汗为心之液",如果出汗过多就容易损伤心阳,成为许多疾病的征兆。如果胸部大汗、面色苍白、气短心慌,这是"亡心阳"的兆头,亡心阳就是西医上的水电解质紊乱症,以脱水为主;如果额头出汗,汗珠大如豆,形状如同油滴,这是虚脱或者要昏倒的先兆,体质虚弱或者有低血糖病史的人尤其要当心;如果偶尔手心脚掌出汗,尤其是在公共场合,这多半是精神紧张造成的,调整一下心态就可以了;如果手脚常年多汗,说明脾胃功能有些失调;如果脚汗特别臭的话,就说明体内湿气很重。

中医上讲"诸湿肿满,皆属于脾",汗脚就属于"湿"的范畴,脚特别臭的人是因为脾大,而脾大则是由于脾脏积湿,脾湿热的时候,脚就会出又黄又臭的汗,就形成了"汗臭脚"。想告别汗臭脚就应该吃一些清热祛湿的药,然后每晚都用热水或者明矾水泡脚,明矾具有收敛作用,可以燥湿止痒。还可以适当多吃些健脾祛湿的扁豆。另外,民间有一些土方子治疗脚臭的效果也不错,比如,把土霉素药片压碎成末,抹在脚趾缝里,就能在一定程度上防止出汗和脚臭,因为土霉素有收敛、祛湿的作用。

湿热体质易生"痘",平衡火罐可防治

对于湿热体质的人来说,脸上生痘可能是一个极大的困扰,尤其是对年轻的女孩来说,原本干净光洁的皮肤上时不时冒出一两个黑头、粉刺,严重影响了美观。还有的年轻女孩,胸背部惨遭痘痘"毒手",夏天连漂亮的吊带衫都不敢穿。这可怎么办呢?没有关系,拔罐就可以帮你祛除这些讨厌的家伙。

湿热体质祛"痘",一般采取的是刺络拔罐法,方法如下:

取穴:大椎、肺腧、脾腧。

治疗方法:先用三棱针快速点刺各穴,至微出血为止,针刺后拔罐,留罐15～20分钟,起罐后用酒精棉球在针刺处消毒。

疗程:3天1次,7次为一个疗程。

除此之外,我们再向大家介绍几个外搽治疗此病的方药,花钱不多,效果也很显著。

(1)白芷水冰片液:白芷、藁本、当归、山柰、冰片各4克。除冰片,余药共制成粗粉,置适量(约150毫升)65%的酒精中,密闭浸泡一周,每天震荡几次,加速有效成分的浸出。此时药液呈棕红色,过滤至清,弃渣滓。另将冰片研细粉(在乳钵中滴2滴水加入冰片轻研即可成粉)加入滤液中,充分搅拌加速溶解(有少量的不溶解),待冰片大部溶解,添加65%的酒精至200毫升,即可。用棉签蘸本品,涂患处,一日数次(涂后保持一小时,再洗去)。

(2)何首乌姜汁疗法:何首乌末,姜汁二味调膏,付帛盖以大灸或热熨之。

(3)碘酒疗法:粉刺令青年们苦恼,可用碘酚(即碘酒)涂抹患处。碘酒有极强的杀菌和消炎作用,可用棉球蘸之擦患部,每日早晚各一次,两天即可痊愈。

(4)维生素疗法:用维生素B6针液涂搽患处,每日3～4次,痊愈后不留痕迹,

效果颇佳。

（5）白附子白面浆：白附子30克，研细粉，每取1克，和白面2克，用水调成浆，晚间反复涂搽面部，干后再涂蜂蜜1次，次晨洗去，坚持用。

（6）黑牵牛疗法：黑牵牛30克，焙干，研细末，用70克面脂调匀，每日用之涂搽面部若干遍，随后洗去。

（7）香油使君子疗法：香油、使君子适量，使君子去壳取仁，放入铁锅内文火炒至微有香味，晾凉、放入香油内浸泡1～2天，每晚睡前吃仁3个（小儿酌减），7天为1疗程。

另外，值得注意的是，脸上长了痘痘，切忌用手挤压局部。经常用温水肥皂洗涤面颊，后在清水中滴几滴纯甘油，洗涤面颊，保持皮脂腺通畅，因为甘油具有溶解皮脂的作用。尽量少吃油腻厚味及辛辣之品，多食蔬菜和水果。可以经常泡麦冬、双花、生地代茶饮。

阳虚体质：调养重在扶阳固本，防寒保暖

阳虚体质与阳气不足的差别

《素问·生气通天论》中说："阳气者，若天与日，失其所则折寿而不彰，故天运当与日光明"。所谓阳气不足，只是一种现象，它本身是由于短期内阳气过度的损耗所造成的，如果运用科学的方法进行调养，很快就可以调整过来。而阳虚体质就不同了，它已经让这种现象形成了身体内部的一种常态，一旦遇到情志失调或外邪入侵，很容易产生疾病。而且，一旦形成了阳虚体质，短时间内是很难调整过来的。

从中医角度来说，阳虚体质的典型症状就是怕冷，且常尿频、腹泻，严重者吃进去的食物不经消化就拉出来，有的还伴有头发稀疏、黑眼圈、口唇发暗、性欲减退、白带偏多等症状。这类人，有的是先天禀赋；有的是长期熬夜，慢慢消耗阳气所致；有的是长期用抗生素、激素类药物、清热解毒中药所致；有的是喝凉茶所致；有的是性生活过度或经常在冷气下性交所致。

在日常起居方面，阳虚体质的人要注意关节、腰腹、颈背部、脚部保暖。燥热的夏季也要少用空调；不要做夜猫子，保证睡眠充足，通常晚上不要超过12点睡觉，冬天应该不超过晚上11点钟。

同时，这种体质的人平时可选择些安全的中药来保健，如鹿茸、益智仁、桑寄生、杜仲、肉桂、人参等。如果是阳虚腰痛和夜尿多，可以用桑寄生、杜仲加瘦猪肉和核桃煮汤吃。

此外，任脉肚脐以下的神阙、气海、关元、中极这四个穴位有很好的温阳作用，可以在三伏天或三九天，就是最热和最冷的时候，选择1～2个穴位艾灸，每次灸到皮肤发红热烫，但是又能忍受为度。

现代人的阳虚体质，多是冰箱"冻"出来的

事实上，除了部分人属于先天阳气不足，我们大部分的阳虚体质都是后天造成的。而且，在现代社会，大多数的阳虚体质都是冰箱造成的。自从有了冰箱之后，我们的生活就改变了，各种冰镇食品纷纷往肚子里装，直接降低了我们胃部的温度，这不是身体内的自然调节，而是从外面强行侵犯。在中医理论中，寒属阴，阴盛伤阳，直接攻击了位于中焦的脾阳，久而久之，就形成了阳虚体质。

以冰西瓜为例。在夏天吃西瓜前，很多人喜欢把它放在冰箱里，冻得凉凉的再拿出来食用。这样虽然嘴上舒服了，却会对脾胃和咽喉造成很大的伤害。西瓜本来就是生冷性寒的食物，一次吃得过多容易伤脾胃，如果贪凉吃冷藏时间过长的冰西瓜，对脾胃的伤害就更大。此外，西瓜中有大量水分，可冲淡胃液，从而引起消化不良，使胃肠道抗病能力下降，容易导致腹胀、腹泻。特别是在劳动、剧烈运动之后，如果大量吃冰西瓜，很引发胃痛或加重胃病。胃肠虚弱的婴幼儿和平时就有脾胃虚寒、消化不良等肠胃道疾病的人，最好少吃。

最近，有一个奇特的名词叫做"冰箱综合征"，恰好说明了冰箱对人体健康的重要影响。那么，究竟什么是"冰箱综合征"呢？不知道你有没有这样的经验，在盛夏的时候，吃上凉凉的冷饮和可口的冷食，会感到一时的舒服，可紧接着就是难忍的头痛、胃肠道不适，这就说明你已经患上了"冰箱综合征"。

所谓"冰箱综合征"，就是由于食用冰箱内的食物而导致的各种疾病，如头痛、肺炎、胃炎、肠炎等。下面我们逐一分说。

头痛

烈日炎炎的夏天，人们免不了吃一些冷冻食物来消渴解暑。当快速食用刚从冰箱冷冻室取出的食品时，常常会出现头痛，持续 20 ～ 30 秒。这是怎么回事呢？刚从冰箱取出的冷冻食品和口腔内的温度形成较大反差，口腔黏膜受到强烈的刺激，引起头部血管迅速收缩痉挛，产生头晕、头痛甚至恶心等一系列症状。有偏头痛毛病的人，更易引起刺激性头痛。

肺炎

许多人因发热、咳嗽、呼吸困难被紧急送入医院，经诊断，确定为过敏性肺炎。找寻病因，却是冰箱惹的祸：电冰箱下方的蒸发器中，发现有真菌——"黑曲霉菌"污染，原来是电冰箱里的真菌引起的过敏性肺炎。

在电冰箱门上的密封条上的微生物达十几种，在冷冻机的排气口和蒸发器中同样容易繁殖真菌。如果冰箱平时不经常擦洗，在室温 25 ～ 35℃，相对湿度 70% 左右时，就为真菌生长繁殖创造了最佳条件。

当真菌随尘埃散布至空气中，被体质较敏感的人吸入后，就可能出现咳嗽、胸痛、寒战、发热、胸闷以及气喘等症状。

胃炎

这种胃炎的症状为：在食入过多的冷食半小时至 1 小时后，突然出现上腹部阵发

性绞痛，有时会窜至背部，严重时伴有恶心、呕吐、冷战、精神疲惫，一般不腹泻。老年人发生冰箱胃炎后，常可引起反射性的应激性冠状动脉缺血，从而引起心绞痛和心肌梗死。这种胃炎不是真正的炎症，而是由于冰箱内所储存的食物或冷饮与人体胃内温差太大，引起的非炎症性胃痉挛。

肠炎

如果说引起冰箱肺炎的原因之一是由于冰箱外部不洁净所致，那么冰箱性肠炎则更多是因为冰箱内环境受到污染使然。人们习惯于把食品存放在冰箱里慢慢享用。一般的加工食品只要在保质期内，放入冰箱中储存是比较安全的，如在 0 ~ 4℃的低温下储存保质期内的罐头、饮料、调味品等，一般没有问题，但实际情况又并非绝对如此。

冰箱内的冷冻温度使微生物的繁殖机会大大减弱，但是冷冻不同于杀菌消毒，如果食品放置不当或时间过久，仍可出现发霉、干枯、变色等腐败变质现象。即使已冷却或冷冻的食品，仍会有少数低温微生物在活动。

从某种程度上来说，"冰箱综合征"还没有到影响体质的程度，但如果长此以往，形成阳虚体质是在所难免的。因此，我们在日常生活中，要尽量避免使用冰箱，即使食用冰箱里的食物，最好也要加热后再食用。

大量出汗非健康，损津就是损阳气

不少人认为，锻炼时就要运动到大汗淋漓，否则就达不到健身的目的，那么真的是这样吗？

我们知道，汗为心之液，在人体属阴，适度的宣泄可以使身体处于阴阳平衡的状态，而如果出汗过多，就会导致阴液亏损过多，阴不足以涵阳人体健康就会出轨，由此可见运动时不可过度。

中国古人锻炼也不主张大量出汗，而以微微汗出为宜，这叫"沾濡汗出"，出一层细汗，对人体是最有好处的。所以在锻炼时，我们一定注意保持这个原则，不要过度出汗。

有时候几个人进行同样的运动后，有人出汗多，有人出汗少，这是因为出汗的多少是因人而异的。

（1）汗液取决于汗腺的分泌，而汗腺的数量，不仅有性别差异，还有个体差异。

（2）出汗多少还取决于体液含量。有些人体液较多，运动时出汗就多；反之，运动时出汗就少。体液的多少由体脂的含量决定，因为脂肪组织中含水量比较少，所以胖人的体液相对比瘦人少。尽管运动时胖人出汗多，但耐受水分丢失的能力却比较差，也就是说，运动时间不长，胖子就会因代谢失调而过早出现疲劳。

（3）运动前是否饮水对出汗也有影响，如果运动前大量饮水，会导致体液增多而增加出汗量。

（4）还要看个人的身体素质。体质强壮的人，肌肉与运动器官都比较健康，即使进行强度较大的运动，也毫不费力，出的汗自然就少；相反，体质差的人稍稍活动，就会大汗淋漓。

因此，出汗越多并非锻炼效果越好。一些无汗运动，如散步、瑜伽、骑自行车等，同样可以起到预防或减少各种慢性疾病的作用，还能帮助降低患中风、糖尿病、痴呆、骨折、乳腺癌和结肠癌的危险。

阴虚体质：养生重在滋阴降火，镇静安神

阴虚体质是妇科疾病的发源地

你连续第三天失眠了，躺在床上数羊数到 9999 头仍然无法入睡，心里祈祷着明天的谈判万事顺利。你又一次满心愧疚地拒绝了老公的昂扬斗志，因为实在心有余而力不足，都是由于这一阵工作太忙，熬过了就会好的，你安慰他也安慰自己。你经期渐短、脾气却渐长，一定是最近的频繁出国导致月经紊乱引起的……

你专业地给自己做了诊断。是的，你当然可以赋予失眠、性欲降低、月经紊乱、脸色苍白、眼圈黑黑、眼睑肿胀等以各种理由：精神压力、过度疲劳、环境不适……但也许还有一个重要的原因你忽略了，那就是长期肾虚形成的阴虚体质！

其实，"男怕伤肝，女怕伤肾"，这句俗语早在千年前就揭示出女性补肾的重要性。肾是女人健康与美丽的发动机，女人的年龄就刻在自己的腰部两侧。

传统医学认为"肾藏精"（不要一提到"精"就认为是男人的专利，此"精"非彼"精"，这里所说的精气是人体生长发育及各种生理活动的基础），是"先天之本"，影响人体的生长发育、生殖、水液代谢、免疫力强弱、大脑发育、血液循环等各项生理活动，也就是说，你外在的颜色枯荣、内在的生命活力都受控于肾脏的虚实，而"肾虚"正是导致衰老的主要原因。再加上女性在特有的经期、孕期、哺乳期容易因"肾中精气"不足导致"肾虚"，所以做足预防保护措施非常必要。今天我们就来细数女性肾虚七宗罪：

罪状一：让更年期提前

这是所有女性最关注的问题。所谓更年期，无须更多解释，是连上天都无法改变的女性生理过渡期。一般女性在 50 岁左右出现更年期，而"肾虚"女性则早早表现出闭经、性欲低下、烦躁、焦虑、多疑等更年期症状。

罪状二：眼睑浮肿、黑眼圈加重、面色苍白

很多女人在清晨起床后照照镜子，都会发现一个完全陌生的自己：眼睑浮肿（有时候波及下肢，不知你是否注意到），出现难看的黑眼圈，面色苍白无光。千万不可简单认为是由于没有化妆，所以看起来不习惯！现在就提醒你，原因也许还是在于肾虚。

罪状三：怕冷

办公室里别人觉得合适的温度是否总让你直打哆嗦，使得你与同事在空调温度问题上难以达成一致。还有你穿的衣服是否总是比别人多，你是否一受凉就拉肚子。中医认为这些都是肾阳虚造成的。

罪状四：失眠、浑身燥热、注意力难以集中

肾阴虚的女性心情容易烦躁，注意力难以集中，且常常失眠、做梦。此外还常常感到腰膝酸软。（肾阴虚与肾阳虚，一寒一热，无论占到哪个，都够让人大大头疼的。）

罪状五：也许还会破坏女性的"妈妈之梦"

由于肾的不合作，极有可能影响女性的生育能力，造成不孕！

罪状六：变胖、变胖、再变胖

胖不胖？这几乎是每个女人面对穿衣镜都要反复诘问自己的问题，可是却很少有人会把体胖和肾虚联系到一起，问自己一句：虚不虚？但事实是，发胖的罪魁祸首之一，就是肾虚。

罪状七：血压升高

很难想到高血压也与肾虚有关，但事实的确如此。因肾虚而引起的高血压称为肾性高血压，占成人高血压的 5% ～ 10%，是继发性高血压的主要组成部分。

作为女性，我们响应了"拯救乳房"的号召，我们听从了爱护子宫的建议，现在我们要像关爱乳房、子宫一样关爱肾脏。否则，我们就只能成为"肾虚"黑手下的另一个牺牲品。

阴虚了，身体会发出警告

任何一种疾病到来之前，都会客气地和你打招呼，而并不是我们惯常所说的"不速之客"。我们的身体就像是一台机器，设有"故障警告器"，当机器运行时，有故障发生时，就会产生"警告信号"。那么什么是我们身体里的警告信号呢？当我们的身体出现阴虚的症状时，身体又是如何提醒我们的呢？

（1）年纪轻轻头发就白了好多。走在大街上我们会发现，好多年轻人就已经有了白头发，这是怎么回事呢？中医认为，发为肾之华。华，就像花朵一样，头发是肾的外现，是肾的花朵。而头发的根在肾，如果你的头发花白了，就说明你的肾精不足，也就是肾虚了。这时候就要补肾气了。

（2）老年人小便时头部打激灵。小孩和老人小便时有一个现象，就是有时头部会打一下激灵。但是老人的打激灵和小孩的打激灵是不一样的。小孩子是肾气不足以用，肾气、肾精还没有完全调出来，所以小便时气一往下走，下边一用力上边就有点空，就会激灵一下；而老人是肾气不足了，气血虚，所以下边一使劲上边也就空了。所以，小便时一定要咬住后槽牙，以收敛住自己的肾气，不让它外泄。

（3）下午 17 点～ 19 点发低烧。有些人认为发高烧不好，实际上发高烧反而是气血充足的表现。气血特别足的话，才有可能发高烧。小孩子动不动可以达到很高的热度，因为小孩子的气血特别足。人到成年之后发高烧的可能性就不大了，所以，发低烧实际上是气血水平很低的表现，特别在下午 17 点到 19 点的时候发低烧，这实际上是肾气大伤了。

（4）成年人了还总流口水。我们知道，小孩子特别爱流口水，中医认为，涎从脾来，脾液为"涎"，也就是口水。脾属于后天，小孩脾胃发育尚弱，因此爱流口水。但是如果成年人还总是流口水，那就是脾虚的象，需要对身体进行调养了。

（5）迎风眼睛总是流眼泪。很多人都有迎风流泪的毛病，但因不影响生活，也就不在意。在中医里，肝对应泪，如果总是迎风流泪的话，那就说明肝有问题了。肝在中医里属厥阴，迎风流泪就说明厥阴不收敛，长时间下去，就会造成肝阴虚，所以遇到这种情况，要及时调理，以免延误病情。

（6）睡觉时总出汗。睡觉爱出汗在医学上称为"盗汗"。中医认为，汗为心液，盗汗多由于气阴两虚，不能收敛固摄汗液而引起，若盗汗日久不愈，则更加耗伤气阴而危害身体健康。尤其是中青年人群，面临工作、家庭压力较大，体力、精力透支明显，极有可能导致人体植物神经紊乱，若在日常生活中不注意补"阴"，则必然受到盗汗症的"垂青"。

（7）坐着时总是不自觉地抖腿。有些人坐着的时候总是不自觉地抖腿，你也许会认为这是个很不好的毛病，是没有修养的表现，但其实说明这个人的肾精不足了。中国古代相书上说"男抖穷"，意思是男人如果坐在那儿没事就抖腿，就说明他肾精不足。肾精不足就会影响到他的思维；思维有问题，做事肯定就有问题；做事有问题，就不会成功；做事总是不成功，就会导致他的穷困。所以，中国文化强调考查一个人不仅要听其言，还要观其行。

（8）春天了手脚还是冰凉的。有很多人到了春季了手脚还是冰凉的，这主要就由于人体在冬天精气养得不足造成的。我们知道，春季是万物生发的季节，连树枝都长出来了，人的身体也处于生发的阶段，但是人体肾经循行的路线是很长的，人的手脚又处于身体的末端，如果冬天肾精藏得不够的话，那么供给身体生发的力量就少了，精气到不了四肢，所以也就出现四肢冰冷的症状了。这时候，就需要我们补肾了。

以上所说的这些现象，都是阴不足的表现，都是在警告我们要对身体状态做出改变了，否则情况就会进一步恶化，疾病也就会乘"虚"而入了。

女人滋阴从来月经那天开始

"妇人以血为本，血属阴，易于亏欠，非善调摄者不能保全也。"女性从来月经那天开始，就面临着血液亏损、阴精耗减的问题。在生育时更是如此，孩子在母亲的腹中是完全依靠母亲的精血喂养大的，整个孕期就是一个耗血失阴的过程。

中医把血液视为生命之"海"，是因为人体一时一刻也离不开它。《黄帝内经》里说：肝得到血液营养，眼睛才能看到东西（肝开窍于目）；足得到血液营养，才能正常行走；手掌得到血液营养，才能握物；手指得到血液营养，才能抓物……人体从脏腑到肢体各个层次的组织都离不开血液的营养，血液是维持人体生命活动的基本物质。

如果说生命是烛光，那么血液就像蜡烛。当一根蜡烛的蜡油减少并耗尽时，烛光将随之变得微弱以致熄灭。人的生命也是一样，随着人体血液的消耗，生命也将枯萎。血液对人体正常的生命活动至关重要，是人生下来活下去的保证。所以，女性朋友平时要加强营养，多吃高质量的补血食物，要把滋阴补血提上日程。

阴虚体质养生一定要睡好子午觉

阴虚体质的人很容易失眠，对他们来说，把子午觉睡好就成了非常重要的养生原则。那么什么是子午觉呢？就是要求在每天的子时、午时按时入睡，并且要"子时大睡，午时小憩"。

中医认为，子时是晚 11 时至凌晨 1 时，是阴气最盛，阳气衰弱之时。这个时刻休息睡眠效果最好，睡眠质量也最高，可以起到事半功倍的效果。

午时是中午 11 时到下午 1 时，此时阳气最盛，阴气衰弱，所以午时也应睡觉。不过，阳气盛时通常工作效率最高，所以午休以"小憩"为主，只要半个小时即可。因为午睡时间太长，会扰乱人体生物钟，影响晚上睡眠。

子午觉虽好，但应注意以下几个问题：

（1）不要在有穿堂风的地方休息。

（2）天气再热也要在肚子上盖一点东西。

（3）睡前最好不要吃太油腻的东西，因为这样会增加血液的黏稠度，加重心血管病变。

（4）不要坐着或趴在桌子上睡，这会影响头部血液供应，醒后会头昏、眼花、乏力。应该舒服地躺下，平卧或侧卧，最好是头高脚低、向右侧卧。

痰湿体质：养生重在祛除湿痰，畅达气血

腰带越长，寿命越短——大肚腩是痰湿体质的标志

在《黄帝内经》中，把肥胖的人分成了三类，分别是脂人、膏人和肉人。其中脂人一般四肢匀称，脂肪多，肉很松软，走起路来富有弹性，属于我们前面提到的阳虚体质；肉人一般皮肉紧凑，气血充盛，肌理致密，大多属于平和体质；而膏人则专指肚子很大的胖人，这种人一般都是痰湿体质。

中医理论认为，正是由于"膏人"体内的津液代谢不够畅通，容易产生痰湿，泛溢肌肤或停滞体内，从而形成肥胖。因此，可以说大肚腩是痰湿体质最明显的标志。

中医有句话"津液不归正化"。脾主运化，喝进来的水、吃进来的食物，如不能转化为人体可以利用的津液，就会变成"水湿"，"水湿"停聚过多就成了饮，饮积聚过多，又受热邪煎炼，就成了痰。所以，这类人往往是脾出现了问题。

痰湿体质的人在饮食调理方面宜少食肥甘厚味，酒类也不宜多饮，且勿过饱。多吃些蔬菜、水果，《本草纲目》上记载了一些具有健脾利湿、化痰祛痰的食物，如荸荠、紫菜、海蜇、枇杷、白果、大枣、扁豆、红小豆、蚕豆等。

痰湿体质的人宜食味淡、性温平之食物，如薏苡仁、茼蒿、洋葱、白萝卜、薤白、

香菜、生姜等，不要吃豌豆、南瓜等食物。

痰湿体质，养生宜重"祛痰除湿"

痰湿体质人群多是多吃、少动的一类人群，比较容易出现在先贫后富、先苦后甜、先饿后饱成长经历的人群中。痰湿体质的人易患肥胖、高血压、糖尿病、脂肪肝等病。

痰湿体质的人，在生活中除了前面提到的饮食之外，还可从以下几个方面进行调理：

（1）家居环境：多晒太阳。痰湿体质的人起居养生要注意多晒太阳，阳光能够散湿气，振奋阳气；湿气重的人，经常泡泡热水澡，最好是泡得全身发红，毛孔张开最好；痰湿体质的人穿衣服要尽量宽松一些，这也利于湿气的散发。

（2）药物调养：健脾胃，祛痰湿。痰湿体质者也可以用一些中药草来调理。祛肺部、上焦的痰湿可用白芥子、陈皮；陈皮和党参、白扁豆合在一起，是治中焦的痰湿；赤小豆主要是让湿气从小便而走。

（3）经络调养：中脘、水分、关元。改善痰湿体质的主要穴位有：中脘、水分、关元等，最适合用艾条温灸，一般灸到皮肤发红发烫。每次腹部、背部、下肢各取1个穴位灸。如果灸后有口苦、咽喉干痛、舌苔发黄、大便干结、梦多或失眠，症状明显的停灸即可。

痰湿体质，最受糖尿病的青睐

我们知道，大肚腩是痰湿体质最直观的体现，但与此同时，不知道大家注意到没有，糖尿病总是与大肚腩脱不了关系。这个道理很简单，糖尿病患者绝大部分其实就是痰湿体质。因此，在糖尿病治疗方面，还得从体质上来着手，而不是一味地服用降糖药物。

当我们逛街的时候，只要稍加留意，就会发现许多产品都打上了一个标签——糖尿病患者专用。这就说明，大多数糖尿病患者都会采取药物降糖的方法，虽然他们也知道降糖药物会对身体产生毒副作用，但又苦于找不到更好的疗法，所以只能一边忍受疾病的折磨一边提心吊胆地吃药。而如果我们从改变体质着手，那么就可以运用一些非药物疗法来进行调治。

非药物疗法就是通过自我按摩达到调整阴阳，调和气血，疏通经络，益肾补虚，清泄三焦燥热，滋阴健脾等功效。具体手法如下：

（1）抱腹颤动法：双手抱成球状，两个小拇指向下，两个大拇指向上，两掌根向里放在大横穴上（位于肚脐两侧一横掌处）；小拇指放在关元穴上（位于肚脐下4个手指宽处）；大拇指放在中脘穴上（位于肚脐上方一横掌处）。手掌微微往下压，然后上下快速地颤动，每分钟至少做150次。此手法应在饭后30分钟，或者睡前30分钟做，一般做3～5分钟。

（2）叩击左侧肋部法：轻轻地叩击肋骨和上腹部左侧这一部位，约2分钟，右侧不做。

（3）按摩三阴交法：三阴交穴位于脚腕内踝上3寸处，用拇指按揉，左右侧分别做2～3分钟。

泡脚和泡腿配合按摩效果会更好，可以增强按摩的作用，每天做 1 ～ 2 次。只要长期坚持就能有效防治糖尿病。

另外，糖尿病患者平时要注意控制饮食，忌暴饮暴食，忌高糖、油腻、辛辣之品，适当减少碳水化合物的进食量，增加蛋白质进食量。另外还要保持良好的情绪，切忌情绪波动，反复无常。

有痰咳不出，就找瓜蒂散

痰湿体质的人可能都会遇到这样的情形：嗓子里经常有痰堵着，无论怎么用力就是咳不出，感觉非常难受。这时候，大多数人会选择服用药物来止咳，这种做法虽然是暂时缓解了咳嗽的症状，但是却会导致大量的毒素滞留在肺部，当这些"垃圾"越积越多的时候，我们的肺功能就会受到影响，影响我们的健康。

所以，我们不但不应该利用药物来制止咳嗽，还应该主动咳嗽咳嗽，借助主动咳嗽来"清扫"我们的肺部，每天到室外空气清新的地方做深呼吸运动，深吸气时缓缓抬起双臂，然后主动咳嗽，使气流从口、鼻中喷出，咳出痰液，从而保证我们肺部的清洁。

但是，还有一种情况很令人烦恼，就是当你感觉喉咙有痰的时候，却怎么也咳不出，想咽还咽不下去，非常难受。这种情况是非常不利于毒素的排出的，这时怎么办呢？

朱丹溪在《丹溪心法》中为大家推荐了一种非常有效的方法，就是"瓜蒂散"。

瓜蒂散是将甜瓜蒂（炒黄）和同样重的赤小豆研成细末，每次用一钱匕（钱匕就使用五铢钱做匙抄药。一钱匕就是抄满一五铢钱或与钱大小相等的匙勺）和香豆豉一合同煎，可以吐出壅塞在膈上的痰涎和食滞。

药方：瓜蒂二钱，母丁香一钱，黍米四十九粒，赤小豆半钱。把这几种药材碾成末，水煎分两次服下。但是如果服一次后就吐尽痰液了，就不要再服了。

这种方法主要是通过催吐，宣发胸中阳气，自然邪去人安。假如是老年人或者体质虚弱的人，必须要用涌吐剂时，可用人参芦一二钱研末，开水调服催吐。这是元代吴绶的一张方剂，叫参芦散，朱丹溪加入竹沥和服，叫做参芦饮。

假使服瓜蒂吐不止的，可用少许麝香冲服即止。

用刮痧板刮掉你的痰湿体质

痰湿体质的人多数容易发胖，而且不喜欢喝水。小便经常浑浊、起泡沫。痰湿体质的人舌体胖大，舌苔偏厚；常见的还有经迟、经少、闭经；痰湿体质的人形体动作、情绪反应、说话速度显得缓慢迟钝，似乎连眨眼都比别人慢。经常胸闷、头昏脑涨、头重、嗜睡，身体沉重，惰性较大。进入中年，如果经常饭后胸闷、头昏脑涨，是脾胃功能下降，是向痰湿体质转化的兆头。

痰湿体质的女性比较容易出现各种各样的美容困扰，比如容易发胖、皮肤经常油腻粗糙、易生痤疮等，因此女性美容一定要有六通：月经通、水道通、谷道通、皮肤通、血脉通、情绪通。

对于痰湿体质，如果采用刮痧疗法进行调治，可以采用以下方式：

（1）用平刮法沿肋骨走形从正中向左刮拭胁肋部脾脏体表投影区。用面刮法从上向下刮拭中府穴，上脘穴至下脘穴，石门穴至关元穴，章门穴。

（2）用面刮法刮拭下肢胃经足三里穴、丰隆穴至脾经阴陵泉穴、三阴穴、公孙穴。

（3）用面刮法刮拭肺腧穴、脾腧穴、三焦穴、肾腧穴、膀胱腧穴。

一般来说，刮痧对痰湿体质具有以下两点保健作用：

（1）可以振奋阳气，健脾益气，促进代谢，利湿化痰。改善痰湿体质因水湿内停积聚而引起的水湿内盛的症状。

（2）经常刮痧，健脾强壮阳气，预防痰湿体质好发疾病，促进痰湿体质的改善。

不过值得注意的，痰湿体质不易出痧，只要局部毛孔微张或局部有热感即可停止刮拭。

血淤体质：养生重在活血散淤，疏经通络

血淤体质者的日常调理法则

有些人身体较瘦，头发易脱落、肤色暗沉、唇色暗紫、舌呈紫色或有淤斑、眼眶黯黑、脉象细弱。这种类型的人，有些明明年纪未到就已出现老人斑，有些则常有身上某部分感到疼痛的困扰，如女性生理期时容易痛经，此种疼痛在夜晚会更加严重。这种人属于血淤体质。

血淤体质就是全身性的血液流畅不通，多见形体消瘦，皮肤干燥。血淤体质者很难见到白白净净、清清爽爽的面容，对女性美容困扰很大。血淤体质者舌头上有长期不消的淤点。经常表情抑郁、呆板，面部肌肉不灵活。容易健忘、记忆力下降。而且因为肝气不舒展，还经常心烦易怒。

血淤体质是由于长期七情不调、伤筋动骨、久病不愈而造成的。血淤体质易感肥胖并发症、消瘦、月经不调、抑郁症等。

如果你是血淤体质，在生活中可以从以下几个方面加以调养：

饮食调养：忌食凉食

血淤体质的人多吃些活血化淤的食物。如山楂、韭菜、洋葱、大蒜、桂皮、生姜等适合血淤体质者冬季吃；如生藕、黑木耳、竹笋、紫皮茄子、魔芋等，适合血淤体质人夏天食用；适合血淤体质的人食用的海产品有螃蟹、海参等。

这里有一道特别适合血淤体质人的佳肴：糯米酒炖猪脚。具体做法：把猪脚洗干净，斩块，先用开水焯一下去血水。锅中放糯米甜酒半瓶，起皮生姜若干块、去皮熟鸡蛋若干个、猪脚，然后加入清水。放在火上炖上三四个小时。每天可以吃1~2小碗，喝酒吃猪脚、鸡蛋。阳虚、血淤体质有痛经、月经延后、经血紫暗、乳腺增生、子宫肌瘤、黄褐斑的女性，吃一冬天，到春天你会发现脸红扑扑的，痛经

也会明显减轻。

家居环境：多运动

血淤体质的人，要多运动。少用电脑。工作期间要每个 1 小时左右走动走动。适量的运动能唤起心肺功能，被振奋，非常有助于消散淤血。

药物调治：桃红四物汤

血淤的人可以适当地补血养阴，可以少量吃阿胶、熟地、白芍、麦冬等。用田七煲猪脚或鸡肉，如果还想补血，可以放红枣。取一只鸡大腿，放在炖盅里，放三粒红枣，再放一点田七，一起炖，一星期吃上一次，非常好的活血作用。

血淤体质常见于女性，女性情感细腻，容易不开心，如果不开心，郁闷，不想吃东西，可以服用逍遥丸、柴胡疏肝散等。

经络调养：神阙、肝腧、太冲、曲池

血淤体质的调养，很适合针灸推拿。

如果想改善体质，常用的穴位有神阙、肝腧、太冲、曲池。它们的作用有点类似当归、益母草、田七、山楂等。

如果有妇科月经问题，常用的穴位有太冲、维道、血海、三阴交等。

如果有心胸肝胆慢性病，用膈腧、肝腧、内关、日月、曲泉等穴位。

青筋暴突正是气血淤滞的结果

在生活中，我们偶尔会看到这样一些人，在他们的四肢上会暴露出一条条可怕的青筋。事实上，这些所谓的"青筋"并不是什么筋，而是人体内废物积滞过多的产物，这一条条的"青筋"正是我们的静脉血管。而这类青筋暴突的人，可能绝大部分都是血淤体质。

人体的血管有静脉和动脉之分，人体通过动脉把心脏的血液输送到全身，通过静脉把血液回收到心脏。当静脉血液回流受阻，压力增高时，青筋常常在人体表面出现凸起、曲张、扭曲变色等。如果身体中有各种淤血、痰湿、热毒、积滞等生理废物不能排出体外，就会导致全身各个系统都会发生障碍，此时在脸部、腹部、脚部，特别在手掌和手背的青筋就非常明显。所以，青筋就是人体的积滞。身体内的废物积滞越多，青筋就越明显。

事实上，根据青筋的分布，我们还可以判断出不同的病情：

手部青筋

（1）手背青筋。手背青筋提示腰背部有积滞，容易导致腰肌劳损，疲劳乏力，常见腰酸背痛，甚至出现肌肉紧张、硬结节。

（2）手指青筋。小孩手指青筋，提示肠胃积滞消化不良。成人手指青筋，不但提示消化系统有问题，且还反映了头部血管微循环障碍，脑血管供血不足，头部不适，严重者会出现头晕、头痛、中风等。

（3）手掌青筋。手掌到处可见青筋，表示胃肠积滞，血脂高，血黏稠，血压高，血液酸性高，含氧量低，血液容易凝聚积滞，则容易出现头晕、头痛、疲倦乏力、身

体虚弱等。

头部青筋

（1）当太阳穴青筋凸起时，往往提示头晕、头痛；当太阳穴青筋凸起、扭曲时，表示脑动脉硬化；紫黑时，则容易中风。

（2）鼻梁有青筋，提示肠胃积滞，容易胃痛、腹胀、消化不良、大便不利，紫色时则情况更加严重。

（3）嘴角腮下有青筋，往往提示妇科疾病，带下湿重，疲倦乏力，腰膝酸软，下肢风湿。

胸腹部青筋

（1）胸腹部青筋，多注意乳腺增生。

（2）腹部青筋，即俗话说的"青筋过肚"，这已经是比较严重的积滞，一般是肝硬化的标志。

下肢青筋

（1）膝部青筋提示膝关节肿大、风湿性关节炎。

（2）小腿有青筋多是静脉曲张，此病严重者往往发生腰腿疾病、风湿关节痛。

总之，人体任何地方出现青筋，不但影响外表美观，更重要的是身体废物积滞的反映，也是血淤体质的象征。青筋的清除关键是平时要学会清血净血。一般来说，消除青筋的凸现，达到清血净血的效果，最好是平常就运用拍打和刮痧疗法。

活血通脉，改变血淤体质的全身按摩法

在现代社会，许多人不知不觉中体质就变得很差，血液流通也会减慢，如果此时多活动活动手脚，没事时多做做按摩，就可以保证血液流通顺畅。在《黄帝内经》三十六卷一百六十二篇中，《素问》有九篇、《灵枢》有五篇论及按摩。由此也可以看出按摩对养生，尤其是老年人养生的重要性。下面介绍一套全身按摩法。此按摩法通常从开始按摩到最后结束，从整体中分出若干节来进行。既可分用，也可合用。操作顺序由下而上，即从足趾到头部。老年人则可从上到下。

具体方法如下：

（1）搓手。用两手掌用力相对搓动，由慢而快，到搓热手心。摩擦能调和手上血液，使经络畅通，十指灵敏。

（2）梳头。十指微屈，以指尖接触头皮，从额前到枕后，从颞颥到头顶进行"梳头"20次左右。

（3）揉按太阳穴。用两手食指指端分别压在双侧太阳穴上旋转运动，按时针方向顺、逆各10次左右。

（4）揉胸脯。用两手掌按在两乳上方，旋转揉动，顺逆时针各10次左右。

（5）抓肩肌。用手掌与手指配合抓、捏、提左右肩肌，边抓边扭肩，各进行10次左右。

（6）豁胸廓。两手微张五指，分别置于胸壁上，手指端沿肋间隙从内向外滑动，

各重复 10 次左右。

（7）揉腹。以一手五指张开指端向下，从胃脘部起经脐右揉到下腹部，然后向右、向上、向左、向下，沿大肠走向擦揉。可以牵拉腹内脏器，使肠胃蠕动加大，促进胃液、胆汁、胰腺和小肠液的分泌，增加消化吸收作用。

（8）搓腰。用手按紧腰部，用力向下搓到尾闾部，左右手一上一下，两侧同时搓 20 次左右。

（9）擦大腿。两手抱紧一大腿部，用力下擦到膝盖，然后擦回大腿根，往来 20 次左右。

（10）揉小腿。以两手掌挟紧一侧小腿腿肚，旋转揉动，左右各 20 次左右。腿是担负人上体重负的骨干，是足三阳经和足三阴经的必经要路，浴腿可使膝关节灵活，腿肌增强，防止肌肉萎缩，有助于减少各种腿疾。

（11）旋揉两膝。两手掌心各紧按两膝，先一起向左旋揉 10 次，再同时向右旋揉 10 次。膝关节处多横纹肌和软性韧带组织，恶温怕冷，经常揉膝，可促进皮肤血液循环，增高膝部温度，驱逐风寒，从而增加膝部功能，有助防止膝关节炎等难治之症。

（12）按摩脚心。两手摩热搓涌泉穴，快速用手搓至脚心发热，先左后右分别进行。

依上各法进行全身按摩可祛风邪，活血通脉，解除腰背病。如果能够长期坚持，就可坐收强身健体之功效。

导引，让气血畅行无阻

我国古代中医学家一般认为，导引是一种肢体、筋骨、关节的活动，能够引导体内气机趋向平和，活动肢体使其柔软，最终使人"骨正筋柔，气血以流"。尤其是对于血淤体质的人，具有很好的保健效果。

"导引"是一项以肢体运动为主、配合呼吸吐纳的养生方式，源于上古的舞蹈动作。春秋战国时期，出现了"熊经""鸟伸"等术势。如《庄子·刻意篇》里记载："吹呼吸，吐故纳新，熊经鸟伸，为寿而已。此导引之士，养形之人彭祖寿考者之所以好也。"马王堆三号汉墓出土《导引图》的 40 多种姿势，便是先秦导引术的总结。早期的导引实际上包括了气功和按摩，隋唐以后，气功、按摩逐渐从导引中分离出来。导引作为一种独具特色的养生方法，历代皆有发展，代表流派如周代王子乔始创的赤松子导引法、唐代高僧鉴真所创的鉴真吐纳术、宋代高僧广渡始创的广渡导引术和清代曹廷栋创设的老人导引法等。

导引属于中国传统的养生运动，它不同于现在的某些以展示人体极限能力为目的的竞技体育项目。竞技必须竭尽全力，因而在运动中难免会受到损伤。因此，竞技体育与养生锻炼并不相同。中国传统的养生原则，讲究"闲心"（精神要悠闲）、"劳形"（形体要运动）。

导引正是为"闲心""劳形"而设。就"劳形"而言，又必须"常欲小劳，但莫大疲"，也就是说要轻微运动，不要精疲力竭。在这一点上，导引锻炼与印度瑜伽等锻炼方法有一定的相似之处，两者都是通过缓慢平静的动作，使身体各部分的肌肉、关节得到充分锻炼。高明的瑜伽师，其肢体柔软如婴儿，这完全符合中国古代老子的养生思想，"人之生也柔弱，其死也坚强，万物草木之生也柔弱，其死也枯槁"。可见，柔软意味着生命力旺盛，僵硬意味着机体趋向老化。人体衰老的先兆之一就是关节僵直、活动欠佳，甚至步履蹒跚、老态龙钟。因此，中国的导引、印度的瑜伽，都是为柔筋软体而设，并不追求肌肉发达，力量强大。

至于"骨正"，是为了纠正人们日常生活中形成的躯体"不正"现象。人体就好比一栋房屋，骨骼就是这栋房屋的梁柱，而脊柱就相当于房屋的大梁。人们在日常生活中，常因各自的生活习惯，或外力的因素而产生一些特殊动作。久而久之，人体骨骼就会出现歪斜而导致某些疾病的发生，导引则是最好的矫正骨骼的运动方法。导引的正骨作用，是通过自我舒缓的动作实现的，不需要强大外力的参与。许多民间喜闻乐见的体育活动，如八段锦、易筋经等，都属于导引的范畴。

这些锻炼方法的共同特点是动作和缓自如，可以最大限度地活动筋骨、肌肉、关节而不易造成损伤；可以促使血液循环平稳和缓（而非处于兴奋状态）、组织器官大量吸收氧气，却不会使心脏跳动剧烈，血压突然升高，新陈代谢突然加快。因此，导引是老幼皆宜的运动良方，只要按一定的方法和缓地运动肢体关节，使全身气血流畅，就能够达到导引的效果。

气郁体质：养生重在行气解郁，疏肝利胆

气郁体质多吃行气解郁的食物

气郁体质者会经常莫名其妙地叹气，较容易失眠，气郁者大多大便干燥。气郁者性格内向，一般分为两种：一种是内向的同时，情绪平稳，话不多，所谓的"钝感力"，让人感觉比较温和迟钝；一种是内向话少，但是心里什么都清楚，而且非常敏感，斤斤计较。

气郁体质的女性月经前会有比较明显的乳房胀痛和小腹胀痛。有的月经前特别明显，不小心碰到那里的皮肤都感觉疼。

气郁体质经常出现在工作压力比较大的白领阶层、行政工作人员、管理人员中。有的也可能跟幼年生活经历有关，比如说父母离异，寄人篱下等。气郁体质者易患抑郁症、失眠、偏头痛、月经不调等。

气郁的人应多吃一些行气解郁的食物，如佛手、橙子、柑皮、香橼、荞麦、韭菜、大蒜、高粱、豌豆等，以及一些活气的食物，如桃仁、油菜、黑大豆等，醋也可多吃一些，山楂粥、花生粥也颇为相宜。忌食辛辣、咖啡、浓茶等刺激品，少食肥甘厚味的食物。

畅达情志为气郁体质者的养生准则

对于气郁体质来说，最重要的莫过于畅达情志了。清代医学家吴尚曾经说过："七情之病，看花解闷，听曲消愁，有胜于服药者也。"近代养生家丁福禄也曾说："欢

笑能补脑髓，活筋络，舒血气，消食滞，胜于服食药耳，每日须得片刻闲暇，逢场作戏，口资笑乐，而益身体也。"由此可见，要想身体健康，保持乐观健康的心态很重要，药和营养品只起到外因作用，乐观健康的心态才是健康的内因。

那么，我们如何才能做到乐观呢？自古以来许许多多的仁人志士、文人墨客给我们做出了榜样。

曹操的"老骥伏枥，志在千里"的吟唱，岳飞的"三十功名尘与土，八千里路云和月"的豪情，范仲淹的"先天下之忧而忧，后天下之乐而乐"的忧国忧民思想，让我们感受到旷达者的欢快与潇洒，热情和豪放。扬州八怪之一的郑板桥在削官为民，两手空空，穷困潦倒之时，忍受了常人无法忍受的打击，向人们展示了"宦海归来两袖空，逢人卖竹画清风"的坦荡，表现出乐观者的豁达。同是扬州八怪之一的汪士慎不幸一目失明，但是他却专门刻了一枚"尚留一目看梅花"的闲章，以极大的热情去对待生活。

心理学家指出，以下6种方法可以帮助气郁体质者保持乐观的心态：

（1）豁达法。人有很多烦恼，心胸狭窄是主要原因之一。为了减少不必要的烦恼，一个人应该心胸宽阔，豁达大度，遇到事情不要斤斤计较。平时要开朗、合群、坦诚，这样就可以大大减少不必要的烦恼了。

（2）松弛法。具体做法是被人激怒以后或感到烦恼时，应该迅速离开现场，进行深呼吸，并配合肌肉的松弛训练，甚至还可以进行放松训练，采用以意导气的方法，这样就可以逐渐进入佳境，使全身放松，摒除内心的私心杂念。

（3）制怒法。要有效地制止怒气是不容易的。就一般情况而言，克制怒气爆发主要依靠高度的理智。比如在心中默默背诵传统名言"忍得一日之气，解得百日之忧""将相和，万事休""君子动口不动手"，等等。万一克制不住怒气，就应该迅速离开现场，在亲人或朋友面前发泄一番。倾诉愤愤不平的怒气之后，自己应该尽快地平静下来。

（4）平心法。一个人应该尽量做到"恬淡虚无""清心寡欲"，不要被名利、金钱、权势、色情等困扰，要看清身外之物，还要培养广泛的兴趣爱好，陶冶情操，充实和丰富自己的精神世界。应该经常参加一些有益于身心健康的社交活动和文体活动，广交朋友，促膝谈心，交流情感，也可以根据个人的兴趣和爱好来培养生活乐趣。每个人都应该做到劳逸结合，在工作和学习之余，常到公园游玩或到郊外散步，欣赏一下乡野风光，体验一下大自然的美景。

（5）心闲法。有一句话这样说，"眼底无私天自高"，一个人只要有闲心、闲意、闲情等，就可以消除身心疲劳，克服心理障碍，保持健康的心态。

（6）健忘法。忘记烦恼，可以轻松地面临再次的考验；忘记忧愁，可以尽情地享受生活所赋予的种种乐趣；忘记痛苦，可以摆脱纠缠，体味人生中的五彩缤纷。忘记他人对你的伤害，忘记朋友对你的背叛，忘记你曾被欺骗的愤怒、被羞辱的耻辱，你就会觉得自己已变得豁达宽容，活得精彩。

气郁与阳痿的恶性循环

生活在现代社会中的人们，每天要面对各种压力性问题。在不安、焦虑中生活，是现代人的特征，而神经衰弱可说是现代病的一种。精神性阳痿就是典型性例子。

精神性阳痿有以下一些特点：夫妇感情冷淡、焦虑、恐惧、紧张，对性生活信心不足，精神萎靡、性交干扰及过度疲劳等。患精神性阳痿者，城市人数远比农村要多，三四十岁的人更易患此病，但是现在连二十几岁的青年人也有很多患精神性阳痿的。人类为何会患精神性阳痿？这是因为，在生活中的各种压力之下，造成人们气郁、气滞，于是在进行性生活过程中，血液便无法聚集起来，从而造成阳痿。与此同时，男人在阳痿之后，更易产生失败感，反过来更抑郁，久而久之便形成气郁体质。先是因郁致痿，然后又因痿致郁，对于男人来说，这的确是一个恶性循环。那么，怎样才能消除这种恶性循环呢？首先，就要除去焦躁，使身体气血畅通无阻，使身体和精神都舒畅。一般来说，指压肩外腧和手三里就可奏效。

除此之外，我们再向大家推荐几则治疗阳痿的古方，希望能对大家有所帮助：

（1）赞育丹。熟地黄250克，肉苁蓉、巴戟天、淫羊藿、杜仲各120克，蛇床子60克，韭菜子120克，当归180克，仙茅120克，附子60克，白术250克，枸杞子180克，山茱萸120克，肉桂60克。上药研成细末，炼蜜为丸，如梧桐子大。每次10克，温开水送下，一日两次。治疗房事过度，命门火衰，肾精不足，阳痿早泄，面色苍白，精神萎靡，头晕耳鸣，腰膝酸软，畏寒怕冷，舌淡苔薄白，脉沉细，亦治阳虚精少所致的不育。

（2）秃鸡丸。肉苁蓉、五味子、菟丝子、远志各3份，蛇床子4份。用法：上药捣筛为散，或作蜜丸，如梧桐子大。散剂，每次1克，空腹温酒调下，每日2～3次；丸剂，每次5丸，每日两次。这味药可以补肾助阳，固精安神。治疗肾衰精亏，心神失养所致的阳痿不起，性欲低下，心悸怔忡，失眠多梦，舌淡脉细。

（3）二地鳖甲煎。熟地、生地、菟丝子、茯苓、枸杞子、金樱子各10克，鳖甲（先煎）、牡蛎（先煎）各20克，丹皮、丹参、天花粉、川断、桑寄生各10克。水煎。每日1剂，分两次服用。这味药可以滋阴降火，治疗阴虚火旺所致的阳痿。症见阳物能举，但临事即软，腰膝酸软，心悸出汗，精神紧张，口渴喜饮，溲黄便干，舌红苔少，脉细数。

顺利度过更年期气郁综合征

对于女性更年期综合征，我们都不陌生，然而很多人并没有意识到，所谓的更年期综合征恰恰就是气郁体质造成的。

女性性腺卵巢，大约35岁即开始生理性退化，使雌激素的分泌逐渐减少，这一时期医学称作围绝经期。在随后时期，女性开始进入更年期，并出现更年期综合征，主要表现是妇女因卵巢功能逐渐衰退或丧失，以致雌激素水平下降所引起的以植物神经功能紊乱代谢障碍为主的一系列症候群，例如易激动、易流泪、焦虑、消沉、抑郁、多疑、失眠、记忆力减退、注意力不集中等，而这些正是气滞、气郁的结果。

花开花谢自有期，新陈代谢是不以人的意志为转移的客观规律，更年期是人生中的一站，宛如列车的一次转弯，发生点颠簸、不够平衡是不足为怪的，没有必要害怕更年期出现的种种变化。只要在心理上做好充分的准备，就能顺利地度过更年期。

要注意乐观开朗、情绪疏导、动静结合。同时，对更年期的生理与心理异常反应，要及时就医，求得答案，在医生指导下进行调整。否则，郁郁寡欢，疑心重重，可能会削弱机体的抵抗力，影响身心健康。对于更年期的人，家人的关怀和理解非常重要。做儿女的，不妨用自己的青春气息感染父母的情绪，帮助缓解其心中的抑郁情绪。在某件小事上遇到矛盾，或是老人唠叨的时候，千万别顶嘴，不妨让着点，或者避开矛盾的锋芒，说点高兴的事情转移一下他的注意力。

另外，值得注意的是，更年期综合征并不是所有更年期人们所共有的，而仅是在一部分人身上出现。对于这些人最重要的就是要正确认识更年期所出现的这些情绪变化和心理问题。更年期的某些情志、生理与心理的失调是暂时性的、功能性的，因此不要惊恐不安。精神乐观、情绪稳定是顺利度过更年期最重要的心理条件。心理决定生理，当你的心理健康了，发生疾病的机会也就少了。

特禀体质：养生重在益气固表，养血消风

过敏体质，健康的危险信号

人类几十万年已经形成的和环境相容的基因组成已经面临着生存环境骤变的巨大挑战。在近 50 年中，人类面临的各类疾病——癌症、心血管疾病、呼吸道疾病、消化道疾病……都呈现出异常的增长。现在变态反应，即过敏——这个能够发生在人体各个器官、累及人体各种组织的疾病已经越来越频繁地出现在我们面前。

现代中医体质学把过敏作为一种独立的体质（即特禀体质），足见其对人类健康的影响有多么严重。那么，过敏能让人体有什么样的症状呢？根据每个人不同的调节状况，过敏原内源性和外源性的不同，过敏能够导致不同的病症。

（1）过敏性鼻炎常年或者季节性发作，一连几十个喷嚏，鼻黏膜分泌物不断、鼻塞，不仅严重影响工作、学习、休息，还有可能发生癌变。

（2）过敏性哮喘。

（3）荨麻疹和湿疹也是让人觉得痛苦的一类疾病，能让人无法正常地工作、休息。

（4）食物性过敏原能让人的肠道长期受过敏原刺激，改变肠道黏膜组织结构，使人体处于长期的免疫负担下，极易导致人体各种慢性疾病的发生。

（5）过敏性紫癜也是近年常见病了，多见于儿童、妇女。

（6）牛皮癣也是和变态反应关联十分紧密的疾病。

除此之外，小儿多动症、部分癫痫病人、长期偏头痛、各种慢性肠道疾病、各种慢性口腔疾病都和过敏有着直接的关系！对内源性过敏原，常能够导致人体的自身免疫性疾病，也就是风湿病，包括系统性红斑狼疮、皮肌炎、多发性肌炎、强直性脊椎炎、干燥综合征等疾病。现在常见的变态反应疾病有 50 多种。

如果你本身是过敏体质，那么就必须知道一些有关过敏的常识。当然，最主要的还是要认识什么是致敏原。在医学上来讲，可以引起过敏反应的物质就叫致敏原。常

见的致敏原主要有食物、化学物质或是环境中的某些成分。

（1）食物。任何食物都可能是诱因，但最常见的是：牛奶、鱼、虾、肉、蛋、豆子和干果，因为这类食物中含有丰富的蛋白质。

（2）化学物质。服用了青霉素、阿司匹林、巴比妥、抗抑郁药、疫苗等药物，或食用了被药物污染的肉类，可引起过敏症状。此外，由于食品加工业的发展，大量食品中含有添加剂、保鲜剂、食物色素、抗氧化剂，这些也是不容忽视的致敏原。

（3）环境成分。空气中的花粉、柳絮、尘螨或农田中的农药挥发物可被吸入鼻腔，引起强烈的刺激、流涕、咳喘等症状。

（4）皮肤接触物。某些内衣纤维材料、有刺激性的化妆品、各种射线，包括过强的阳光中的紫外线照射。

虽然过敏的症状变化莫测，来去无常，但许多有过敏症的人都有类似的经历：休假、旅游时心情轻松愉快，经常发作的过敏就会放你一马，即使偶尔来拜访一下，症状也很轻微，而且很快就会好转。但如果赶上考试、出差、工作忙碌，过敏症就缠上你了，会十分严重而且迟迟不愈。人的情绪变化与免疫系统有着非常密切的联系，因而也会对过敏症状有影响。所以，当过敏症发作的时候，还是好好休息一下，让自己情绪放松，早点痊愈。

特禀体质者慎用寒性食物

《本草纲目》里说，寒性食物有助于清火、解毒，可用来辅助治疗火热病证。所以面红目赤、狂躁妄动、神昏谵语、颈项强直、口舌糜烂、牙龈肿痛、口干渴、喜冷饮、小便短赤、大便燥结、舌红苔黄燥、脉数等实火病症，都可以选用一些寒性食物，有助于清火祛病。但脾胃虚弱的人不宜多食寒性食物。此外，还有一种人群也不适合寒性食物，那就是过敏性体质的人。一位过敏性鼻炎患者一次多吃了一些猕猴桃，结果早上一起床就不停地打喷嚏及流鼻水，浑身不适，鼻炎又犯了。而让他犯病的原因，就是多吃了一些猕猴桃。

《本草纲目》记载猕猴桃性味甘酸而寒，是典型的寒性食物。台湾中医曾经做过一个寒性食物对过敏性体质人的影响的研究。通过观察197名患者，发现吃太多凉寒性食物的人，体内过敏免疫球蛋白数值都会比较高，鼻炎状况也相对比较严重。由此说明，过敏性体质要慎用寒性食物。

《本草纲目》中常见的寒性食物有苦瓜、番茄、荸荠、菱肉、百合、藕、竹笋、鱼腥草、马齿苋、蕨菜、荠菜、香椿、莼菜、黑鱼、鲤鱼、河蟹、泥螺、海带、紫菜、田螺、河蚌、蛤蜊、桑葚、甘蔗、梨、西瓜、柿子、香蕉等。如果你是过敏性鼻炎患者，或者属于过敏性体质，经常产生一些过敏性反应，就一定要少吃或者忌吃这些寒性食物。

这个人群想改善体质可以多吃鸡和鸭等温补类食物，水果方面像龙眼、荔枝等，都对本身过敏性鼻炎的患者有滋补功效。

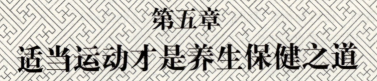

第五章
适当运动才是养生保健之道

"饭后百步走"未必适合你

俗话说"饭后百步走，能活九十九"，其实，这种说法并不科学。从消化生理功能来说，饭后胃正处于充盈状态，这时必须保证胃肠道有充足的血液供应，以进行初步消化。饭后适当休息一下，可保证胃肠道得到更多的血液供应。

如果餐后马上散步，血液需运送到身体其他部位，胃肠的血液供应就相应减少，食物得不到充分消化。再说，胃里的消化液是由吃进食物的条件反射而产生的，胃部饱满，胃液才能分泌旺盛。如餐后散步，胃部在活动中快速蠕动，把未经充分消化的食物过早地推入小肠，使食物的营养得不到充分的消化与吸收。有些人的"吃饱"，不过是胃感觉到了胀满，而营养却没有吸收进体内，身体仍然处于"饥饿"状态。这个时候匆忙起身而走，势必会有一部分血液集中到运动系统中去，这样就延缓了消化液的分泌，破坏了胃的正常消化，容易诱发功能性消化不良。

因此，"饭后百步走"只适合于平时活动较少，尤其是长时间伏案工作的人，也适合于形体较胖或胃酸过多的人。但至少应在饭后20分钟再开始百步走。

体质较差，尤其是患有胃下垂等病的人，饭后不宜散步，就连一般的走动也应减少，可以选择在饭后平卧10分钟。因为饭后胃内食物充盈，此时再进行直立性活动，就会增加胃的振动，加重胃的负担，引起或加重胃下垂。患有高血压、动脉硬化等心脑血管病的患者最忌饭后运动。

另外，冬季气温低，就餐环境室内外温差较大，进餐的时候吃得红光满面、大汗淋漓，要是匆忙离开餐厅，在冷风刺激下行走，汗腺及皮下组织中的毛细血管骤然收缩，容易引起风寒头痛，还加大了心脏的供血负担。因此，饭后适当静坐，闭目养神30分钟，然后再活动比较合适。

需要注意的是：餐后散步对患有冠心病、高血压、脑动脉硬化症、糖尿病、慢性食道病以及进行过胃部手术的病人很不利。它有可能导致心绞痛，加重头晕，使上腹饱胀不适，引发体位性低血压、早搏、心动过速以及阵发性房颤等。

游泳最佳时间为 20～45 分钟

专家告诫，保健性游泳每次最佳时间在20～45分钟，切莫延长时间影响自身健康。

有关专家指出，人在水中容易散热，但在水中时间过长，身体产生的热量低于水中散热，体温调节功能就会遭到破坏，这时会出现皮肤中动脉收缩，小静脉扩张，使血液停滞在皮下静脉内，造成皮肤青紫、嘴唇发黑，身上起"鸡皮疙瘩"，甚至发生痉挛现象。

也有专家认为，长时间泡在水中，会因氯元素侵袭致病。城市所使用的自来水供水系统大都采用氯消毒，人们游泳时，直接与氯接触，这些物质会从水中蒸发并直接被皮肤吸收。一般 20 分钟以内的氯吸入对人体无大的影响，但随着时间增长，就可能导致人体罹患各种疾病。

因此，长时间在水中游泳，特别是在很凉的水中游泳，对身体不一定有好处。如果感觉有不适症状时，应立即上岸擦干身上的水，晒晒太阳，待暖和后尽快穿好衣服，以防感冒、心动过速、肌肉劳损等病症发生。

溜达也要定时、定量、定强度

吃完晚饭出门溜达几圈，这是很多人的锻炼习惯。但是不按科学方法溜达，即使每天晚上溜达两小时，也是疗效甚微。要真正达到锻炼的效果，必须抬起腿大步走，要记住三个"量"。

第一个是"定时"。很多人的锻炼是随机的，早晨有时间了就去走一走，晚上没事儿就去散散步。这种没有规律的不定时锻炼，身体很难对其产生记忆。科学论证，最佳的锻炼时间应该是在黄昏。所以锻炼最好在这期间选一个固定的时间进行，并到时间就去做。

第二个是"定量"。所谓定量就是说不能今天走三公里，明天走一公里，这样没有规律地走，也不会让锻炼发挥最大的效能。所以在溜达时最好要确定一个运动量，每天用固定的距离或时间去走，给身体带来准确的锻炼刺激。

第三个是"定强度"。也就是说，不能今天溜达，明天散步，后天有劲儿了就去快走，这样锻炼的效果非常不好。正确的方法应该是每天用相对固定的强度去进行大步走。如何才算"大步"走呢？专家给出的标准是：100 米的距离，男士用 90 ~ 100 步走完，女士用 110 ~ 120 步走完，每天坚持走 500 ~ 1000 步。

游泳健康须知

入水前准备

游泳前进行温水沐浴后再入水，就不会感觉很冷。因为温水沐浴（在 30 ~ 40℃之间）能够带走身上的部分热量，这样会使你的体温接近水温。

饭前、饭后、酒后不宜立即游泳

空腹游泳影响食欲和消化功能，也会在游泳中发生头昏乏力等意外情况；饱腹游泳亦会影响消化功能，还会产生胃痉挛，甚至呕吐、腹痛现象。饭后40分钟方可游泳。

忌剧烈运动后游泳

剧烈运动后马上游泳，会使心脏负担加重；体温的急剧下降，会导致抵抗力减弱，引起感冒、咽喉炎等。

忌月经期游泳

月经期间女性生殖系统抵抗力弱，游泳易使病菌进入子宫、输卵管等处，引起感染。

不宜游泳的人群

患心脏病、高血压、肺结核等严重疾病，难以承受大运动量的人；沙眼、中耳炎、皮肤病等传染性疾病患者；有上呼吸道感染、急性鼻炎、外伤性鼓膜穿孔、急性鼻窦炎的人。

游泳疾病要小心

红眼病

医学上称为"急性结膜炎"的红眼病，和游泳池有"不解之缘"。每年6～8月份的感染率是1月份的两倍，究其原因，没有经过充分消毒的游泳池充当了重要的"帮凶"角色。红眼病可以通过接触传播，传染性强、传播迅速，沾染病毒的手、毛巾、水等都可以成为媒介。

当眼部有痒感、异物感或灼热感，特别怕光，结膜充血，有脓性或黏液性分泌物时，应当马上就医，在医生指导下选用眼药；同时自觉地和他人保持距离，不要去公共游泳池游泳，以免感染了他人又加重病情。而健康人到了公共泳池，应注意不要和他人共用浴品，游泳时不要用手揉眼睛。

妇科疾病

除了泳池，洗澡间也可能是一个污染源。几乎每个游过泳的人都会在里面冲澡，有时因为卫生条件与设备并不完善，毛巾等洗浴用品常常胡乱搭在栏杆、水龙头上。这样很容易传染疾病，特别是抵抗力较弱的人更是如此。同时也带来了传染妇科病的隐患，不洁的纸巾、洗浴用品、洁具等都可能传染妇科疾病。

换衣服时，女性尽量不要让皮肤直接接触凳子，换下来的衣服也要用干净的袋子装好，尤其是内衣。人们脚上的霉菌常粘在池边的地面上，如果随意坐在上面，很容易引起霉菌性阴道炎。所以，不妨先垫上浴巾再坐。要注意水域是否卫生，游泳后要尽快用清洁水彻底冲洗并擦干身体，回家后如发现不适，千万不要擅自用药，一定要及时到正规医院进行检查治疗。

中耳炎

在充满含氯的消毒剂的泳池里游泳，对人的眼、耳、皮肤具有一定程度的刺激。游泳后，若出现耳朵疼痛，流水样的黄色分泌物，可能是急性外耳道炎。更加严重的情况是得了急性化脓性中耳炎，会出现耳痛、听力下降。

游泳时当池水入耳后，可将头歪向进水的一侧，拉拉耳朵或辅以单脚跳动，让水自然流出，切忌用手或他物去抠挖。为防止池水进耳，最好是戴耳塞。游泳后一旦耳痛，可用复方氯霉素滴耳液或浓度 3% 的氧氟沙星滴耳液滴耳。

抽筋

连续游两个小时抽筋的主要原因：一是事先准备活动不够，游泳时忽然进入剧烈运动状态，导致肌肉过度痉挛、收缩；二是游的时间太长，肌肉疲劳，乳酸聚集过多，导致抽筋。游泳持续时间一般不应超过 1.5 ~ 2 小时。

下水前必须做热身运动。热身主要以伸展四肢的运动为主，如弯腰、压腿、摆手等。也可先用冷水淋浴或用冷水拍打身体及四肢，使身体对低温有所适应。

若游泳时发生小腿抽筋，务必保持镇静，千万不要惊恐慌乱以致呛水致使抽筋加剧。若在浅水区可马上站立并用力伸蹬，或用手把足拇趾往上掰，并按摩小腿可缓解；如在深水区，可采取仰泳姿势，把抽筋的腿伸直不动，待稍有缓解时，用手和另一条腿游向岸边，再按上述方法处理。

骑车益处大，但要警惕"单车病"

健康专家说："每天骑车一小时，健康工作五十年，幸福生活一辈子！"

自行车既可以作为交通工具，节省能源，又可以当做运动器材锻炼身体，而且不受性别、年龄的限制，一年四季都可进行。

骑车的益处主要表现为：

（1）加强下肢锻炼。骑自行车可直接锻炼腿足，能增强腿部力量和双腿的弹跳力，并延缓下肢关节韧带的衰老进程，使下肢活动更加轻便、灵活、有力，进而改善血液循环，有助于身体各器官的协调一致。

（2）有助于减肥。骑自行车 40 ~ 50 分钟，相当于步行 4 ~ 5 千米路程所消耗的热量。

（3）经常骑车，可以锻炼大脑的反应能力，有利于健全大脑功能，活跃思维，防止老年痴呆。

（4）可改善性功能。每日骑自行车 4 ~ 5 千米，可刺激人体雌激素或雄激素的分泌，使性能力增强，有助于夫妻间性生活的和谐。

（5）增强体质、延缓衰老。根据国际有关委员会的调查统计，在世界上各种不同职业人员中，以邮递员的寿命最长，原因之一就是他们在传递信件时常骑自行车的缘故。

因为手足得到了按摩，对于防治心脏、神经、消化等系统疾病，对协调和改善泌尿、生殖系统功能，增强脑垂体和肾上腺、甲状腺、前列腺、性腺的作用，大有裨益。

在通过骑车得到锻炼的同时，专家提醒，骑车一族如果不注意自我防护，日久可能会患"单车病"。

会阴部疾患

不少骑自行车的男士骑车后会感到阴部胀痛、肛门坠胀、有便意、阴茎麻木，或发生尿急、尿频、睾丸不适等。其原因是骑车时阴部受到挤压，致使前列腺充血、肿胀而引起的。

有些妇女长期骑自行车上下班，如果车座过高、过硬或是车把高低不适，身体重量会过多地集中在车座上，通过狭窄的车座前端反作用于会阴部，压迫尿道上段、外括约肌，造成泌尿系统充血，引发排尿不畅或尿频、尿急，或导致阴部充血肿胀等炎症。

腰颈部疾患

骑车者身体过度前倾（如骑跑车）时，为了观察前方，必然要抬头仰颈，这是一种强迫性姿势，可造成颈部肌肉紧张。骑车时腰部的负担最重。因此，长期远距离骑车可能会导致颈肌和腰肌劳损。

手部疾患

不少人长时间骑车后会感到两手麻木、酸胀无力，就连握笔写字、用筷进餐也会受到影响，医生称这种情况为"腕尺管综合征"。当蹬车上坡或逆风前进，加快速度、身体前倾时，腕关节必然会过度拉伸，使尺神经受到牵拉；同时上肢的支撑力增加，腕尺管内的压力也随之增大，因而引起上述症状。

青少年正处于生长发育阶段，骨质柔软。如果为追求时髦而选用车把较低的自行车进行锻炼，时间长了就会影响脊柱的弯曲度，影响形体发育。

"掰腕子"斗力易骨折

不少青年人喜欢扳腕斗力，即所谓"掰腕子"。殊不知，这一活动容易发生危险。

因为掰手腕时都以肘尖为支点，借助上臂外旋，用力扳压对方的腕掌部。在这种动作的过程中，手上臂的一块叫旋内肌群的肌肉组织，可发生急骤的对抗收缩。当强烈的对抗引起的牵拉力超过负荷时，就会发生肱骨干中下段骨折。青少年扳腕斗力，发生骨折的危险性则更大。因此，如果想锻炼手臂肌肉，可以从事举哑铃、吊杠等项目。

脚跟走路，补肾又延寿

中医认为，人衰老的主要原因之一是肾气虚衰，走路时用脚后跟，就会刺激脚后跟的肾经穴位，达到肾气盛而延寿的效果。

具体方法如下：

（1）前进和倒走法。身体自然直立，头端正，下颏内收，目平视，上体稍前倾，臂部微翘，两肢成平夹角90°外展，两脚脚尖翘起，直膝，依次左右脚向前迈进，或依次左右脚向后倒走，两臂自由随之摆动，呼吸自然。

（2）前进后退法，即进三退二。向前走三步，后退二步，也可左右走，或前后左右走。

餐前快步走，预防心脏病

英国拉夫伯勒大学的安娜·赫德曼博士领导的研究小组证实，在饱餐一顿之前短时间快步走能消除人体内有害的血脂，有益于预防心脏病。

该研究小组对志愿者进行了这样的试验：让一组志愿者以较快的速度步行两英里，使他们的心率加快，然后吃一顿正常的晚餐，第二天早晨则吃一顿高脂肪早餐。在第二次试验时，则让志愿者在进食高脂肪早餐前休息一天。结果发现，进行快步走时的高脂肪早餐后的血脂要比休息一天后的高脂肪早餐后的血脂降低30%以上。人在快步行走时能量消耗增加，并从体内贮存的脂肪中获得额外增加的能量需要。在运动后的恢复期，则会从血液中提取膳食脂肪来补充脂肪贮存库，因而使血脂水平下降。

经常练"腿劲"，老来也健康

乾隆皇帝年过古稀依然身体健康，其保健的秘密就在于经常练"腿劲"，下面就介绍几种常用的能增强"腿劲"的方法：

高抬脚：每天将双脚跷起2～3次，高于手或心脏，因为这样可使脚、腿部血液循环旺盛。下肢血液流回肺和心脏的速度加快，得到充分循环，头部就得到充足而新鲜的血液和氧，同时对脚部穴位、反射区也是一个良性刺激。

搓揉腿肚：以双手掌紧夹一侧小腿肚，边转动边搓揉，每侧揉动20次左右，然后以同样的方法揉动另一条腿。此方法能增强腿力。

扳足：取坐位，两腿伸直，低头，身体向前弯，以两手扳足趾和足踝关节各20～30次。能起到锻炼脚力的作用，防止腿足软弱无力。

扭膝：两足平行靠拢，屈膝微向下蹲，双手放在膝盖上，膝部前后左右呈圆圈转动，先向左转，后向右转，各20次左右，可治下肢乏力、膝关节疼痛等病症。

甩腿：一手扶桌椅或墙，先向前甩动小腿，使脚尖向上跷起，然后向后甩动，使脚尖用力向后，脚面绷直，腿亦尽量伸直。在甩腿时，上身正直，两腿交换各甩数十次。这种方法可预防半身不遂、下肢萎缩无力及麻木、小腿抽筋等病症。

击下肢：两手掌根轻轻叩击两下肢外侧、前侧、内侧及后侧，反复做3遍可以起到活血、通经络的效果。

跳绳能延缓衰老

跳绳是一项大众化，普及面广且受群众喜爱的健身运动。它简便易行，既可娱乐，又可健身。跳绳有利于增强人体心血管、呼吸和神经系统的功能。在做跳绳运动时手、足、脑并用，能加强身体四肢的运动量及灵敏程度，增强肌肉耐力和心肺功能；跳绳是全身运动，可加速人体新陈代谢，增强血液运行，强化血管功能；每天坚持有助保持均匀体态，促进身心健康，增加骨质密度。在做跳绳运动时我们应该穿质地软、重量轻的高帮鞋，避免脚踝受伤；绳子软硬、粗细要适中；场地以户外平坦地为最好，切莫在硬性水泥地上跳绳，以免损伤关节，并易引起头昏；跳绳时须放松肌肉和关节，脚尖和脚跟须用力协调，防止扭伤；胖人和中年妇女宜采用双脚同时起落的方式，也不要跳得太高，以免关节因过于负重而受伤；跳绳前先活动一下足部、腿部、腕部、踝部，跳绳后可做放松活动。

打乒乓球可防近视眼

长期近距离看事物，晶状体总是处在高度调节状态，同时，看近处物体时，两眼球会聚向鼻根方向，使眼外肌肉压迫眼球，天长日久就造成近视。打球时，双眼以球为目标，不停地上下调节运动，可以改善睫状肌的紧张状态，使其放松和收缩；眼外肌也可以不断活动，促进眼球组织的血液循环，提高眼睛视敏度，消除眼睛疲劳，从而起到预防近视的作用。

近年来，青少年近视发病率一直居高不下，有些学校的学生近视患者占到80%。研究证实，单纯性近视多发生在10岁左右，孩子正常视力应在1.2以上，若视力低于1.0，应马上采取综合措施调整或治疗，因为这是预防和治疗近视眼的最佳时间。

运动专家和医生都建议，让患近视的孩子经常打乒乓球，每天练习1～2小时，坚持2～3个月，就会收到明显的效果。

踢打腿肚能有效预防疾病

踢打腿肚能够有效预防疾病的发生，这是因为腿部肌肉每次收缩时挤压的血量，大致相当于心脏每次搏动排出的血量。晨练利用步行方法去踢打腿肚肌肉，可以加速腿肚肌肉的收缩能力，迫使血液由腿部动脉血管迅速流淌到各支血管及毛细血管中。使腿部各个组织得到充分营养和温度，长期锻炼，可缓解和治疗老寒腿、腿骨酸痛、抽筋等病症。

同时，踢打腿肚迫使腿部静脉血管血液回流，加速、加快、平衡心脏血液回收能力，对预防各种心脏病也有益处。

踢打腿肚的运动方法是：在步行中进行，用一条腿支撑地面，另一条腿的脚面依次踢打支撑腿的腿肚子的承筋穴（腘窝正中下 4 寸，腓肠肌腹中央取穴），承山穴（腓肠肌，肌腹下出现交角处取穴），然后交替进行。每次运动以 80 ~ 100 次为宜。

每爬一层楼，能增寿 10 秒钟

爬楼梯对于现代人来说是最简便的运动方式，根据医学研究证实，平均每爬一层楼，就可以增加 10 秒钟的寿命。经常走楼梯锻炼，能够有效地增强体力。爬楼梯时，不仅双脚与双臂都得到锻炼，全身的肌肉也都会产生运动感，因此，爬楼梯是一种全身性的运动。

经常爬楼梯的人比乘电梯的人心脏病发病概率要少 1/4，每天上下六层楼 3 ~ 5 次，比那些不运动的人死亡率低 1/3。每天爬楼梯不但能增强心肺功能，而且能增强肌肉与关节的力量，还能提高髋、膝、踝关节的灵活性。这是由于爬楼梯时加强了心肌的收缩，加快了血液循环，促进了身体的新陈代谢。另外，爬楼梯时静脉血液回流的加快，可以有效防止心肌疲劳和静脉曲张。爬楼梯时腰部、臀部、大腿部用力较大，从而使这些部位的脂肪消耗加快，有利于减肥。

爬楼梯能够增强人体细胞的新陈代谢，有效地增强肌肉的活力。这种有氧运动可以改善血液循环与呼吸系统，还可以提高骨髓的造血功能，这样一来，人体内的红细胞与血红蛋白数量就能明显地增多，有助于提高人体免疫力。

爬楼梯锻炼时应注意以下几点：

（1）爬楼梯是一项比较激烈的有氧锻炼形式，锻炼者须具备良好的健康状况，并严格遵守循序渐进的原则。

（2）爬楼梯的速度与持续时间应掌握好，初始锻炼者，应采取慢速度、持续时间长的方式。随着锻炼水平的提高，可以逐步加快速度或延长持续时间，当自己的体力能在 1 分钟内登完 5 ~ 6 层楼或能持续 10 分钟以上时，即可过渡到跑楼梯。

（3）锻炼过程应以适中强度为宜，以不感到吃力为度。

（4）爬楼梯锻炼应与步行、慢跑等健身锻炼相结合，不要以此取代其他锻炼。

常练太极拳能治疗消化系统疾病

太极拳是一种非常柔和的运动，有强身健体的效果，对于消化系统的各种慢性病有良好的辅助治疗及康复作用。

习练太极拳顺应四季的阴阳消长润养五脏，春季养肝，夏季养心，秋季养肺，冬季养肾，四脏阴阳调和滋润脾胃，促进六腑代谢，治疗胃肠、肝胆方面的慢性疾病效果非常明显。

由于打太极拳使血液流畅、循环加强，各脏器的供血增加，同时由于腹式呼吸可使腹腔内各脏器受柔和、持久而有节律的按摩，促进消化液的分泌，加强胃肠的蠕动，使局部供血得到改善，因而对消化系统，特别是胃肠的组织和功能都有良好影响，胃炎或慢性溃疡症状会得到改善修复；肠管的蠕动亦因腹压改变的按摩作用和局部微循环增加而加强，吸收与输传功能也会大大改善。吸收得好，同化与异化作用正常，相应也加强了各脏器的活动功能和机体的生命力，促进新陈代谢过程，形成了一个良性循环。

习练太极拳带动胃、肠、肝、胆、胰做大幅度转动，同时，深、长、细、匀的呼吸，横膈肌活动范围的扩大，腹内压所致的按摩作用，能使肝、胆血行流畅，可以消除肝脏淤血，改善肝功能。肝组织在经常保持活血通淤的情况下生机旺盛，机能改善，使得慢性、迁延性肝炎得以康复。

通过长期习练太极拳可以增强消化系统慢性病患者身体体质，提高机体抗病能力，同时可以预防疾病的复发，起到延年益寿的效果。

赤足行，激活你的"第二心脏"

根据生物全身理论，足底是很多内脏器官的反射区，被称为人的"第二心脏"。

赤足行健身法在中国香港、中国台湾、日本、西欧等地流行。有关专家认为：人体各器官在脚部均有特定反射区，摩擦刺激这些相应的反射区，便能激发潜能，调整人体失衡状态，达到防治疾病、延年益寿的目的。比如它对神经衰弱、近视眼、遗尿、前列腺肥大、急性扭伤、高血压、胃肠病、糖尿病、偏头痛、肾炎、关节炎等疾病都有较好的疗效。

赤脚走路时，地面和物体对足底的刺激有类似按摩、推拿的作用，能增强神经末梢的敏感度，脚底敏感的部位受到刺激后会把信号迅速传入内脏器官和大脑皮层，调节植物神经系统和内分泌系统，因而可以有效地强健身体，帮助抗病与防病。

另外，经常使双脚裸露在新鲜空气和阳光中，还有利于足部汗液的分泌和蒸发，促进末梢血液循环，提高抵抗力和耐寒能力，预防感冒和腹泻等症。赤足走的另一种功效是释放人体内积存过多的静电。对于幼儿来说，足底皮肤与地面的摩擦还可增强足底肌肉和韧带的力量，有利于足弓的形成，避免扁平足。

倒走，加强对小脑的锻炼

我们习惯于向前走，但这使肌肉分为经常活动和不经常活动两个部分，影响了整体的平衡。其实早在古籍《山海经》中就有了关于倒走的记载，道家人士也常以此法健身。

倒走与向前走使用的肌群不同，可以弥补向前走的不足，给不常活动的肌肉以刺激。倒走可增强反向的活动力量，调节两脚长期向前行走的不平衡状态。倒走或倒跑可改变人体习惯性运动方向，促进血液循环，加快机体内乳酸等造成疲劳的物质的代谢，有利于消除疲劳。倒走可调节两脚运动平衡，达到健身目的。现代医学研究证实，倒走可以锻炼腰脊肌、股四头肌和踝膝关节周围的肌肉、韧带等，从而调整脊柱、肢体的运动功能，促进血液循环。长期坚持倒走对腰腿酸痛、抽筋、肌肉萎缩、关节炎等有良好的辅助治疗效果。更重要的是，由于倒走属于不自然的活动方式，可以锻炼小脑对方向的判断和对人体的协调功能。对于青少年来说，倒走时为了保持平衡，背部脊椎必须伸展，因此，倒走还有预防驼背的功效。

每天抽出一些时间来练习倒走运动，可以锻炼身体的灵活性，并有效地增强膝盖的承受力，是有效健身、提高身体抗病力的运动。在进行倒走运动时，姿势一定要正确，否则会造成不良后果。具体而言，倒走的姿势要求是：挺直脊背，腰中放松，脚跟要和头成直线，膝盖不要弯曲，双手轻握，用4个手指包住大拇指，手臂向前后自由摆动，也可将双手反握，轻轻叩击腰部，步子大小可依个人习惯而定，但不要太大，放松自然，意识集中，目视前方，缓慢进行。

此外，在倒走时还要注意以下三点：

（1）倒走时要注意安全，不要跌倒。

（2）锻炼时不要一直向后扭着头，否则，不但达不到锻炼的效果，颈椎也吃不消。

（3）可以前后走交替进行。

四肢爬行，心理、生理都健康

人们在生活中往往不自觉地屈从某种习惯，天长日久，机械地运动常常引发许多身心疾病。而一旦有意识地改变一些既成的固定习惯，你就会感到心理、生理都变得健康轻松，甚至某些疾病也随之消失。那么，四肢爬行就是你要做的事情之一。

四肢爬行，看起来不雅观，但对防治疾病、强身健体效果显著。目前，国内外一些专家都开始研究爬行对促进人体健康、治疗某些疾病的作用，并取得了有效的成果。巴西著名老年病专家庄尔望博士，在对各种爬行动物详细观察之后，发现爬行动物很少患动脉硬化、冠心病、痔疮和下肢静脉曲张等病症。基于上述发现，庄尔望博士提倡爬行运动，创造了爬行疗法。

他把60岁以上的老年病患者集中在宽敞的大厅里，让他们像猴子一样，每天在地上爬行20～30分钟。这些人经过一段时间的爬行锻炼后，健康状况有了明显的好转，病情也有了不同程度的减轻。

据专家研究，在家里做做爬行锻炼，可强壮四肢肌肉、促进血液循环，强健体魄，防治疾病，尤其对心血管病、腰椎、肛肠疾病有较佳的疗效。

勤做倒立可防秃顶

倒立对人体来说是一种逆反姿态。据报道，英国伦敦一家头发护理所主持人史滨沙发现，勤做倒立动作，可防秃顶，他说："每日以头触地倒立 5 分钟左右，是防止秃顶的最佳办法。"以头顶触地倒立，不仅能按摩头部，而且还能很好地促进头皮的血液循环，从而刺激头发的生长。

倒立还有助于改善脑细胞老化和内脏功能，有利于给大脑输送新鲜血液，有利于头发的生长，可预防脑血管硬化、增强记忆力。

倒立时全身各关节、器官所承受的压力减弱或消除，某些部位肌肉松弛，可对因站立引起的各种病痛起到预防作用，并且能改善血液循环，增强内脏功能，起到松弛肌体的健身效果。

思考是智慧，反思也是智慧，倒立是反思的一种体姿。倒立时不仅有机会锻炼身体，还有机会反思自己的健康和人生。

一般来说，倒立的方法如下：

倒立时可以利用墙壁，可在床上或地板上，放上一块枕巾，头顶贴在枕巾上，在离墙 10 厘米的距离上，两手搭地成三角形，将两脚举起靠在墙上，颈部挺直。如姿势正确，就是从来没有做过倒立的人也能立起来。

此外，倒立时还应注意以下几点：

（1）开始时可以请家人协助。

（2）实在难以完成时不要勉强。

（3）注意手部不要受伤。

空抓，改善上半身血液循环

手上的骨关节、肌腱和韧带都很多，它们的活动可以牵扯到上半身。

双手在空中反复抓捏，不仅能使手灵活，而且能带动臂肌、胸大肌和颈部肌肉群都参加运动，从而改善上半身的血液循环，还可缓解肩周炎、颈椎病和偏头痛，尤其对肩周炎的效果更为明显。

空抓的方法很简单，挺胸抬头（站姿或坐姿均可），伸直双臂呈水平状，目视前方，然后双手以每秒钟一次的节奏反复抓捏，像抓捏极有弹性的东西那样。同时，双臂慢慢上抬，双手不断往上抓，直至超过头顶。

空抓时要保持呼吸均匀，捏时用力不要太大，速度最好不要太快或太慢，也不要时快时慢，而且手捏和手松时十指都要到位。手捏时，双手像拉扯什么东西那样向胸前轻拉一下，以活动肘关节和肩关节，扩展胸腔，增加肺活量。空抓在直角范围内反复进行，以不疲劳为度，肩周炎和颈椎病患者则以能忍耐为度。

脑溢血患者平时可多做空抓动作。很多脑溢血患者中，近70%的人是右脑半球的微血管破裂出血。专家认为这与患者的生活习惯、运动行为方式有关。人的大脑左半球控制右半身，在生活中人们右手的使用明显多于左手，大脑左半球得到的锻炼也就多于右半球，所以缺少锻炼的右脑半球的脑血管壁就显得脆弱，容易发生破裂。因此，平时应多活动左手，可采用空抓手的方法，每天早、中、晚各做几百次，以达到锻炼右脑半球血管的目的。

伸颈，减少颈椎病的发生

人的颈椎上连头颅，下接躯体，支配着颈部、躯干及四肢的许多活动，同时也潜藏着容易受伤和受损的危险性。特别对于长期伏案和低头工作的人来说，颈椎病的发病率较高。如果能常做伸颈活动，可以改善颈部肌肉韧带的供血，使血液循环加快，使肌肉韧带更加强壮，使骨密度增加，预防骨质疏松，从而减少颈椎病的发生。

颈椎运动锻炼方法简单，或坐或站都能进行。活动的准备姿势：双脚分离与肩同宽，两手臂放在身体两侧，指尖垂直向下（坐时两手掌放在两大腿上，掌心向下），眼平视前方，全身放松。

活动方法如下：

（1）抬头缓慢向上看天，要尽可能把头颈伸长到最大限度，并将胸腹一起向上伸（不能单纯做成抬头运动）。

（2）将伸长的颈慢慢向前向下运动，好似公鸡啼叫时的姿势。

（3）再缓慢向后向上缩颈。

（4）恢复到准备姿势。

拍打，让身体更放松

人们一旦因看书、看电视或上网时间较长而头昏脑涨时，就习惯性地轻轻拍拍脑门；坐的时间较长后，腰腿酸痛不适，会用拳头捶捶腰，拍拍腿；走路时间较长时，双下肢酸胀不适，就用双手拍打揉搓，等等，这些都是最简单的"拍打运动"。

拍打运动是一种很好的肌肉按摩的方法，它可以疏通经络，调和气血，促进血液循环，提高新陈代谢，解除局部肌肉的紧张，使局部关节，特别是肩、颈、肘、腕、指等关节得到适度的活动，有利于防治肌肉劳损、颈椎病、关节炎、肩周炎以及心血管病的发生。拍打运动可使手部得到活动，局部血液循环加快，末梢血液供应得以改善，有助于防治肢体畏寒症、末梢神经炎等。拍打运动还可以调节大脑神经系统，使大脑神经系统兴奋与抑制趋于平衡，消除不良情绪及过度兴奋状态。

　　拍打运动易学易懂，简便可行。但是，应根据不同部位施以不同拍打方法。如拍打头部，应用左手拍打头部左侧，用右手拍打头部右侧，从头部前拍打至头部后，然后左右掌分别拍打头部两侧。拍打上肢，应用右手掌或右拳从上而下拍打左上肢的前后左右四个面，然后用左手掌或左拳采用同样方法拍打右上肢。拍打两肩，宜先用右手掌拍打左肩，再用左手掌拍打右肩。拍打背部，宜先用右手握拳拍打左侧背部，再用左手握拳拍打右侧背部。拍打胸部，采用两手掌或握拳交叉拍打，先用右手掌或握拳拍打左侧胸部，再用左手掌或握拳拍打右侧胸部，由上往下拍打，再由下往上拍打。拍打腰腹部，采用两手掌或握拳，以腰为轴，转动腰部带动两手，右手拍打左腹部，左手拍打右腰部；右手拍打左腰部，左手拍打右腹部。

第六章
好的睡眠是健康的第一保障

测一测：你的睡眠充足吗

完成下面的测试，看看你的睡眠是否充足。

（1）餐后是否感到困倦？

A. 很少（0分）B. 早餐或晚餐后（10分）C. 午餐后（20分）

专家点评：如果睡眠充足就不容易在餐后尤其是午餐后感到困倦。

（2）入睡需要多长时间？

A. 10～15分钟（0分）B. ≥20分钟（10分）C. ≤5分钟（20分）

专家点评：头一碰到枕头就睡着可不是一个好信号，说明睡眠不足；超过20分钟无法入睡又有失眠的困扰；正常情况下应该在10～15分钟内睡着。

（3）你在周末睡多长时间？

A. 和平时睡同样多时间（0分）B. 比平时睡得长（10分）

专家点评：周末比平时睡得多，说明可能存在"睡眠债务"，机体在周末设法补足一周中不足的睡眠。

（4）早晨起床，你需要闹钟吗？

A. 不需要（0分）B. 需要（5分）C. 需要持续闹铃（10分）

专家点评：如果睡眠充足，你无须闹钟就能起床。如果需要持续闹铃，说明你睡眠不足。

（5）你打鼾吗？

A. 从不（0分）B. 有时候（5分）C. 经常且声音响，以至同伴抱怨或离开（20分）

专家点评：如果打鼾很严重，那么有睡眠障碍的可能性大。

（6）下列哪些情况你会觉得困倦？（多选）

A. 只在睡眠时间（0分）B. 飞机上或车中（5分）C. 读书或看电视时（10分）

D. 开会或看电影时（20分）E. 因交通堵塞而停车时（20分）

专家点评：旅途中感到困倦说明睡眠不足；在看电影等吸引人的情况下困倦，更是睡眠严重不足的警告。

测试结果：

将你的得分相加，总分越高越说明睡眠不足。总分在45分以上者，建议立即调整睡眠习惯。

睡眠无梦要小心

每个正常人都做梦。有的人醒后能够回忆起来，有的人不能回忆或已经遗忘，自觉没有做梦，这与觉醒时睡眠所处时段有关。一个典型的睡眠，第一个梦大约出现在入睡后的90分钟，梦境的持续时间平均10分钟，一夜内大约要做4~6个梦，大约有1~2小时的睡眠是在梦中度过的。

生理学和心理学告诉人们，一般的梦是一种正常的生理现象，是心理活动的组成内容，不会给人的身心健康和睡眠带来危害。心理学家认为：

适量做梦可以排除大量的精神垃圾

生活中，有很多不能被客观现实、道德理智所接受的各种本能的要求和欲望，已经被遗忘了的童年时期不愉快的经历，心理上的创伤等被压抑在潜意识中，在某种契机作用下，就会以各种变相的方式出现，如心理、行为或躯体的各种障碍等。睡眠状态时，人的自主意识停止，潜意识的内容开始表演，以梦的形式表达出来，缓解精神上的紧张和焦虑。从某种意义上讲，梦代表了愿望的满足。

梦是信息储存升华的过程

人在做梦时，新旧知识重新组合，去芜存菁，然后有序地存入记忆的仓库，形成网络，便于提取和随时应用。

梦可以帮助进行创造性思维

许多专家教授的发明创造和学术上的突破无不受益于梦的启迪，比如门捷列夫排出元素周期表，克库勒发现苯环的化学结构式等。据调查显示：英国剑桥大学70%的学者认为他们的成果曾在梦中得到启示。

梦是大脑功能得到锻炼和完善的需要

人类的脑细胞约有100~140亿个。专家估计，普通人仅仅使用了其中的4%，还有高达96%没有开发，就算像爱因斯坦这样的天才也只用了不到10%。睡眠时，休眠状态的脑细胞部分脱抑制活跃起来，加之体内外各种环境的刺激，形成了梦境，进一步改善大脑的功能。无梦睡眠往往是大脑受损或患病的征兆。如痴呆儿童的有梦睡眠明显少于正常儿童，患慢性脑病综合征的老人有梦睡眠明显少于正常老人等。任何事情都有个度，过犹不及。持续不断及强烈而深度的梦境会侵占正常的睡眠时间，在大脑皮层留下深深的痕迹，使大脑得不到良好的休息而感到疲劳、头晕等。至于噩梦连连，则是一种睡眠障碍，或是患有某种疾病的预兆，须及时就医。

失眠致病不容忽视

权威调查表明，中国大约有3亿多成年人患有失眠等睡眠障碍，20%~30%的人有不同程度的睡眠疾病，40%以上的老年人在睡眠方面存在问题。睡眠障碍是困扰人类健康的一个难题，经常失眠对健康的危害很大。

失眠症状很不好确定，一般可分为两大类，一种是原发性失眠，一种是继发性失眠。根据时间的长短又可分暂时性失眠、短期失眠和长期失眠3种。它的主要症状有：

（1）难入睡，晚上睡得不安，时醒时睡，醒后难入睡，时而发噩梦，梦后醒来难入睡，甚至通宵达旦不能入睡。

（2）精力不集中，胡思乱想，萎靡不振，注意力分散，记忆力减退，疲倦乏力，心烦易怒，头昏脑涨。

（3）因睡眠不足，没精打采而影响正常工作，使能力不能发挥。

（4）睡眠时间经常少于6小时。

失眠症状的内、外表现：

（1）外在表现：起床后感到关节僵直，无精打采，疲倦乏力，头昏不舒，面色灰黄，皱纹增多，脱发白发增多，衰老加快。

（2）内在表现：免疫力下降，细胞老化，各器官超负荷运行受损，神经处于紧张状态，易引起神经衰弱，思路不清晰，精力无法集中，动作无法协调，不能明确表达自己的意思，感到烦躁不安、易怒。

长期失眠对健康危害很大，主要有以下几方面的内容。

睡眠不足引发疾病

睡眠不足，可刺激胃上腺，减少胃部血流量，降低胃的自我修复能力，使胃部黏膜变薄，从而增加胃溃疡和癌基因生长机会，易引发胃病及癌症等疾病。医学家认为：发病癌变细胞是在分裂中产生的，而细胞分裂多半是在人的睡眠中进行的。一旦睡眠规律紊乱、睡眠不足，就会影响正常细胞分裂，有可能导致细胞突变，产生癌细胞，从而很难控制这种突来袭击而致癌变。经常睡不好的最大坏处就是带来压力，而人在压力下所分布的激素则会使人长粉刺、面疮、斑点或其他不雅观的突起点。严重失眠或睡眠不好还会使人减弱抗病毒能力，会引发脱发、掉牙及牙龈炎、牙周炎等疾病。专家还指出：人体合成所需的各种营养素，只能在睡眠和休息时才能很好地完成。

失眠有损大脑智力

经常失眠，长期睡眠不足或质量太差，有损伤大脑功能，会使脑细胞衰退老化加快，并引发神经衰弱、脑血栓、中风等脑血管疾病。睡眠不好，会导致精神不振，无精打采，头昏脑涨，智力、记忆力下降，反应迟缓，思维迟钝，语言不清，思路不明，情绪消沉，精力无法集中，动作无法协调，工作效率也会降低。

失眠减寿命

睡眠不足会缩短人的寿命。对一批年龄18～27岁身体健康的青年人进行试验，限制他们每晚只睡4小时，6天后对他们身体的各项指标进行测试，发现他们的新陈代谢和内分泌正在经历60岁以上老人才有的变化过程；后6天让他们每晚睡12个小时，以补足前 6 天睡眠不足，结果测试他们的各项指标又恢复到年轻人的状态。

失眠可以不用失眠药物，只要改善自己的生活习惯，就能有效地预防失眠。

打呼噜也会引起多种疾病

打呼噜，医学上称为鼾症，也称睡眠呼吸暂停综合征。打呼噜危害极大，轻者头痛、头晕、咽喉干燥、疼痛、胸闷气短、记忆力减退、免疫力下降。重者能诱发心脑血管疾病、猝死、痴呆、性功能减退等疾病，已经被医生列为危害人类健康的高危因素。

现在医学研究证实，打呼噜发生的主要原因为鼻和鼻咽、口咽和软腭及舌根 3 处发生狭窄、阻塞，再加上睡眠时咽部软组织松弛、舌根后坠等导致气流不能自由通过咽部的气道，振动咽部软组织就会发出一种巨大的鼾声——打呼噜。

对于打鼾，要像对待其他疾病一样，将预防摆在第一位。首先，要注意改变不良生活习惯，忌烟酒，少用安眠药，否则容易抑制呼吸，加重打鼾和憋气。其次，对仰卧位鼾声加重、侧卧位时减轻者，其睡眠姿势要尽量避免仰卧体位，以防止舌根后坠而阻塞气道，必要时在医师指导下制作乒乓球背心或高尔夫球背心，即在睡衣的后背正中处缝 1 个小口袋，将 1 个乒乓球或高尔夫球放入口袋内并固定，使其不能仰卧。再次，是防止肥胖。肥胖者要在医师的指导下积极减肥，避免颈部脂肪堆积而使气道变窄。如果鼾声较重，或已经被诊断为睡眠呼吸暂停综合征的患者，应请睡眠呼吸障碍专科医师治疗。

睡眠呼吸暂停综合征除了打鼾外，常伴随一些其他表现，如发现以下症状应马上就医：

（1）鼾声响亮但时有间断，数秒至数十秒后鼾声再起。

（2）夜间反复憋醒，不自主翻动，甚至昏迷、抽搐。

（3）晨起感觉睡得不够，仍然十分疲惫。

（4）醒来后头痛、头晕，并感口干、口苦。

（5）白天易打瞌睡，注意力不易集中或记忆力明显下降。

（6）脾气变得暴躁易怒，晨起血压更高。

（7）夜尿增多。

总之，长期打呼噜需要及时对症治疗，因睡眠不足、饮酒、睡姿不当等因素引起的打呼噜，要避免相应的行为或利用机械通气治疗；因口、咽、鼻等器官病变引起的打呼噜，应到正规医院进行治疗。

给身体"松松绑"，杜绝健康隐患

睡眠不仅可以消除疲劳、恢复体力，而且还可以保护大脑、提高机体免疫力，因此，充足而合适的睡眠对健康大有裨益。为了提高睡眠质量，睡觉时必须给自己"松绑"。

睡觉时如何给自己"松绑"呢？做到以下几点就可以了。

不要戴胸罩

戴胸罩睡觉容易致乳腺癌。其原因是长时间戴胸罩会影响乳房的血液循环和淋巴液的正常流通，不能及时清除体内有害物质，久而久之就会使正常的乳腺细胞癌变。

不宜戴假牙睡觉

戴着假牙睡觉是非常危险的，极有可能在睡梦中将假牙吞入食道，使假牙的铁钩刺破食道旁的主动脉，引起大出血。因此，睡前取下假牙清洗干净，这样做既安全又有利于口腔卫生。

不宜戴隐形眼镜

人的角膜所需的氧气主要来源于空气，而空气中的氧气只有溶解在泪液中才能被角膜吸收利用。白天睁着眼，氧气供应充足，并且眨眼动作对隐形眼镜与角膜之间的泪液有一种排吸作用，能促使泪液循环，缺氧问题不明显。但到了夜间，因睡眠时闭眼隔绝了空气，眨眼的作用也停止，使泪液的分泌和循环机能相应减低，结膜囊内的有形物质很容易沉积在隐形眼镜上。诸多因素对眼睛的侵害，使眼角膜的缺氧现象加重，如长期使眼睛处于这种状态，轻者会代偿性使角膜周边产生新生血管，严重者则会发生角膜水肿、上皮细胞受损，若再遇细菌便会引起炎症，甚至溃疡。

不要戴表

睡眠时戴着手表不利于健康。因为入睡后血流速度减慢，戴表睡觉使腕部的血液循环不畅。如果戴的是夜光表，还有辐射的作用，辐射量虽微，但长时间的积累也可导致不良后果。

裸睡，让身体彻底解放

裸睡，是一种保健方法，它廉价，无须任何费用；它简单，人人可以掌握；它舒适，人人不愿放弃。更重要的，它更健康、更舒适。

有的人有裸体睡觉的习惯，而有的人则认为裸睡不文明。那么裸睡究竟是否可取呢？裸睡到底有多少好处呢？

（1）裸睡有种无拘无束的自由快感，有利于增强皮腺和汗腺的分泌，有利于皮肤的排泄和再生，有利于神经的调节，有利于增强适应和免疫能力。

（2）裸睡对治疗紧张性疾病的疗效极高，特别是腹部内脏神经系统方面的紧张状态容易得到消除，还能促进血液循环，使慢性便秘、慢性腹泻以及腰痛、头痛等疾病得到较大程度的改善。同时，裸睡对失眠的人也会有一定的安抚作用。

（3）裸睡不但使人感到温暖和舒适，连妇科常见的腰痛及生理性月经痛也得到了减轻，以往因手脚冰凉而久久不能入睡的妇女，采取裸睡方式后，很快就能入睡了。

专家明确指出：穿着紧身内裤睡觉有损健康。因此，裸睡是一种健康的生活方式，你不妨尝试一下。

人的皮肤有很多功能，诸如吸收、免疫以及进行气体交换等。专家认为，穿了内衣，影响皮肤进行气体交换，不利于新陈代谢，对此半信半疑的人试了后发现，原有的肩膀酸痛竟奇迹般地消失，而且觉睡得很香。另据一些体验过的人说：脱掉内衣睡觉果然很舒服，对一些常见病，如阴道炎、痔疮、脚气或打呼噜等均有好处。

但裸睡也应注意两点：

一是不应在集体生活或与小孩同床共室时裸睡；

二是上床睡觉前应清洗外阴和肛门，并勤洗澡。

时刻想拥有健康与美丽的都市人，临睡觉前不妨彻底脱光内衣，体验"睡美人"的超然感受。

正确睡姿让你一觉到天明

大多数人在睡觉时都不太注意睡姿，认为只要睡得舒服对身体就好。事实上，选错了睡姿会影响健康。在民间广为流传的健康谚语"坐有坐相，睡有睡相，睡觉要像弯月亮""侧龙卧虎仰瘫尸""站如松，行如风，坐如钟，卧如弓"，都说到了睡眠的姿势。

古代中医认为，人在睡觉时应"屈膝侧卧，益人气力，胜正偃卧。按孔子不尸卧，故曰睡不厌卧，觉不厌舒"。这就是说屈膝侧卧胜过正面仰卧。

为什么要侧卧呢？

现代医学研究认为，俯卧会阻碍胸廓扩张，影响呼吸，人体吸入的氧气相对减少，不利于新陈代谢。同时心脏受压，心搏阻力加大，血液循环受到影响。所以心律失常患者以及心脏病患者应采取侧卧，而不能俯卧。

侧卧时，人体内脏器官受压较小，胸廓活动自如，有利于呼吸，心脏也不会受到手臂、被子的压迫，两腿屈伸方便，身体翻转自如，中医认为以这种姿势入睡不损心气，而且能很快让大脑静下来，由兴奋转为抑制状态，不久就能进入梦乡。

对于那些血液循环差、防寒机能弱、睡觉时怕冷的人来说，侧卧可使全身肌肉得到最大限度的松弛，又不致压迫心脏，使心、肝、肺、胃、肠处于自然位置，呼吸畅通，还有利于胃中食物向十二指肠输送。

古代养生家也强调睡眠应"卧如弓"，建议采取这样的标准姿势：身体向右侧卧，屈右腿，左腿伸直；屈右肘，手掌托在头下；左上肢伸直，放在左侧大腿上，这样的睡姿有利于健康。

在侧卧睡觉时以向右侧卧为最好，这是因为心脏在左侧，右侧卧时，心脏受压小，有助于血液自由循环，如果采取左侧卧，则会压迫心脏，对患有心脏病的人尤为不利。

对于老年人来说，他们的内脏肌肉已变得松弛无力，胃肠蠕动减慢，右侧卧便于胃内的食物向十二指肠推进，有利于胃肠的消化吸收，供给全身更多营养。

睡前保健助你轻松入眠

做好睡前保健工作，不仅可以轻松入眠，而且对防病益寿也有积极的促进作用。下面将介绍 8 种睡前保健方法。

（1）甲端摩头：即两手食指、中指、无名指弯曲成 45°，用指甲端以每秒钟 8 次的速度往返按摩头皮 1 ~ 2 分钟，可增强血液循环，有助于快速入眠。

（2）双掌搓耳：即两掌拇指侧紧贴前耳下端，自下而上，由前向后，用力搓摩双耳 1 ~ 2 分钟。具有疏通经脉、清热安神之功效，还能保护听力。

（3）双掌搓面：即两手掌面紧贴面部，以每秒钟两次的速度用力缓缓搓面部所有部位，1 ~ 2 分钟，可疏通头面经脉，促睡防皱。

（4）搓摩颈肩：即两手掌以每分钟两次的速度用力交替搓摩颈肩肌肉群，重点在颈后脊两侧，约 1 ~ 2 分钟，可缓解疲劳并预防颈肩病变。

（5）推摩胸腰：即两手掌面拇指侧，以每秒钟两次的速度，自上而下用力推摩后腰和前胸，重点在前胸和后腰部，共 2 ~ 3 分钟，可强心、健腰、疏通脏腑经脉。

（6）掌推双腿：即两手相对，紧贴下肢上端，以每秒钟 1 次的频率，由上而下顺推下肢 1 分钟，再以此方法顺推另一下肢 1 分钟，可解除下肢疲劳，疏通足六经脉。

（7）交换搓脚：即右脚掌心搓摩左脚背所有部位，再用左脚掌心搓摩右脚背所有部位。然后用右脚跟搓摩左脚心。再用左脚跟搓摩右脚心、共 2 ~ 3 分钟。可消除双足疲劳、贯通气血经脉。

（8）叠掌摩腹：即两掌重叠紧贴腹部以每秒 1 ~ 2 次的速度，持续环摩腹部所有部位，重点脐部及周围，共 2 ~ 3 分钟，可强健脾胃。

运用上述方法进行保健时需闭目静脑，心绪宁静，舌尖轻顶上腭，肢体充分放松，前 7 法可采用坐位操作，第 8 法可仰卧操作。施用 8 法应紧贴皮肤操作，渗透力越强效果越好。8 法操作时间共约 12 ~ 18 分钟，年老体弱者可施法 12 分钟，年轻体壮者连续施法 18 分钟。

7 步睡前放松操让你睡得香

睡前放松操不仅能减轻疲劳，而且能提高睡眠质量，下面介绍 7 步睡前放松操：

（1）旋转颈部：直立，手臂自然下垂，尽可能地向左、右、前、后伸展颈部。如果感到颈部疼痛，应去医院。

（2）转肩：头不动，慢慢地向前、向后转肩。

（3）抬臀：先蹲立，再两手向背后伸出撑地；然后向上抬臀，两手慢慢地向脚后跟靠拢。20秒钟后恢复到开始姿势。

（4）两臂上举：两手臂置于头上，十指交叉，两臂紧贴耳部，做最大限度的手臂上伸动作；然后十指分开，两臂在空中自然抖动，放松上肢肌肉。

（5）站立：两臂在体前放松甩动并抖动，以放松肌肉。用手捶打、搓动大腿肌肉，使大腿放松。

（6）仰卧：双手托住腰，并努力使臀部和下肢向空中竖起，在空中进行下肢的振动，借以放松大腿肌肉；再屈膝坐于床上，用双手搓动小腿的"腿肚子"，放松小腿肌肉。

（7）滚动：在床上或席上，两手抱膝而坐，然后呈球形前后滚动。可放松背部肌肉、减轻腰痛症状。

此外，因为地球磁场的作用，睡眠时头脚方向为南北方向则对健康有好处。

永葆健康，要知道四季睡眠法则

一年有春、夏、秋、冬四季之分，春温、夏热、秋凉、冬寒是自然规律。生活在自然中的人，只有顺应自然才能健康地生存。人们的就寝与起床时间同样也是如此，不可违背自然规律，早在《黄帝内经·素问·四气调神大论》中，就论述过一年四季应如何遵循就寝与起床时间，"圣人春夏养阳，秋冬养阴，以从其根……逆之则灾害生，从之则苛疾不起，是谓得道"，这就是说懂得养生之道的人，在春天和夏天保养阳气，秋天和冬天保养阴气，以顺从这个根本。假若违反了这个根本，生命根本就要受到戕伐，就要发生疾病；如果能顺从它，疾病也就不会产生，这就叫做四季睡眠养生法则。

春季：春季3个月，是万物推陈出新的季节。人们应该入夜即睡觉，早一些起床，到庭院中散散步，披开头发，舒展形体，使情志活泼，充满生机。

夏季：夏季是万物繁荣秀丽的季节。人们应该晚些睡觉，早些起床，应该精神愉快，不要发怒，使体内阳气能够向外宣发，这就是适应夏天的调养。

秋季：秋季要早睡早起，像雄鸡一样，天黑就睡，天亮就起，使意志安逸宁静，来缓和秋天肃杀气候对人体的影响，不让意志外驰，使肺气保持清静。如果违反了，就要损伤肺气，到冬天容易生泻泄病。

冬季：冬季是万物生机潜伏闭藏的季节，人们不要扰动阳气，应该早些睡觉，晚些起床；最好等到日出再起，使意志好像埋伏般地安静，避严寒，保温暖，不要使皮肤开泄出汗。否则就要损伤肾气，到来年夏天，就要发生痿厥之病。

由于现代人工作时间的固定性，很难根据四季变化来严格调整作息，但对于工作忙碌的都市人来说，应该尽量规律睡眠时间。晚上9点到次日凌晨3点是人体细胞生长最快，也是人类生长荷尔蒙分泌的时间，错过了这段睡眠的黄金时段，就会影响细胞的新陈代谢，加速衰老。

面对面睡觉不可取

有些家人之间面对面睡觉。比如恩爱夫妻之间、母子之间，往往是面对面而睡，表现双方的恩爱和关心。其实，这种睡法是不卫生的，对双方身体健康都有害。

有研究表明，为了维持生命器官的代谢需求，人在睡眠时也需要不间断地进行气体交换，以便摄取氧气，排出二氧化碳，并保持体内环境的稳定。

在人体内以脑组织的耗氧量最大。一般情况下，成人的脑组织占全身耗氧量的1/6左右。两个人面对面地睡觉时，双方长时间吸收的气体大部分是对方呼出来的"废气"。这样由于氧气吸入不足，易使睡眠中枢的兴奋性受到抑制，出现疲劳，因而容易产生睡不深或多梦等现象。同时，因睡眠中枢兴奋性受到抑制而出现的疲劳，其恢复过程比较缓慢，使人醒后仍感到昏昏沉沉、萎靡不振。

据称，在睡眠中，人长时间不呼吸新鲜空气可引起低氧血症，并引发肺循环压力升高和心律失常等并发症。

两人经常面对面睡觉，还有可能引起大脑的睡眠中枢兴奋和抑制功能发生障碍，出现记忆力减退，思维分析能力下降，以致影响工作和学习。

开灯睡觉破坏免疫功能

要睡得舒适安稳，应创造有利于睡眠的必要条件和环境，这包括无光线干扰、不吃得过饱、室内不冷不热、空气清新。其中光线是第一位的。

最近，医学科研人员研究证实，入睡时开灯将抑制人体内一种叫褪黑激素物质的分泌，使得人体免疫功能降低。经常值夜班的如空姐、医生、护士等夜班一族，癌症的发病率比正常人要高出两倍。医学家警告，开灯睡觉不但影响人体免疫力，而且容易患癌症。

科学家们对美国、芬兰、丹麦地区空姐所做的流行病学调查显示，空姐在飞机上工作近15年后，乳腺癌发生概率增加两倍，约百名资深空姐中就有1人患乳腺癌。另有学者以200多位成年人来做研究，发现只要1次在凌晨3~7时，坐在灯光下不睡觉，便会让这些成年人的免疫能力显著下降。

因此，从较安全的立场出发，人们应避免日夜颠倒和改变夜间入睡开灯的习惯。医学家还进一步发现，有变压器的电器用品，应让其尽量远离床头，比如床头音响、闹钟、调光型台灯、充电器，等等。因为这些电器的电波长期离人体太近，近距离的接触容易使人体荷尔蒙分泌改变。鉴于此，专家警告使用这些电器最好远离床头30厘米比较保险。

在夜间当人体进入睡眠状态时，松果体分泌大量的褪黑激素。褪黑激素的分泌，可以抑制人体交感神经的兴奋性，使得血压下降，心跳速率减慢，心脏得以喘息，使机体的免疫功能得到加强，机体得到恢复，甚至还有毒杀癌细胞的效果。但是，松果体有一个最大的特点，只要眼球一见到光源，褪黑激素就会被抑制闸命令停止分泌。一旦灯光大开，加上夜间起夜频繁，那么褪黑激素的分泌，或多或少都会被抑制而间接影响人体免疫功能，这就是为什么夜班工作者免疫功能下降，较易患癌的原因之一。

如果人们长期生活在日夜颠倒的环境条件下，自然免疫功能会下降。而夜班工作者，要在下班之后入睡时，尽量将室内的光线调整到最黑的限度，使大脑中的松果体分泌足够的褪黑激素，以保证人体正常的需要，使疲惫的机体尽快得到恢复。

俗话说，"吃一斤不如睡一更"，但愿你有高质量的睡眠。

睡懒觉，弊端多

许多人都有睡懒觉的习惯。尤其在双休日和节假日，喜欢睡懒觉的人更是长时间赖在床上，甚至连肚子咕咕叫也不想起来。殊不知，这不仅不利于身体健康，而且还会引发多种不良后果。

睡懒觉不仅是一个坏习惯，而且还不利于健康。研究表明，睡懒觉至少有 7 大危害。

肥胖

时常赖床贪睡，又不注意合理饮食（摄入多量的肉食和甜食），加上不爱运动，三管齐下，能量的储备大于消耗，以脂肪的形式堆积于皮下。只需一年半左右时间，你就会发现自己成了一个小胖子，增加了心脏负担和患病的机会。

导致身体衰弱

当人活动时，心跳加快，心肌收缩力增强，血量增加；当人休息时心脏也同样处于休息状态。如果长时间睡眠，就会破坏心脏活动和休息的规律，心脏一歇再歇，最终使心脏收缩乏力，稍一活动便心跳不已、疲惫不堪、全身无力，因此只好躺下，形成恶性循环，导致身体衰弱。

对呼吸的"毒害"

卧室的空气在早晨最混浊，即使虚掩窗户，也有 23% 的空气未能流通。不洁的空气中会有大量细菌、病毒、二氧化碳和尘粒，这时对呼吸道的抗病能力有影响，因而那些闭门贪睡的人经常会有感冒、咳嗽、咽炎等。高浓度的二氧化碳又可使记忆力、听力下降。

肌张力低下

一夜休息后，早晨肌肉和骨关节变得较为松缓。如醒后立即起床活动，一方面可使肌张力增高，另一方面通过活动，肌肉的血液供应增加，使骨组织处于活动的修复状态。同时将夜间堆积在肌肉中的代谢物排出，这样有利于肌纤维增粗、变韧。睡懒觉的人，因肌组织错过了活动的良机，起床后时常会感到腿软、腰骶不适、肢体无力。

影响胃肠道功能

一般来说，一顿适中的晚餐，到次晨 7 点左右基本消化殆尽，此刻，胃肠按照"饥饿"信息开始活动起来，准备接纳和消化新的食物。赖床者由于不按时进餐，使胃肠经常发生饥饿性蠕动，久之易得胃炎、溃疡病。

破坏生物钟效应

人体激素的分泌是有规律性的，赖床者体内生物钟节律被扰乱，结果白天激素上不去，夜间激素水平降不下，让人饱尝夜间睡不着，白天心情不悦、疲惫、打哈欠等"睡不醒"的滋味。

妨害神经系统正常功能

睡懒觉的人睡眠中枢长期处于兴奋状态，时间久了便会疲劳。而其他中枢由于受到抑制的时间太长，恢复活动的功能就会相应变慢，因而感到昏昏沉沉，无精打采。

了解了睡懒觉的危害，你大概不会再赖在床上了吧！

晨练后不宜睡"回笼觉"

很多人喜欢早起锻炼，尤其是老年人。但是，有些老人在晨练后喜欢回家补上一个"回笼觉"，觉得这样才能够劳逸结合，能更好地休息养神。殊不知，这是不科学的，晨练后睡回笼觉不仅对身体不利，还会影响晨练的效果。

人体经过晨练后，全身器官的功能都会由缓慢逐渐加速，并引起神经系统的兴奋增强，由此四肢活动灵活，思维敏捷活跃，此时应该坐下来吃点早餐，读读书报，或者喝杯茶，听听音乐……这样可使心情逐渐安定，精神愉悦。

晨练后如果马上回去睡回笼觉，会对身体造成以下伤害：

（1）经晨练后人体心跳加快，精神亢奋，躺在床上不但不能马上进入睡眠状态，同时肌肉还因晨练产生的代谢产物乳酸等不容易消除，反而让人觉得四肢松软乏力，精神恍惚。

（2）晨练后再睡"回笼觉"对人体心脏和肺部功能的恢复不利。

（3）经晨练后人体产生的热量升高，如果重新钻进被子里睡觉，汗还没有消失，极易得感冒。

舒眠需要一方净土——环境决定睡眠

健康的睡眠一定要有良好的环境，噪声、缺氧、阴暗、过分强烈的光照及环境污染等，都对睡眠不利，所以要尽量使我们所处的环境优美、安静、空气流通、光照适宜，有合适的湿度和温度，保持清洁卫生等。以下环境因素，对我们睡眠质量的提高有一定益处。

环境绿化好

一个良好的环境应该是树木成荫、绿草如茵，身处其中能够使人心旷神怡、精神振奋，有利于提高睡眠质量。这是因为：第一，绿色植物细胞中的叶绿素，通过光合作用吸收空气中的二氧化碳，放出氧气，而人的脑组织对氧的需要量约占全身的20%。环境绿化得好，就等于增加了空气中的含氧量。如果空气中有充足的氧气，可以使你的头脑清醒，心情舒畅，睡眠质量好，工作效率高，对身体健康有利。第二，绿色植物能防尘，消除噪声，可以净化空气，保持环境安静，还可调节空气温湿度，使空气湿润，温度宜人。第三，绿化较好的环境中，除氧气含量较高外，还有大量阴离子，有助于降低血压，改善心肺功能，对大脑皮质的影响则更加明显，它可以对其兴奋和压抑有充分的调节作用，从而可使人们的睡眠更加深入。

环境安静

安静的环境是睡眠的基本条件之一，嘈杂的环境，使人心情无法平静而难以入眠，故卧室窗口应避免朝向街道闹市或加上隔音设施。

噪声不仅损伤听觉，对神经系统、心血管系统等其他系统也有不良影响。研究发现，较强的噪声长时间作用后，除可导致听力下降外，还可引起头晕、头痛、耳鸣、失眠、乏力、记忆力减退、血压波动及心律失常等症状。因此，防止噪声污染，保护环境安静，对提高睡眠质量，保护身体的健康，有着十分重要的意义。

温度湿度适宜

温度在 18 ~ 22℃时，最有利于人们的工作、生活，如果室内外的温度过高，就会影响人们的大脑活动，增加机体的耗氧量。夏日的居室如果条件允许，可以安装空调或者电风扇来调节室温，从而改善睡眠。空气的湿度太大或过于干燥也不利于健康，会使人感到不适，不利于正常的生活。如果居室的湿度太大，可以通过通风、光照或安装去湿设施来调节。如果过于干燥，则可以直接在地板上洒一些水，或在睡觉前取一盆凉水放在床头，这样都可以保证在一个温度、湿度都适中的环境中生活起居。

提高睡眠质量，从选床开始

人们越来越关注自己的生活质量以及身体健康，但是却往往忽略了睡眠的质量。腰酸背痛是现代人的常见病，除了办公习惯、坐姿不正确外，最重要的原因是睡眠没能充分达到放松及休息，而这又大多和床的质量有很大关系。

硬床、厚床对健康并不理想。通常情况下，人们选择床时总以为硬的、床垫厚的、弹簧多的对身体有好处，事实并非如此。专家提醒：睡硬床板不一定健康，床垫太硬，虽不致严重影响脊骨健康，但肩膀和臀部受力，让人感觉不舒服。如某些人腰脊痛，更不宜睡硬木板床，以免病情加重，睡床垫比不睡床垫要健康多了。

其次床垫并非愈厚愈好。床垫的厚度跟它的承托力没有必然的关系，尤其是弹簧床垫，若弹簧厚度没变，加厚底面垫料，换来的只是较佳的舒适度，而非承托力。一张厚12厘米左右、密度较高的乳胶床垫，加硬木板垫底，所提供的承托力已经足够，不过乳胶使用日久，表面易硬化，从而减低弹性。要想弹簧床垫耐用，厚12～18厘米的弹簧最为理想。

床垫太硬，腰部和背部得不到均衡的承托，脊椎骨无法维持正常的弧度，令肩膀和臀部受压，并不令人舒适；床垫太软，脊骨向下弯曲，腰部容易疲劳，严重者可引致腰酸背疼，故床垫要软硬适中。挑床垫不可单凭软硬，窍门是：先坐在床垫边，站起来后，若发现床垫刚坐的位置出现下陷，即表示床垫太软。可以平躺在床上，尝试将手掌插入腰和床垫的缝隙，若手掌能轻易在缝隙中穿插，即表示床太硬；若手掌紧贴缝隙，即表示软硬适中。若选购双人床垫，最好同睡伴一起测试，较重一方可在垫上翻身，试看床垫摇动是否会影响到另一方。

弹簧多并非一定好。床垫的好坏，不能单凭弹簧的数目来判断。弹簧的类型和疏密也会影响其承托力。独立式弹簧比连锁式弹簧承托力要强，由于每个弹簧能独立伸缩，可分别承托身体不同部位，维持脊椎自然的曲线；相反，连锁式弹簧互相连接，便无法自然承托身体。独立弹簧的低装式设计，更可减低个别弹簧钢线之间的摩擦，令弹簧更耐用，同时可减低弹簧间的摩擦声响，不致影响睡眠。

另外，弹簧愈密，承托力愈强，故要留意床垫大小和弹簧数目的比例。

选对枕头，保证睡眠

在睡眠过程中，保持脑部的血液供应和颈椎、肌肉的舒适，是保证睡眠质量的重要前提，所以枕头选用得科学与否，与睡眠的好坏关系非常密切。

枕头的主要作用是维持人体正常的生理曲线，保证人体在睡眠时颈部的生理弧度不变形。如果枕头太高，就会使颈部压力过大，还会造成颈椎前倾，颈椎的某部分受压过大，破坏颈椎正常的生理角度，压迫颈神经及椎动脉，易引起颈部酸痛、头部缺氧、头痛、头晕、耳鸣及失眠等脑神经衰弱的症状，并容易发生骨质增生。如果枕头太低，颈部不但无法放松，反而会破坏颈椎正常的弧度。所以枕头太高或太低，都会对颈椎有所影响，造成各种颈部症状。

所以，我们在选枕头时应遵循以下几个原则：

（1）一般来说枕高以8厘米较为合适，具体尺寸还要因每个人的生理弧度而定。

（2）枕头的硬度要适中，一般荞麦皮、谷糠、蒲棒枕都是比较好的选择。

（3）枕头的长度正常情况下最好比肩膀要宽一些。不要睡太小的枕头，因为当你一翻身，枕头就无法支撑颈部，另外过小的枕头还会影响睡眠时的安全感。

（4）枕芯要有柔软感和较好的弹性、透气性、防潮性、吸湿性等。

枕边放点什么睡得香

在现代社会，失眠已经成为一个影响人们健康的重要问题，如果你很不幸，也成为"失眠大军"中的一员，那么不妨利用一下身边随处可见的物品，也许它们会使你摆脱失眠的困扰。

我们的厨房里一般会备有洋葱和生姜，它们的气味具有安神的作用，可以使大脑的皮层受到抑制，对治疗失眠有很好的效果。

当你失眠的时候，可以取洋葱适量，洗净后捣烂，然后把洋葱泥放置于小瓶内，盖好盖，睡前稍开盖，闻其气味，10分钟后即可安然入睡；也可以将15克左右的生姜切碎，用纱布包裹置于枕边，闻其芳香气味，几分钟后也可安然入睡。这两种方法一般在使用10天至1个月后，你的睡眠质量就会得到明显的改善。

让被子里"装"满阳光

我们盖的被子如果长期不晒会变得潮凉，盖在身上很不舒服，从而影响我们的睡眠和休息。所以，在日常生活中我们一定要保持被子的干燥，让被子里"装"满阳光。

首先，起床后不要忙着叠被，因为夜里被子吸附了许多水汽和气体，如果不让其散发就立即叠好，不但被子的使用寿命会受到影响，而且对人体健康有害。我们在起床后应将被子翻个面，并将窗户打开通风换气，让被子里的水汽自然蒸发，吃过早饭以后再去叠被子。如果褥子受潮，还应将被子放到外边晒一段时间。

其次，被褥要常晒太阳，最好一周晒一次。在阳光的照射下，被子里的潮气会蒸发掉，被褥又恢复到轻松软暖的状态，盖在身上非常舒服，睡得也会很香甜。此外，晒被褥时，阳光里的紫外线能杀灭附在上面的细菌，特别是依靠人的皮屑生存的螨虫，等于进行了一次消毒，对皮肤卫生和身体健康益处极大。

第七章
喝杯好茶能治病

茶：养生治病且怡情

茶的养生保健功效

茶叶中富含将近500余种人体所必需的营养成分，这些成分对人体防病治病保健等方面有着重要意义。

茶中的营养成分主要包括：

维生素

茶叶中的维生素，根据其溶解性可分为水溶性维生素和脂溶溶性维生素。水溶性维生素包括B族维生素和维生素C，它们能够通过喝茶被人体直接吸收和利用。B族维生素可以去除疲劳、提神、安神、活血和防癌症等；维生素C，亦称抗坏血酸，可以增加强人体的免疫力。因此，喝茶是补充水溶性维生素很有效的方法。

矿物质

茶叶中包含人体所需的大量元素，包括磷、钙、钾、钠、镁、硫等；还有许多微量元素，例如有铁、锰、锌、硒、铜、氟和碘等，这些都对人的健康极为有益。茶叶中含锌量较高，特别是绿茶。这些元素都对人体的生理机能有着重要的作用。因此，常饮用茶是获取这些矿物质的重要途径之一。

蛋白质

蛋白质是生命的物质基础，人的生长、发育、运动、生殖等一切活动都离不开蛋白质，可以说，没有蛋白质就没有生命。因此，它是与生命及各种形式的生命活动紧密联系在一起的物质。而茶叶中蛋白质的含量占茶叶干物量的20%～30%，其中水溶性蛋白质是形成茶汤滋味的主要成分之一。

氨基酸

茶叶中含有约28种氨基酸，人体必需的8种氨基酸茶叶中就含有6种，它们是亮氨酸、蛋氨酸、赖氨酸、苯丙氨酸、苏氨酸、缬氨酸。其中，蛋氨酸、苯丙氨酸、苏氨酸、亮氨酸等对于人体功能的运行发挥着重大作用；苏氨酸、赖氨酸、缬氨酸等对于人体正常生长发育并促进钙和铁的吸收至关重要；亮氨酸有促进细胞再生并加速伤口愈合的功效；苯丙氨酸有扩张血管、松弛气管的功效；蛋氨酸可以促进脂肪代谢，防止动脉硬化。茶中含有的氨基酸为人体生命正常活动提供了必需的要素。

糖类

糖类是自然界中广泛分布的一类重要的有机化合物，也是人体能量的主要来源。茶叶中的糖类有单糖、淀粉、果胶、多聚糖等。由于茶叶中的糖类多是不溶于水的，所以茶的热量并不高，属于低热量饮料。

其他营养素

除以上几种营养元素外，茶叶中还包含多种对人体有益的物质。因此，常喝茶不仅可以带给我们凝神静心的作用，还可以及时为我们补充各类营养元素，对身体极其有益。

茶的养生保健功效在于：

健齿

茶之所以具有保护牙齿的功效，主要是因为茶中所含的氟、茶多酚类化合物以及茶单宁共同作用而产生的。

干制的茶叶含有 400×10^{-6} 左右的氟，一杯泡好的茶叶含有 0.3 ~ 0.5 毫克的氟。茶中含有的含氟物质可以杀死在齿缝中残留的细菌，起到预防蛀牙的作用，效果要远好于氟化物配合制剂。

茶多酚类化合物可以抑制牙齿细菌的生成和繁殖，进而预防龋齿的发生。红茶和绿茶均含有茶多酚，这是一种抗氧化植物化合物，可防止牙斑附着在牙齿上，从而降低口腔和牙齿的发病机会。另外，因为茶本身呈碱性，而碱性物质可以防止牙齿钙质的减少和流失，因此，饮茶还可以起到坚固牙齿的作用。

茶是最好的自然单宁酸的来源。研究表明，茶中的茶单宁能抑制牙菌斑的生长。此外，单宁酸还能与茶汤中其他的一些物质如儿茶素、咖啡因、维生素 E 相互作用，以增强牙釉质的抗酸能力。而且在有氟参与的情况下，此抗酸能力会显著加强。

暖胃护肝

肝脏是身体内以代谢功能为主的一个器官，其作用之一就是解毒。肝解毒时由于血液在流动的关系，解毒的同时身体的其他部位正常运转中还会继续产生代谢产物。所以血液里一直都会存在一些毒素，它只能保持我们身体正常运转，对于那些强加进来的毒素则很难缓解。如果人们经常熬夜、酗酒或服药等，会增加肝脏负担，让肝脏解毒的功能受损，使体内毒素大大增加，因而导致其他的脏器细胞也会加快老化，对人体百害而无一利。

茶中含有丰富的维生素 C，维生素 C 能使肝脏的解毒功能增强，因此时常饮茶可以减少体内毒素，起到保护肝脏的作用。

茶还可以起到暖胃作用，但并不是所有类型的茶都有这个功效。例如，人在没吃饭的时候饮用绿茶会感到胃部不舒服，这是因为茶叶中所含的茶多酚具有收敛性，对胃有一定的刺激作用，在空腹的情况下刺激性更强。所以，绿茶并不能起到暖胃的效果。

而红茶则具有暖胃作用，因为红茶是经过发酵烘制而成，茶多酚在氧化酶的作用下发生酶促氧化反应，含量减少，对胃部的刺激性也自然减少，而这些茶多酚的氧化产物还能促进人体消化。因此与绿茶相比，红茶更能调理肠胃。还可以在红茶中添加牛奶、糖，这样可以增强茶养胃暖胃的效果。

清心明目

茶不仅能清心降火，同时也能明目。加拿大科学家发现，多饮茶可以防止白内障。他们认为，白内障是由于人体内氧化反应产生的自由基作用于眼球的晶状体所致，而茶叶中的茶多酚分解产生的具有抗氧化作用的代谢物可以阻止体内自由基的氧化反应。而美国农业部营养与衰老研究中心的科学家们最近发现，白内障的发病率与人体血浆中胡萝卜素含量高低及浓度大小关系密切。凡是白内障患者，其血浆中胡萝卜素浓度往往很低。

因此，白内障患者需要及时补充胡萝卜素，除了从饮食中进补，茶叶中也含有比一般蔬菜和水果都高得多的胡萝卜素。所以，白内障患者宜适当地饮茶，普通人群也可通过常饮茶来保护眼睛。

除此之外，眼睛还需要维生素 C 的滋润，而饮茶可以有效摄入维生素 C，因此经常饮茶可以很好地预防夜盲症等眼病的发生，进而起到明目的作用。

消炎杀菌

茶具有消炎杀菌的功效。我国民间常用浓茶治疗细菌性痢疾，或用其来敷涂伤口，消炎解毒，促使伤口愈合。现在有以茶为原料制成的治疗痢疾、感冒的成药，疗效也比较好。

茶之所以具有此类作用，主要是因为其含有的儿茶素类化合物、黄烷醇类和多酚类化合物。茶叶中的儿茶素类化合物对伤寒杆菌、副伤寒杆菌、黄色溶血性葡萄球菌、金黄色链球菌和痢疾等多种病原细菌具有明显的抑制作用；黄烷醇类相当于激素药物，能够促进肾上腺的活动，具有直接的消炎作用；茶叶中多酚类化合物还具有较强的收敛作用，对消炎止泻有明显效果。茶多酚与单细胞的细菌结合，能通过凝固蛋白质，将细菌杀死。如危害严重的霍乱菌、伤寒杆菌、大肠杆菌等，放在浓茶中浸泡几分钟，多数就会失去活力。

除此之外，茶叶中还包含有多种杀菌成分，现代研究发现，茶叶中包含的醇类、醛类、酯类等有机化合物均有杀菌作用，但杀菌的作用机理不完全相同。有些使细菌体内蛋白质变性，有些则干扰细菌代谢。另外，茶叶中的硫、碘、氯和氯化物等为水溶性物质，能浸泡到茶汤中，也有杀菌消炎的功效。茶叶的杀菌作用，有些是单一成分发挥作用，而更多的是多种成分综合作用的结果，对人体并不会带来伤害。

提高记忆力

茶有助于记忆力提高。老年痴呆症的一大特点就是乙酰胆碱水平下降，而纽卡斯尔大学药用植物研究中心的研究人员对绿茶和红茶进行了一系列实验，实验结果表明，绿茶和红茶都能抑制乙酰胆碱酯酶。也就是说，茶类可以使乙酰胆碱酯保持在一个合理的水平。

此外，茶氨酸可以提高脑内多巴胺的生理活性，因此它能使人精神愉悦，同时会增强记忆，提高学习能力。因此，有喝下午茶习惯的人在记忆力和应变力上，比其他人的平均分值高出 15% ~ 20%。我们完全可以用喝茶取代那些毫无营养的零食，这对我们的身体也是极其有益的。

提神解乏

茶叶具有提神解乏的作用，其原因主要是因为茶叶中含有 2% ~ 5% 咖啡碱、茶叶碱和可可碱等物质。这些生物碱能刺激肾脏，促使尿液迅速排出体外，提高肾脏滤出有害物质的速度，减少有害物质在肾脏中的潴留时间，还可以刺激衰退的大脑中枢神经，促使它由迟缓变为兴奋，集中思考力，从而起到提神益思、潜心静气的效果。咖啡碱还有助于排出尿液中的过量乳酸，从而使人体尽快消除疲劳。

除了这些生物碱，茶叶中还含有咖啡因，而咖啡因可以刺激大脑感觉中枢，从而使其更加敏锐和兴奋，起到安神醒脑、解除疲劳的作用。因此，当人们感觉到疲倦的时候，闻着缕缕的清香，品着茶汤，精神自然会慢慢饱满起来，已有的困倦和劳累也会得到很好的缓解，不但思维会变得清晰，反应也会变得敏捷起来。

提高免疫力

维生素 C 具有抗氧化作用，可抑制氧自由基的生成，使人体细胞免受侵害。茶叶中维生素 C 的含量较丰富，尤其是绿茶。绿茶中维生素 C 的含量比其他茶叶高出许多，每 100 克绿茶所含维生素 C 的量可达 100 ~ 250 毫克。维生素 C 能够增强机体的抵抗力，特别是能够增强呼吸道抵抗外界感染的能力。在正常情况下，茶叶中维生素 C 的浸出率可以达到 80% 左右，茶汤中的维生素 C 在 90℃ 下也很少被破坏。因此，饮茶有助于清除体内自由基，增强人体抵抗力。

消脂减肥

茶叶中的咖啡碱和黄烷醇类化合物可以增强消化道蠕动，有助于食物的消化；茶汤中的胆碱和叶酸等物质也具有调节脂肪代谢的功能，增强分解脂肪的能力；茶叶中的类黄酮、芳香物质、生物碱等成分能够降低胆固醇、三酸甘油酯的含量和降低血脂浓度，具有很强的解脂作用；茶叶在助消化的同时，还可以保护胃黏膜。由此看来，茶的确有着帮助消化，提高人体对脂肪分解的能力，自然达到了减肥的目的。

美容护肤

茶叶中的维生素、矿物质等营养元素可以调节皮肤机能，使皮肤更有活力；茶多酚可抗氧化、抗衰老、抗菌、防肥胖；咖啡碱有提神醒脑和紧肤的作用；单宁酸能吸收并排出人体黑色素，使皮肤更白皙；糖类可增强肌肤免疫力；叶绿素可促进组织、血液再生。

止渴消暑

茶是绝佳的解渴和消暑饮品，茶中的维生素 A 和维生素 C 可以提高人体对高温的耐受能力。饮热茶能出汗散热，使体内的热量散发，还可以及时补充体内水分。茶叶中的糖类、果胶、氨基酸等成分，能与唾液作用，解热生津。有研究显示，喝热茶9分钟后，皮肤温度下降 1 ~ 2℃。

利尿通便

茶中的咖啡因、可可因及芳香油的综合作用，可刺激肾脏，促进尿液从肾脏中加速过滤出来，减少了有害物质在肾脏中的潴留时间。由于乳酸等致疲劳物质伴随尿液排出，体力也会得到恢复，疲劳便得到缓解。但饮茶过量或饮浓茶，会加重肾脏负担，使人体排尿过多，不利于肾脏功能，也会使体内水分减少，引起便秘。

同时，饮茶对于缓解便秘也有很好的效果，茶叶中含有的茶多酚能与细菌蛋白结合，使细菌的蛋白质凝固变性从而导致细菌死亡，达到消除炎症的目的。因此，服用茶多酚对慢性结肠炎、腹胀、单纯性腹泻等病有较好的辅助疗效。但对肠道内的有益菌群，如双歧杆菌却有激活繁殖的作用。茶多酚类物质能增强肠道的收缩和蠕动，促使瘀积在消化道的废物和有毒有害物质排出。

防辐射

研究发现，有喝茶习惯的人，受辐射损伤较轻，血液病发病率也较低，由辐射所引起的死亡率也较低。这是因为茶叶中的多酚类化合物和脂多糖对放射性同位素有很好的吸附作用。茶中含有的茶多酚具有很强的抗氧化性和生理活性，是人体自由基的清除剂，可以阻断亚硝酸胺等多种致癌物质在体内合成，对肿瘤患者在放射治疗过程中引起的轻度放射病，治疗有效率可达 90% 以上；对血细胞减少症，有效率达81.7%；除了茶多酚，茶叶中还含有脂多糖，人体摄入脂多糖后，会产生非特异性免疫能力，不仅能保护人体的造血功能，还能提高机体的抵抗能力，减轻辐射对人体的危害；而茶中含有的氨基酸等物质也可以在某种程度上抵抗放射性伤害，并在短时间内增强机体的非特异性免疫能力。

除此之外，茶还可以减轻由于吸烟所引起的辐射污染。据美国马萨诸塞大学医疗中心的约瑟夫·迪法兰赞博士估计，每天吸 30 支烟的人，他的肺部在一年内得到香烟中放射性物质的辐射量相当于他的皮肤在胸腔 X 光机上透视了大约 300 次。而饮茶能有效阻止放射性物质侵入骨髓并可使锶 90 和钴 60 迅速排出体外。用茶叶片剂治疗由于放射引起的轻度辐射病的临床试验表明，其总有效率可达 90%。因此，那些平时在高放射性环境工作的人可以多喝茶来抵抗辐射，减轻辐射对身体的伤害。

戒烟醒酒

饮茶是减轻吸烟危害的最好方法。有试验表明，茶叶具有戒烟作用。目前市场上供应的戒烟茶，戒烟糖，就是以茶叶为主要原料，经过特殊工艺制成的。因为茶叶中的茶多酚、维生素 C 等成分对香烟中所含有的各种有害物质有降解作用，因此，经常吸烟的人如果常饮用浓茶，就可依靠茶咖啡碱来解除体内毒素，甚至可以使人减少对烟的依赖，从而达到戒烟的目的。

茶除了具有戒烟的作用，还有醒酒的功效。当饮烈性酒以后，由于酒精毒害了神经系统，使人感到浑身酥软无力，甚至恶心呕吐，神志不清。这时，如果喝一杯茶（心脏病患者不宜饮用），但不宜过浓，借茶中的多酚类和咖啡碱来中和酒精，使酒精中有毒物质通过小便及时排出体外，解除毒害，得以醒酒。

防治心血管疾病

茶叶在高温的水中释出的高浓度茶色素可以将动脉壁上硬化的粥样物质清除，使动脉组织逐渐恢复正常，还能防止胆固醇类物质沉积于动脉壁，从而阻止动脉硬化的发生。由此看来，煮沸的茶水对心脏的许多问题都能起到标本兼治的作用。

长期服用降血压类药物对人们既有好处，又有不利的一面。而通过饮茶既可达到降血压的目的，又可以不让身体受到药物伤害。

糖尿病患者也可以通过喝茶减缓病症，因为茶叶中的茶多酚能保持微血管的正常韧性，节制微血管的渗透性，所以能使微血管脆弱的糖尿病患者恢复微血管正常。

饮茶能降血脂，国内外已有大量报道。我国茶区居民血胆固醇含量和冠心病发病率明显低与其他地区。国外科学家曾用乌龙茶对成年女子进行降血脂实验：每天饮 7 杯常规浓度的乌龙茶，持续 6 周后，饮用乌龙茶的人血浆中三酸甘油酯和磷脂的含量水平有明显下降，这说明茶的确具有降血脂的功效。除了乌龙茶之外，苦丁茶、普洱茶也同样拥有保护心血管健康的功能。且苦丁茶软化血管、降血脂的功能较其他茶叶更好，最适合血压偏高、体形发胖的体质燥热者长饮养生；而普洱茶的性质温和，适合体质虚寒的人饮用。

防癌抗癌

茶叶中茶多酚的主体儿茶素类物质是一种抗氧化剂，也是一种自由基强抑制剂。茶多酚进入人体后，与致癌物结合并使其分解，降低致癌物的致癌活性，从而抑制致癌细胞的生长。还能阻断亚硝酸胺等多种致癌物质在体内合成，控制癌细胞的增殖，并能直接杀伤癌细胞，提高机体免疫能力。据有关资料显示，喝茶对胃癌、肠癌等多种癌症的预防和辅助治疗均有裨益。

另据英国科学家研究发现，茶叶在壶中煮沸 5 分钟，可以使吸收癌症中有害物质的抗氧化剂浓度达到最高峰，饮用在壶中煮制 5 分钟的茶水 1 小时后，血液中的抗氧化剂水平上升了 45%。也就是说，相比于用沸水泡茶，用茶壶煮茶可以让茶叶释放出更多的抗癌物质，抗癌效果也更好。

抗衰老

茶叶中的儿茶素类化合物具有较强的抗氧活性，可以起到很好的抗衰老、延年益寿的效果。茶叶中的茶多酚也具有很强的抗氧化性和生理活性，它是人体自由基的清除剂，能有效阻断脂质过氧化反应，清除活性酶，抗衰老效果要比维生素 E 强 18 倍。

绿茶抗癌防衰老

绿茶是我国产量最大的茶类，其制作过程没有发酵，成品茶的色泽、冲泡后的茶汤和叶底均以绿色为主调，较多地保留了鲜叶内的天然物质。其中茶多酚、咖啡碱保留鲜叶的 85% 以上，叶绿素保留 50% 左右，维生素损失也较少，从而形成了绿茶"清汤绿叶，滋味收敛性强"的特点。由于营养物质损失少，绿茶也对人体健康更为有益，对防衰老、防癌、抗癌、杀菌、消炎等均有特殊效果。

　　绿茶是历史上最早的茶类，古代人类采集野生茶树芽叶晒干收藏，可以看作广义上绿茶加工的开始。但真正意义上的绿茶加工，是从公元8世纪发明蒸青制法开始的，到12世纪又发明炒青制法，绿茶的加工技术已比较成熟，一直沿用至今，并不断完善。

　　绿茶中的名茶主要有以下几种：西湖龙井、洞庭碧螺春、黄山毛峰、信阳毛尖、庐山云雾茶、六安瓜片、太平猴魁、南京雨花茶，等等。

　　如今，绿茶已成为茶界新宠，不少人都喜爱喝绿茶。从营养保健的角度考虑，喝绿茶更有利于人体健康。喝绿茶主要有以下功效：

抗癌

　　饮茶可以防癌抗癌的不争事实已被世人所公认，在此方面效果最好的是绿茶。绿茶中的维生素C和维生素E能阻断致癌物——亚硝酸胺的合成，对防治癌症有重要作用。

抗衰老

　　绿茶中的多酚类化合物能防止过度氧化；嘌呤生物碱可间接起到清除自由基的作用，从而达到延缓衰老的目的。

抗动脉硬化

　　绿茶中的茶多酚类化合物和维生素可以抑制血中低密度脂蛋白的氧化。常喝绿茶者比不喝绿茶者的冠心病发病率低。

防治糖尿病

　　经常饮茶可补充人体中维生素，泛酸、磷酸、水杨酸甲酯和多酚类的含量，从而防止糖尿病的发生。对中度和轻度糖尿病患者能使血糖、尿糖减到很少或完全正常；对于严重糖尿病患者，能使血糖、尿糖降低或使各主要症状减轻。

　　绿茶冲泡方法主要有以下几种：

冲泡法

　　首先，要准备并清洁茶具可选择无刻花的透明玻璃杯，先将玻璃杯预热，避免正式冲泡时炸裂。其次，置茶。因绿茶干茶细嫩易碎，因此从茶叶罐中取茶时，应轻轻拨取轻轻转动茶叶罐，将茶叶倒入茶杯中待泡。

　　茶叶投放秩序也有讲究，有三种方法：上投法、中投法、下投法。上投法即先在杯中注入开水，然后再投入适量的茶叶；中投法是先在杯中注入1/3的水，再投入适量的茶叶再加水；下投法是先投茶后加水的方法。夏季冲泡特别细嫩的绿茶可采用上投法；条索松展的名茶如黄山毛峰、六安瓜片等适合中投法；秋冬季冲泡炒青绿茶可用下投法。

　　水烧开后，待到合适的温度，就可冲泡了。执开水壶以凤凰三点头法高冲注水将水高冲入

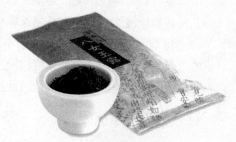

煮泡蒸青茶

杯，并在冲水时以手腕抖动，使水壶有节奏地三起三落，犹如凤凰在向观众再三点头致意，这样能使茶杯中的茶叶上下翻滚，有助于茶叶内含物质的浸出，茶汤浓度达到上下一致一般冲水入杯至七成满为止。

绿茶冲泡也可洗茶，即在冲泡前将开水壶中适度的开水倾入杯中，注水量为茶杯容量的1/4左右，注意开水不要直接浇在茶叶上，应打在玻璃杯的内壁上，以避免烫坏茶叶，此泡时间掌握到15秒以内。

玻璃杯因透明度高所以能一目了然地欣赏到佳茗在整个冲泡过程中的变化，所以适宜冲泡名优绿茶。

盖碗泡法

准备好茶具，并将盖碗一字排开，掀开碗盖，斜搁于碗托右侧，依次向碗中注入开水，三成满即可，右手将碗盖稍加倾斜盖在茶碗上，双手持碗身，双手拇指按住盖钮，轻轻旋转茶碗三圈，将洗杯水从盖和碗身之间的缝隙中倒出，放回碗托上，右手再次将碗盖掀开斜搁于碗托右侧，洁具的同时达到温热茶具的目的，减少冲泡时茶汤的温度变化，然后将干茶依次拨入茶碗中待泡，通常一只普通盖碗放上2克左右的干茶就可以了。

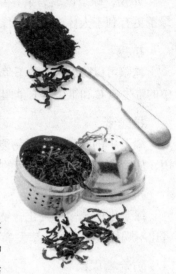

正山小种红茶有独特的香味

将温度适宜的开水高冲入碗，水注不要直接落在茶叶上，应落在碗的内壁上，冲水量以七八分满为宜，冲入水后，迅速将碗盖稍加倾斜，盖在茶碗上，使盖沿与碗沿之间有一空隙，避免将碗中的茶叶闷黄泡熟。瓷杯较适宜泡中高档绿茶，讲究的是品味或解渴，重在适口，不注重观形，开水冲泡须加盖，以保香和保温，并加速茶叶舒展下沉，待3～5分钟后，即可开盖闻香饮汤，饮至三开为止。

壶泡法

首先准备好茶壶茶杯等茶具将开水冲入茶壶，将茶壶摇晃数下，依次注入茶杯中，再将茶杯中的水旋转倒入废水盆，在洁净茶具的同时温热茶具。将绿茶拨入壶内，茶叶用量按壶大小而定，一般以每克茶冲50～60毫升水的比例，将茶叶投入茶壶待泡。

将高温的开水先以逆时针方向旋转高冲入壶，待水没过茶叶后，改为直流冲水，最后用凤凰三点头将壶注满，必要时还需要壶盖刮去壶口水面的浮沫。

茶叶在壶中浸泡3分钟左右将茶壶中的茶汤低斟入茶杯。

冲泡绿茶，以两三次为宜，最多不能超过3次。经科学测定，第一次冲泡绿茶中含有的维生素、氨基酸和多种无机物浸出率为80%，第二次为95%，可见大部分的营养物质在头两次冲泡中就已浸出，因此第一次泡的绿茶质量最佳。

红茶生津清热抗疲劳

红茶是我国最大的出口茶，出口量占我国茶叶总产量的50%左右属于全发酵茶类。

它因干茶色泽、冲泡后的茶汤和叶底以红色为主调而得名。但红茶开始创制时被称为"乌茶"，因此，英语称其为"Black Tea"，而并非"Red Tea"。

红茶以适宜制作本品的茶树新芽叶为原料，经萎调、揉捻（切）、发酵、干燥等典型工艺过程精制而成。香气最为浓郁高长，滋味香甜醇和，饮用方式多样，是全世界饮用国家和人数最多的茶类。

红茶中的名茶主要有以下几种：祁门功夫；政和功夫；闽红功夫；坦洋功夫；白琳功夫；湖红功夫；滇红功夫；越红功夫；川红功夫宁红功夫；宜红功夫，等等。

红茶在健康保健方面具有增强消化、促进食欲、利尿消肿、强壮心肌的功能。在预防疾病方面，红茶具有抗菌消毒、预防蛀牙、降低血糖值与高血压等作用。

生津清热

夏天饮红茶能止渴消暑，这是因为茶中的多酚类、糖类、氨基酸、果胶等与口涎产生化学反应，且刺激唾液分泌，使口腔滋润，并且产生清凉感；同时咖啡碱控制下丘脑的体温中枢，调节体温，它也刺激肾脏以促进热量和污物的排泄，维持体内的生理平衡。

利尿

在红茶中的咖啡碱和芳香物质联合作用下，增加肾脏的血流量、提高肾小球过滤率、扩张肾微血管，并抑制肾小管对水的再吸收，于是促成尿量增加。有利于排出体内的乳酸、尿酸、有害物等，以及缓和心脏病或肾炎造成的水肿。

消炎杀菌

红茶中的多酚类化合物具有消炎的作用，儿茶素类能与单细胞的细菌结合，使蛋白质凝固沉淀，借此抑制和消灭病原菌。所以细菌性痢疾及食物中毒患者喝红茶颇有益。

解毒

红茶中的茶多碱能吸附重金属和生物碱，并使其沉淀分解。

抗疲劳

红茶中的咖啡碱可以刺激大脑皮质来兴奋神经中枢，从而达到提神和促使思考力集中的目的，进而使思维反应敏锐，记忆力增强；同时咖啡碱还对血管系统和心脏具兴奋作用，强化心搏，从而加快血液循环以利新陈代谢，达到消除疲劳的效果。

此外，红茶还具有防龋、健胃整肠助消化、延缓老化、降血糖、降血压、降血脂、抗癌、抗辐射等功效。

常见红茶的品饮方法有杯饮法、壶饮法、调饮法、清饮法四种。

杯饮法

杯饮法适合功夫红茶、小种红茶、袋泡红茶、速溶红茶，可将茶投入白瓷杯或玻璃杯内，用沸水冲泡后品饮。功夫红茶和小种红茶可冲2～3次；袋泡红茶和速溶红茶均只冲泡1次。

壶饮法

壶饮法适合红碎茶和片末红茶，低档红茶也可以用壶饮法。可将茶叶置入壶中，用沸水冲泡后，将壶中茶汤倒入小茶杯中饮用。这些茶也一般冲泡 2～3 次，适宜众多人一起品饮。

调饮法

调饮法适合袋泡茶，可先将袋茶投入杯中，用沸水冲 1～2 分钟后，去茶袋，留茶汤。品饮时可依个人喜好加入糖、牛奶、咖啡、柠檬片、蜂蜜，以及各种新鲜水果块或果汁。

清饮法

清饮法是指在冲泡红茶时不加任何调味品，仅品饮红茶纯正浓烈的滋味。如品饮功夫红茶，就是采用清饮法。功夫红茶是条形茶，外形条索紧细纤秀，内质香高、色艳、味醇。冲泡时可在瓷杯内投入 3～5 克茶叶，用沸水冲泡 5 分钟。品饮时，先闻香，再观色，然后慢慢品啜，体会茶趣。

饮茶有禁忌

茶本来是养生的，但如果饮用不当，也会对身体造成危害。

饮茶要洁净

茶叶在栽培与加工的过程中受到农药、尘螨等有害物质的污染，在茶叶表面总有一定残留，所以，头遍茶有洗涤作用，应弃之不喝。还有些人在喝远年普洱、老黑茶时，觉其珍贵，不肯冲洗，其实这种茶尤其要用沸水冲洗，因为在长期存放过程中，会有大量尘螨附在茶上，对人有害，过敏体质的人饮茶时尤其要注意洗茶。

饮茶不可过量

茶要经常喝，但一次不能喝多。心属火，肺属金，常用茶润有益心肺，烦恼和郁闷就会消失。如果一次多饮了则会对脾肾略有伤害，出现泻肚或体寒的症状。因为脾属土，原本湿润，肾属水本就阴寒，此两处适宜经常地保持干燥和温暖的状态，茶性寒，喝多了会有不好的影响。

从养生的角度衡量，在身体正常的情况下建议每天喝 3 次茶，早晨阳气上升，以清神醒脑的绿茶、花茶为宜；下午小肠经、膀胱经、肾经当令，宜喝气韵下沉的岩茶等乌龙茶品；晚上阳气已衰，最好在 11 点以前睡觉，晚上喝茶时不宜过量，饭后喝一些老茶、红茶为宜。忌喝新绿茶、10 年以内的生普洱。

忌饮烫茶

太烫的茶会对人的咽喉、食道、胃产生强烈刺激，甚至引起病变。茶汤的温度不宜超过 60℃，以 25～50℃为最好。

忌饮冲泡次数过多的茶

一杯茶经三次冲泡后，90% 以上可溶于水的营养成分和药效物质已被浸出，第四次冲泡时基本上已没什么可利用的物质了。如果继续冲泡，茶叶中的一些微量有害元素就会被浸泡出来，不利于身体健康。

忌饮过浓的茶

茶中含有较高比例的咖啡碱。咖啡碱进入人体之后，就会对中枢神经系统产生强烈的刺激，从而提高人体的代谢速率，促进胃液的分泌。当饮用过浓的茶时，胃酸和肠胃液就会在咖啡碱的刺激下大量分泌，我们的精神就会进入极度亢奋的状态。时间久了，就会对浓茶产生严重的依赖感。更重要的是，由于咖啡因和茶碱的刺激，会导致头痛、失眠等不适症状。浓茶不但没有减轻身心的疲劳，反而让人更加劳累不堪。另外，酒醉之后也不宜喝浓茶。因为浓茶在缓解酒精刺激的同时又把更重的负担带给了肝脏，同样会对身体造成损伤。

忌饮隔夜茶

隔夜茶是不适宜饮用的。因为，茶叶经过长时间的浸泡之后，其中的营养元素基本上都已经流失殆尽了。失去了营养元素，也就失去了营养价值。失去营养价值的茶就不能再发挥滋养身心的效用了。此外隔夜茶容易变质，会对人体造成伤害。蛋白质和糖类是茶叶的基本组成元素，同时也是细菌和霉菌繁殖的养料。一夜的功夫足以使茶水变质，生出异味。若是饮这样的茶，容易使消化器官受到严重的伤害，出现腹泻的情况。

忌饮冷茶

茶本性温凉，若是喝冷茶就会加重这种寒气，所以饮茶时还要注意"忌冷饮"。盛夏时节，天气炎热，骄阳似火，人们时常会感觉口渴。这时，很多人都会选择用一杯凉茶来防暑降温。实际上，这是一个误区。有医学实验证明，在盛夏时节，一杯冷茶的解暑效果远远不及热茶。喝下冷茶的人们仅仅会感到口腔和腹部有点凉，而饮用热茶的人们却在 10 分钟后体表的温度降低了 1 ~ 2℃。

热茶之所以比冷茶更解暑，主要有以下几个方面的原因：

（1）茶品中含有的茶多酚、糖类、果胶、氨基酸等成分会在热茶的刺激下与唾液更好地发生反应。这样，我们的口腔就会得到充分地滋润，心中就会产生清凉的感觉。

（2）热茶拥有很出色的利尿功能。这样，我们身体中堆积的大量热量和废物就会借助热茶排出体外，体温也会随之下降。

（3）热茶中的咖啡碱能够对控制体温的神经中枢起着重要的调节作用，热茶中芳香物质的挥发也加剧了散热的过程。

（4）盛夏时节饮用热茶可以促进汗腺的分泌，加速了体内水分的蒸发。

（5）喝热茶比喝冷茶更能加速胃壁的收缩。这样，位于胃部的幽门穴就能很快地开启，茶中的有效成分就可以被小肠快速地吸收。当这一系列工作完成之后，人们就会变得不再口渴，同时也会渐渐地感觉到不再像原来那样热了。

另外，冷茶还不适于在吃饱饭之后饮用。若是在吃饱饭之后饮用冷茶，就会造成食物消化的困难，会对脾胃器官的运转产生极大的影响。拥有虚寒体质的人也不适宜饮用冷茶。饮用冷茶会使他们本来就阳气不足的身体变得更加虚弱，并且容易出现感冒、气管炎等症状。气管炎患者如果饮用冷茶就会使体内的炎痰积聚，减缓了机体的恢复。

日常保健茶饮良方

安心定神，远离头痛

麦冬枣仁茶

养生功效 枣仁有养肝，宁心，安神，敛汗的功效。麦冬有养阴生津，润肺清心的功效。可用于治疗肺燥干咳，虚痨咳嗽，津伤口渴，心烦失眠，内热消渴，肠燥便秘，咽白喉等症。此茶有治疗神经衰弱，失眠健忘。有着很好的安神助眠的作用。

材料 酸枣仁 10 克，麦冬和远志各 3 克。

制作方法 ①药材简单清洗一下。②将药材放进锅里，加入适量清水。③大火烧开后再改用小火慢慢熬制。④待到水量变成原来的 1/3 时即可。

温馨提醒

怕热、出汗较多和消化不良的人不宜饮用酸枣仁茶。

薰衣草薄荷枸杞茶

养生功效 薄荷清凉润肺，枸杞补血益气，可以治疗嗓子干痛，美容养颜。

材料 薰衣草 1 茶匙，薄荷 2 颗，枸杞 8 粒，冰糖少许。

制作方法 ①将薰衣草、薄荷、枸杞和冰糖放入茶壶中，用沸水冲开。②静置 10 分钟即可饮用。

温馨提醒

薰衣草茶适合每天早上或晚上饮用，1 天 1 杯足够，过多对人无益。

清肝明目，保护视力

益母草黄芪茶

养生功效 黄芪具有补气固表，利尿排毒，排脓，敛疮生肌的功效；益母草具有活血调经，利尿消肿的功效。此茶具有保肝补气的功效。

材料 黄芪 30 克，益母草 30 克。

制作方法 ①将黄芪和益母草放入事先准备好的茶杯中。②向盛有黄芪和益母草的杯中倾入沸水。③加盖静置 15 分钟。④ 15 分钟之后，即可开盖饮用。

温馨提醒

①注意黄芪与益母草之间的配伍比例。②有烦热盗汗的阴虚内热体质的人士不宜经常服用。

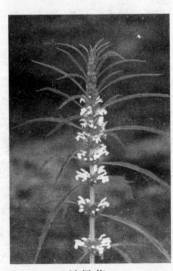
益母草

薏米冬瓜子桃仁茶

养生功效　薏米具有健脾，渗湿，止泻，排脓的功效。冬瓜子具有润肺，化痰，消痈，利水的功效。此茶有清热排毒，理顺肝气，活血化瘀的功效。它可以帮助饮用者解除肠痈拘挛腹痛，右下腹可触及肿块，大便秘结，小便短赤的烦恼。

材料　薏米 15 克，冬瓜子 30 克，桃仁 10 克，牡丹皮 6 克。

制作方法　①将准备好的薏米、冬瓜子、桃仁、牡丹皮放入锅中。②向装有材料的锅中加入清水，保持水面稍稍没过材料。③加热至煮沸的程度，待稍稍冷却后即可饮用。

温馨提醒

①注意各种材料之间的配伍比例。②具有虚寒体质的人士需要慎重饮用此茶。③处于经期与孕期的女性不宜饮用此茶。

清咽利喉，缓解疼痛

枸杞金莲花茶

养生功效　枸杞具有补肾益精，养肝明目，补血安神，生津止渴，润肺止咳的功效；金莲花有消炎止渴、清咽利喉、清热解毒、排毒养颜的功效，对慢性咽炎、喉火、扁桃体炎有预防作用，对老年人便秘有特效。

材料　金莲花、枸杞、玉竹、甘草各 3 克，冰糖适量。

制作方法　①将准备好的金莲花、枸杞、玉竹、甘草等泡茶材料放入茶壶中。②向壶中倾入约 500 毫升的沸水。③闷制 15 分钟之后即可饮用。

温馨提醒

过度饮用金莲花茶容易伤胃。

百部玉蝴蝶茶

养生功效　玉蝴蝶能清肺热，利咽喉。对急慢性支气管炎，咽喉肿痛，声音嘶哑有很好的疗效。百部具有润肺止咳的功效。

材料　玉蝴蝶 3 克，百部 15 克。

制作方法　①将准备好的玉蝴蝶和百部放入杯中。②向装有材料的杯中缓缓注入热水，待温热时即可饮用。

温馨提醒

①注意百部的用量。百部用量过多易于引起中毒和呼吸中枢麻痹，会造成肺气不同，影响润肺效果。②孕期女性禁用。

调气健脾，清肠排毒

荷叶陈皮茶

养生功效　在健脾胃方面，陈皮可以改善消化不良，调气健脾；荷叶可以调理脾胃，当饮品适合减肥；山楂有清脂和加速排解体内废物的功效；薏米能够帮助排出体内废物，促进新陈代谢。所以这几种综合起来是一种非常好的降脂减肥茶。

材料 干荷叶 10 克，干山楂 20 克，薏米 10 克，陈皮 10 克，冰糖适量。

制作方法 ①将干荷叶、干山楂、薏米和陈皮清洗干净备用。②将上述茶材放入锅中，倒入清水，大火煮开后转中火继续煮 5 分钟。③将茶汤滤出，加入冰糖后即可饮用。

温馨提醒

①荷叶性寒凉，每日不能饮用过多。②对于脾胃虚弱的人更要减少饮用量。

大麦茴香茶

养生功效 茴香能解毒、减轻经痛，与增进食欲、补肾、祛痰止咳，因此可用于腹痛与排水功能上；还可散寒止痛、治疗胃寒、腹痛及胃绞痛，对消化系统良好；也可理气止痛、调中下气。茴香茶也能用于止呕，治疗消化不良、口臭、消除肠气、胀气，也可改善肠绞痛、治疗便秘，并能利尿、排毒，被当成减重良药。又其可增加授乳妇女乳汁分泌，故也有丰胸良效。此茶帮助人体消化，而且适合哺乳期女性饮用，增加母亲乳汁。

材料 茴香 5 克，大麦茶适量。

制作方法 ①用热水将大麦茶冲开。②将冲开的大麦茶直接倒在茴香上即可饮用。

温馨提醒

挑选茴香的时候要注意有没有发霉的现象，发霉的茴香不可食用。

利尿通便，补肾益精

玉米须车前草茶

养生功效 车前草有清热利尿、凉血、解毒的功效。玉米须能够治疗慢性肾炎。此茶具有利尿消炎、利胆清肾的功效，可以帮助饮用者治疗肾炎水肿等病症。

材料 车前草与玉米须各 30 克。

制作方法 ①将准备好的车前草与玉米须放入锅中。②向装有原料的锅中加入适量清水。③加热至沸腾，待稍冷却之后进行过滤。过滤后的汤汁即可饮用。

温馨提醒

此茶只适用于肾炎水肿，对于其他类型的水肿并无明显功效。

芡实龙须茶

养生功效 芡实具有固肾涩精，补脾止泄，利水渗湿的功效。此茶具有养血安神、清热除湿、健脾益肾的功效。它可以帮助饮用者摆脱双腿易水肿、白带多、小便不利等病症的困扰。

材料 芡实 2 克，龙眼肉、玉米须、车前子各 15 克。

制作方法 ①将准备好的芡实、龙眼肉、玉米须、车前子放入锅中（最好是砂锅）。②向装有原料茶的锅中加入清水，清水的数量相当于 3 碗水。③加热至沸腾后，再用小火煮 30 分钟，待温热时便可饮用。

温馨提醒

平时有腹胀症状的人士不宜饮用此茶。

活血化瘀，养颜驻容

桃花冬瓜仁

养生功效　冬瓜仁含有脂肪油酸、瓜胺酸等成分，有淡斑的功效，对美化肌肤有较好的效果。蜂蜜也有很好的美容润肤作用。桃花具有美颜润肤功效，长饮此款饮品可令肌肤光泽有弹性，还能慢慢淡化和消除面部斑点。

材料　干桃花5朵，冬瓜仁6克，沸水300毫升，橘皮、蜂蜜适量（依个人口味酌情增减）。

制作方法　①首先将冬瓜仁用清水洗净，取一干净的锅，置于火上，把洗净的冬瓜仁放入锅中用微火炒香至黄白色，盛出晾凉备用。②将橘皮切成细丝（取3~5根丝即可），待用。③将桃花、橘皮丝、冬瓜仁一同放入干净的茶杯中，倒入300毫升的沸水冲泡10分钟左右。④待茶温后，加入适量蜂蜜搅拌均匀，即可饮用。

温馨提醒

①桃花、蜂蜜都有很好的通便效果，因此肠胃不好，腹泻者忌服。②孕妇也不可饮用此茶。

紫罗兰洋甘菊茶

养生功效　紫罗兰能够清热解毒，美白祛斑，滋润皮肤，给皮肤增加水分，增强肌肤光泽与弹性，可以防止紫外线照射对皮肤造成的伤害，调理气血，是很好的美容润肤花茶材料。它与有润泽肌肤、镇定肌肤、保护敏感性肌肤、增强皮肤抵抗力等功效的洋甘菊搭配，制成紫罗兰洋甘菊茶，相互加强了彼此的皮肤保健功效，具有更好美容滋润、护肤养颜作用。

材料　洋甘菊3克，紫罗兰3克，水500毫升，冰糖适量。

制作方法　①首先取一干净的锅，置于火上，加入500毫升的清水，以大火煮至沸腾后，再加入洋甘菊和紫罗兰，继续煎5分钟。②然后放入适量的冰糖粒，待完全融化，搅拌均匀后滤去花茶渣，将茶倒入茶杯中，温饮即可。

温馨提醒

孕妇不宜饮用此茶。

聪耳通窍，益寿保健

丹参首乌茶

养生功效　制首乌是将生首乌与黑豆一同煮熟后晒干的首乌，具有补益精血，养肝安神，强筋骨，固肾乌须的功效，主要用于治疗因肝肾不足、精血亏损而引起的腰膝酸软、肝肾精血亏虚引起的眩晕耳鸣、心悸失眠健忘、萎黄乏力、头发早白等症。丹参主要有活血调经，祛瘀止痛，凉血消痈，清心除烦，养血安神的功效，对月经不调、胸腹刺痛、疮疡肿痛、心烦不眠、心绞痛有较好疗效。丹参还有清除人体自由基的作用，有助于提高抗氧化酶的活性，从而减少体内自由基，可促进组织的修复与再生，增强机体免疫功能。这款"首乌丹参茶"有益肾补肝、活血化瘀、养心安神、抗老防衰的功效。

材料　制首乌 15 克，丹参 15 克，沸水 500 毫升，蜂蜜适量。

　　制作方法　①将制首乌和丹参研磨成粗末，取一干净的纱布，将磨好的粗末材料包入纱布中，缝制成茶包。②将缝好的纱布包，放入干净的茶壶中，倒入 500 毫升的沸水，加盖冲泡 15 分钟。③待茶泡好后，取出茶包，放入适量的蜂蜜调味，并搅拌均匀至充分溶解，即可倒入茶杯饮用。

　　温馨提醒

　　气虚无血瘀证者忌饮此茶。

菊花桑葚茶

　　养生功效　桑葚的营养极其丰富，含有活性蛋白质、多种氨基酸、有机酸、黄酮苷、胡萝卜素、维生素及锌、铜、硼、锰等微量元素。能补虚益气、生津止渴、促进消化，对失眠、头昏、心烦有很好的效果，可用于阴血不足所致的眩晕耳鸣，虚烦失眠，神经衰弱等症。此外，桑葚还可以明目，缓解眼睛疲劳干涩的症状。桑葚也是美容养颜、抗衰的佳品，常食可以让你更加年轻、充满活力。加上菊花有疏风散热、清肝明目的功效，对缓解眼睛疲劳有很好的作用。这款"桑葚菊花茶"有很好的补肝益气、养血明目、抗疲劳作用。

　　材料　桑葚子 10 克，菊花 3 克，沸水 300 毫升。

　　制作方法　①首先将桑葚子清洗干净，沥去水分，放入干净的茶壶中。②然后将 300 毫升的沸水倒入壶内，加盖闷泡 5 ~ 8 分钟后，再放入菊花，继续闷泡直至散发出香气，即可倒入茶杯饮用。

　　温馨提醒

　　桑葚内含有较多的胰蛋白酶抑制物——鞣酸，会影响人体对铁、钙、锌等物质的吸收，因此儿童不宜多吃；脾虚便溏者亦不宜吃桑葚；桑葚含糖量高，糖尿病人应忌食。

对症喝茶，祛病有方

防治高血压茶饮

莲心绿茶

　　养生功效　莲心具有扩张外周血管、降低血压、去心火等作用。全方具有清心火、降血压、通血脉等功效，适用于治疗高血压、冠心病、神经官能症等病症。

　　材料　干品莲心 3 克，绿茶 1 克。

　　制作方法　将干品莲心、绿茶一起放入茶壶内，用刚烧沸的开水冲泡，立即加盖，5 分钟后便可。

　　用法　饭后饮服为宜。新泡莲心绿茶，快饮尽时略留余汁，再泡再饮，泡至冲淡为止。

适宜中满痞胀及大便燥结者饮用。

菊花龙井茶

养生功效　菊花具有降血压、消除癌细胞、扩张冠状动脉和抑菌的作用。全方具有祛火降压的功效，适用于治疗早期高血压、肝火头痛、眼结膜炎等病症。

材料　菊花 15 克，龙井茶 5 克。

制作方法　将菊花、龙井茶一同放入茶壶内，用沸水冲泡，将壶盖盖严，浸泡 10 分钟即可。

用法　请遵医嘱，代茶饮服，每日服用 1 剂。

温馨提醒

胃寒食少者不宜过量。

防治高血糖茶饮

玉壶茶

养生功效　此茶具有益气生津、降糖止渴的功效。全方主治多饮多食、形体消瘦、乏力、脉虚、口干舌燥等病症。

材料　人参 3 克，天花粉 15 克，麦冬 10 克。

制作方法　将上述材料研成粗末，放入保温瓶中，用沸水冲泡，将瓶盖盖紧，15 分钟后便可饮服。

用法　请遵医嘱，代茶饮服。

温馨提醒

胃肠实热、脘腹胀痛者忌服。

番石榴茶

养生功效　此茶具有降糖的功效。

材料　番石榴叶 100 克。

制作方法　将番石榴叶洗净切碎，放入锅中，加水适量进行煎煮，约 20 分钟后便可。

用法　请遵医嘱，代茶饮服。

温馨提醒

大便秘结、泻痢积滞未清者忌服。

麦芽养生茶

养生功效　此茶具有降糖的功效，还可用于治疗胃虚、食欲不佳等症。

材料　麦芽 15 克，谷牙 8 克，陈皮 6 克，冰糖适量。

制作方法　将麦芽、谷牙、陈皮放入锅中，加水煮沸，转小火煮 15 分钟后，取汁加入冰糖即可。

用法　请遵医嘱，代茶饮服。

哺乳期妇女不宜饮用；口干无痰、口干舌燥等症状的阴虚体质者不宜饮用。

防治冠心病茶饮

红参甘草茶
养生功效　红参具有大补元气，复脉固脱，益气摄血的作用。全方具有强心、补肾的功效。适用于治疗心脏病急性心力衰竭等病症。

材料　红参、甘草各9克，绿茶、麦冬各15克，五味子6克。

制作方法　将上述材料一起放入砂锅内，加水适量，煮沸30分钟后，取汁温服。

用法　每日服用1剂，分数次饮服。

温馨提醒
阴虚火旺者慎服。

柿叶绿茶
养生功效　此茶具有降血脂、收敛止血、抗菌消炎的功效。适用于治疗冠心病、动脉硬化、高血压、气管炎等病症。

材料　柿叶10克，绿茶2克。

制作方法　在每年的9月份，采摘柿叶4千克，切碎蒸30分钟，烘干后，备用。每次按上述剂量，加开水400～500毫升，浸泡5分钟即可。

用法　每日服用1剂，分3次饭后温服。

温馨提醒
脾胃虚寒者慎用。